Karl Ignatius Lorinser

Die Pest des Orients.

Mit einem Anhang über die letzte Pest in Schlesien 1708–1712.

Karl Ignatius Lorinser

Die Pest des Orients.

Mit einem Anhang über die letzte Pest in Schlesien 1708–1712.

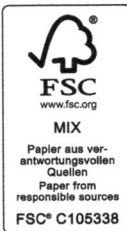

Impressum:
© 2020 Conrad Thiess (Hrsg. u. Bearb.)
Herstellung und Verlag: BoD – Books on Demand, Norderstedt.
ISBN: 978-3-75048-764-2

Inhalt.

Erstes Buch.

Zweites Buch.

Drittes Buch.

Anhang.

———————

Die Pest des Orients.

Erstes Buch.

I.
Bedürfnis und Veranlassung, Stoff und Methode der Untersuchung.

IN unsern Tagen eine Revision der Pestlehre anzustellen, ist aus mehr als einem Grunde nötig und wünschenswert. – Während man die immer noch drohende Gefahr durch Erweiterung und Verstärkung der Schutzwehren fernzuhalten sucht, und hier alle Vorkehrungen auf die Beschränkung und Vernichtung des Pestcontagiums gerichtet sind, wird das ganze Quarantäne-System von vielen, besonders in Frankreich, als ein schädlicher, dem jetzigen Zeitgeist widerstrebender Überrest verjährten Irrtums betrachtet, welcher mit den Fortschritten der Zivilisation und Industrie nicht länger vereinbar, und deshalb zu Gunsten des Handels aufzugeben sei. In Deutschland haben wir gelesen, daß bei dem heutigen Verkehr der Menschen auch die Ausbreitung der Pest nicht mehr gehindert werden könne, nachdem der Versuch mißlungen war, die Fortschritte der Cholera zu hemmen. Im Parlament von England ist noch vor kurzem die Behauptung vernommen worden, daß neun Zehntel der Ärzte die Pest für keine ansteckende Krankheit halten. – Sind auch dergleichen Stimmen und Wünsche bis jetzt noch von keiner Regierung erhört worden, die für das Wohl ihrer Völker wacht, so erfordern sie doch eine Antwort, durch welche die Wahrheit ans Licht gestellt und das Verfahren der Gesundheitspolizei gerechtfertigt wird. Das bloße Berufen auf die Praxis von Jahrhunderten reicht zu dieser Rechtfertigung nicht mehr hin, da eben die Erfahrung selbst es ist, welche jetzt geleugnet oder in Zweifel gestellt wird.

Und da sich kein Übel mit Bewußtsein verhüten läßt, wenn die Bedingungen seiner Entstehung unbekannt sind, so muß auch der Ursprung und Fortgang der orientalischen Pest nach Maßgabe der jetzt zu Gebote stehenden Mittel von neuem untersucht, und die Regel der Hygiene durch die Lehre der Pathogenie, die Praxis durch die Theorie begründet werden.

Um so nötiger wird dieses erscheinen, wenn man weiß, wie sehr in neuer Zeit das Studium der Pest von den meisten Ärzten hintangesetzt und fast vergessen worden ist, in Ländern besonders, die von dem gewöhnlichen Schauplatz der Seuche entfernter als andere sind.

Als Zeichen und Folge dieser Vergessenheit gibt sich kund, daß in den Hand- und Lehrbüchern der Medizin die schrecklichste aller Seuchen jetzt entweder mit gänzlichem Stillschweigen übergangen, oder auf die oberflächlichste Weise abgefertigt wird. Viele haben sich gewöhnt, in der Pest einen Feind zu erblicken, der, schon geschlagen, in den letzten Zügen liegt, und andere sprechen von demselben wie von einer Antiquität, die nur noch von geschichtlicher Bedeutung ist. Bei der Mehrzahl hat die Unkenntnis eine Sicherheit erzeugt, deren Folgen sich mit Schrecken zeigen würden, wenn der noch immer lauernde Geier des Orients abermals Gelegenheit fände, sich mit seiner alten Wut auf den unvorbereiteten Teil des europäischen Kontinentes zu stürzen.

Es ist aber nicht allein die besondere, aus dem Zweifel und der Unwissenheit entspringende Gefahr, sondern auch die Wissenschaft selbst, die heute verlangt, daß die Ärzte sich wieder einem Gegenstande zuwenden, den sie mit wenigen Ausnahmen schon zu lange außer Acht gelassen haben. Wir leben in einer Epoche, in welcher die Ereignisse uns nötigen, den Grund und das Verhältnis der Seuchen schärfer als jemals ins Auge zu fassen; die alten und abgenutzten Begriffe dieses Teils der Pathologie haben sich in ihrer ganzen Blöße und Mangelhaftigkeit gezeigt, die Notwendigkeit einer Reform in dieser Beziehung ist von vielen Seiten anerkannt, und die neuen Versuche, das Rätsel der Ansteckung zu begreifen, gehen ohne Zweifel aus einem wahren und unabweislichen Bedürfnis hervor. Ist dieses aber zu befriedigen, und die Lehre von den epidemischen und ansteckenden Krankheiten besser zu begründen, wenn die erste unter ihnen fast unbeachtet bleibt? – Die Pest ist der Inbegriff und das Protypon aller fieberhaften Seuchen; sie ist die Krankheit, welche im eminenten Sinn den ganzen Organismus ergreift, und nach der verschiedenen Beschaffenheit ihrer äußeren Bedingungen und der ihr unterworfenen Individuen als ein wahrer Proteus erscheint; zugleich aber ist sie diejenige, deren große Gewalt eine Reihe von bedeutungsvollen Wirkungen viel bestimmter und erkennbarer hervortreten läßt, als dies bei irgendeiner anderen Seuche wahrgenommen wird. Sie ist daher auch vorzüglich geeignet, ein richtigeres Verständnis in die Seuchenlehre zu bringen, und unter allen hierher gehörigen Krankheiten in jeder Hinsicht die lehrreichste, die man betrachten kann.

Aus diesen Gründen scheint es zweckmäßig und ganz an der Zeit zu sein, einen Versuch zu wagen, die uralte Krankheit im Lichte der neuen Erfahrung und Wissenschaft darzustellen, und wenigstens die Kenntnis einer Sache zu erleichtern, die für den Staatsmann und für den Arzt in gleichem Grade wichtig ist. Wie groß aber und vielfach die Schwierigkeiten sind, und welche Erfordernisse dazu gehören, um auf dem Standpunkt und nach dem Bedürfnis der heutigen Medizin eine klare Übersicht des Wirklichen und Wahren in der Pestlehre zu gewinnen, den überreichen Stoff zu bewältigen, und in die Masse verworrener, sich wechselseitig widersprechender Ansichten und Tatsachen Einheit und Zusammenhang zu bringen, davon hat nur derjenige einen Begriff, der zum Versuch sich selbst auf dieses weite und klippenvolle Meer hinausgewagt hat. Fehlt es dabei noch an den äußeren Mitteln, sich zurechtzufinden, und an dem rechten Kompaß des Geistes, so nehmen die Hindernisse zu, je weiter die Untersuchung fortgesetzt wird, bis man über kurz oder lang entweder abgeschreckt sich wieder zurückwendet, oder bei fernerem Beharren Schiffbruch leidet. Denn die Pest sowohl in ihrem Mutterlande als auch außerhalb desselben gründlich zu beobachten, die ihr entgegen gestellten Schutzwehren überall zu sehen und zu prüfen, und eine genügende Kenntnis der ganzen hierher gehörigen Literatur zu erwerben, sind nur die äußeren Bedingungen und Vorbereitungen für einen solchen Versuch, und schon allein so viel umfassend, daß kaum ein Einzelner sie zu erfüllen imstande ist, auch wenn ihn die glücklichste Gelegenheit und bei dem größten Fleiß das längste Leben begünstigt hätte. Und wäre es möglich, was noch keinem zuteil geworden, in den Besitz des vollen zum Werke dienenden Materials zu gelangen: wie schwer und wichtig ist erst die von inneren Bedingungen abhängige Sichtung und Bearbeitung desselben! Bei jedem Schritt begegnet man Zweifeln und Fragen, auf welche die Weisheit der Zeit nur eine halbe oder keine Antwort zu geben hat, und wie sehr man sich auch beschränken und vornehmen mag, das bloße Dasein und die Verbindung der äußeren Kausalmomente und Wirkungen festzustellen, so ist man doch unwillkürlich auf den allgemeineren und tieferen Grund der Erscheinungen hingewiesen, und zu Erklärungen genötigt, ohne welche der Zusammenhang, den man gesucht oder gefunden, nicht einmal sichtbar und verständlich wird. So allgemeine Schwierigkeiten, mit welchen sich mehr oder weniger noch besondere und individuelle verbinden, können von einem Unternehmen auf diesem Gebiete jeden Schriftsteller abhalten, der sich der Aufgabe in vollem Umfang bewußt ist, und die Beschränktheit seiner Kräfte kennt.

Niemals würde der Verfasser des gegenwärtigen Buches diese Bedenken überwunden haben, wenn nicht die Neigung und der Zufall ihn einen Teil jener Bedingungen hätte erfüllen lassen, die zur Beurteilung eines solchen Gegenstandes unerläßlich sind. Schon lange mit dem Studium und der Bekämpfung der Seuchen beschäftigt, und einst durch seltene Gunst in Stand gesetzt, die Mittel und Anstalten kennenzulernen, durch welche die Pest getilgt und abgewendet wird, allmählich auch in den Besitz einer Sammlung von Pestschriften gelangt, die nur in den wenigsten Bibliotheken gefunden werden mag, glaubte der Verfasser nicht ohne allen Beruf an dieses Werk zu gehen, und jetzt dasselbe wenigstens als Beitrag zu einem besseren nicht länger zurückhalten zu dürfen, nachdem seit dem Beginn seiner Untersuchungen fast sieben Jahre verflossen sind; ein Zeitraum, freilich zu kurz für die Sache selbst, aber zu lang für einen, der noch anderes zu vollbringen hat. Die Arbeit wurde gefördert und der Vorsatz oft von neuem befestigt durch die Betrachtung, daß theoretische Irrtümer leicht um so gefährlicher für die Praxis sind und werden können, je weniger noch diese selbst auf einem allgemein anerkannten und sicheren Fundament der Wahrheit ruht, und daß es unter der großen Menge von Schriften doch nur äußerst wenige gibt, die außer der Beschreibung der Krankheit und der Angabe der Arzneien sich auch ausführlich über die Hauptsache, d. h. über die Mittel zur Unterdrückung und Abwehr der Pest, verbreitet hätten. Sowohl das Ermessen der zu Gebote stehenden Zeit und Kraft, als auch die vorwaltende praktische Richtung erforderten jedoch, die Untersuchung auf den ätiologischen und hygienischen (polizeilichen) Teil der Pestlehre einzuschränken, und selbst bei dieser Begrenzung konnte in der Literatur nur auf solche Werke Rücksicht genommen werden, die in nächster Beziehung zu den Punkten standen, deren Erläuterung vorzüglich wichtig und nötig zu sein schien. Hierbei ist ohne Zweifel noch manche Schrift, die gute Dienste hätte leisten können, unbenutzt geblieben, weil sie aller Mühe ungeachtet nicht zu erlangen war; eine Schuld, die weniger den Verfasser selbst, als seine abgeschiedene Lage trifft.

Die bei der Untersuchung und Darstellung befolgte Methode sollte dem gegenwärtigen Zustand und dem Bedürfnis der Pathogenie und Hygiene entsprechen, ohne zu unfruchtbaren Betrachtungen zu führen, oder einer gedankenlosen Empirie zu dienen. – Die Hoffnung, durch bloße Begriffe ein lebendiges Werk zu erzeugen, und eine wahrhafte Erneuerung der ganzen oder auch eines Teils der Medizin auf spekulativem Wege herbeizuführen, ist so häufig schon getäuscht und vereitelt worden, daß gegen alle Versuche dieser Art die größte Gleichgültigkeit, ja selbst eine entschiedene Abneigung eingetreten ist, mit solchem Erfolge, daß heute ein ärztlicher Schriftsteller fast um so größere Anerkennung findet, je mehr er sich hütet, in den Verdacht der Spekulation zu fallen, und über die Entwicklung und den Zusammenhang der Erscheinungen zur Einsicht zu gelangen – als ob eine echte, von Tatsachen ausgehende Theorie der Medizin unmöglich, und der Arzt für immer verurteilt sei, auf der untersten Stufe der Naturforschung stehen zu bleiben. Desto eifriger und fast ausschließlich hat man sich auf die Beobachtung des sinnlich Wahrnehmbaren geworfen, und durch die vielfältigste Unterscheidung der Einzelheiten die Heilkunst zu bereichern geglaubt. Allein auch dieses Bestreben, weil nur auf das Äußere und den Anschein der Dinge gerichtet, vermag der Wissenschaft keinen Gehalt und Bestand zu geben; die fort und fort vermehrten, mit unendlicher Geschäftigkeit zu Tage geförderten Materialien sind zu einer drückenden und unabsehbaren Last geworden, und schon beginnt man einzusehen, daß in einer solchen, zum Teil gedankenlos und irrtümlich angehäuften Masse ein innerer Zusammenhang nicht zu finden, eine wahre Befriedigung nicht zu erwerben sei. Denn wo die sinnliche und skeptische Betrachtungsweise allgemein und vorherrschend geworden ist, da folgt von selbst, daß alle Prinzipien in Frage stehen, die größte Verschiedenheit der Ansichten und Meinungen eintreten, und in diesen ein unsicheres Hin- und Herschwanken sich zeigen muß. Es gibt daher kaum eine in die Heilkunst einschlagende Lehre mehr, in Hinsicht deren die Meinungen sich alle gleich verhielten, keinen Grundsatz, der nicht geleugnet, und nur eine kleine Zahl von Tatsachen, die nicht bestritten würde.

Oft jedoch erzeugt ein dringendes Bedürfnis seinen Gegenstand, aus der Verwirrung stellt sich eine neue Ordnung her, und die Anarchie wird die Mutter einer wohltätigen Wiedergeburt. Auf jenem Bedürfnis und auf der Gewißheit, daß die gegenwärtige Zeit in Hinsicht aller Wissenschaften eine wichtige Periode des Überganges ist, beruht auch im ärztlichen Gebiet die Hoffnung einer Entwicklung, in welcher mitten unter vielen hinfälligen Auswüchsen bessere und fruchtbare Keime vorbereitet werden. Hier aber kommt es vorläufig nicht sowohl auf neue Erfindungen und Gedanken an, sondern es handelt sich vor allem um die Ermittlung und Feststellung dessen, was von Anfang bis auf unsere Tage als erworbene Wahrheit zu betrachten, und was dagegen als Irrtum auszuscheiden und als nutzlos zu beseitigen ist; eine Aufgabe, die nicht anders erfüllt werden kann, als wenn die uns überlieferte Summe der Tatsachen und Ansichten kritisch geprüft, und die Mannigfaltigkeit der Erscheinungen durch Analyse und Kombination unter bestimmte allgemeine Gesichtspunkte und auf ihren einfachsten Ausdruck, d. h. auf ihren Begriff, und ihr sogenanntes Gesetz zurückgebracht wird. Die Haupterfordernisse also, ohne welche die Wissenschaft aus der Verwirrung nicht zu retten, und eine bessere Grundlage nicht zu gewinnen ist, sind erstlich die Geschichte, die als der eigentliche Boden und als die Einleitung zu allem Wissen hier die Tatsachen und Erscheinungen des kranken Lebens, wie die Veränderungen des ärztlichen Wissens und Wirkens aufzuzeigen hat, und dann die Philosophie, insofern sie, ausgehend von der Grundbeschaffenheit des Menschen, bei wissenschaftlichen Untersuchungen und Darstellungen überhaupt den Irrtum zu erkennen und zu meiden, die Wahrheit aber zu finden und festzuhalten lehrt. Die Geschichte gibt gewissermaßen das körperliche Element für die Wissenschaft her, ihre Frucht und ihr Ergebnis soll die Erfahrung sein; die Philosophie hingegen soll als das geistige Element die Erfahrung mit der Idee beseelen, also, daß beide wechselseitig sich bedingend und ergänzend miteinander übereinstimmen, die Erfahrung der Idee nicht widerstreite, und die Idee in der Erfahrung sich bewähre.

Diese Übereinstimmung – das Ziel der wissenschaftlichen Medizin – ist weder durch die sinnliche Erkenntnis des äußerlich Wahrnehmbaren, noch in dem Kreise abstrakter Begriffe zu erreichen. Denn das bloße sinnliche Erkennen läßt die Ursache und den Zusammenhang, das Selbständige und Substantive der Dinge unberührt; es lehrt ausschließlich nur das Erscheinende, Äußere und Adjektive kennen, und auch dieses nur in seinem Verhältnis zu anderen Außendingen und zu uns selbst; das abstrakte Denken aber, allein und abgelöst von der Erfahrung, verliert in den gemachten Begriffen nur zu leicht seinen wahren Grund und Gegenstand aus den Augen; es versteigt sich in gehaltlose Träume und Hirngespinste, und wird gefährlich für das Leben, wenn es die abgezogenen Begriffe als das Wesen der Dinge selbst betrachtet. Der rechte Weg zum Ziel wird nur dann gefunden, wenn die empirische und die rationelle Methode zu einer einzigen verschmelzen, und in dieser Vereinigung zur historisch-kritischen sich steigern, bei welcher der Gegenstand durch die Geschichte der Erscheinungen und Tatsachen, sowie durch die wahre Philosophie des Lebens erleuchtet werden kann, und somit eine festere Grundlage und vollständigere Erkenntnis möglich wird. Auf geschichtlichen Boden und mit philosophischer Kritik sollte daher auch die Lehre von den Seuchen gegründet werden, die von Zeit zu Zeit die Welt in Schrecken setzen, vorzüglich die Lehre von einer Seuche, welche noch immer das Haupt und die furchtbarste unter allen, einen Namen führt, womit von jeher alles, was dem Menschen Gefahr und Verderben bringt, bezeichnet worden ist.

Mit Rücksicht auf das hier angezeigte Bedürfnis des Lebens und der Wissenschaft, wenngleich nicht mit einem Erfolge, der überall den Verfasser selbst befriedigen könnte, soll in gegenwärtiger Schrift versucht werden, zu prüfen und darzulegen, was wir heute über den Ursprung und die Abwendung der Pest in Wahrheit wissen und benutzen können. Und da die Kunde um diese Dinge nicht als ein Ergebnis von gestern, sondern als die entwickelte Frucht von Jahrhunderten betrachtet werden muß, hierbei aber eine Prüfung vieler Tatsachen bisher unterblieben, und zum Verständnis derselben ein fester Gesichtspunkt ohne Rückblick auf die Vergangenheit nicht zu gewinnen ist, so scheint es zweckmäßig zu sein, daß wir zur Einleitung die Hauptzüge dieser Lehre, wie sie die Vorfahren allmählich erzeugt und überliefert haben, in Betrachtung ziehen, hierauf uns gleichsam in die Mitte des Gegenstandes selbst versetzen, mit Hilfe der alten und neuen Erfahrung uns im Einzelnen zurechtzufinden, und dieses auf das Allgemeine zu beziehen suchen. Indem wir also zuvor den werdenden Stoff unserer Lehre in seiner Entfaltung verfolgen, und dann den gewordenen in seiner Gliederung betrachten, schlagen wir die zwei verschiedenen Wege ein, welche, jeder gründlichen Forschung unentbehrlich, bei einem Ziel zusammentreffen müssen. Damit nun zuerst erhelle, wie und durch welche Geister die Lehre von der Entstehung, Verbreitung und Abwehr der Pest gebildet worden, welche Veränderungen sie erfahren, welche Wirkungen sie hervorgebracht hat, muß der schriftliche Nachlaß derjenigen befragt werden, die unter einer Wolke von Nachfolgern gleichsam als Häupter und Anführer die Gestaltung dieser Lehre vorzüglich bestimmt und auf die Richtung derselben wesentlichen Einfluß ausgeübt haben. Dann soll der Ursprung und das Mutterland der Pest aus der Krankheitsform, aus den ursächlichen Momenten und aus dem Seuchengange nachgewiesen, die Verbreitung erklärt, und das Verhältnis zu anderen Seuchen angegeben werden. Endlich haben wir die Einrichtungen zu beschreiben, welche nach den Ergebnissen der Pathogenie und nach den Erfahrungen der Hygiene zur Verhütung dieses Übels heilsam oder schädlich sind.

II.
Die Griechen.

ZU allen Zeiten war der Ausdruck Pest ein allgemeiner Name, mit welchem nicht nur ein bestimmtes Leiden, sondern fast jede tödliche Seuche ohne Unterschied bezeichnet wurde. Dieser Name ist zwar auch auf die Krankheit, welche hier betrachtet werden soll, schon bei ihrem ersten Erscheinen übertragen worden, aber nicht so ausschließlich, daß nicht bis auf den heutigen Tag auch andere verderbliche Seuchen so genannt worden wären, und dies ist der Grund, warum dieselbe zur genaueren Unterscheidung noch besonders als die morgenländische, levantische, Drüsen- oder Beulenpest (*Pestis orientalis, inguinaria*) bezeichnet wird.

Wie gering auch unsere Kenntnis ist von den alten Pesten, welche nach dem Zeugnis der heiligen Schrift[1] die Ägypter unter dem Pharao, die Philister und die Israeliten zu Davids Zeit befallen, oder nach den Geschichten von Herodot, Thukydides, Livius, Diodor u. a. in Asien, Italien und Griechenland gewütet haben, so geht doch aus allen noch vorhandenen Erwähnungen hervor, daß jene Seuchen in mancher Hinsicht anders gestaltet, und nicht von allen den Erscheinungen begleitet waren, die jetzt als die sichersten und deutlichsten Kennzeichen dieser Krankheit angesehen werden. Die Geschichtschreiber sind hier viel wichtigere Zeugen als die griechischen Ärzte, welche die Pest nirgends ausführlich beschrieben, davon nur kurz und oberflächlich, im allgemeinen oder gelegentlich bei andern Krankheiten gehandelt haben, gleichsam als hätten sie nur von fern und auf der Flucht darüber reden gehört.

In dieser Sache steht sogar Hippokrates bei weitem seinem Zeitgenossen Thukydides nach, und von Galenus wird gesagt, daß er das Übel lieber fliehen als beobachten und beschreiben wollte.

Jene alten Pesten waren zwar von den allen bösartigen Fiebern gemeinschaftlichen Symptomen begleitet, sie zeichneten sich aber stets durch ungemein heftige Entzündungen aus, die auf der äußeren wie auf der inneren Körperfläche entstanden, oft mit Eiterung oder Brand und zuweilen mit Verlust einzelner Organe sich endigten. Die Entzündungen zeigten sich teils in großer Ausdehnung auf der äußeren Haut (*ignes sacri*), oft kleinere oder grö-

---

[1] Exod. C. IX. v. 3, 13. C. XII. Reg. Lib. I. C. 5. Lib. II. C. 24.

ßere Blasen und Pusteln hervorbringend, die in Eiterung übergingen; teils erschienen sie mehr begrenzt, aber um so heftiger an einzelnen Stellen als Karbunkel, oder weiter entwickelt als Geschwüre, häufig auch die Augen oder die Hände und Füße, so wie die Gegend der Geschlechtsteile ergreifend, innerlich aber hauptsächlich die Organe des Atemholens, die Mund- und Rachenhöhle einnehmend. So war die athenische Pest (430 J. vor Christus) nach der Beschreibung des Thukydides mit roter und dunkelblauer Haut voll kleiner Blasen, mit Entzündung (Röte und Brennen) der Augen und des Schlundes, mit heftigem Husten und Heiserkeit, mit Entzündung und oft mit Brand der Glieder, zuweilen mit Verlust derselben, so wie der Augen, verbunden[2]. Ebenso hat auch Hippokrates unter den Erscheinungen der Pestseuche bösartige Haut Entzündungen, Augen-Entzündungen und Vorfall der Augenlider, Mundgeschwüre und Entzündung der Zunge, Schmerzen im Schlunde, verhindertes Sprechen (Heiserkeit?), Hautausschläge und Karbunkel hervorgehoben, obgleich er nur im allgemeinen von den pestartigen Krankheiten spricht. Die Hautentzündung soll sich mit kleinen Geschwüren oft über den ganzen Körper, vorzüglich über den Kopf verbreitet haben, glücklich, wenn es zur Eiterung kam, meistens aber tödlich, wenn die Entzündung zurücktrat und verschwand. In der großen Pest unter dem Kaiser Antonin, welche das römische Reich drei Jahre verheerte und durch die Kriegerschar des Lucius Verus aus dem Orient nach Europa gebracht worden war, sind als vorwaltende Symptome eine pustulöse Hautentzündung, heftiger Husten und Heiserkeit, übler Geruch und bösartige Röte des ganzen Mundes, der Zunge und des Schlundes wahrgenommen worden[3].

Um die Mitte des dritten Jahrhunderts kamen bei der schrecklichen, im Morgen- und Abendlande verbreiteten Pest, wegen welcher der heilige Cyprian, Bischof von Karthago, eine Ermahnung an die Christen schrieb[4], wiederum heftige Schlund- und Augenentzündungen, brandiges Verderben, zuweilen auch Verlust einzelner Glieder, und als Folge davon verhindertes Gehen, Taubheit und Erblindung vor. Von derselben Art war ohne Zweifel auch die Krankheit, welche um das J. 263 das volkreiche Alexandrien verödet, und über deren gewaltige Ansteckung der Bischof Dionysius aufmerkwürdige Weise sich geäußert hat[5]. Und bald nach dem Anfang des vierten Jahrhunderts sah man, wie Eusebius berichtet, mit einer Pest zu Alexandrien dieselben Erscheinungen – heftige Hautentzündung, bösartige Geschwüre und Karbunkel, Bräune, Entzündung und Verlust der Augen – wiederkehren, ganze Häuser verlassen,

---

[2] De bello pel. Lib. II.
[3] J. F. C. Hecker, de peste Antoniniana. Berolini 1835. 8.
[4] S. Caecilii Cypriani, Episc. Carth. et Mart. Opera. Venetiis 1728. fol. Lib. de mortalitate. p. 465.
[5] Eusebius. Eccles. Hist. Lib. VII. c. 7.

und die Krankheit von einem auf den andern übergehen[6]. Endlich ist auch die Pest, welche im fünften Jahrhundert unter dem Kaiser Marcian aus dem Orient bis an die Donau gedrungen, mit (entzündlicher) Anschwellung der Körper, mit einem tödlichen Husten, mit Augenentzündung und als deren Folge mit Erblindung verbunden gewesen[7].

Diese Symptome, welche gewöhnlich mit einer brennenden Hitze und meistens auch mit Erbrechen oder Durchfall zusammentrafen, werden von den gleichzeitigen Schriftstellern einstimmig als die charakteristischen und beständigen Merkmale jener Seuchen betrachtet; dagegen ist in den Beschreibungen nirgends die Rede von den in den Weichen, unter den Achseln und hinter den Ohren vorkommenden Beulen oder Drüsengeschwülsten, an welchen wir heute das Dasein der Pest am sichersten erkennen. Thukydides erwähnt nur, daß die Krankheit, wenn schon das Schwerste überstanden war, sich von dem Haupte nach dem ganzen Leibe zog und in den äußersten Teilen die Scham, die Hände und die Füße ergriff, so daß manche mit dem Verlust dieser Glieder davonkamen. Und die Bemerkung des Hippokrates, daß in der Gegend der Geschlechtsteile und Weichen Geschwülste und viele Geschwüre zum Vorschein gekommen, muß vielmehr auf die allgemeinen zu brandigem Verderben geneigten Entzündungsgeschwülste bezogen werden, weil zuvor von ihm angeführt ist, daß diese nicht nur den Kopf, sondern auch die Arme und Schenkel oder andere Teile des Körpers entblößen und zerstören, am schlimmsten aber unter allen sich erweisen, wenn sie die Schamgegend ergreifen. Diese Erklärung wird von Galen bestätigt, der nirgends von eigentlichen Beulen spricht, wohl aber bemerkt, daß bei der Pest die Gegend der Geschlechtsteile von der Entzündung befallen werde.

Alle schweigen überdies gänzlich von einer Geschwulst der Achsel- und Ohrdrüsen, welche doch, wenn sie vorhanden gewesen wäre, nicht unbemerkt hätte bleiben können. Und wenn sich auch von Galen keine genauen Beobachtungen über eine Krankheit erwarten lassen, vor welcher er aus Rom und Aquileia geflohen sein soll, so würden doch Thukydides, der in der Beschreibung der Seuche sehr ausführlich ist, Hippokrates, der das Bezeichnende hervorzuheben pflegt, und auch die späteren Berichterstatter so auffallende, an drei verschiedenen Orten entstehende Beulen nicht übersehen haben, wenn solche wirklich die Krankheit begleitet hätten.

Bei der Pest, wie sie heute erscheint, sind diese Beulen als die zuverlässigsten und beständigsten Merkmale angesehen, dagegen fehlen bei derselben jene allgemeinen Entzündungen der äußeren Oberfläche, es fehlen die heftigen Augenentzündungen, die oft Erblindung, der Brand, der oft die Zerstörung

---

[6] Euseb. lib. IX. c. 8.
[7] Athan. Kircher Scrutinium pestis. Chronolog. A. 454.

und den Verlust der Glieder zur Folge hatte, es fehlen die bösartige Entzündung des Mundes, der Zunge, des Schlundes und der Luftwege, in der Regel fehlt auch der Husten und die Heiserkeit. Daher hat man geschlossen, daß die Beulenpest eine neue, erst im sechsten Jahrhundert entstandene Krankheit sei, und aus dieser Voraussetzung sind die kühnsten, aber nicht die glücklichsten Folgerungen sowohl in Hinsicht der Hygiene, als auch der Pathogenie hervorgegangen.

Der Meinung von diesem angeblich neueren Ursprung der Beulenpest stehen indessen die Zeugnisse des Rufus von Ephesus und des Aretaeus entgegen, nach welchen es keinem Zweifel unterliegen kann, daß wahre Pestbeulen schon lange vor dem sechsten Jahrhundert die Seuche zuweilen begleitet haben. In den für verloren geachteten Fragmenten des Oribasius, welche vor wenigen Jahren der gelehrte Angelo Mai unter den Schätzen der Vatikanischen Bibliothek wieder aufgefunden und bekannt gemacht hat, ist aus dem ersten Jahrhundert eine Stelle jenes Rufus, eines Zeitgenossen des Kaisers Trajan, enthalten, die offenbar hierher gehört. Da heißt es, daß die sogenannten Pestbeulen am tödlichsten und hitzigsten sind, und am häufigsten in Libyen, Ägypten und Syrien entstehen und beobachtet werden. Zugleich erfährt man, daß von diesen Beulen früher noch ein Dioskorides und ein Posidonius in einem Buche über die zu ihrer Zeit in Libyen ausgebrochene Pest gehandelt haben, mit welcher ein brennendes Fieber, Aufregung des ganzen Körpers, Schmerzen, Delirien und Auffahren von großen, trockenen, aber nicht eiternden Beulen sowohl an den gewöhnlichen Stellen (in den Weichen?), als auch an den Kniekehlen und Ellenbogen verbunden waren. Weiterhin folgt noch eine andere Stelle desselben Rufus, wo er die unschädliche, in einem gewissen Lebensalter an der Scham entstehende Beule von der Pestbeule unterscheidet, und die Untersuchung beider als nützlich empfiehlt, damit man die erstere als eine gefahrlose, die pestartige aber mit Voraussicht und Aufmerksamkeit behandle. Und der Kappadocier Aretaeus, der zu Ende des ersten Jahrhunderts blühte, und nach dem Hippokrates als der genaueste Nosograph bekannt ist, erwähnt ausdrücklich „der gefährlichen und höchst bösartigen Pestbeulen in den Weichen, welche die Griechen Bubonen nennen". Dieselben kommen im sechsten Jahrhundert bei der großen Pest, welche nach ihrem Anfang die von Pelusium, sonst auch die Justinianische heißt, laut dem Bericht des Bischofs Evagrius und des Procopius allgemein vor, und seit dieser Zeit ist die Seuche nicht wiedergekehrt, ohne beständig die nämlichen Merkmale zu zeigen. Von den Ärzten aber ist unseres Wissens Paul von Ägina, im siebenten Jahrhundert, der erste, welcher die drei verschiedenen Stellen, in den Weichen, Achseln und hinter den Ohren, deutlich bezeichnet, an welchen die Beulen auszubrechen pflegen.

Wie vieles auch in Hinsicht der alten Pesten noch geschichtlich zu erforschen übrig bleibt, so erhellet doch schon hinlänglich, daß diejenigen Schriftsteller, welche die Beulen in sämtlichen Pesten des Altertums zu erblicken wähnen, sich eben so sehr im Irrtum befinden, als die andern, welche die Beulenpest erst für eine Ausgeburt des sechsten Jahrhunderts erklären. In der Pest des Thukydides und in allen, die ihr ähnlich und im Laufe von acht Jahrhunderten gefolgt sind, berechtigt uns nichts, auf das Dasein der Beulen zu schließen; aber neben dieser Form hat wenigstens fünf bis sechs Jahrhunderte eine Beulenpest existiert, welche, wenn der von Rufus angeführte Dioskorides, wie es wahrscheinlich, der ältere dieses Namens, ein Alexandriner und Zeitgenosse des Antonius und der Cleopatra gewesen[8], schon vor Christi Geburt in Afrika beobachtet worden. Endlich ist die Pestform des Thukydides gegen das Ende des fünften Jahrhunderts gänzlich verschwunden, und die des Dioskorides hat seit dem sechsten das Feld allein behauptet.

Es fragt sich nun, ob diese Formen durchaus verschieden, oder so nahe miteinander verwandt gewesen sind, daß man die Beulenpest als eine im Verlaufe der Zeit zu Stande gekommene Abart und Metamorphose der ältern oder ursprünglichen Form betrachten darf. Zuvörderst möchte zu beachten sein, daß diese wie jene nach den Angaben der Schriftsteller aus einer und derselben Weltgegend, nämlich aus dem Orient, hervorgegangen, und meistens in Ägypten, Libyen und Äthiopien zuerst bemerkt worden ist, sowie denn auch in Hinsicht der Ansteckung und der dadurch verursachten großen Verheerung und Tödlichkeit wohl keine der andern nachgestanden hat. Ebenso unbedenklich darf angenommen werden, daß die Symptome eines bösartigen Fiebers und die zu diesem sich leicht hinzugesellenden Ausleerungen nach oben oder unten beiden Formen gemeinsam, der wichtigste Unterschied aber hauptsächlich nur in der Art und dem Sitz der Hautausschläge und Entzündungen begründet gewesen ist. Indessen sind die unterscheidenden Merkmale der ersten Form, wenigstens teilweise und unvollkommen entwickelt, auch bei der Beulenpest beobachtet worden, und noch in späterer Zeiten gleichsam als Andeutungen oder als Überreste jener gewaltigen Entzündungen erschienen, mit welchen die Krankheit im Altertum begleitet war. So bemerkt man anstatt der heftigen Augenentzündung, die oft mit Blindheit und Verlust des Organes endigte, noch heute wenigstens eine Röte der Augen, die wie Blutstreifen anzusehen und von neueren Beobachtern als charakteristisch angegeben ist. Noch in der Beulenpest unter Justinian sind nach dem Bericht des Procopius Mund- und Halsentzündungen und Blutauswurf vorgekommen; ja der tödliche, mit blutigem Auswurf verbundene Husten ist während der großen Pest des vierzehnten Jahrhunderts in verschiedenen Ländern aufs neue beobachtet

[8] Osann l. c

worden. In der ersten Hälfte des sechzehnten Jahrhunderts sah Jacob Ricci, Wundarzt des alten Pestlazaretts zu Venedig, nach Eröffnung der Beulen in den Weichen fast immer bösartige Entzündungen (*erysipelata mala estiomena*) und brandiges Verderben der Gliedmaßen erfolgen. Um dieselbe Zeit wurden auch gewisse Pusteln auf der Zunge und besonders am Gaumen, sowie verhindertes Schlucken noch von Nicolaus Massa als Kennzeichen angeführt, auf die man bei der Untersuchung der Pestkranken zu achten habe[9]. Die kleinen Blasen auf der Haut, so häufig in den alten Pesten wahrgenommen, zeigen sich nach Wolmar noch heute bei vollblütigen Kranken als Frieselbläschen (pustulae vesiculares), die einen schwarzen Punkt in der Mitte und einen roten Rand im Umkreise haben, gewöhnlich aber erst nach dem Tode gefunden werden. Alle diese Erscheinungen erinnern bedeutungsvoll an die Symptome in der alten Zeit, sowie hinwiederum in der Entzündung, die nach dem Thukydides, Hippokrates und Galen so häufig um die Geschlechtsteile entstand, wenigstens schon eine vorwaltende Neigung zu Ablagerungen in dieser Gegend sich nicht verkennen läßt. Erwägt man überdies, daß die Beulen im sechsten Jahrhundert zum Teil mit den alten Symptomen verbunden waren, in der Folge aber, nachdem die brandigen Entzündungen schon längst nicht mehr beobachtet wurden, als die auffallendsten Erscheinungen immer deutlicher und häufiger bezeichnet werden, so mögen überwiegende Gründe vorhanden sein, die Beulenpest für eine Abart oder Metamorphose der älteren Pesten anzusehen, wie ähnliche Veränderungen in der Form wohl auch bei andern Krankheiten vorgekommen sind.

Das sechste Jahrhundert, in welchem diese schon lange vorbereitete Metamorphose auf eine furchtbare Weise sich im Großen entwickelt hat, ist in der Geschichte der Krankheiten, sowie der menschlichen Leiden überhaupt, als eines der merkwürdigsten genugsam bekannt. Das Gedränge der Völker, die blutigen Kriege und der Einsturz der Reiche wurden zu derselben Zeit auch von den heftigsten Wehen der Natur begleitet. Ungewöhnliche Ereignisse in dem Erdkörper und seiner Atmosphäre waren zwar dem Ausbruch großer Seuchen stets vorangegangen, aber kaum jemals so mächtig und vielfach eingetreten, als um diese Zeit. Die Erde wankte fast alljährlich während der ganzen Regierung Justinians, die Städte Berytus, Seleucia, Anazarbus u. a. wurden zerstört, Konstantinopel erschüttert, und viele tausend Menschen im Jahre 529 allein unter den Trümmern von Antiochien begraben. Die Erdbeben wechselten mit vulkanischen Ausbrüchen und verwüstenden Überschwemmungen ab, der Nil bedeckte die Niederungen Ägyptens länger als seit Menschengedenken, die Luft wurde durch Hitze und schädliche Dünste verdorben, der Untergang der Welt als bevorstehend angesehen. Bereits im Jahre 531, als

---

[9] Nic. Massa liber de febre pestilentiali etc. Venetiis. 4. 1540. Tragt. I. cap. 4. 9.

am nächtlichen Himmel der Komet Lampadias gesehen wurde, soll die Pest, man wußte nicht woher, nach Konstantinopel gekommen sein, damals aber weder beträchtliche Verbreitung erlangt, noch viele Menschen getötet haben. Die große Seuche nahm ihren Anfang erst um das Jahr 542, und von dieser versichert Procopius, daß sie ursprünglich zu Pelusium in Ägypten erschienen sei, und dann allmählich auf Syrien, Kleinasien und die benachbarten Länder übergehend, immer jedoch von den Seeküsten anfangend, fast ganz Europa entvölkert, viele Jahre fortgedauert, und in Konstantinopel während ihrer größten Wut täglich mehr als zehntausend Menschen dahingerafft habe. Außer dem heftigsten Kopf- und Seelenleiden waren Mund- und Halsentzündung, Husten und Blutauswurf, schwarze Petechien und Pestbeulen in den Weichen, in den Achseln oder bei den Ohren als die wichtigsten Symptome zu bemerken. Die Seuche dauerte mit kurzen Unterbrechungen, und abwechselnd bald dieses bald jenes Land überziehend, fast bis zu Ende des Jahrhunderts fort, d. h. die Ausbrüche derselben wiederholten sich so oft, und die Invasionen folgten so schnell aufeinander, daß manche Städte, z. B. Antiochia, drei- bis viermal davon heimgesucht wurden[10].

In diesem Zeitraum mag die Form der Krankheit, wie auch Schnurrer vermutet, während der verschiedenen Invasionen allmählich sich anders gestaltet haben, und man fühlt sich geneigt zu glauben, daß das Übel zuletzt als reine Beulenpest erschienen, und deshalb *Lues inguinaria* genannt worden sei.

Seitdem ist kein Jahrhundert vergangen, in welchem diese Plage den großen, um das mittelländische Meer sich herumziehenden Länderkreis unter vor- und gleichzeitigem Eintritt anderer Naturereignisse nicht wiederholt betroffen hätte; tausend Jahre aber mußten fast vergehen, bevor das Abendland Ärzte hervorbrachte, welche den düsteren Unhold näher zu erforschen fähig gewesen wären, oder auch nur mit schärferem Auge anzuschauen gewagt hätten. Während dieses langen Mittelalters sind die Araber die ersten gewesen, die, im Besitz der Schriften Galens und auch dem Mutterlande der Pest am nächsten stehend, einige Kenntnisse über dieselbe gesammelt und hinterlassen haben, vor allen Ibn Sina, dessen Leben dem zehnten und elften Jahrhundert angehört.

III.
Ibn Sina und die Arabisten.

ES ist zweifelhaft, ob dieser Wesir – der in der Medizin wie ein Despot geherrscht und selbst die abendländischen Ärzte über fünf Jahrhunderte in der Sklaverei erhalten – die Pestseuche selbst beobachtet, oder nur die Lehren

---

[10] Hecker, Geschichte der Heilk. Bd. II. § 32.

seiner Vorgänger und Zeitgenossen darüber zusammengetragen hat. Indessen können wir sicher sein, daß die in verschiedenen Stellen seines Kanons enthaltenen Aussprüche dasjenige umfassen, was man damals und noch viel später über diesen Gegenstand wirklich gewußt und fast als untrüglich angesehen hat.

Nach dem Kanon entsteht die Pest zunächst durch ein bösartiges Verderben der Luft, welches in der wesentlichen Substanz derselben, nicht aber in quantitativen Veränderungen gegründet ist. Ein solches Verderben kommt auch im faulenden Wasser vor, und wird überhaupt die Fäulnis genannt. Reine Luft kann freilich ebensowenig wie reines Wasser faulen; allein die Atmosphäre, die wir atmen, ist niemals rein, sondern stets mit einer Menge von wäßrigen, dunstigen, erdigen und feurigen Teilen gemischt, durch welche die Fäulnis vermittelt wird. Diese und die Pest ereignen sich gewöhnlich zu Ende des Sommers und im Herbst; zuweilen strömt auch die verdorbene Luft aus dem Innern der Erde hervor, oder wird durch die Winde aus Gegenden herbeigeführt, wo sich Sümpfe, Niederungen und unbegrabene Leichen befinden. Eine vorausgehende Nässe mit darauf folgender Hitze, und das beständige Wehen der Südwinde sind ebensowohl Ursachen als Vorzeichen der Pest. Überhaupt sind die entfernteren Ursachen der pestartigen Fieber in den Himmelskörpern, die näheren in irdischen Dispositionen zu suchen; aus dem Zusammenwirken beider wird in der Luft eine große Menge Feuchtigkeit und durch diese die Fäulnis erzeugt, die dem ganzen Organismus, besonders aber dem Herzen feindselig ist. Derselben Wirkung ist es zuzuschreiben, daß als Vorzeichen der Pest die unterirdischen Tiere ihre Schlupfwinkel verlassen und auf der Oberfläche der Erde zum Vorschein kommen, so wie auch durch die Fäulnis um diese Zeit die Frösche sich vervielfältigen und die Vermehrung der Insekten begünstigt wird. Besonders ist die Pest zu fürchten, wenn der Himmel und die Luft an einem Tage sich mehrere Male verändern, hierauf bei trüber Witterung die Südwinde einige Tage stärker wehen, und dann eine heitere Woche mit großer Hitze am Tage und kalten Nächten folgt. Dies war die arabische Ansicht von der Entstehung der Pest.

In der Beschreibung der Symptome zeigt es sich deutlich, daß Ibn Sina die Krankheit noch nicht genau als eine eigentümliche zu unterscheiden wußte, und über die ältere, allgemeine und unbestimmte Ansicht hinauszugehen nicht imstande war. Weil Galen die Beulenpest nirgends beschrieben, wohl aber unter dem Namen pestartiger Fieber verschiedene bösartige Krankheiten zusammengefaßt hatte, so wagte auch der Sohn des Ali nicht, obwohl er dazu berechtigt gewesen wäre, die ihm bekannt gewordene Krankheit als eine besondere einzuführen; er begnügte sich, dieselbe unter die galenischen Begriffe von den pestartigen Fiebern und Apostemen mit einzuschieben, um so den Einteilungsgründen seines Meisters vollkommen treu zu bleiben. In Folge dieser unterwürfigen Rücksicht sind die allgemeineren Symptome – ein kleiner und schneller Puls, starke Hitze, großer Durst, Trockenheit der Zunge, Spannung des Unterleibes, Angst und Unruhe, Schlaflosigkeit, Irresein, Ausschläge und Geschwüre, Durchfall, klebriger Schweiß, Krämpfe und Kälte der Gliedmaßen – bei den Zufällen der pestartigen Fieber angeführt, die wichtigeren Bubonen aber in einem ganz andern Buche unter den äußerlichen Krankheiten von ihm beschrieben, wodurch das Bild der Krankheit gleichsam zerrissen worden ist.

In dem Abschnitt nämlich, der von den Apostemen, der Drüsen handelt, wird als eine Art derselben unverkennbar die Pestbeule (*Althohoin*) bezeichnet, und dabei bemerkt, daß diese während der Pest und in verpesteten Gegenden häufig sei, und in den Weichen, unter den Achseln und hinter den Ohren zu erscheinen pflege.

Die im Anfang rote und späterhin gelbe Beule wird dabei als heilsam, die schwarze als todbringend, jede aber als gefährlich geschildert, weil sie durch die Arterien nachteilig auf das Herz wirken, Störungen im Blutumlauf, Erbrechen und Bewußtlosigkeit hervorbringen. Nach diesen sehr deutlichen Angaben hat Ibn Sina ohne Zweifel die Beulenpest im Sinn gehabt, wenngleich von ihm zur Abwehr und Verhütung derselben nur Arzneien angeraten und einige diätetische Regeln empfohlen werden, und nirgends ersichtlich ist, daß er die ansteckende Eigenschaft dieser Krankheit erkannt, oder auch nur von fern geahnt hat[11].

Seine Nachfolger haben sich nicht beeilt, eine Berichtigung oder Vermehrung dieser dürftigen Kenntnis herbeizuführen. Bis in das sechzehnte Jahrhundert hin ein bestand die ärztliche Pestlehre fast in der bloßen Erklärung und Wiederholung dessen, was Ibn Sina im Kanon, Galen von den pestartigen Fiebern, und Hippokrates besonders im dritten Buche von den Volkskrankheiten gesagt und hinterlassen hatten. Indessen war die Ansteckung, besonders während der Herrschaft des schwarzen Todes im vierzehnten Jahrhundert, zu deutlich und furchtbar erschienen, als daß sie länger unbeachtet hätte bleiben können[12]. Aber nicht die Natur, sondern die Schriften der Toten

---

[11] Avicenna e T. II. er Gerardi Cremonensis versione. Venetiis 1595. fol. Lib. IV. Fen. I. Tract. 4. Fen. III. Tract. 1. Cap. 17 – 18. Lib. de removendis nocumentis Cap. 9. 10.

[12] Lange hat man geglaubt, und manche wähnen noch jetzt, daß das Contagium den Alten ebensogut, und vielleicht noch besser als uns bekannt gewesen sei. Diese Voraussetzung ist in Bezug auf die alten Ärzte völlig unbegründet. Wohl haben Thukydides, Lucretius, Livius, Cyprian, Eusebius, Procopius u. a. deutlich von der Ansteckung gesprochen, vergebens aber würde man ähnliche Äußerungen bei Hippokrates, Galen und Ibn Sina suchen. Wer überhaupt zu erfahren wünscht, wie wenig besonders die beiden Ersten von der persönlichen Mitteilung irgendeiner fieberhaften Krankheit zu sagen wissen, der findet die darauf bezüglichen Stellen bei Valleriola (Loci medizinae communes. Lugd. 1604. Appendix. De morb. contag. et pestilent. Hippocratis et Galeni loci).

wurden befragt, damit man die Pest erkennen und heilen lerne; ein fruchtloses Bemühen, durch welches die Sache nicht weiter gefördert, und stets nur in demselben Kreise umgetrieben wurde. Wenn auch diese Schriften zu nützlichen Anhaltspunkten dienen mochten während des langen chaotischen Zustandes, in welchem aus der gärenden Mischung sehr verschiedener alter und neuer Elemente erst wieder eine Zukunft für die Wissenschaften sich gestalten sollte, so hat doch die Geschichte gelehrt, daß der ins Lateinische übersetzte Ibn Sina im Allgemeinen nicht minder schädlich für die Medizin, als der nach Europa gebrachte arabische Aristoteles für die Philosophie gewesen ist; wie denn auch die erstere, und besonders die Pestlehre, überhaupt nichts wahrhaft Neues gewinnen konnte, als in der Folge bei der wieder erwachten Neigung zur griechischen Gelehrsamkeit und Philologie die galenischem und hippokratischen Bücher allgemein verbreitet, und gleichsam mit zum Kanon erhoben wurden. Nur durch den Mangel einer tüchtigen einheimischen Grundlage läßt sich das beharrliche Festhalten an der wieder aufgefundenen fremden erklären, und so groß ist die blinde Verehrung jener alten, zum Teil verfälschten Schriften gewesen, daß Galen und Ibn Sina inmitten des neuen Europas und ungeachtet aller Veränderung der Krankheiten die Ärzte fortwährend in Fesseln erhalten. die unbefangene Naturbetrachtung verhindert und somit auch die freie Entwickelung der Medizin zurückgehalten haben. Daher ist in der ärztlichen Literatur dieses Zeitraumes weder Leben noch Eigentümlichkeit zu finden; unter dem Joch der Heiden und Mohammedaner schien die Heilkunst zum Stillstand verurteilt, und das regenerative Prinzip derselben unterdrückt und fast getötet zu sein. Die ganze Wissenschaft hatte einen stereotypischen Charakter angenommen, und dieser ist es, der uns auch in allen damals verfaßten Pestschriften entgegentritt.

Der beste Gewinn, zu welchem die Ärzte fast wider ihren Willen gelangten, war die sich überall dem Volke aufdringende Beobachtung, daß die Pest von den Kranken auf die Gesunden durch Ansteckung überging.

Von dieser Wahrheit waren im vierzehnten Jahrhundert Gentilis von Foligno[13], Guy von Chauliac [14], Galeazzo di Santa Sofia[15], im fünfzehnten Chalin de Vinario[16], Michael Savonarola[17] und der Mönch Jacobus Soldus[18] vollkommen überzeugt.

---

[13] Consilia. De peste. Cons. I. II. Venetiis 1514.

[14] Chirurgia magna Guidon is de Cauliaco, ed. Laur. Joubert. Lugduni 1585. 4. De apostematibus pectoris.

[15] De febribus. Venet. 1514.

[16] De peste liber, pura latinitate donatus a Jacobo Dale champio. Lugd. 1552.

[17] Canonica de febribus ad Raynerium Siculum, 1487. 5. l. c. 10.

[18] Insigne opus de epidemia, compositum a doctissimo et expertissimo viro fratre Jacobo Soldo, in theologia et medizinis erudito. Wenetiis 1490. 4.

Schon im Jahre 1347, als der schwarze Tod seine Verheerungen in Europa begann, hatten handeltreibende Seefahrer vier Schiffe voll Pestkranker aus der Levante nach Genua gebracht, und die Krankheit mit reißender Schnelligkeit im Hafen und in der Stadt verbreitet. Daher verwehrten im folgenden Jahre die Genueser verdächtigen Schiffen das Landen, und diese mußten nach Pisa und andern Seestädten segeln, die weniger vorsichtig mit den Ankömmlingen auch die Pest empfingen[19]. In Venedig wurde (1374) durch den Visconte Bernabo verordnet: Jeder Pestkranke solle aus der Stadt aufs Feld gebracht werden, um dort zu sterben oder zu genesen; die einem Pestkranken beigestanden, sollen zehn Tage abgesondert bleiben, bevor sie wieder mit Gesunden in Gemeinschaft kommen; die Geistlichen sollen die Kranken untersuchen und den Abgeordneten anzeigen; wer die Pest hereinbringe, dessen Güter sollen der Kammer verfallen sein, ja wer außer den dazu bestimmten Menschen auch nur unberufen sich den Pestkranken nähere, habe Vermögen und Leben verwirkt. In der Folge (1383) wurde allen Reisenden aus verpesteten Gegenden der Eintritt ins venezianische Gebiet unter ähnlicher harter Androhung untersagt, und es ist nicht unwahrscheinlich, daß durch solche Maßregeln das Übel mit Erfolg beschränkt werden konnte, wie auch Mailand im Jahre 1348 durch strenge Torsperre und Verrammlung dreier Häuser, in welchen die Krankheit ausgebrochen war, sich eine Zeit lang von dem großen Sterben frei erhielt.

Die Vorschriften wurden im Jahre 1399 teils erneuert, teils auch vermehrt, und die Lüftung der Häuser, sowie die Reinigung und Verbrennung der verpesteten Gerätschaften, Kleider u. dergl. vorgeschrieben. Ein eigener Gesundheitsrat, aus drei Edlen bestehend, war in Venedig schon im Jahre 1485 (nach Howard 1448) eingesetzt, und diesem wurde später (1504) das Recht über Leben und Tod der Übertreter eingeräumt. Wahrscheinlich zu gleicher Zeit mit der Errichtung dieser Behörde wurden in einiger Entfernung von der Stadt auf Inseln die ersten Pestlazarette angelegt, in welchen alle aus verdächtigen Orten herkommende Fremde zurückgehalten wurden. Zeigte sich die Pest in der Stadt selbst, so schaffte man die Kranken mit ihren Familien nach dem sogenannten alten Lazarett, wo sie mit Arznei- und Lebensmitteln versehen wurden, und wenn sie genasen, samt allen, die mit ihnen in Verbindung gestanden, noch vierzig Tage in dem auf einer anderen Insel gelegenen neuen Lazarett verbleiben mußten[20].

Die Gesundheitspässe kamen nicht erst während der Pest von 1527 auf, sondern wurden ohne Zweifel schon früher verlangt; gewiß war der Gebrauch und die Verfälschung derselben bereits im Jahre 1523 bekannt. Die Ärzte überließen die Wahl und Anordnung aller dieser hygienischen Vorschriften der

---

[19] A. Chenot hinterlassene Abhandlungen über die ärztlichen und politischen Anstalten bei der Pestseuche. Wien 1798. 8.

[20] J. F. C. Hecker, der schwarze Tod im vierzehnten Jahrhundert. Berlin 1832. 8. S. 81 u. f.

Obrigkeit, und die Aufzeichnung derselben den Chronikschreibern, fest an den alten Satzungen haltend und sich sorgfältig hütend, in Schriften Dinge zu berühren, die über den Inhalt und die Auslegung ihrer kanonischen Bücher hinauszugehen schienen.

IV.
Nicolaus Massa, Fracastoro, Foreest und Victor de Bonagentibus.

ERST im Jahre 1540 wagte es ein venezianischer Arzt, Nicolaus Massa[21], von der Fürsorge des Staates in Hinsicht der Pest ein besonderes Kapitel zu schreiben, und der Gesetze und Einrichtungen zu erwähnen, die lange schon in Venedig bestanden, und vor aller Theorie daselbst allmählich aus der Erfahrung sich gebildet hatten. Als die wichtigsten Punkte bezeichnet er die oberste Anordnung und Leitung aller Maßregeln durch einen beständigen Gesundheitsrat, die Einziehung sicherer Nachrichten über den Gesundheitszustand der Nachbarländer, die Zurückweisung aller aus verdächtigen oder verpesteten Orten kommenden Fremden, die Quarantäne für dergleichen Schiffe, die Sorge für Reinheit der Luft und gesunde Nahrungsmittel, die Errichtung zweier Hospitäler, des einen für die Kranken, des andern für die Genesenen und Verdächtigen, endlich auch die Einführung einer allgemeinen Totenschau. Als Vorzeichen der künftigen Pest werden nach der alten Tradition besondere Konstellationen am Himmel, Kometen und Sternschnuppen, ungewöhnliche Wechsel in der Atmosphäre, Erdbeben, Gewitter und Regengüsse, Überschwemmungen, Nebel und Südwinde, Unregelmäßigkeit der Jahreszeiten, Vermehrung der Heuschrecken, Fliegen und Würmer, der Frösche, Kröten und Schlangen, Hervorkommen der unterirdischen Tiere, Absterben der Fische, schädliche Dünste in der Luft, Verderbnis des Getreides, der Früchte und Futterkräuter, allgemeine Neigung zur Fäulnis und bösartige Fieber angeführt, in der Pathogenie aber die hergebrachten Grundsätze noch mit einer ängstlichen Strenge festgehalten.

Um so höher ist das Verdienst derjenigen zu schätzen, welche gegen das Ende dieser durch Galens und Ibn Sinas Zauber verlängerten Gefangenschaft der Geister die schwere Befreiung begonnen, und den Weg zu einer selbständigen Betrachtung der Krankheiten wieder vorbereitet haben. Unter diesen ist zuerst und vorzüglich der als Dichter, Mathematiker und Arzt des Konziliums zu Trient berühmte Fracastoro zu nennen (geb. 1482, gest. 1553). Zwar nicht ohne große Vorsicht wagte er auf eigenem Wege fortzugehen, und es schien ihm, wie er selbst gesteht, keine geringe Anmaßung zu sein, zuvörderst von Galen, und dann auch von dem damals hochverehrten Montanus

---

[21] De febre pestilent. Tr. II. cap. 1. 2. 9.

abzuweichen, in welchem jener gleichsam durch eine Art Seelenwanderung von neuem wiedergeboren war; dennoch siegte die bessere Überzeugung, und neue Wahrheiten wurden ans Licht gebracht, welche selbst die spätere Zeit sich nicht rühmen kann, beträchtlich erweitert zu haben. Vornehmlich in seiner Lehre von der Ansteckung hat Fracastoro[22] auch in Hinsicht der Pest viel hellere Ansichten aufgetan, das pestartige Fieber (*febris pestilens*), zu welchem er überdies zwei neue Erscheinungen, den englischen Schweiß und das Fleckfieber, zählt, von dem wahren Pestfieber (*febris vere pestifer*) und namentlich von der Drüsenpest bestimmter unterschieden, die schon im vierzehnten und fünfzehnten Jahrhundert deutlicher erkannte Ansteckung scharfsinnig untersucht, und ihre dreifache Weise durch Berührung (*contactus*), durch Träger (*fomites*) und weithin durch die Luft (*ad distans*) nachgewiesen, die Verhütung des Ansteckens als das Erste und Notwendigste bei der Kur bezeichnet, die Gefährlichkeit der verpesteten Sachen und Menschen an Beispielen gezeigt, vergleichungsweise die Rinderpest nicht übersehen, und selbst die große in späteren Zeiten wieder vergessene Wahrheit verkündet, daß alle pestartigen Krankheiten im Anfang unter einer milderen und schleichenden Form erscheinen.

Wenn wir den sächsischen Bergarzt Georg Agricola[23] übergehen, dessen viel belobte Schrift weniger durch Neuheit der Gedanken, als durch eine gelehrte Darstellung ausgezeichnet ist, so schließt sich hier in nächster Folge der redliche Peter Foreest aus Alkmar an (geb. 1522, gest. 1597), der in Italien und Frankreich zum Arzt gebildet, während der Pest zu Delft (1557 und 1558) sich Dank und Verdienste erworben, mit offenem Sinn und ausgezeichneter Gabe zum Beobachten besonders die vielfachen Symptome und die begleitenden Erscheinungen betrachtet, und, auch das früher schon Bekannte verständig ordnend, eigentlich zuerst ein treues deutliches Bild von der Krankheit entworfen hat, so daß durch seine und Fracastoros Arbeiten in Wahrheit die Sache weiter als jemals gefördert, und einer Schar von Sammlern und Nachschreibern der reichste Vorrat überliefert worden ist. Fürs Erste wurde so viel gewonnen, daß die Pest auch in der Wissenschaft als eine ansteckende Krankheit anerkannt, von andern Fiebern der Form nach genauer unterschieden, und somit eine dauernde Grundlage für die weitere Erforschung gegeben war.

Um diese haben vor allen die Venezianer im sechzehnten Jahrhundert sich hoch verdient gemacht, weil sie bei ihrem großartigen Verkehr mit der Levante öfter als andere Nationen Gelegenheit hatten, die Pest zu sehen und zu bekommen, glücklicherweise aber auch in ihrem Gebiet eine der berühmtesten

---

[22] Hieronymi Fracast orii Veronensis opera omnia. Extertia editione. Venetiis 1584. 4. De contagionibus et contagiosis morbis. Lib. I. Lib. II. cap. 3, 8. Lib. III. c. 7.
[23] Georgii Agricolae de peste libri tres. Basileae 1554. 8.

Arzneischulen der damaligen Zeit besaßen, durch welche Umstände nunmehr die Lehre von der Seuche einen raschen Aufschwung gewann, und ihrem praktischen Ziel um vieles näher kam.

Es war im Jahre 1556, als Victor de Bonagentibus, Arzt zu Venedig, eine an Umfang zwar geringe, nach ihrem Inhalt aber wichtige Abhandlung erscheinen ließ, welche man wegen der größeren Sachkenntnis, mit der sie geschrieben ist, und wegen des darin entwickelten, fast immer das Rechte treffenden, der Zeit vorauseilenden Scharfsinns eher für ein Werk des achtzehnten als des sechzehnten Jahrhunderts halten möchte[24].

Diese merkwürdige, wie es scheint, in Deutschland ganz unbekannte Schrift untersucht in zehn Abschnitten ebensoviele Hauptpunkte der Pest, und ist dem Ritter Marini gewidmet, welcher damals, der Hochschule von Padua vorstehend, von den Schrecken der Seuche rings umgeben war. Schon in der Zueignung spricht sich neben wahrer Bescheidenheit der gesunde Verstand und die hohe Erfahrenheit des Verfassers aus. Gegen alle damalige Gewohnheit will er kein neues Präservativ- oder Heilmittel preisen, denn bei keiner anderen Krankheit gebe es so viele erdichteten Schutz- und Arzneimittel, als bei dieser; bei keiner sei auch das Urteil schwieriger, der Versuch betrüglicher, die Gelegenheit flüchtiger; ja man könne überzeugt sein, daß die meisten, welche sich neuer und besonderer Mittel rühmten, durch dieselben nicht nur immer mehr Kranke verderben, sondern auch die gewissenlosen Empiriker, die ihnen folgen, noch verwegener und kühner machen. Von Fracastoro und Agricola könne man lernen, wie die Gattung der Pestkrankheiten in mehrere, nach ihrer Entstehung und Verbreitung verschiedene Arten zerfällt. Diejenige aber, welche von selbst aus allgemeiner Luftverderbnis entsteht, sei niemals von ihm beobachtet worden, obwohl sie öfters bei den Ägyptern und Indern vorkomme, welchen überhaupt das Ferment der Pesten zugeschrieben werde. Häufiger sei bei uns die Pest, deren Zunder und Keim (*fomes et seminarium*) anderswo aus irgendeinem fauligen Verderben entstanden, durch unvorsichtige oder schlechte Menschen aus einem Lande oder Orte in andere gebracht, und weit und breit ausgestreut wird, wie dies noch vor kurzem in Istrien, dann auch in Venedig und jetzt in Padua der Fall gewesen. Sie pflege wieder aufzuleben, wenn nicht ihre Keime zugleich mit den Verbreitern derselben vollständig beseitigt werden.

Die Meinung der Ärzte, welche (damals fast einstimmig) mit Galen auch ein hektisches Pestfieber annehmen, und um die Erklärung desselben sich unablässig bemühen, sei fruchtlos und ohne Grund, weil die für diese Annahme herbeigezogenen Stellen nur nach Galenischen Begriffen und von anderen Krankheiten verstanden werden dürfen, bei einem so schnell verlaufenden

---

[24] Decem problemata de peste, per Victorem de Bonagentibus medicum. Venetiis 1556. 8.

Übel aber, wie die Beulenpest, an ein hektisches Fieber nicht zu denken sei. Als die sichersten und am meisten in die Augen fallenden Zeichen dieser Krankheit habe man außer den plötzlichen Todesfällen hauptsächlich die Beulen in den Weichen und an anderen Stellen, die Parotiden, und die an verschiedenen Teilen ausbrechenden Karbunkel, Striemen und Flecke zu betrachten, unter welchen die blauen oder schwarzen als die gefährlichsten erscheinen. Wenn auch nicht mehrere oder alle, so pflegen doch einige dieser Zeichen vorhanden zu sein; doch ereigne es sich zuweilen, daß sie, innerlich verborgen, nicht zum Ausbruch gelangen, und an den Toten, welche plötzlich ohne Fieber oder schon am ersten Tage sterben, kaum ein einziges wahr-genommen werde. Von der schlimmsten Vorbedeutung sei es, wenn die Beulen schmerzlos sind, und bald nach ihrem Erscheinen wieder verschwinden, wogegen ihre Ausbildung immer am meisten zu wünschen bleibe, obwohl die Krankheit niemals ihren falschen, unbeständigen Charakter verliere. Die künftige Seuche vorherzusehen, womit so viele sich beschäftigten, sei vielmehr eine göttlich-prophetische als eine menschliche Sache, und am wenigsten sicher bei einer Krankheit, die nur durch zufällige Verbreitung ihres Zunders (*fomite*) die Menschen ergreift. – Erstaunen müsse man wahrlich darüber, daß die Griechen und Araber über die vorbauende Kur, insofern die Krankheit durch Ansteckung entsteht, auch nicht ein Wort verloren haben, da doch hier die erste aller Sorgen auf Absonderung der Kranken, Erneuerung der Luft, Wechsel des Aufenthalts, der Betten und Kleider, und auf die gänzliche Vernichtung oder Verbrennung der letzteren gerichtet sein müsse. – Am meisten haben die warmen, feuchten, mit weiten Poren begabten Menschen die Krankheit zu fürchten, weniger die straffen, kalten und trockenen Naturen; Einzelne gebe es, die bei geringer oder fehlender Empfänglichkeit entweder schwer oder niemals von der Pest befallen werden, und den Zunder derselben in den Kleidern, ja selbst auf der eigenen Haut, ohne zu erkranken, umhertragen können, anderen aber, mit welchen sie zufällig oder unvorsichtig zusammenkommen, die Ansteckung und den Tod zu bringen fähig sind. Daher verbiete, wer eingeschlossen lebt, dem Fremden das Haus; wer aber auswärts zu tun hat, der suche sich durch Essig und ähnliche Dinge zu schützen, wenn auch diese nicht von der Gefahr befreien. – Unter den leblosen Gegenständen seien die der Fäulnis widerstehenden dichten und harten Körper, z. B. Kupfer, Silber, Gold, Edelsteine und dergleichen, zur Mitteilung der Krankheit nur selten geeignet und am leichtesten zu reinigen; gefährlicher erweisen sich die zur Fäulnis geneigten, so wie die porösen, biegsamen und klebrigen Dinge, am schlimmsten unter allen aber Pelzwerk, Felle, Federn und Baumwolle, im geringeren Grade auch Seide, Flachs, Hanf, Leder und einige Hölzer, Leinwand und Tücher; welche Sachen nur dann ohne Gefahr gebraucht und erhalten werden können, wenn sie wohl durchlüftet und gewaschen der Sonne und Luft durch vierzig Tage ausgesetzt, und während dieser Zeit mit den Dienern, welche die Reinigung besorgen, keine Neuerungen vorgenommen werden.

Hier haben wir also, was früher kein Schriftsteller zu geben versuchte, ein Verzeichnis der sogenannten pestfangenden Sachen, eine im Ganzen sehr richtige Einteilung derselben nach ihrer verschiedenen Empfänglichkeit, und die Grundregeln für das in der Folge noch weiter ausgebildete und so wichtig gewordene Quarantänesystem. Auf jene Reinigung dringt unser Verfasser um so mehr, weil er selbst im Jahre 1528 durch verpestete Leinwand, die zufällig unter einen Haufen schon mit Lauge gereinigter Wäsche geraten war, zwölf Menschen von verschiedenem Alter und Geschlecht, die sich dieser Wäsche bedienten, sterben gesehen. Endlich zeigt derselbe, wie bei der Heilung eine Menge kostbarer ausländischer und der Verfälschung unterworfener Mittel durch wirksameren einheimischen Vorrat zu ersetzen; und wie die Pest zu Ende des Sommers und im Anfang des Herbstes, wenn die Hitze noch fortwährt, und die Nässe hinzukommt, immer am tödlichsten sei. – Kein Arzt der früheren Zeit hat diese Krankheit in Beziehung auf die Hygiene mit solcher Klarheit aufgefaßt, als Victor de Bonagentibus, und ohne Zweifel ist seine Schrift, wie sie von den zu Venedig schon damals gemachten Erfahrungen und Anstalten ein wichtiges Zeugnis gibt, auf die bessere Einrichtung der letzteren selbst wieder zurückwirkend, von dem heilsamsten Einfluß gewesen, da die Quarantäne daselbst bald auch für andere Städte Muster und Beispiel geworden ist. Sollte aber jemand der Meinung sein, daß diesem Schriftsteller wegen Dinge, die uns heute so bekannt und geläufig sind, hier ein zu großes Lob gespendet werde, der lese die inhaltsleeren und quacksalberischen Pestschriften, die selbst unter berühmten Namen in einer der unsrigen viel näher liegenden Zeit geschrieben sind, und er wird mit Hochachtung gegen einen Arzt erfüllt werden, welcher mitten im sechzehnten Jahrhundert so viele wohltätige Wahrheiten gelehrt hat, und dafür mit dem Dunkel der Vergessenheit bedeckt worden ist.

V.
Fioravanti, Massaria, Alpini und Porta.

WIE nun Wahrheit und Irrtum, Gutes und Schlechtes überhaupt sich wechselseitig herausfordern und nebeneinander geltend zu machen suchen, so bildet auch zur Lehre des bescheidenen Buonagente die Ansicht des ruhmredigen Leonardo Fioravanti[25] den entschiedensten Gegensatz. Es darf aber dieser Bologneser hier um so weniger ganz mit Stillschweigen übergangen werden, da er gewissermaßen als Ahnherr oder erster Repräsentant einer

---

[25] Del regimento della peste. In Venezia 1565. 8.

Meinung erscheint, der es bis heute nicht an Anhängern gefehlt hat, davon abgesehen, daß auch dem Irrtum gewöhnlich noch ein Element der Wahrheit beigemischt ist, und diese selbst erst durch die Beleuchtung ihres Gegensatzes klarer und verständlicher wird. Ohne von dem Dasein eines fremden Contagium nähere Kenntnis zu nehmen, leitet Fioravanti den Ursprung der Pest im Allgemeinen von einer schlimmen Luftbeschaffenheit, und diese wieder von einem Verderben der drei anderen Naturelemente her. Als Ursachen ihrer großen Verbreitung werden weder die Ansteckung noch der ungehinderte Verkehr, sondern hauptsächlich der Mangel an zeitiger ärztlicher Hilfe, die Verlassenheit und Absonderung der Menschen, die Furcht und der Schrecken von ihm angeführt. Daher verwirft er die Sperre der Häuser, das Verbrennen der Kleider, die Errichtung von Pestlazaretten, und ähnliche furchterregende oder strenge Maßregeln als völlig unzweckmäßig, und empfiehlt von allen das Gegenteil. Weil die Pest zu Bologna im Jahre 1527 nicht weiter sich verbreitete, nachdem gegen das Ende derselben die drückenden Beschränkungen aufgehoben wurden, so schließt er voreilig, daß derselbe glückliche Erfolg nicht ausgeblieben wäre, wenn die Aufhebung der Maßregeln schon zu Anfang der Seuche stattgefunden, und dadurch die Furcht sich vermindert hätte. – Richtig zwar ist behauptet, daß in den Häusern, Gerätschaften, Kleidern und dergleichen das Pestgift sich nicht (beständig) erhalten kann, weil sonst die Pest in jeder Stadt, wo sie einmal herrscht, kein Ende nehmen würde; richtig wird auch darauf hingewiesen, daß jederzeit die Seuche wieder aufgehört, ohne eine Spur zu hinterlassen, auch da, wo sie am grausamsten gewütet; wenn aber Fioravanti sich mit diesen Gründen begnügt, um das Contagium stillschweigend zu verleugnen, die Reinigung und Vernichtung der angesteckten Sachen in allen Fällen für überflüssig zu erklären, und von den durch die Erfahrung gebotenen Vorsichtsregeln leichtsinnig abzuraten, wenn er dann in Folge solcher Ansicht und trotz aller Erfahrung das Heil in einem Haufen von seltsam und willkürlich zusammen geworfenen Arzneien zu finden wähnt, und übrigens die Orte, wo die Pest regiert, mit guten Worten ermutigen und kaum auf andere Weise behandeln will, als ob daselbst der Schnupfen herrsche, so wissen wir genug, um einen so viel verneinenden Mann weder für einen guten Beobachter, noch für einen scharfen Denker zu halten.

Solche Grundsätze konnten jedoch in Italien um so weniger Wurzel fassen, je öfter man hier Gelegenheit fand, zu erfahren und einzusehen, von welchem großen Einfluß auf die Gesundheit und das Leben des Volkes die richtigere Ansicht über die Entstehung und Verbreitung der Pestseuche ist. Diese war im Jahre 1575 von Trient nach Verona, Mantua, Mailand und Venedig gedrungen, sie setzte ihre Verheerung in der Halbinsel bis 1580 fort, und die lange Dauer schien zum Teil durch die Meinung einiger Ärzte verschuldet zu sein, welche mit Fioravanti und Mercurialis dem Übel einen einheimischen Ursprung zuschrieben, und die Ansteckung entweder nicht erkannten oder nicht genugsam zu würdigen verstanden. Dagegen wurde Alexander Massaria[26] der Retter seiner Vaterstadt Vicenza, indem er zeigte, daß die ersten Kranken daselbst durch verpestete Kleider aus Padua angesteckt worden, dann aber auch nachwies, daß in der Stadt zuvor keine ähnliche oder bösartige Krankheit geherrscht, und überdies die Klöster und alle Personen, welche sich durch Einschließung dem Verkehr entzogen, nicht aufgehört hatten, sich einer guten Gesundheit zu erfreuen. In Folge seiner Ratschläge wurde in Vicenza strenge Obhut eingeführt, die Absonderung der Kranken und Verdächtigen in Lazaretten und Quarantänehäusern beizeiten durchgesetzt, und dadurch bewirkt, daß die Stadt nur wenig von der Pest zu leiden hatte. In denselben für Italien so unheilvollen Jahren scheint auch Diomedes Amicus[27], Arzt zu Piacenza, den Stoff zu seinem Buche über die herrschenden Krankheiten gesammelt zu haben, welches zwar im Ganzen wenig Neues enthält, jedoch als eine lehrreiche und ziemlich vollständige Darstellung der damaligen Pestlehre auch in geschichtlicher Hinsicht lesenswert ist.

Für die Pathogenie waren keine weiteren Fortschritte zu erwarten, so lange das Übel nicht auch auf dem Boden seiner entfernten Heimat beobachtet wurde. Dies geschah zuerst und zum Glück für die Wissenschaft durch den berühmten Prosper Alpini (geb. 1553, gest. 1616), welcher in Begleitung eines venezianischen Konsuls (1580) nach Ägypten ging, sich drei Jahre zu Kairo aufhielt, und nach seiner Rückkehr eine Zeit lang in Genua die Gesundheit des Andreas Doria besorgte, dann aber dem Vaterlande wiedergegeben, bis zum Tode eine der ersten Zierden der paduanischen Hochschule blieb. Dieser geistvolle Mann hat durch die trefflichen Beobachtungen, die seiner medizinischen Beschreibung von Ägypten zugrunde liegen[28], so vieles Licht über die Entstehung der Pest verbreitet, daß eigentlich mit ihm eine neue Epoche in der Kenntnis dieses Gegenstandes beginnt, wenn auch manche seiner auf irrigen Voraussetzungen oder voreiligen Schlüssen beruhenden Ansichten heute nicht mehr haltbar sind.

Mit der treuesten Aufmerksamkeit betrachtet Alpini das Klima, den Boden, die Luft, die Wohnplätze, Gewässer und Pflanzen dieses Landes, so wie die Eigenschaften, Kenntnisse, Sitten und Krankheiten der Bewohner, um alles, was er erfahren kann, in einer klaren und lebendigen Schilderung seinen Kunstgenossen in Europa zu hinterbringen, überall Veranlassung findend, durch vielfache Bemerkungen entweder seine Gelehrsamkeit oder seinen Scharfsinn zu üben. Rügt er auch zuweilen mit Nachdruck die Armut und Unwissenheit der ägyptischen Medizin, so verschmäht er doch nicht, selbst

---

[26] Opera med. Lugduni 1634. fol. p. 491-543.

[27] De morbis communibus liber, Diomedis Amici, physici Placentini etc. Venetiis 1596. 4.

[28] Prospori Alpini de medizina Ägyptiorum libri quatuor. Venetiis 1591. 4. L. I. cap. XIV– XVIII.

von den Barbaren zu lernen, und in dieser Beziehung den europäischen Ärzten heilsame Winke zu erteilen; alles, und auch die zur Darstellung gewählte Gesprächsform muß ihm dienen, um seine Schrift zu einem ebenso mannigfaltigen als anziehenden Gemälde zu machen. In Hinsicht der Pest ist sein Verdienst hauptsächlich deshalb zu rühmen, weil er die erste näher erkannt, und nachgewiesen hat, in welchem innigen und sehr bestimmten Zusammenhange das Entstehen und Verschwinden der Seuche in diesem ihrem Mutterlande mit den Verhältnissen des allgemeinen Naturlebens steht, und wie regelmäßig diese Verhältnisse mit der Seuche wechseln und zusammentreffen. Er brachte in Erfahrung, daß die Pest in Ägypten nicht beständig herrscht, sondern in gewissen Perioden erscheint, und dann gewöhnlich nur vom Anfang des Septembers bis zum Juni dauert; er sah mit Erstaunen, daß sie jedesmal plötzlich erlischt, sobald die Sonne in das Zeichen des Krebses tritt, und der Nil mit dem Eintritt der Nordwinde zu steigen beginnt, und daß um diese Zeit auch alle verpesteten Sachen aufhören, ansteckend zu sein. Durch diese Entdeckungen, welche bald zur vollen Erkenntnis einer bis dahin noch tief verschleierten Wahrheit geführt hätten, wenn sie von andern eifriger verfolgt und besser verstanden worden wären, ist Alpini mit Recht als eine der ersten Autoritäten in der Pestlehre bekannt geworden; da wir aber auf seine Beobachtungen noch oft und ausführlich zurückkommen müssen, so genügt es, die ihm gebührende Stelle vorläufig hier bezeichnet zu haben.

Fast um dieselbe Zeit, als durch die Betrachtung des Seuchenganges in Ägypten der pathologische Gesichtskreis sich zu erweitern und aufzuhellen begann, wurde in Europa durch Anton Porta, Leibarzt des Papstes Sixtus V., auch die hygienische Seite mehr ins Licht gestellt, und zur Beschränkung und Abwehr des Übels eine bessere Richtschnur vorgeschrieben.

Von dem wahren Grundsatz ausgehend, daß die Seuche, welche in den Jahren 1577, 1578 und noch später in verschiedenen Gegenden Italiens geherrscht, daselbst aus keinem bloßen Verderben der Luft entstanden, wohl aber einzig durch Ansteckung (*simplici puroque contagio*) verbreitet und durch diese unterhalten worden ist, behauptet Porta ganz richtig, daß durch Vermeidung dieser Ursache das Übel selbst vermieden werden kann, und da mit Arzneien wenig ausgerichtet worden, so dringt er um so stärker darauf, daß aller Scharfsinn und Bemühung zuvörderst auf die Erforschung der Art und Weise gerichtet werde, wie die Krankheit zu verhüten, mit Recht darauf hinweisend, daß es sich nicht allein um Individuen und einzelne Häuser, sondern um die gemeinschaftliche Sache der Staaten und Fürsten handle, weshalb auch die Obrigkeit hierbei das Erste und Meiste zu tun verbunden sei. Wenn also die Pest in nahen oder entfernten Orten zum Ausbruch gelangt, so ist mit aller Macht (*remis ac velis*) dahin zu wirken, daß aus einer solchen Gegend weder verdächtige Menschen, noch Waren und andere pestfangende

Gegenstände zugelassen werden. Zu diesem Ende sind sowohl an den Toren als an den Landesgrenzen zuverlässige Aufseher und Wächter zu bestellen. Die Entfernung aus einem gesunden Orte soll allen freistehen, deren Gegenwart nicht notwendig ist, der Eingang aber nur denen verstattet sein, welche vorher durch schriftliche Zeugnisse dargetan, daß sie weder aus einer verpesteten Gegend herkommen, noch unterwegs eine solche durchzogen haben. Auch für die Reinigung der Luft, des Wassers und der Straßen soll das Gemeinwesen Sorge tragen, und Teuerung und schlechte Beschaffenheit der Nahrungsmittel zu verhüten suchen. Ist aber die Pest schon vorhanden, so muß durch eine zweckmäßige Ordnung sowohl für die Pflege der Kranken, als auch für die Sicherheit der Gesunden gesorgt, und der verderbliche Zunder so bald als möglich ausgerottet werden, damit nicht jene schreckliche Verwirrung einreiße, durch welche in kurzer Zeit schon oft ganze Städte verpestet und entvölkert worden sind. Vor allem soll ein Gesundheitsrat aus Männern gebildet werden, welche, durch Ansehen, Verstand und Gottesfurcht ausgezeichnet, alles zu einem so schweren Werk Notwendige und Nützliche zu gebieten und mit starker Hand (*regia manu*) auszuführen vollkommene Gewalt und Macht besitzen. In großen Städten soll diese Behörde nach Bedürfnis aus mehreren, in kleineren wenigstens aus drei Mitgliedern zusammengesetzt sein; sie wählt und bestellt die erforderlichen Priester, Ärzte, Wundärzte, Wärter, Aufseher, Wächter, Träger, Totengräber, Diener und Dienerinnen, und weist jedem seinen besonderen Wirkungskreis an. Diejenigen Personen, welche mit Kranken und Toten oder mit dem Fortschaffen und Reinigen verdächtiger Sachen zu tun haben, desgleichen die Tiere, welche dazu gebraucht werden, dürfen mit gesunden Personen und Sachen in keine Berührung kommen, und es ist die erste Pflicht der Aufseher, mit größter Strenge auf die Befolgung dieser Vorschrift zu halten. Die Totengräber insbesondere haben an einem entfernten Orte die nötigen Gruben in Bereitschaft zu halten, und die Leichen zuerst mit ungelöschtem Kalk, hierauf mit einer hinreichenden Menge Erde zu bedecken. Zur Unterbringung der Abzusondernden müssen in einiger Entfernung von der Stadt oder auch in den Vorstädten drei verschiedene Orte, zu welchen im Notfall selbst Klöster und Paläste zu wählen sind, eingerichtet werden; einer nämlich für die Kranken, ein zweiter für die Verdächtigen, ein dritter für die Genesenen. Aus den beiden letzten Klassen darf niemand in die Gemeinschaft der Gesunden zurückkehren, der nicht vierzig Tage eine Gesundheitsprobe ausgehalten und sich von jedem Verdacht gereinigt hat. Ebenso ist notwendig, daß die in diesen Orten mit der Pflege, Wartung und Reinigung beschäftigten Menschen abgesonderte Wohnungen haben, und mit Unverdächtigen und Gesunden nicht zusammenkommen. Zweckmäßig wäre es, da das Anhäufen vieler Kranken in einem gemeinsamen Raume oft schlimme Folgen hat, daß jeder ein eigenes Zimmer erhalten könnte; wo aber dieses in einem öffentlichen Gebäude nicht angeht, da sollen die einzelnen Kranken in ihren Häusern verschlossen, aber nicht zugleich mit Gesunden versammelt sein. Alle neu Erkrankenden müssen durch Bezirksvorsteher (*regionum praefecti*) ermittelt und angezeigt, die aus- und eingehenden Personen und Sachen durch Wächter beaufsichtigt, alle verdächtigen Geräte aber entweder verbrannt oder vorschriftsmäßig durch Waschen, Lüften, Ausklopfen, Räuchern usw. gereinigt werden.

Hieraus ergibt sich, daß die wahren Grundsätze der Pestpolizei in Italien schon damals auf eine ziemlich umfassende und richtige Weise entwickelt worden, wogegen die meisten Anweisungen und Belehrungen, welche in andern Ländern bei herrschender Seuche unter den vielversprechenden Namen von „Ordnungen, Unterricht, Regiment, Präservation u. dergl." zu ganzen Scharen gedruckt worden sind, gerade auf dieses Erste und Notwendigste noch hundert Jahre später entweder gar keine oder äußerst geringe Rücksicht genommen haben.

VI.
Paracelsus.

UNTER den Ärzten und Arzneischulen des sechzehnten Jahrhunderts wurden die italienischen einstimmig als die vorzüglichsten betrachtet, und wir haben gesehen, daß ihnen besonders auch in Hinsicht der Pest dieser Vorzug nicht bestritten werden kann. Die Gelehrsamkeit, zu welcher die Wiederentdeckung und die leichtere Fortleitung der Quellen des Altertums hingeführt hatte, wie unfruchtbar und tot sie auch bei vielen erschien, war ohne Zweifel ein wirksames Mittel zu helleren Einsichten für diejenigen, welche davon den rechten Gebrauch zu machen wußten, für sich allein aber nicht mehr hinreichend, um den Geist zufrieden zu stellen in einer Epoche, die bereits durch die großen Entdeckungen der Magnetnadel, der Buchdruckerkunst und der neuen Welt wie durch eine unermeßliche Kluft von dem Mittelalter und der Vorzeit geschieden war. Die Naturwissenschaften erwachten zu einem Leben, von welchem man früher keine Ahnung hatte; die bis dahin fast ganz vernachlässigte Anatomie wurde gleichsam erst erschaffen, und teilweise auch in der Pathologie Neues eingeführt, das als wirklicher Fortschritt betrachtet werden muß. Was aber die italienischen Ärzte besonders auszeichnete und ihren damaligen Leistungen einen eigentümlichen Charakter verlieh, das waren die Klarheit und die Schärfe des Verstandes, die sich sowohl in dem Inhalte als in der Form ihrer Schriften zu erkennen gab, und die große Umsicht und Nüchternheit, mit welcher sie überall bei der Vervollkommnung der Praxis zu Werke gingen. Solche Eigenschaften sind es auch, welche in der Pestlehre von Fracastoro, Buonagente, Alpini und Porta uns am meisten in die Augen fallen.

Während jedoch in Italien diese Lehre und die ihr entsprechenden Einrichtungen allmählich vervollkommnet wurden, und bei der hier vorherrschenden Verstandesrichtung die ärztliche Wissenschaft mit langsamen, aber anscheinend sicheren Schritten einer Umgestaltung entgegenging, sollte die Restauration in Deutschland plötzlich mit Vernichtung der tausendjährigen Autoritäten von Grund aus begonnen, und aus allen Kräften des Geistes, besonders auch der Phantasie, bewerkstelligt werden.

Dies war der Beruf und die entschiedene Absicht des Paracelsus von Hohenheim (geb. 1493, gest. 1541). Ein gewaltiger Magus fährt er wie ein Sturmwind unter Blitz und Donner einher, der alles vor sich niederwirft, die Luft erfrischt und reinigt, die Erde weithin mit fruchtbarem Samen erfüllt, das Aufbauen und Ordnen aber durch seinen Ungestüm unmöglich macht. Als Befreier vom griechisch-arabischen Joch, als Erwecker und Vorläufer einer neuen, auf das Tiefste zu gründenden Wissenschaft kann sein Verdienst und seine Kraft nicht hoch genug angeschlagen werden; im Einzelnen jedoch ist dieses Verdienst oft nur auf Verneinung und Zerstörung gegründet, und überall erscheint er nicht frei von großen Irrtümern, betrüglichen Leidenschaften und phantastischen Täuschungen, die auf dem magischen Wege immer schwer zu vermeiden sind, in dem feurigen Geiste aber noch viel mächtiger und verderblicher geworden wären, wenn dieser nicht im Innersten ein Element der Frömmigkeit bewahrt, und nicht in Gott selbst den Ursprung der heilenden Kunst gefunden hätte.

Diesen Charakter entfaltet der Paracelsus in den Büchern von der Pestilenz, die unter seinen übrigen Werken wegen der darin enthaltenen Mängel, Widersprüche und seltsamen Behauptungen am härtesten getadelt worden sind[29]. Zuvörderst verwirft er alle Schriften und Ärzte, die vor und mit ihm von der Pest gehandelt haben. „Ihr schrifft sind Red und gar eytel mit solchen künsten, wer wollt' dann seinen Fuß auf solche schrifften haften? Dieweil auch Galenus und Avicenna Klapperleut' sind, welcher Rhetor sich seiner angebornen griechischen Art nie entzogen hat. – Wie viel herter in betrug sind die Bücher der Pestilentz geführt worden, so die Bücher der täglichen krankheiten keinen grundt haben? In vrsprung und heilung der krankheiten untüchtig, viel mehr untüchtig seindt die vermeinten Bücher der Pestilentz. – Werden mich derselben Bücher und Schrifften nicht bekümmern noch hindern. –

Dann ein Artzt ist ein arme Creatur, so er allein aus papiernen Büchern sich behelffen will, der kranke wirt versaumt bei solchen Unfleiss; die kunst der

---

[29] Dritter Teil der Bücher und Schriften des Edlen, Hochgelehrten und Bewehrten Philosophi vnnd Medici Philippi Theophrasti Bombast von Hohenheim, Paracelsi genannt. Basel, 1589. 4. Vom Vrsprung vnnd Herkommen Pestis IV. Tract. Von der Pestilentz, ein Büchlein, geschrieben an die Statt Stertzingen. Zwey Bücher von der Pestilentz und Ihren Zufellen. De peste libri tres, cum additionibus.

Signatur wirt verachtet: Welche doch in der Philosophia der Artzney das höchste stuck ist." – Und von den Ärzten redend, fährt er an einer andern Stelle also fort: „Sie haben Experimenten, und manglen aber der krankheit, so zu jren Experimenten dienstlich seind: das ist, kunst vermeinen sie zu haben, hetten sie nur auch gereimpte krankheiten darzu. Was ist aber das für ein kunst, die da zergehet, ehe ihr krankheit kompt? Ist nit Artzneyisch, sonder Experimentisch. – So nun in der alten Scribenten Büchern nichts steht, das uns wahrhafftig helffen mög: So ist noth, daß wir weiter dem grundt der Artzney zustreichen, auf daß wir der obgemeldten irrsal entledigt werden. Dann dieweil offentlich befunden ist, daß sie der Cabala und Magia nicht ergründt seind gewesen, daraus (ist) zu spüren, daß sie vermeinte Ärtzte gewesen, ohne wissen dieser krankheit ursprung." – Den wahren Ursprung leitet er am häufigsten vom Himmel her, die Krankheit als eine Wunde bezeichnend, die dem Menschen durch einen himmlischen Streich oder Schuß, nach Art des Blitzes, zugefügt wird.

Denn „wie ein Straal vom Himmel schlächt herab auff die Erden – also schlächt sich auch das (Pest-) Fewr auss im Menschen; und wie man sagt, der Donner schlächt gern in die Tannen, Eichenbäum, auf Menschen und Vieh: Also hatt er auch die örter im Menschen, dahin er schlächt, zun Ohren, Vchsen, Schlichten. – Saturnus wirket mit den Eigenschafften des Monden im Obern-theil des Menschen, das ist, hinder den Ohren: Mars und Sol wirket auch an einer sonderlichen stelle, ausswendig des Menschen: Nemlich under den Voh-sen oder Achseln. Also auch Jupiter und Venus in beiden Schlichten (Weichen) bei der Scham." – Dies geschieht aber weder zufällig, noch durch eine unab-wendbare Notwendigkeit, denn „die Pestis kehm auff uns nicht, so wir sie nicht machten," und „so groß ist die Menschliche Weissheit, daß sie under ihr hat alle Gestirn, Firmament und den ganzen Himmel. – Aber so wir den ver-gifften, so schütt' er das gifft über uns aus. Der anfang ist inn uns, und alle falschen tücken in uns und Vntugend." Und wie ein Vater und eine Obrigkeit die Rute führen, damit die Söhne und Untertanen zu bestrafen, so hat auch der Himmel seine besondere Rute: „nun aber strafft er niemandts, es komme dann in ihn, das ist, er werde dann geursacht darzu. Darumb so kommt der Vrsprung solcher krankheit auss uns selbst durch den Himmel über uns geschickt, nach unser aller thun, wesen und leben. – In dem Himmel ist nie keine Pestis gewesen, aber der Himmel wird inficirt von dem Menschen, in demselben generirt es sich und fällt aus demselbigen wieder auf uns. – Also thut Gott mit der Pest, da lasset er auch seinen Zorn sehen, und darauff die barmherzigkeit durch den Artzt an denen, die nit getötet werden sollen. Dann Pestis ist nichts anderes, als ein Zorn Gottes: Und die Artzeney ist keine gewalt oder gerech-tigkeit, allein ein barmherzigkeit, sonst, wer wolt von einem tag zum andern leben? – Der Artzt stehet in Gottes Hand, dem hat er ein Liecht in die Natur gesetzt, daraus die barmherzigkeit Gottes zu lernen. Darumb ist der Artzt nicht von ihm selbst der, oder aus seiner kunst und wissenheit: den einen lernet er viel, den andern wenig, dem nimmt ers, dem gibt ers. Und ist nicht wie mit einem andern handwerk, (ist nicht Mechanica), so erblich oder leicht und gewiss; es stehet in seiner gewalt, weme er dieses donum nachlasset oder zugibt. Darumb seindt nicht die hohen Schulen und Bücher der grundt Medizinä, sondern *Misericordia Domini et Donum.* Aber die Schrifften wohl, so im rechten Grund und Erfahrenheit stehen."

Wenn aber auch Paracelsus gelegentlich noch anführt, daß die Pest zuerst aus Gott, und dann aus den Gestirnen komme, so spricht er sich doch anderswo bestimmt darüber aus, daß „kein andere Ursach und thäter der krankheit erfunden wirt in dieser Pestilentz krankheit, als allein der Himmel." Die Krankheit soll zwar durch uns selbst, d. i. durch den Mißbrauch des freien Willens veranlaßt werden, „denn so wir das Gestirn nicht inficirten durch unsere Imagination, so fielen keine Impressiones auff uns," diese aber müssen nach solcher Lehre unfehlbar erfolgen, so oft die Gestirne durch „Tücken und Untugend" beleidigt und zur Gegenwirkung herausgefordert werden, denn: „so wir den Himmel vergifften, so schütt er das gifft über uns aus."

Entweder verwechselt also Paracelsus die Gestirne mit Gott selbst, oder er sieht sie als Intelligenzen an, denen von Gott die Rute zur Züchtigung der Sünder ein für allemal überlassen worden ist. Diese Ungereimtheit hat schon van Helmont scharf gerügt, und dabei auf eine schlagende Weise die Inkonsequenz nachgewiesen, die sich der „Monarch der Ärzte" in Erforschung der Ursachen der Pest zu Schulden kommen ließ. In der Tat sind hier die Widersprüche des Paracelsus, bei dem man überhaupt weder Klarheit noch logische Ordnung suchen darf, zum Teil ganz unauflöslich. Denn obgleich er den Himmel den alleinigen Täter der Krankheit nennt, so behauptet er dennoch im Buch „vom Ursprung und Herkommen Pestis", daß die Meisten durch Imagination, Schrecken und Furcht vergiftet werden; weiterhin spricht er von viererlei Pest, des Wassers nämlich, der Luft, des Feuers und der Erde, deren jede eine besondere Heilung erfordern soll; zuletzt erklärt er, wie die Pest zum großen Unheil der Menschen durch Hexen und Zauberer verursacht werden kann. Einige dieser Ursachen lassen sich vielleicht mit der oben angeführten Theorie noch in eine gewisse Übereinstimmung bringen, insofern man nämlich annehmen will, daß die Wirkung durch die Gestirne vermittelt werde; indessen würde die Annahme einer solchen Vermittlung den Irrtum nur vergrößern, und jedenfalls unerklärt lassen, warum und wie die Krankheit durch Schrecken, Furcht und Ansteckung entstehe.

Was insbesondere die Ansteckung betrifft, so könnte es scheinen, als wäre dieselbe von Paracelsus ganz übersehen worden, da sie unter den Ursachen nicht ausdrücklich genannt worden ist. Es unterliegt jedoch keinem Zweifel, daß ihm eine Mitteilung der Krankheit bekannt gewesen, die nicht allein auf magische Weise, sondern durch „vergiftete Luft" geschieht. In dem Büchlein von der Pestilenz an die Stadt Stertzingen drückt er sich deutlich darüber aus: „Die aber zu solchen kranken müssen gehen, und umb sie wohnen, ist nicht wunder, der Lufft von kranken gibt der andern Vergifftung, daß solches nit beschehe, soll dieser im Mund ein Weyrauch tragen, und dem kranken in Mund ein Meisterwurtz gelegt werden, So wirt die Meisterwurtz und der Weyrauch einander kein vergifftung lassen zustehn." Näher ist dieser Gegenstand in den Büchern „von der Pestilentz und ihren zufellen" berührt, wo auch die Ansteckung erklärt und ihre Verhütung angedeutet wird. „Ihr sehet, daß der Magnet an sich zeucht das Eisen – also auch der Mensch eine solche anziehende krafft in ihm hatt, die sich in einem gradu mit der Magnetischen helt. Nun zeucht der Mensch (dieser *Magnes spiritus vitalis*) von aussen an sich durch dieselbige krafft den nebenschwebenden Chaos (das Contagium), und so sie sich uniren, so werden die gesunden von den ungesunden vergifftet durch diese magnetische Anziehung. In welchem ein Präservativum ist, der kranken Lufft nit berüren." -

Überhaupt läßt sich die Pest nach paracelsischer Lehre auf eine dreifache Weise verhüten: zuerst nämlich durch Entfernung des Gesunden von dem Kranken, „es muß Fewr zu Stroh mit gelegt werden;" sodann durch Amulette, die mit großer Anziehungskraft begabt als Ableiter wirken sollen, denn „zu gleicherweiss wie der Magnet, so man den Saphyrum an den Hals henkt, so zeucht er nichts mehr an sich, – also muß auch das Präservativ in solcher krafft sein, daß Zenerton an Hals gehenkt werde, dieser Leib wird von andern nicht geletzt;" endlich aber, und dies ist die Hauptsache, soll man den Himmel „nit reitzen," und „ob wir sprechen wollten, Gott schickts auff uns: ist wohl geredt, dann er hat der großen Creatur (den Gestirnen) die macht gelassen, womit wir sie erzürnen, daß wir damit gestrafft werden." -

Aus solchem Gemisch von Wahrheit, Irrtum und Widerspruch besteht im Wesentlichen dasjenige, was der Paracelsus über die Entstehung und Verhütung der Pest vorgebracht hat, und was allerdings so mangelhaft erscheint, daß wir von ihm nicht unbillig mit van Helmont sagen können: *De peste tanquam sibi ignolo hoste tractavit.*

VII.
Johannes Baptista van Helmont.

IM Paracelsus spiegelt sich wie in einem Brennpunkt der heiße Kampf des sechzehnten Jahrhunderts ab. Die Gärung aber, in welcher sich die ganze Wissenschaft und auch die Medizin befand, der dieser Mann zum Ferment gedient, war viel zu heftig und roh, als daß ein reines Produkt sogleich sich hätte zeigen können. Erst im siebzehnten Jahrhundert trat die geistige Ruhe und Erholung ein, bei welcher das Nachdenken und die fortgesetzte Forschung in der Naturwissenschaft jene bedeutenden Werke zu Stande brachten, die reich an geordneten Kenntnissen und neuen Entdeckungen nicht aufgehört haben, unsere Bewunderung zu erregen. Was damals in andern Gebieten Baco, Descartes, Galilei und Kepler leisteten, das übernahm für die Medizin Baptista van Helmont (geb. 1577, gest. 1644), der, dem Paracelsus an Tiefe und Originalität nicht nachstehend, an Verstand und Gelehrsamkeit überlegen, die abgestorbenen Schulen wieder zum Geist und zur lebendigen Natur zurückgeführt, die Lehre seines Vorgängers geläutert, eine Menge wichtiger, teils neu entdeckter, teils wieder aufgefundener Wahrheiten verkündet, und unzählige Irrtümer sowohl in der Wissenschaft als in der Praxis aufgedeckt hat. Vieles hat er gelehrt, was, selbst nach Sprengels Zeugnis, spätere Ärzte aus Mangel an Kenntnis als eine Frucht neuerer Untersuchungen angesehen haben. Dessen ungeachtet ist van Helmont nur selten richtig beurteilt und nach seinem vollen Verdienst gewürdigt worden. Weil er auf den Paracelsus folgte und teilweise mit dessen Grundsätzen übereinstimmte, wurde er für einen Nachahmer gehalten; weil sein Gemüt ruhiger, klarer und durch tiefe Frömmigkeit zu sich selbst gekommen war, mußte er für minder genial als jener gelten; weil er unendlich viel zu prüfen und zu verwerfen fand, sollte er mehr ein kritisches als ein fruchtbares Ingenium sein; ja selbst seine umfassende Gelehrsamkeit mußte dazu dienen, ihn im Vergleich mit dem Paracelsus um eine Stufe niedriger zu stellen. Durch die Sprache und Form seiner inhaltreichen, aber nicht überall leicht verständlichen Schriften mögen diese Urteile hauptsächlich veranlaßt worden sein; endlich aber ist es Zeit, ihm die gebührende Stelle neben den großen Männern seines Jahrhunderts nicht länger streitig zu machen, nachdem auch der oben erwähnte neue Schriftsteller, hier gewiß als unparteiisch erscheinend, feierlich ausgesagt hat, daß diesem Verkannten vor dem unbestechlichen Richterstuhle der Geschichte die Krone des Verdienstes gebühre.

Als während der Pest, an welcher Belgien in einem Zeitraume von fünfzehn Jahren wiederholt zu leiden hatte, die Kranken von den Ärzten geflohen, und aus Furcht und Geiz entweder den Klosterfrauen oder den Badern und unwissenden Wundärzten überlassen wurden, faßte van Helmont den Entschluß, sich überall unentgeltlich dem Dienste der Armen zu weihen, fest überzeugt, daß bei der Pest die Kunst und Einsicht von dem Vater des Lichtes nur deshalb entzogen worden, weil die Liebe erkaltet und die Barmherzigkeit verschwunden sei.

Bald jedoch machte van Helmont die traurige Erfahrung, daß die gepriesensten Arzneimittel eitel und unkräftig, und unter den hundert Schriftstellern, die er befragt, fast alle nur Abschreiber und unerfahrene Schwätzer seien, die durch Todesfurcht abgehalten worden, die Krankheit auch nur aus der Ferne kennenzulernen.

Auch in den Schriften der Alten, gesteht er, nicht die geringste Hilfe gefunden zu haben; denn ehemals seien die größten Kriegsheere nach Asien und Afrika geführt worden, ohne einer Seuche zu unterliegen, heute dagegen erscheinen die Volkskrankheiten fast in jedem Lager, die alten Beschreibungen passen nicht mehr, die Krankheiten überhaupt und auch die Pesten seien viel häufiger geworden. Also auf sich selbst verwiesen, erzählt er weiter, habe er den Ursprung, Fortgang und die Eigenschaft der Pest ganz anders als die Schulen erkannt, und obwohl die verlassenen Kranken ihn oft mit ihrem verpesteten Atem und Auswurf verunreinigt, und ihr Leben in seinen Armen ausgehaucht hätten, so sei er dennoch, ein unwissender und unnützer Knecht, gesund erhalten worden von Gott, der die Berufung des Arztes sich vorbehalte, und keinen verlasse, welcher mit festem Glauben und frommer Gesinnung die Heilkunst übt.

Von der Entstehung der Pest beginnend, behauptet van Helmont zuerst mit siegenden Gründen, daß der Himmel unmittelbar daran unschuldig sei. Er weiß, wie regelmäßig die Krankheit in Ägypten nach gewissen Umläufen, übereinstimmend mit der Jahreszeit, entsteht und wieder erlischt, daß sie häufig in Konstantinopel erscheint, in China aber nach dem Zeugnis des Jesuiten Trigantius noch niemals gesehen worden ist, obgleich dieses große Reich eben so wie Europa unter demselben Mars und Saturnus steht. Weiterhin bemerkt er, die Beulen und Karbunkel seien nicht selbst die Pest, wie Paracelsus vorgegeben, sondern nur Erscheinung und Wirkung derselben, und da die Krankheit überdies durch Ansteckung von einem auf den andern übergeht, so erhelle hieraus, daß schon der zweite, dritte und zehnte Kranke das Gift oder die vermeintliche Wunde nicht vom Himmel habe erhalten können. Wer überhaupt die Pest allein dem Einfluß der Gestirne zuschreibe, der sei noch im heidnischen Irrtum befangen.

Wohl als Zeichen und Verkünder der künftigen Dinge, aber nicht als deren Ursachen seien die Gestirne zu betrachten, und obgleich sie die Veränderungen der Jahreszeiten in der Luft, im Wasser und der Erde veranlassen, von welchen wiederum die Veränderungen in kranken Menschen abhängig sind, so vermöge doch der Himmel kein Gift zu erzeugen, keinen Krieg hervorzubringen und kein Sterben zu erregen – die Erde aber bringe Disteln und Dornen hervor. Anstatt der vielen Pestarten seines Vorläufers nimmt van Helmont nur zweierlei an: eine nämlich, die, unmittelbar aus der Hand des Allmächtigen durch den schlagenden Engel gesendet, nicht vermieden werden kann, und dann die gewöhnliche natürliche Pest. Nur von dieser will er reden, die, ihren Ursprung in der Natur nehmend, zunächst entweder durch endemischen Einfluß oder durch Schreck und ein Contagium hervorgebracht wird, und allerdings nicht ohne Gottes Zulassung und Vorwissen erfolgt, aber keineswegs durch unvermeidliche Vorherbestimmung, wie mit den Calvinisten die Mohammedaner glauben, welche die angesteckten Orte und Körper nicht vermeiden, obgleich sie folgewidrig vor den wilden Tieren sich zu schützen suchen.

Im Menschen selbst wird die natürliche Pest jedesmal aus dem Konflikt zweier verschiedener Ursachen erzeugt. Die erste (die Materie der Pest = die Schädlichkeit) ist ein wilder vergiftender Hauch (*Spiritus sylvester veneno tinctus*), der entweder noch roh aus einem fauligen Dunst der Erde (*Gas terrae fracidum*) in den Leib gelangt, und hier ein eigentümliches Ferment empfangend allmählich sich in Pestgift verwandelt, oder schon als solches vollkommen fertig und entwickelt von verpesteten Kranken, Toten und Sachen kommt, oder auch ohne ein äußeres Hilfsmittel ganz und gar in uns selbst gebildet wird. Wie aber jedes dem Menschen auf irgendeine Weise einverleibte Gift als etwas Äußerliches ins Innerste des Lebens nicht einzudringen vermag, es sei denn, daß ein solches Gift zuvor das alle Funktionen des lebendigen Leibes verursachende und beherrschende Wesen – den Archäus – zur Verteidigung aufgeregt habe; also geschieht es auch bei der Pest, und wie jener vergiftende, nach seiner Entstehung dreifach verschiedene Hauch als die erste und vorhergehende, so muß der Archäus (hier die reagierende Empfänglichkeit) als die zweite Ursache (*causa efficiens*) anerkannt werden.

Der Hauptsitz aber der verborgenen Lebenskräfte befindet sich unter dem Hypochondrion, besonders um den Magenmund, und hier ist auch die Stätte, wo die beiden Ursachen der Krankheit in feindseligen Kampf geraten, wo das Pestgift gleichsam wie in einem Neste ausgebrütet wird, und alle Schrecken und Einbildungen, sie entstehen durch äußeren oder inneren Anlaß, jedesmal zuerst empfangen werden. Von hier aus entwickeln sich die weiteren Wirkungen der Pest, und nicht nur wird bei dem Kranken Erbrechen, Delirium und Kopfweh erregt, sondern auch (wie bei anderen Krankheiten) im Blute ein materielles krankhaftes Produkt, die Blutschlacke (Tartarus cruoris), entweder erst neu erzeugt, oder, wo eine solche schon früher vorhanden war, noch gärender und grimmiger gemacht; welche Schlacke alsbald der Macht des Archäus sich mit Gewalt entreißend, wie sie in andern Leidenden Geschwüre, Eiter und Jauche verursacht, in den Pestkranken die Beulen und Karbunkel bildet, zum Teil aber auch als Dunst durch Haut und Lungen entweicht.

Ausführlicher dann auf die Materie der Pest zurückkommend, zeigt van Helmont, wie die Erde eine Mutter der Fäulnis ist, und alle Volkskrankheiten, solche zumal, die nach Erdbeben, bei Feldzügen und Belagerungen entstehen, ihre erste gelegentliche Veranlassung durch ein fauliges, im Gas der Erde befindliches Gift erhalten, wie aber auch jedes Land nach der Verschiedenheit des Bodens seine besonderen Dünste und eigentümlichen Krankheiten gebäre. Weiter erfolgt die Verbreitung, und vermehren sich die unheilvollen Gelegenheiten dadurch, daß die verpesteten Orte und Körper nicht gemieden werden, und die nach solcher Befleckung entstandene Pest erscheint bei weitem als die schnellste und gefährlichste, weil sie bereits ihr Ferment erlangt hat, und alles zur Entwickelung Nötige vollendet mit sich führend, den Archäus um so leichter überwindet, je mehr dieser erschreckt und für die Aufnahme des Contagiums empfänglich ist. Endlich gibt es bei Einzelnen eine Pest, die nicht von außen her kommt, sondern allein im Organismus selbst ihren Anfang nimmt, und sich zunächst aus einer fauligen, schon früher dagewesenen Blutschlacke entwickelt, welche durch ihren Todeshauch den Archäus in Aufruhr setzt und dahin bringt, daß unter Mitwirkung des empfangenen Schreckens das Giftige gezeugt und mitgeteilt wird. Denn öfters hat man erfahren, daß ein Mensch durch bloßen Schreck sich selber und den Seinigen die Krankheit zugezogen. Die erschreckte Einbildungskraft reicht aber für sich allein nicht hin, um eine Pest hervorzubringen; dazu ist noch die Mitwirkung des Willens und eines gewissen Glaubens erforderlich, vermöge dessen der Erschreckte und Furchtsame sich einbildet, daß er bereits etwas Pestgift empfangen habe. Erst dann und nicht eher wird das durch einen solchen Schreck erzeugte Bild der Krankheit produktiv, und dieser Glaube bildet im Verein mit der Verwirrung des Schreckens in dem Archäus den Samen zu der sich entwickelnden Pest

Und diese aus dem Schrecken und vermittelst der Blutschlacke geborene Krankheit ist schneller noch und heftiger als jene, die bloß aus vergifteter Luft entsteht[30].

Bei den Verwahrungs- und Heilmitteln muß man vor allen Dingen die Ursachen, den Fortgang und die Entstehungsart der Krankheit vor Augen haben. Die Wirkung der eigentlichen Heilmittel ist allein auf das Austreiben und Vernichten des Giftes beschränkt. Präservativ dagegen ist alles, was aus der Luft die Fäulnis und das Contagium entfernt, den Geist vor Schrecken bewahrt, und das etwa dem Körper schon anhangende Gift zu beseitigen oder auszutreiben imstande ist. Der ersten Absicht entspricht das Vermeiden aller verpesteten Gegenstände, die Reinigung der Luft und der Häuser, die Quarantäne usw.; die zweite wird durch Erhebung des Gemütes, Vermeidung aller traurigen Orte, Gespräche und Erinnerungen, und besonders durch den Genuß des Weines bis zur Fröhlichkeit erreicht; zur dritten dienen auf eine mehr positive Weise die Amulette und solche Mittel, welche schweißtreibend, dabei aber zugleich gewürzhaft und dem Magen angenehm sind. Ein furchtloses

---

[30] Es folgt aus dieser Ansicht, daß die durch endemischen Einfluß (vergiftete Luft) ursprünglich entstandene Pest im Allgemeinen gelinder ist – eine Wahrheit, welche durch die neuesten Untersuchungen in Ägypten vollkommen bestätigt wird, und dem Scharfsinn van Helmonts zur größten Ehre gereicht, wenngleich wir nicht einräumen können, daß die Krankheit jemals durch Schreck allein hervorgebracht werde.

mutiges Vertrauen und nicht Glauben, daß man werde angesteckt werden, ist eines der mächtigsten Mittel, um dem Schreck und der Wirkung des Contagiums zu widerstehen. Die gewöhnlichen Amulette, von Aberglauben und Betrug erfunden, haben an sich selbst keine Kraft; höchstens sind sie geeignet, durch Einbildung den Muth und Glauben einigermaßen aufrecht zu erhalten. Das wahre Amulett (*Zenexton*) muß eine wirkende Kraft besitzen, durchaus unansteckbar und fähig sein, nicht nur die Aneignung des Pestgiftes zu verhindern, sondern auch die Wesenheit desselben aufzuheben. Diese Wirkung aber kann nicht auf materielle, sondern nur auf rein geistige und sympathetische Weise hervorgebracht werden.

Von öffentlichen Vorkehrungen und Anstalten spricht van Helmont nicht, weil wahrscheinlich in seiner Zeit und Umgebung das Reden darüber ganz vergeblich gewesen wäre, und der dreißigjährige Krieg die Ausführung allgemein schützender Maßregeln unmöglich gemacht hätte. Ebensowenig geht er bei der Betrachtung der Symptome sehr in das Einzelne ein; anstatt hier wie die Neuesten mit mühseliger Weitschweifigkeit diese äußern, an der Oberfläche erscheinenden und höchst veränderlichen Zufälle zu beschreiben, um etwa davon ein ungenaues und verworrenes Bild zu geben, gedenkt er ihrer nur nebenbei wie im Vorübergehen, oder er setzt sie als bekannt voraus. Sein ganzes Bemühen ist auf das innere Wesen, auf die Erzeugung und Entwicklung der Krankheit gerichtet; um dieses Eine zu erforschen und zu erkennen, nimmt er, eine ungemeine Kenntnis entfaltend, den Volksglauben, den schlichten Menschenverstand, die gesamte Naturwissenschaft, die Geschichte, Philosophie und Religion zu Hilfe; selbst die Vorschriften zur Verhütung und Heilung der Pest erscheinen nur als notwendige Ergänzungen und Folgen einer Untersuchung, die beständig auf das Geheimnis des kranken Lebens gerichtet ist, und niemals dieses Ziel aus den Augen verliert. – Und ist sein tiefes Wissen auch nur ein Stückwerk und von dem Schatten des Irrtums nicht rein geblieben, so wird das „Grab der Pest"[31] doch immer die reichste Fundgrube der Belehrung für diejenigen sein, welche über die schreckliche Krankheit nachzudenken in sich die Fähigkeit und das Bedürfnis fühlen.

VIII.
Athanasius Kircher.

EIN französischer Schriftsteller hat bemerkt, daß über das Glück der Bücher sich ein gutes Buch schreiben ließe.

---

[31] Tumulus Pestis. Auctore J. B. van Helmont. Editio altera. Amstelodami, apud L. Elzevirium, 1648. 4.

„Die einen haben den Ruhm, die andern verdienen ihn. Erscheinen Bücher unter günstigen Umständen, schmeicheln sie großen Leidenschaften, haben sie den Eifer einer zahlreichen und tätigen Partei, oder was alles dieses überwiegt, die Gunst eines mächtigen Volkes für sich, so ist ihr Glück gemacht. Wäre z. B. ein Mann wie der Pater Kircher in Paris oder London geboren, so würde man seine Büste in jedem Hause sehen, und es würde für erwiesen gelten, daß er alles gekannt oder geahnt habe. So lange ein Buch nicht von einer einflußreichen Nation, sozusagen, vorgeschoben wird, hat es stets nur einen mittelmäßigen Erfolg."[32] Nun aber war Athanasius Kircher ein Deutscher und bei Fulda geboren, er war überdies Jesuit, und alle seine Berühmtheit konnte nicht verhindern, daß seine Schrift über die Pest von manchen, die sie gelesen, gleichsam nur heimlich beraubt, und von andern, die sie nicht gelesen, mit unwissender Geringschätzung beseitigt wurde.

Indessen ist dieses Werk so wichtig für unsern Gegenstand, und durch die Begründung der sogenannten lebendigen Pathologie (*Pathologia animata*) auch im allgemeinen von so bedeutendem Einfluß auf die Theorie der Heilkunst gewesen, daß wir uns einer großen Lücke und Unterlassung schuldig machen würden, wollten wir dasselbe mit dem gewöhnlichen Stillschweigen übergehen.

Die Pestseuche hatte in dem unheilvollen Jahr 1656 zu Neapel binnen sechs Monaten über 200.000 Einwohner getötet; sie war von hier durch heimlichen Verkehr nach Rom gelangt, wo sie milder aber länger herrschte, und endlich auch in Genua mit unglaublicher Heftigkeit ausgebrochen. Kircher befand sich damals in dem Collegium seiner Societät zu Rom, und widmete seine ganze Zeit der Untersuchung derselben Krankheit, deren Schrecken ihn umgaben. In dieser Bemühung wurde er durch erfahrene Ärzte und Wundärzte unterstützt, die sich beeiferten, ihm ihre Beobachtungen mitzuteilen. So entstand seine Pestschrift[33], die in Rom den berühmtesten Lehrern der Medizin zur Prüfung vorgelegt, und von diesen des höchsten Lobes, ja der Bewunderung würdig gefunden wurde. Sinibaldi bezeugte öffentlich, daß kein Arzt zuvor die Idee der Pest so trefflich dargestellt, und Paul Zachias fügte mit derselben Anerkennung hinzu, daß der Verfasser jede Erwartung übertroffen, indem er auf einem ihm eigentlich fremden Gebiete allen, denen die Bearbeitung desselben obliegt, die Palme entrissen habe. Bald darauf beeilte sich Christian Lange, Professor der Medizin zu Leipzig, das Buch in einer zweiten, später noch in einer dritten Auflage für Deutschland herauszugeben, und es den wissenschaftlichen Ärzten als „ein höchst ruhmwürdiges und unsterbliches Denkmal" auf das dringendste zu empfehlen. Selbst der scharfsinnige, und um die

---

[32] Soirées de St. Petersbourg par le Comte J. de Maistre. T. I S. 6.
[33] Athanasii Kircheri Scrutinium physico-medicum contagiosae luis, quae dicitur Pestis. Romae 1658. 4. Lipsiae ed. Ch. Lange 1659. 12. 1671. 4.

Pathogenie der Seuchen hochverdiente Lancisi erklärte sich in Hinsicht der Pest mit demselben Werke einverstanden[34]. Höher jedoch vermochte Kirchers Ruhm als ärztlicher Naturforscher sich nicht zu erheben; nach einiger Zeit schien die „unsterbliche Schrift" in aller Stille begraben, und von deren Urheber nichts mehr bekannt zu sein, als daß er den sonderbaren Einfall gehabt, die Pest mit vielen anderen Krankheiten von lauter Gewürm und Ungeziefer herzuleiten. – Seine Lehre aber ist im Wesentlichen folgende:

Die Pest muß ohne Zweifel wie andere Kalamitäten als eine Sündenstrafe betrachtet werden; sie geht aber gewöhnlich nicht unmittelbar aus dem göttlichen Willen, sondern aus einer Verbindung von sekundären oder natürlichen Ursachen hervor, deren sich Gott gewissermaßen als Vollstrecker seiner Gerechtigkeit bedient. – Ein jeder zusammengesetzte Körper (*mixtum*) haucht gewisse Effluvien aus, welche, aus unsichtbaren sehr kleinen Teilen bestehend, von der nämlichen Beschaffenheit wie der Körper selbst und gleichsam Träger oder Leiter der aus demselben emanirenden Eigenschaften sind. Wie z. B. alle riechenden und schmeckenden Dinge, also bilden auch die Erde und die Himmelskörper um sich eine Atmosphäre, ein aus den kleinsten (wäßrigen und feurigen) Teilen der Globen selbst gebildetes Effluvium. Dasselbe findet auch bei Menschen, Tieren, Pflanzen und Mineralien statt, in solcher Weise, daß die Ausströmung und die Verbreitung dieser atembaren Teilchen durch Wärme und Reibung befördert, durch Kälte aber vermindert oder zurückgehalten wird. Bei trockenen oder festen Körpern wird das, was ausströmt, Dunst (*halitus*), bei flüssigen Dampf (*vapor*) genannt. Diese Effluvien sind in unendlicher Menge über den ganzen Erdball verbreitet, und bilden zum Teil seine Atmosphäre, die ohne dieselben wegen der großen Dünnheit der reinsten Luft nicht einmal atembar wäre; sie sind aber sowohl in der Menge als in der Eigenschaft verschieden nach der Beschaffenheit der Gegenden, und deshalb ist die Luft in manchen Orten faulig, dick, schwer und ungesund, in andern trocken, rein und frisch, in andern gleichsam mittelmäßig beschaffen.

Nun geschieht es zuweilen bei der rastlosen Tätigkeit der Natur, daß hier und da entweder durch Erdbeben, oder durch unterirdisches Feuer neue verderbliche Stoffe erzeugt und aus diesen giftartige Dünste gebildet werden, welche durch die lockeren Erdschichten oder auch durch die Spalten und Klüfte der Berge entweichend, und weithin ihre schädliche Eigenschaft verbreitend, der reineren Atmosphäre beigemischt werden.

Als entfernte Ursachen solcher schädlichen Ausdünstungen sind die Gestirne zu betrachten, welche bei einer gewissen Stellung vermittelst ihrer Effluvien zuvörderst die Atmosphäre der Erde verderben, worauf die Luft das Empfangene auf das Wasser überträgt und dieses die schädlichen Keime wei-

---

[34] J. M. Lancisii opera varia. Venetiis 1739. fol. De noriis paludum effluviis. Lib. I. Cap. 19.

ter durch die Erde zu den verborgenen Behältern des unterirdischen Luftreiches führt, wo sie allmählich verdichtend zur Reife kommen, und dann durch Ausdünstung nicht nur in die schon einigermaßen von den Gestirnen verschlechterte Atmosphäre gebracht, sondern auch den organischen Körpern mitgeteilt werden. Die Tiere empfangen den schädlichen Dunst durch beständiges Atmen, die Pflanzen äußerlich durch den Tau, und in der Erde durch die Wurzelfasern. Wenn Menschen oder Tiere von solchen Pflanzen, Wurzeln, Kräutern und Früchten genießen, so erhalten sie davon auch einen schlechten Nahrungssaft und fallen in Krankheiten, die nach der Beschaffenheit der Gattung und Organisation des zu ernährenden Körpers, so wie nach der besonderen Abneigung des Schädlichen verschieden sind. So wird das Getreide krank, sobald dem Erddunst irgendeine scharfe oder giftartige Eigenschaft beiwohnt, kaum vermag dasselbe seine Ähren zu entwickeln, und zuweilen wird der Stoff, der die Körner bilden soll, in wahres Gift (Mutterkorn) verwandelt, welches schwere Krankheitszufälle und offenbare Wirkungen der Fäulnis hervorzubringen pflegt.

Genießt der Mensch das Fleisch von Tieren oder Fischen, die von schlechter und fauliger Nahrung lebten, so werden dadurch ebenfalls seine Säfte verdorben, zumal wenn er durch Atmen einer auf ähnliche Weise verdorbenen Luft zur Erkrankung schon vorbereitet ist.

Gefährlicher noch ist unter solchen Umständen der Genuß von Früchten, die leicht verderbliche Säfte besitzen und Würmer erzeugend bald in Fäulnis übergehen, besonders aber von Pilzen, die man als Giftbehälter ansehen kann.

Die Pest hat mit den giftigen Tieren und Pflanzen denselben Ursprung gemein, und wird zunächst aus der Fäulnis geboren, deren Bedingungen Wärme und Feuchtigkeit sind. Die Ursachen aber dieser pesterzeugenden Fäulnis verhalten sich wie eine Kette, deren Glieder von dem Himmel durch die Erde bis in den Mikrokosmus reichen. Zuvörderst strahlen die Gestirne außer Licht und Wärme noch ihre eigentümliche Kraft und Eigenschaft in einem Effluvium aus, welches auf Erden jeden dafür empfänglichen Gegenstand tingirt. Eine solche Ausströmung findet vorzüglich in den seit uralter Zeit für verderblich gehaltenen Planeten Mars und Saturn statt, wenn sich dieselben in einer solchen Stellung befinden, daß sie ihre Strahlen vereinigen und ohne Hindernis entsenden können, zumal wenn auch noch andere mit ähnlicher Eigenschaft begabte Himmelskörper gemeinschaftlich mit ihnen wirken. Bei jener Stellung ist aber die wirkende Kraft nicht gleichmäßig über das ganze Gestirn verteilt, sondern stärker in einem und schwächer in einem andern Teil, und da dasselbe überdies sich stets um die eigene Mitte bewegt, so wendet es bald diesen bald jenen Teil seiner Kugel der Erde zu, daher auch diese nicht immer und nicht überall den nachteiligen Einfluß erfährt, sondern mehr oder weniger nur hier und da nach der verschiedenen Empfänglichkeit ihrer Teile getroffen wird, wozu noch kommt, daß die Planeten der Erde bald näher bald entfernter sind. Die Luft empfängt jenes Effluvium zuerst und teilt es dem Wasser mit; durch dieses dringt dasselbe in die Poren der Erde ein, wo es mit andern zur Fäulnis geneigten Dingen sich vereinigt, und sodann ausdünstend die Veranlassung zu pestartigen Krankheiten wird. Findet aber das astralische Effluvium in den Eingeweiden der Erde keine geeignete Materie, mit welcher es schädliche Verbindungen eingehen kann, und stimmt überhaupt der Einfluß des Gestirnes nicht mit der Natur des (irdischen) Ortes überein, so entsteht daselbst auch selten oder niemals eine Pest, wogegen diese in anderen Orten, wo eine solche Übereinstimmung (Wahlverwandtschaft) stattfindet, fast ohne Aufhören vorhanden ist. Das so entstandene astralisch-tellurische Effluvium kann daher verschieden sein nach der Beschaffenheit der Luft, des Wassers und des Bodens, worin dasselbe enthalten ist; immer jedoch ist es der nämliche Hauch, welcher zur Entstehung der Pest die Luft und die Nahrungsmittel sowohl der Menschen als der Tiere vorbereitet, bis unter solchen Umständen durch das Zusammenwirken der Feuchtigkeit und der inneren und äußern Wärme diejenige Art von Fäulnis entsteht, aus welcher sich die Pest im Menschen erzeugt.

Die Kälte ist der Fäulnis zuwider, daher die frischen Nordwinde in Pestzeiten ersehnt, die Südwinde aber gefürchtet werden.

Jenes astralisch-tellurische Effluvium verursacht also oder begünstigt zuletzt die Entstehung der Fäulnis; und alles, was sonst noch diese vermehren kann, vermehrt auch die Gelegenheit zur Pest, besonders faule Ausdünstungen der Sümpfe und stehenden Gewässer, faulende Leichen, die entweder gar nicht, oder nur oberflächlich begraben wurden, tot ausgeworfene Fische, Schalentiere, Krokodile usw., vorzüglich in Ägypten, wo nach der Nilüberschwemmung oft eine so große Menge dieser faulenden Stoffe auf den schlammigen Feldern zurückbleiben, daß eben deshalb die Pest so häufig in diesem Lande ist. – Die Vorzeichen der Epidemie sind nichts anders, als die ersten Wirkungen des pestbereitenden Dunstes selbst, und der allgemeinen Geneigtheit zur Fäulnis, die sich in der Erde, im Wasser und in der Luft zu erkennen gibt. Daher kommen die unterirdischen Tiere aus ihren Löchern hervor, die Fische sterben ab, die Krebse suchen das Trockene, die Schwimmvögel verlassen ihren gewohnten Aufenthalt, die Schwalben und die Störche ziehen früher fort, die Sperlinge fallen tot aus der Luft herab. Auf Pflanzen sieht man eine außerordentliche Menge von Schimmel, Pilzen und andern Aftergewächsen entstehen, die Früchte und Nahrungsmittel gehen leicht und schnell in Fäulnis über, das Getreide erkrankt und wird unfruchtbar, die Raupen und Spinnen vervielfältigen sich, die Erde wird mit Kröten, Fröschen und Schlangen, das Wasser mit Gewürm, die Luft mit Fliegen, Mücken, Schmetterlingen und vorzüglich mit Heuschrecken erfüllt. Zuweilen sind auch Viehseuchen die Vorläufer oder Begleiter der Menschenpest, weil aus derselben Ursache die Nahrung der Tiere mißraten und verdorben ist.

Endlich gelangt der pestbereitende Dunst mit Hilfe der äußern Wärme durch Inspiration und Einsaugung (Lungen und Haut) auch in den Körper des Menschen, wo er einen feindlichen Kampf mit dem Archäus beginnt, die Feuchtigkeiten in Fäulnis versetzt, und dann durch Exspiration und Ausdünstung als fertiger und ansteckender Pesthauch wieder ausgeschieden wird. Von einem oder mehreren muß die Seuche ihren Anfang nehmen; die zur Aufnahme jenes Dunstes am meisten geeignet sind, erkranken zuerst, und von ihnen geht die Ansteckung weiter fort. Demnach ist die im Körper bewirkte Fäulnis die nächste Ursache des Contagiums, indem sie den Lebenshauch (*aura vitalis*) vergiftet und dadurch Veranlassung gibt, daß anstatt des gesunden ein krankes, aus den feinsten Teilen dieses vergifteten Lebenshauches selbst bestehendes Effluvium gebildet und ausgeschieden wird, welches alsdann die den Körper umgebende Luft verpestend und an nahen lebenden und leblosen Gegenständen haftend, durch ferneres Atmen und Einsaugen in anderen Menschen dasselbe bewirkt, was in dem ersten, vor welchem es herkam, stattgefunden hat. Eigentlich besteht dieses Effluvium in einer Verdampfung fauliger Feuchtigkeit, und ist aus unzähligen unsichtbaren Atomen oder Körperchen zusammengesetzt, welche selbst nach dem Tode noch ansteckend sind, und in den Leichen sich in eine belebte Brut von den kleinsten Tierchen verwandeln, die zum Teil unsichtbar bleiben, zum Teil aber als Würmer sichtbar werden. Das Effluvium muß aber als ein lebendiges angesehen werden, weil es die Wirkung der Fäulnis ist, und alles Faule seiner Natur nach Lebendiges, d. i. Infusorien erzeugt. Es gibt auch nichts Lebendes, welches nicht der Fäulnis unterworfen wäre; und wie alles was lebt sich nur von jenen Dingen nähren kann, die ehemals selbst belebt waren, so kann wiederum nichts faulen, als was einmal Leben hatte. Die Fäulnis ist überhaupt dem Leben nicht entgegengesetzt, sie ist selbst nur ein Lebensprozeß auf einer niederen Stufe, das Zerfallen eines organischen Körpers in seine Elemente, die Trennung seiner reinen und unreinen Teile, der Ursprung neuer lebender Wesen. Dies wird durch Versuche und mikroskopische Beobachtungen völlig außer Zweifel gesetzt. Das Wasser, oder vielmehr die darin enthaltene organische Substanz, wird an der Sonne bald von Infusorien belebt, im Körper des lebenden Menschen erzeugen sich Eingeweidewürmer und Ungeziefer (Krätzmilben), Ähnliches wird auch bei Tieren, ja sogar bei kleinen Käfern bemerkt, aus den Leichen erzeugen sich Würmer, jede Pflanze bringt aus dem Schimmel ihre besonderen Infusorien hervor, Fleisch und Käse, Essig, Milch, faules Holz und dergl. sind dem gleichen Verderben unterworfen, überall strebt die Natur lebendige Afterwesen zu erzeugen, wo die entsprechenden Bedingungen, Wärme nämlich und verhältnismäßige Feuchtigkeit, vorhanden sind.

Aus der Fäulnis allein und dem daraus hervorgehenden Contagium entsteht zunächst die Pest, niemals aus der Einbildungskraft; diese vermag nur die Wirkung der Infektion zu beschleunigen, zu entwickeln und zu verstärken. Das Contagium haftet länger an leblosen als an lebendigen Körpern, am gefährlichsten sind Kleider und Gerät von Kranken oder Toten. Die Schlagweite seiner Wirksamkeit erstreckt sich bei günstig bewegter Luft bis auf dreißig oder vierzig Handbreit, bei ruhiger Luft nur auf fünf bis sechs Fuß. Die in der Höhe Wohnenden laufen die meiste Gefahr, weil der Pesthauch von unten nach oben steigt; man soll daher die Kranken in die oberen Stockwerke bringen. Vierzig Tage sind hinreichend zur Reinigung, wenn Sachen und Personen der freien Luft ausgesetzt werden, unzureichend, wenn dieselben verschlossen und ungelüftet bleiben. Auf die Haustiere erstreckt sich zwar die eigentliche Ansteckung nicht, doch können sie Träger derselben und dadurch verderblich werden. Eben so wird die Krankheit durch Waren, Briefe, Geld und Ärzte weiter verbreitet, zuweilen auch auf magische Weise mitgeteilt. Indessen hat jedes, auch das stärkste Gift in der Natur sein Gegengift, welches nicht immer von einer entgegengesetzten, sondern oft von einer ähnlichen oder auch von der nämlichen Beschaffenheit wie jenes ist. Gegen die Pest liegt das spezifische Verwahrungs- und Heilmittel in einem (schon von Paracelsus und van Helmont genau gekannten) tierischen Gift, welches durch dieselben Ursachen wie die Krankheit erzeugt ist, und als Zenexton gebraucht, das Pestgift durch magnetische Kraft von dem Menschen ableitend an sich zieht, gleichwie die Viper und der Skorpion die Wunden heilen, die sie selbst verursacht haben.

IX.
Plater, Sennert, Bocangel, Sydenham und Diemerbroek.

DER Beifall, welchen Kirchers Theorie bei vielen Ärzten fand, gründete sich nicht allein auf dessen Ansicht vom Contagium, das er als etwas wahrhaft Lebendiges betrachten lehrte, sondern auch überhaupt auf die Art und Weise, vermittelst welcher eine Menge schon längst bekannter einzelner Momente und Tatsachen in nähere Verbindung gebracht, und mit großer Konsequenz als zusammenhängende Wirkungen einer gemeinsamen Ursache erklärt und nachgewiesen wurden. In der Tat ist auch die Annahme von Infusorien oder lebenden Wesen in der Atmosphäre wegen der Leichtigkeit und Vollständigkeit, mit welcher sich die zu erklärenden Erscheinungen daraus ableiten lassen, so anziehend und bietet so viele Merkmale einer echten, dem Stande der Tatsachen entsprechenden Hypothese dar, daß sie eben deshalb bei der Erklärung ansteckender Krankheiten bis auf die neueste Zeit von mehreren wieder aufgenommen und verteidigt, und unter den vielen Hypothesen über einen so dunklen Gegenstand noch unlängst von Matthaei[35] sogar als die brauchbarste bezeichnet worden ist. In Hinsicht der Pest war allerdings von einem Einfluß der Gestirne, von Gift und Contagium, Fäulnis, Hitze, Feuchtigkeit, Unfruchtbarkeit, schädlichen Dünsten und anderen Ursachen und Vorzeichen stets die Rede gewesen, Niemand aber hatte versucht, in dieses verworrene Chaos Einheit und Zusammenhang zu bringen. Die Ärzte begnügten sich, entweder das bloße Verzeichnis dieser Momente und Wirkungen ohne Kritik in ihre Schriften aufzunehmen, oder sie suchten, irgendein einzelnes Moment hervorhebend, den Ursprung der Krankheit bald ausschließlich dem Himmel, bald der Fäulnis und bald wieder andern Umständen zuzuschreiben. Von Kircher wurde der Zusammenhang aller dieser Momente ungleich sichtbarer nachgewiesen und dabei gezeigt, daß die Veränderungen und Störungen des Makrokosmos sich auch im Mikrokosmos wiederspiegeln, und die meisten Volkskrankheiten gewissermaßen nur einzelne Symptome oder partielle Wirkungen von größeren, in einer universelleren Sphäre stattfindenden krankhaften Naturprozessen sind.

Indessen war das ferne Mutterland der Pest von einigen wohl geahnt, keinem aber mit Gewißheit bekannt, daher auch die meisten, van Helmont und Kircher nicht ausgenommen, die räumlichen Grenzen desselben nicht nur unbestimmt ließen, sondern auch die ursprüngliche Entstehung der Krankheit am häufigsten auf europäischem Grund und Boden suchten. Alle jedoch stimmen darin überein, daß jene ursächlichen Momente, wie oft auch ihr Zusammenwirken sich ereignen möge, nicht ohne Aufhören vorhanden sind, und daß jede Pestseuche ein neues, durch ein solches Zusammentreffen entstandenes Erzeugnis ist.

Der einzige Plater[36] erklärte sich gegen den periodischen Ursprung, weil öfters keine Pest erfolge, wo Einflüsse jener Art stattgefunden haben, öfters aber auch bei günstiger Witterung die Krankheit viele Menschen töte. Ihm war es viel wahrscheinlicher, daß das Pestgift wie andere Gifte gewissen Körpern schon von Anfang der Welt (*ab origine mundi*) einverleibt worden, und daß es, niemals ganz ausgehend, nach Art des syphilitischen Giftes ohne ursprüngliche Wiedererzeugung immer nur durch Ansteckung von Jahrhundert zu Jahrhundert, von Menschen zu Menschen fortgepflanzt werde.

Dieser unglückliche Gedanke, welcher, in der Beschränktheit sich gefallend und allein die Fortpflanzung der Krankheit vor Augen habend, erst in einer viel späteren Zeit wieder aufgenommen worden ist, und dann weiter entwickelt in Deutschland nicht wenig dazu beigetragen hat, die Pathogenie in Verwirrung zu bringen, wurde im siebzehnten Jahrhundert für eine grundlose, aller Er-

---

[35] C. C. Matthaei, Untersuchung über das gelbe Fieber, Hannover 1827. 8. Tl. I. § 90–91.
[36] Prax. T II. c. 2.

fahrung widersprechende Vermutung gehalten, und bald von Diemerbroek und Sennert entkräftet und zurückgewiesen. Der Letztere[37] zeigt nach seiner gewohnten klaren und verständigen Weise, wie scheinbar und nichtig die von Plater angeführten Gründe seien, zu welchen Ungereimtheiten die Annahme derselben führen müsse, welch ein großer Unterschied zwischen dem Pestgift und den andern Giften stattfinde, und wie ohne Zweifel manche ansteckende Gifte, z. B. das Wutgift, wiederholt und immer neu im tierischen Körper sich erzeugen können. Er schließt daher mit Recht, daß die Entstehung der Pest von der Fortpflanzung verschieden ist – *causas alias esse pestem generantes, alias propagantes.*

Und diese Überzeugung teilten nicht bloß diejenigen, welche den Ursprung der Krankheit aus örtlichen Einflüssen überall für möglich hielten, sondern auch solche Ärzte, welche die Pest nicht anders, als durch ein Contagium entstehen sahen, aber weiter sehend ihrer Herkunft nachzuforschen wußten. Der Spanier Nicolas Bocangel[38] berichtet, daß die Pest vom Jahre 1599 zuerst auf flandrischen Schiffen in die spanischen Seestädte gebracht, und von hier aus allein durch Ansteckung bis nach Madrid gedrungen sei; allein er spricht auch mit Zuversicht aus, daß diese Krankheit im Orient sehr häufig von selbst und ohne allen Verdacht einer Ansteckung entstehe. Der unbefangene Sydenham[39] hatte einerseits erkannt, daß die Pest sich niemals ursprünglich in England erzeugt, aber aus andern Ländern eingebracht sich nicht verbreiten kann, wenn nicht zu gleich eine gewisse, der Fortpflanzung günstige Beschaffenheit der Luft vorhanden ist; andererseits war es auch seinem Scharfblick nicht entgangen, daß diese Luftbeschaffenheit zur Hervorbringung einer Pestseuche allezeit untüchtig ist, wenn nicht ein Contagium von außerhalb eingeführt wird, weil sonst nicht zu begreifen wäre, wie in einer und derselben Gegend ein Ort auf das schrecklichste heimgesucht, ein anderer nahe liegender aber, durch Aufhebung alles Verkehrs mit jenem, gänzlich von der Pest verschont bleiben kann, wie dieses vor nicht langer Zeit (wahrscheinlich 1656 und 1657) in Italien der Fall gewesen, wo die Seuche fast überall ausgebreitet, Etrurien aber durch weise Vorsorge seines Großherzogs vollkommen geschützt worden war. Weit entfernt jedoch, die Krankheit, wie Plater will, nach Art der Lustseuche sich verbreiten zu lassen, betrachtet Sydenham jede einzelne Pestseuche als eine wahre Epidemie, die ihren auf- und absteigenden Lebensprozeß vollendend, zu einer gewissen Zeit entsteht, sodann sich ausbildet, und endlich allmählich wieder erlischt; durch welche Ansicht also auch jeder un-

---

[37] De febribus Lib. IV. C. l.

[38] Nic. Boccangelinus de febribus morbisque malignis et pestilentia. Matriti 1604. 4. Cap. III et IV.

[39] Observat. med. circa morb. acut. hist. et cur. Sect. II. Cap. II.

passende Vergleich des Pestgiftes mit dem Erzeugnis irgendeiner chronischen Krankheit ausgeschlossen ist.

Der Niederländer Isbrand van Diemerbroek (geb. 1609, gest. 1674) muß in der Geschichte der Pestlehre als ein verbindendes Mittelglied betrachtet werden, durch welches die Ansicht des siebzehnten Jahrhunderts in die des achtzehnten übergeht. Er schließt sich noch in vieler Beziehung den früheren Forschern an, eröffnet aber auch die Reihe für die folgende Zeit, in welcher die wissenschaftliche Behandlung unseres Gegenstandes immer dürftiger und geistloser wird, und der Blick vom Kern der Sache sich allmählich abwendend mit entschiedener Vorliebe an der äußeren Schale hängen bleibt. Diemerbroek ist ohne Zweifel kein schaffendes Genie gewesen, aber ein guter Beobachter, dem es weder an Gelehrsamkeit, noch an gesundem Urteil gefehlt hat, wenn auch jene häufig ganz unpassend und zum Überfluß von ihm entfaltet wird, und dieses nicht selten oberflächlich, beschränkt und allzu schulmäßig erscheinen mag.

Vermißt man aber in seinen Gedanken oft Tiefe und Gründlichkeit, so sind sie doch immer klar und wohlgeordnet, aus welchem Grunde er leicht zu verstehen und deshalb viel gelesen worden ist.

Dieser Arzt beschreibt die Pest[40], welche in den Jahren 1635, 1636 und 1667 die Niederlande betraf, vorzüglich diejenige, von welcher die Stadt Nijmwegen heimgesucht wurde, wo er damals, erst sechsundzwanzig Jahre alt, die Heilkunst übte. Unter den Vorzeichen und begleitenden Erscheinungen werden von ihm ein nasser Winter, ein lauer mäßig feuchter Frühling, große Sommerhitze, anhaltende Trockenheit, beständige Südwinde, Verminderung der Vögel, unglaubliche Scharen von Insekten, schnelle Fäulnis der Nahrungsmittel und ein bösartiges Fieber erwähnt, zu welchem sich späterhin Petechien gesellten. Im November 1635 erschien die Pest in Nijmwegen, und erreichte, während des milden Winters allmählich zunehmend, im März 1636 ihren höchsten Grad, auf welchem sie, kein einziges Haus verschonend, bis zu Ende des Oktobers beharrte, worauf im Dezember das Sterben nachließ, im Februar 1637 nach einem plötzlich eingetretenen starken Frost aufhörte, und zu Anfang des März die letzten Kranken gesehen wurden. Aus mehreren Stellen seiner Schrift geht unzweideutig hervor, daß Diemerbroek diese Pest für ein einheimisches Erzeugnis hielt, obgleich ihm bekannt zu sein schien, daß eine spätere Seuche (im Herbst 1663) aus Algier und Smyrna durch kranke Schiffer und angesteckte Sachen nach Amsterdam gebracht, und von hier aus in Dortrecht, Leyden, Haag und anderen Städten verbreitet worden war.

---

[40] Isbrandi de Diemerbroek tractatus de peste, in IW. libr. distinctus. Opp. omnia med. et anat. Ultrajecti 1685. fol.

Nach der ihm eigenen Meinung müssen bei jeder wahren Pest dreierlei Ursachen angenommen werden, davon die zweite aus der ersten und die dritte aus der zweiten folgt. Die erste und Hauptursache ist der Zorn Gottes wegen der Sünden der Menschen; die zweite besteht in einem unmittelbar vom Himmel kommenden und äußerst bösartigen Hauch oder Pestsamen (*seminarium, inquinamentum pestilens*), welcher schon in der kleinsten Menge wie ein Gärungsstoff die Luft verdirbt, und den Bestandteilen derselben in vielen Orten und Gegenden eine giftige Eigenschaft mitteilt, durch deren Verbreitung die Krankheit ohne Weiteres hervorgebracht wird; die dritte, aus der zweiten entstehende Ursache ist das Contagium – *morbi primo soboles, postea causa*.

Sehr richtig sagt Diemerbroek, wie alle Ärzte im Grunde darin übereinkommen, daß die Pest von einem unbekannten Verderben, von einem unerklärlichen Fehler der Luft veranlaßt werde – woraus aber dieses Verderben entspringe, und was eigentlich das Vergiftende sei, das eben sei die Frage, und darüber arbeiten alle. Er selbst ist der Meinung, daß dieses Luftverderben weder von den Gestirnen, noch von Veränderungen der Witterung, noch von bösen Dünsten oder der Fäulnis komme, sondern einzig und allein aus jenem, der Atmosphäre unmittelbar von Gott mitgeteilten Pesthauch hervorgehe. Mit dieser Ansicht wird aber die Eigenschaft jenes Verderbens keineswegs erklärt, in jedem Fall Gott selbst ausschließlich und unmittelbar zum Urheber der Pest gemacht, jede Entstehung derselben aus einer Verbindung natürlicher oder sekundärer Ursachen geleugnet, und der Seuche ein durchaus übernatürlicher Ursprung zugeschrieben. Einen solchen Ursprung behauptet auch Diemerbroek an einer anderen Stelle mit dürren Worten gegen die Paracelsisten, und es läßt sich kaum begreifen, wie er bei dieser Vorstellung es noch der Mühe wert finden konnte, so viele Ratschläge zur Verhütung und Heilung eines Übels zu erteilen, welchem, wenn es allein von Gottes Zorn verhängt ist, und überall in der vergifteten freien Luft seine Quelle hat, schwerlich ein einziger Mensch auf natürliche Weise entgehen kann.

Mit ungleich mehr Erfolg und Konsequenz ist der Beweis geführt, daß das Pestgift zu gewissen Zeiten neu erzeugt wird, und sich dauernd nicht erhalten kann. Denn mit Plater anzunehmen, daß die Pest schon im Anfang der Welt erschaffen worden sei und niemals wieder ursprünglich geboren, sondern jetzt allein durch ein unsterbliches Contagium fortgepflanzt werde, welches stets in einigen Orten schlummern und gelegentlich durch Luft und Zwischenträger sich verbreiten soll, ist gänzlich falsch und der heiligen Schrift sowohl als der Erfahrung widersprechend, da Gott im Anfang alles wohl gemacht hat, und öfters die Entstehung ganz neuer ansteckender Krankheiten beobachtet worden ist. Würde die Pest allein und stets nur durch ein Contagium hervorgerufen, so müßte dasselbe beständig entweder in der Luft oder an leblosen Dingen (Trägern) vorhanden sein. In der Luft aber kann das Contagium nicht lange verharren, weil dieselbe allmählich jeden Ansteckungsstoff zerstört, und durch die Winde und die Sonnenstrahlen davon gereinigt wird. Ebensowenig vermag das Contagium sich lange Zeit an Trägern wirksam zu erhalten, da, wenn dies der Fall wäre, die Pest in jedem Orte, wo sie herrschend wird, auch ihren beständigen Sitz aufschlagen müßte, und niemals wieder erlöschen würde. Nun aber befindet sich bei herrschender Seuche in den verpesteten Häusern eine unzählbare Menge solcher Träger, durch welche die weitere Ansteckung erfolgen kann, aber nur so lange, als die Pest in Kraft und Wirksamkeit (*in vigore*) fortbesteht; nimmt die Seuche ab, wie dieses früher oder später stets geschieht, so werden auch weniger Menschen angesteckt, und hat sie ihr Ende erreicht, so sind alle jene verpesteten Sachen selten oder niemals mehr geeignet, eine Ansteckung hervorzubringen.

Das Contagium verliert also gegen das Ende der Epidemie immer mehr an Intensität, und stirbt endlich nach Jahresfrist gänzlich ab, so daß niemand mehr erkrankt, wie dieses selbst in der furchtbaren Pest zu Nijmwegen beobachtet werden konnte, wo kein einziger Mensch von verpesteten Sachen oder Kranken unberührt blieb, und dennoch nach dem Aufhören der Seuche keine neue Erkrankung sich ereignete, obgleich alle Häuser gereinigt, Wäsche und Wollenzeug erhalten, alle angesteckte Winkel durchsucht, und selbst die Kleider der an der Pest Verstorbenen am Leibe getragen wurden. Diese Beobachtung wiederholt sich in allen Orten, die von der Pest betroffen werden, und muß gerechtes Mißtrauen gegen jene Erzählungen einflößen, nach welchen das Pestgift an verborgenen Sachen eine Reihe von Jahren sich lebendig erhalten haben soll. Noch weniger ist dieses Verharren in einem lebenden Organismus möglich, aus welchem Grunde Mercurialis, Saracenus, Cisalpin, Morelli und Matthias Untzer ausdrücklich leugnen, daß das Pestgift mehrere Wochen oder Monate in einem menschlichen Körper schlummern könne. Zu Nijmwegen gab sich die Wirkung desselben meistens sehr schnell, zuweilen nach wenigen Tagen, zuweilen nach zwei oder drei Wochen, in einem einzigen (jedoch höchst zweifelhaften) Falle erst nach einigen Monaten zu erkennen.

Jede Pestseuche ist überdies zu Anfang und zu Ende minder heftig, als auf ihrer Höhe, so wie auch stets im Sommer und Herbst eine größere Verheerung als im Winter stattfindet, welches alles noch mehr dafür zeugt, daß das Contagium in seiner Kraft veränderlich ist, und nicht allein durch Kälte und andere Einflüsse eine Schwächung erfährt, sondern auch zuletzt durch gänzliche Entkräftung in sich selbst erstirbt,

So richtig und treffend spricht sich Diemerbroek fast immer aus, wo er der schlichten und reinen Beobachtung sich ungestört überlassen kann, weswegen auch die von ihm erzählten Krankheitsgeschichten sehr belehrend sind, und die Würdigung der prognostischen Zeichen vortrefflich ist. Desto häufiger ist er dem Irrtum unterworfen, so oft ein Urteil über Verhältnisse zu fällen ist, die nicht zunächst in dem Bereich der sinnlichen Anschauung liegen. Und da die Hygiene nicht passend und vollständig sein kann, wenn die Ätiologie, aus welcher sie hervorgehen soll, falsch oder mangelhaft ist, so darf nicht befremden, daß Diemerbroeks Vorschriften zur Verhütung der Pest im allgemeinen höchst ungenügend und fehlerhaft sind, nachdem er die Entstehung der Krankheit allein auf einen göttlichen und übernatürlichen Einfluß zurückgeführt hat. In Folge dieser Vorstellung sieht er sich genötigt zu erklären, daß es ungemein schwierig sei, die Pest zu verhindern oder abzuwehren, weil in den Krankheiten von göttlichem Ursprung meistens alle menschliche Hilfe vergebens ist, und die angewandten Mittel nichts helfen können. Dennoch verbreitet er sich ausführlich über die Vorbauung des Übels, und teilt sie in eine theologische, politische und medizinische ein. Als theologische Mittel werden zur Versöhnung des göttlichen Zornes vorzüglich öffentliche und häusliche Gebete, Bußwerke und Fasten empfohlen. In Hinsicht der politischen Fürsorge, welche der Obrigkeit anheimfällt, beklagt er sich bitter, daß zu Nijmwegen nur die allerwenigsten Ratschläge beachtet, überhaupt die größten Fehler begangen, ja sogar verpestete Sachen frei und öffentlich verkauft worden sind.

Die Erfahrung habe oft gelehrt, und Fracastoro, Ewichius, Alexander Benedictus, Trincavelli, Foreest und Heldenus bestätigen es, daß Reisende und Sachen, die aus angesteckten Orten kamen, in andern Gegenden die Pest verbreiteten; davon schreibe sich in Italien, Frankreich, Spanien und in vielen Städten Deutschlands die Einführung der Quarantäne her, die ihm selbst auf einer Reise nach Frankreich nicht wenig lästig gewesen und ihn zu Notlügen gezwungen habe, um sich nur gastliche Aufnahme zu verschaffen (!); die Italiener seien besonders streng und genau in der Aufhebung aller Gemeinschaft mit Personen, welche den Pestdienst versehen; ordentliche Pesthäuser und dabei angestellte Ärzte und Chirurgen fände man in Italien, Frankreich und Spanien, die Behandlung aber sei grausam, die Kranken werden außerhalb der Städte untergebracht und dort der Sorge schändlicher Schurken überlassen, die Häuser werden verschlossen und versiegelt und selbst die Straßen gesperrt; den fremden Armen sei die Aufnahme in die Städte verwehrt, die einheimischen werden, um der Ansteckung zuvorzukommen, hinausgewiesen; sogar den öffentlichen Gottesdienst in den Kirchen wollen einige aus demselben Grunde ausgesetzt wissen. – Alles dieses mißbilligt der gute Diemerbroek aufs höchste, und beweist eben dadurch, wie wenig er selbst sowohl als seine Mitbürger die strengen aber notwendigen Maßregeln zu würdigen und anzuwenden wußten.

Die medizinische Vorbauung und Heilung wird von ihm äußerst weitläufig abgehandelt, doch ist kaum glaublich, daß der Ratgeber alle die unzähligen Arzneimittel, die von ihm empfohlen werden, selbst versucht und angewendet habe. Den Tabakrauch erklärt er für das beste Präservativ; den Obrigkeiten wird geraten, schon in gesunden Tagen erfahrene Pestärzte anzustellen, weil sonst in der Not sich kaum ein geschickter Mann zu diesem gefahrvollen Dienste hergeben werde. Für seine eigenen Aufopferungen wurde er von dem Senat zu Nijmwegen mit Undank belohnt, und teilte in dieser Hinsicht mit den meisten Pestärzten der früheren und späteren Zeit das gleiche Los.

<h2 style="text-align:center">X.
Die Franzosen bei der Pest in der Provence.</h2>

NACHDEM der Norden und Osten Europas in dem Zeitraum zwischen 1708 und 1714, und auch das südliche Spanien Anfälle der Pest überstanden hatten, wurden im Jahre 1720 die Stadt Marseille und viele Orte der Provence von der denkwürdigen Seuche betroffen, welche mehr als jede frühere eine bleibende Verbesserung der Schutzanstalten herbeigeführt hat, und in dieser Beziehung auch auf andere Länder von großem Einfluß gewesen ist. Man hat sich gewöhnt, so oft von diesem Ereignis geredet wird, nur mit Unwillen an jene Ärzte zu denken, welche mitten unter den Schrecknissen des Todes es gewagt haben, den Ursprung und die Verbreitung der Krankheit anderswo als in dem Contagium zu suchen, und wer nur im Allgemeinen weiß, wie gefährlich eine solche Meinung werden kann, der möchte leicht geneigt sein, die Kühnheit und das Unrecht jener Partei mit größter Strenge zu verdammen. Indessen hat dieser Streit auf beiden Seiten scharfsinnige Untersuchungen veranlaßt, und für die Wissenschaft und Praxis so viele belehrende Resultate hervorgebracht, daß der ruhige Beobachter sich geneigt fühlt, ihn als einen notwendigen Übergang zu betrachten, zumal wenn eingesehen ist, daß in der Tat die volle Wahrheit auf keiner Seite ausschließlich zu finden, der Irrtum aber nichts anders als die unvollständige Vorstellung von der Wirklichkeit und jeden Falles auch eine besondere Weise war, die Wahrheit zu suchen und an sie zu glauben; davon ganz abgesehen, daß jene Männer durch ihre hochherzige Unerschrockenheit und Todesverachtung, mit welcher sie den Kranken beigestanden, sich den gerechtesten Anspruch auf Dank und Hochachtung erworben, überhaupt aber erst dann an der Sache teilgenommen haben, als der rechte Moment, in welchem die Unterdrückung des Übels noch gelingen konnte, bereits verstrichen und der Pestzunder durch die Nachlässigkeit der Behörden schon allgemein verbreitet war.

Denn erst nach dem vollen Ausbruche der Seuche wurden von Montpellier Chicoyneau, Verney und Didier, von Paris Du Verney, Boyer und vermutlich auch Astruc als Hilfsärzte nach Marseille gesandt.

Die Verschiedenheit ihrer Ansichten betraf hauptsächlich die Entstehung des Übels; die ersten drei waren gegen die übrigen für das Contagium, und jede Partei suchte ihre Meinung teils in öffentlichen Blättern, teils in besonderen Abhandlungen geltend zu machen. Erst nach vierundzwanzig Jahren wurde auf Veranlassung der Regierung das Wichtigste, was über diese Pest geschrieben worden, zu einem Ganzen vereinigt, und die Aufsicht und Leitung des Unternehmens dem fleißigen Chicoyneau übertragen, welcher sich dieses Auftrages mit Sachkenntnis und Billigkeit entledigte, jeden seine Meinung vorbringen ließ und alles, was zu irgendeinem Beweise dienen konnte, sorgfältig aufnahm, auch wenn die Ansicht seiner Gegner in harten Ausdrücken gegen ihn selbst gerichtet war. So entstand das ausführliche Werk über die Pest in der Provence[41], welches als eine Sammlung merkwürdiger Beobachtungen und Erörterungen immer schätzbar und lehrreich bleiben wird, obgleich demselben der Vorwurf gemacht werden muß, daß es die verschiedensten Meinungen ohne Kritik zusammengestellt, und die eigentliche Entscheidung lediglich dem Leser und der Nachwelt überlassen hat. Eine lange Reihe von Jahren mußte vergehen, bevor sich jemand fand, der die noch rückständig gebliebene kritische Aufgabe zu lösen versuchte, bis Patrick Russell[42] in neuerer Zeit über jene Pest eine Kritik der Tatsachen lieferte, die kaum etwas zu wünschen übrig läßt, und wenigstens das rein geschichtliche Ergebnis für immer festgestellt hat.

Die Punkte, welche Russell in Hinsicht der Pest zu Marseille für ausgemacht hält, sind folgende: In Frankreich war vor dem fünfundzwanzigsten Mai 1720 keine Pest vorhanden. Die Krankheit kam aus der Levante in einem Schiff (Capitain Chataud), welches die Küste von Syrien zu Anfang des Februars verlassen hatte, und den fünfundzwanzigsten Mai zu Marseille angelangt war. Zwei Tage nach der Ankunft des Schiffes starb ein Matrose desselben, den zwölften Juni ein Quarantäne-Beamter, welcher an Bord geschickt worden war, den dreiundzwanzigsten ein Kajütenjunge. Um diese Zeit erkrankten auch und starben einige Träger, welche im Lazarett die auf demselben Fahrzeuge angelangten Warenballen geöffnet hatten; in der ersten Woche des Junis wurden auf die nämliche Weise drei andere Diener krank, und zeigten Beulen in den Achseln und den Weichen. Der Priester, welcher die Kranken besuchte, und der Wundarzt mit einem Teile seiner Familie wurden angesteckt und starben. Um den zwanzigsten Juli zeigte sich die Krankheit in der Stadt, zuerst in einer Straße bei vierzehn Personen; im August breitete sie sich reißend aus, nahm im Oktober und November wieder ab, und ging in der Mitte des Winters zu Ende, obgleich zwischen dem Februar und Juli 1721 noch einzelne Erkrankungen beobachtet wurden. Die Seuche hatte in Marseille gegen 40.000

---

[41] Traité des causes, des accidens, et de la cure de la peste, avec un recueil d'observations, et un détail circonstancié des précautions qu'on a prises pour subvenir aur besoins des peuples affligés de cette maladie, ou pour la prévenir dans les lieux qui en sont menacés. Fait et imprimé par ordre du Roy. à Paris 1744. 4.
[42] Patrick Russells Abhandlung über die Pest. A. d. Engl. Leipzig 1792. 8. I. Th. III. Buch.

Menschen, in der Umgegend gegen 10.000 getötet. Sie ging offenbar von den Kranken auf die Gesunden durch Ansteckung über. Diejenigen, welche sich aller Gemeinschaft mit kranken Personen und angesteckten Sachen sorgfältig enthalten hatten, z. B. einige Frauenklöster, blieben gänzlich verschont.

In Hinsicht dieser Tatsachen hatten die Verteidiger der Ansteckung vollkommen Recht, und jeder Unbefangene konnte aus der angestellten Untersuchung die sichere Folgerung ziehen, daß die Pest zunächst durch Eigennutz und Pflichtvergessenheit von dem verhängnisvollen Schiffe in die Stadt gelangt und hier durch Unachtsamkeit verbreitet war. Die Widerlegung der entgegengesetzten Ansicht enthielt jedoch viele Lücken, Übertreibungen und schwache Seiten, wodurch den Gegnern offenbare Blößen gegeben, und manche selbst von der Anerkennung des wirklich Unzweifelhaften abgehalten wurden.

Russell bezeichnet als die Quellen der Verwirrung vorzüglich den unbestimmten Begriff von dem Contagium, die Verwechslung der eigentlichen Pest mit anderen Seuchen, die unpassende Verbindung eines seichten Raisonnements mit den Beobachtungen, insbesondere aber auch den Umstand, daß die Verfechter des Contagiums, um nur recht viele Beweise anzuhäufen, aus historischen Schriften von sehr ungleichen Gehalt eine Menge angeblicher Tatsachen angeführt hatten, die am leichtesten in Zweifel zu ziehen waren, und bei geschickter Beleuchtung und Zusammenstellung selbst lächerlich erscheinen konnten.

Im Grunde brachte jede Partei einige Einwendungen vor, die für die andere unauflöslich waren. Von den Anhängern der ersten wurde behauptet: der Schoß der Erde ist voll von tödlichem Gift, welches als Dunst auf die Oberfläche hervorbricht, besonders in Ländern, die sumpfig oder am Meere liegen. In Ägypten ist der Stoff, welcher nach der Nilüberschwemmung den Erdboden bedeckt, die Quelle der Fruchtbarkeit, aber durch Hitze verdorben, erzeugt er die gefährlichen Dünste, welche das Pestgift enthalten. Sobald der Boden trocken wird, breitet sich die Seuche aus, und hält sich nach der Dauer und Wirksamkeit dieser Ursachen an bestimmte Perioden. Die Könige von Ägypten verhinderten diese Plage, indem sie der Versumpfung zuvorkamen und den stehenden Wassern Abfluß verschafften; die Türken hingegen achteten bei ihrer Eroberung wenig darauf, sie wollten Ägypten nur unterjochen, nicht erhalten, und so entstand aus ihrer Nachlässigkeit eine nie versiegende Quelle der Pest. Aus denselben Ursachen, aus der Fäulnis überhaupt und aus schlechten Nahrungsmitteln kann diese Krankheit auch in Europa und namentlich in der Provence entstehen, wo über dies im Jahre 1719 großer Mißwuchs, ungewöhnliche Sommerhitze, nachfolgende anhaltende Regengüsse unter heftigen Westwinden stattgefunden, und für das folgende Jahr einen Mangel an Getreide, Öl und Wein verursacht hatten. Die schädlichen Dünste dringen in die Körper ein, und richten geringere oder größere Zerrüttung an, je nachdem mehr oder weniger Empfänglichkeit vorhanden ist; manche Menschen sind so beschaffen, daß sie der Wirkung des Giftes völlig widerstehen. Es ist vergebens, durch Einhelligkeit der Stimmen das Contagium der Pest beweisen zu wollen; die angeblichen Tatsachen, die es allein noch unterstützen, sind Volksgerüchte, alte Geschichten, Denkmale unserer Leichtgläubigkeit. Die Erzählung von einem Strick, welcher nach 25 Jahren hervorgezogen die Pest von neuem im Mailändischen verursacht haben soll, und ähnliche Merkwürdigkeiten von einem Raben, einer Katze und einem Kanarienvogel sind als bare Fabeln anzusehen. Wäre die Pest ansteckend, so hätte sie sich durch ganz Frankreich verbreiten müssen, denn weder Schranken, noch Quarantäne, noch selbst der Tod vermochten den Schleichhandel zu hemmen; angesteckte Menschen entwischten aus Marseille, und Waren wurden überall hingebracht. Bekannt ist überdies, daß diese Seuche zuweilen plötzlich aufhört und zuweilen anfängt, wenn man am wenigsten daran denkt. Würde wohl ein Contagium eine solche Eclipse und das plötzliche Wiedererscheinen der Krankheit erklären, würde dasselbe nicht vielmehr die Ausbreitung derselben fortwährend befördern, und die Verheerungen mit jedem Tage steigern? – Im Orient hört die Pest immer wieder auf, obgleich keine einzige Vorkehrung getroffen wird, um das Contagium zu meiden oder auszurotten; die Einwohner gehen zur Pestzeit miteinander um, wie zuvor; keiner flieht oder weigert sich Kranke zu besuchen, die Sachen der Verstorbenen werden an öffentlichen Orten ohne Furcht gekauft, weder Kleider noch Hausgerät werden durchräuchert, und dennoch dauert die Pest nicht fort. Das Nämliche – berichtet der für die Ansteckung eingenommene Kardinal Guastaldi – hat man (1658) in Neapel gesehen, wo das Contagium kein Hindernis zur Verbreitung fand, von angesteckten Sachen nicht das geringste verbrannt oder gereinigt wurde, und dessen ungeachtet die Seuche gänzlich erlosch. Nicht anders verhielt es sich zu Marseille. Man ging in die ausgestorbenen Häuser, man betastete die Sachen und Zeuge der Verstorbenen, entleerte ihre Betten, trug die Matratzen weg und besserte sie aus, und doch wurde keiner von den Leuten, die man dazu brauchte, von der Krankheit ergriffen. Alle Häuser waren hier verpestet, alles Gerät war angesteckt, in jedem Winkel lag das Contagium verborgen, wenn es überhaupt eines gab, die Kleider waren davon durchdrungen, selbst am Holz und an den Mauern konnte es aufbewahrt werden. Die Magazine und Kaufläden enthielten einen Vorrat von Waren, deren Wert mindestens fünfzehn Millionen betrug, darunter befanden sich viertausend Zentner Wolle, und dennoch wurde die in Vorschlag gebrachte allgemeine Desinfektion ohne Nachteil unterlassen. Und einige Packträger, einige entwendete Zeuge sollten imstande gewesen sein, die ganze Einwohnerschaft zu verpesten, da hingegen alle Häuser und Sachen und dreitausend Leichname, die sich einige Zeit über der Erde befanden, die Pest nicht zu unterhalten und auszubreiten vermochten? Das heißt so viel: eine Stadt soll durch einen Funken, der aus Chatauds Schiffe flog, vernichtet werden, und eine allgemeine Feuersbrunst soll nichts verheeren.

Die Verteidiger der Ansteckung konnten sich mit einleuchtenden Gründen auf die Geschichte des angesteckten Schiffes und der ersten Kranken, so wie auf die weitere Verschleppung des Contagiums in andere Städte und Dörfer berufen; sie verstärkten ihre Beweise noch durch die Analogie, indem sie den Seuchengang der großen Rinderpest in den Jahren 1711 bis 1713 mit dem sehr ähnlichen der Menschenpest verglichen; sie zeigten ferner, daß das Nichterkranken der Personen, die in Marseille viele Verpestete gesehen und berührt hatten, kein haltbarer Grund gegen die Annahme des Contagiums sei; sie suchten darzutun, daß selbst bei obwaltendem Zweifel die Klugheit immer in Pestzeiten so zu verfahren gebiete, als ob die Krankheit ansteckend wäre, und brachten endlich vollgültige Zeugnisse herbei, nach welchen alle Klöster, welche den äußern Verkehr gemieden hatten, durchaus von der Seuche unberührt geblieben waren.

Es ist merkwürdig, wie beide Parteien sich in die Wahrheit und den Irrtum teilten. Die erstere war offenbar siegreich, insofern sie, auf Ägypten sehend, den öfters sich erneuernden Ursprung der Krankheit verteidigte und die epidemischen Verhältnisse erwog, unter welchen das Übel entsteht und wieder erlischt; sie ging aber zu weit und irrte schwer, indem sie eine solche Entstehung auch in Frankreich für möglich und die contagiöse Fortpflanzung für unstatthaft hielt; – die andere erkannte den fremden Ursprung der Pest und das wichtigste Mittel ihrer Verbreitung, allein das epidemische Verhältnis und den Einfluß der Atmosphäre ließ sie unbeachtet, und wußte weder die Entstehung der Seuche im Orient, noch das Aufhören derselben in Frankreich zu begreifen. Und wenn auch auf dieser Seite ausdrücklich bemerkt wurde, daß in Europa die Pest nur durch Ansteckung erscheine, so führte doch diese an sich ganz richtige Ansicht, als man sie immer mehr anerkannte, allmählich Manchen wieder durch ein Mißverständnis zu dem alten Plater'schen Irrtum zurück, nach welchem die Krankheit niemals und in der ganzen Welt nicht anders als durch ein Contagium entstehen soll.

Nicht minder merkwürdig ist der Umstand, daß die Ärzte, welche gegen die Ansteckung stritten, gerade diejenigen waren, welche die meisten Pestkranken gesehen und behandelt hatten, was zum auffallenden Beweise dienen kann, daß die Beschäftigung am Krankenbett in Betreff der Ätiologie nicht immer vor Verblendung schützt.

Am Ende hatten die Pest in der Provence und die davon handelnden Schriften den wohltätigen Erfolg, daß die Sanitätsgesetze erweitert und verschärft, die vorhandenen Quarantänemaßnahmen zweckmäßiger eingerichtet, neue nach einem verbesserten Plan angelegt, und dadurch auch anderen Regierungen ein heilsames Beispiel zur Nachahmung gegeben wurde.

XI.
Guastaldi, Muratori, Mead und Kanold.

INSOFERN die Hygiene als Pestpolizei ins Leben tritt, hat sie es entweder mit der Abhaltung oder mit der Beschränkung der Seuche zu tun. Nach dieser doppelten Aufgabe bietet sie daher auch zwei verschiedene Seiten dar, und müssen die Vorkehrungen und Sicherheitsanstalten gegen das Ausland von der Ordnung und Weise unterschieden werden, welche bei einer im Lande schon eingedrungenen oder herrschenden Pest zum Schutz der Gesunden zu beobachten sind, um der Ansteckung Grenzen zu setzen. In beiderlei Hinsicht waren seit dem sechzehnten Jahrhundert viele wichtige Erfahrungen gewonnen worden, allein die häufig und schnell auf einander folgenden Invasionen der Pest beweisen, und die deshalb erlassenen Belehrungen und Gesetze bestätigen, daß man die aus weiter Ferne drohende Seuche weit weniger als die bereits vorhandene beachtete. In letzterer Beziehung verdienen unter allen bis dahin erschienenen Anweisungen vorzüglich diejenigen hervorgehoben zu werden, welche der Cardinal Guastaldi und der berühmte Muratori auf eine ihrer edlen Gesinnung und umfassenden Gelehrsamkeit würdige Weise ans Licht gestellt haben.[43] Guastaldi war 1656 und 1657 das Haupt des Gesundheitsrates in Rom gewesen, und hatte dieses schwierige Amt mit einer in damaliger Zeit so ungewöhnlichen Kraft und Weisheit verwaltet, daß die Sterblichkeit bei jener furchtbaren Pest auf 14.000 Menschen sich beschränkte, während in Neapel über 200.000, nach einigen sogar 300.000, in Genua aber wenigstens 60.000 hingerafft wurden. Sein reiches Buch ist in Folge der damals gemachten Beobachtungen entstanden, und obgleich in pathologisch-therapeutischer Hinsicht ungenügend, für die Grundsätze und das Verfahren der Pestpolizei so wichtig und belehrend, daß man dasselbe als die Hauptquelle von Muratoris trefflichem Governo della peste betrachten darf. Diese letztere, mit kritischer Sorgfalt verfaßte Schrift kann gewissermaßen als die Summe und Frucht aller früheren Pestordnungen, besonders der italienischen, gelten; die Hauptabsicht derselben ist auf das Verhüten der Ansteckung und auf die Zerstörung des Contagiums gerichtet, und für diesen Zweck sind die

---

[43] Gastaldi Hieron. Cardinalis tractatus de avertenda et profliganda peste urbem invadente annis 1656 et 1657. Bononiae 1684. fol. Haller Bibl. med. pr. III. p. 617. Del governo della peste, et delle maniere di guardarsene, trattato di Lodovico Antonio Muratori, diviso in politico, medico et ecclesiastico. Brescia 1721. 8. Keine Schrift Muratoris zählt so viele Ausgaben wie diese; die erste erschien zu Modena 1714, die neueste zu Mailand 1832. Den letzten Ausgaben ist noch eine Relazione della peste di Marsiglia angehängt,

meisten der darin aufgestellten Grundsätze, vorzüglich aber die im ersten Teil enthaltenen politischen Vorschriften, für alle Zeiten von bleibendem Wert, wenngleich der Verfasser nicht dem ärztlichen, sondern wie Kircher und Guastaldi dem geistlichen Stande angehört hat. Leider ist eine bessere, den heutigen Bedürfnissen angemessene Anweisung seitdem nicht an den Tag gekommen, daher noch in neuerer Zeit Papon[44] die Werke dieser beiden italienischen Gelehrten als die vorzüglichsten bezeichnet hat, die bis jetzt über die Pestpolizei erschienen sind.

Nach den Ereignissen zu Marseille, welche besonders bei seefahrenden und handeltreibenden Nationen Besorgnis erregen konnten, trat jedoch in der Theorie und Praxis der Pestpolizei eine Veränderung ein. Die öffentliche Fürsorge, bisher vorzüglich auf die Bekämpfung des schon vorhandenen Übels gerichtet, wurde jetzt mehr als sonst auf die Abhaltung des noch entfernten hingewendet, und zu diesem Behuf auch in England ein wirksameres Verfahren dringend in Anregung gebracht.

Der Königliche Leibarzt Richard Mead, von der Behörde (*Lords Justices*) zu einem Gutachten aufgefordert, erklärte die Pest für eine Krankheit, die in Ägypten und Äthiopien, besonders aber in Kairo, aus einer durch große Feuchtigkeit und Hitze veranlaßten Fäulnis entsteht, und immer nur aus diesen Gegenden vermittelst des Contagiums durch Handel und Verkehr in andere Länder gelangt. Er entwickelte die Gründe und Tatsachen, welche ihm diese Annahme zu beweisen schienen, und erwähnte bei dieser Gelegenheit, wie falsch und grundlos die von einigen genuesischen Schiffern verbreitete Sage sei, nach welcher die Pest sich auch in China erzeugen soll, da man dieselbe doch niemals in diesem Reiche gesehen. In Folge des Prinzips vom afrikanischen Ursprung der Seuche und ihrer Übertragung nach Europa konnten die Vorschläge Meads hauptsächlich nur auf die strenge Beobachtung der Schiffsquarantäne gerichtet sein[45]. Hierauf wurde schon im Januar 1721 eine vollständigere Quarantänebill ins Parlament gebracht, und erhielt, nachdem sie ungeachtet des Widerspruches der Levantischen Gesellschaft das Unterhaus passiert war, in demselben Monat die Königliche Genehmigung. In der folgenden Parlamentssitzung ergingen noch zwei andere Verordnungen, von welchen die eine die Regierung sogar ermächtigte, ein Jahr lang allen Handel mit jedem bereits angesteckten oder verdächtigen Lande gänzlich zu verbieten, die andere aber den Zweck hatte, das heimliche Einführen der Waren und die Gefahr, dadurch die Pest zu bekommen, so wie auch die Übertretung der Quarantänegesetze zu verhindern.

---

[44] De la Peste ou Epoques mémorables de ee fléau et moyens des'en préserver. Paris, A. 8. T. I. p. 40.
[45] R. Mead Dissertatio de peste. Opp. Gottingae 1749. Tom. II.

Alle diese Verordnungen hatten jedoch nur Gültigkeit auf eine beschränkte Zeit; im März 1723 trat das alte, zwar mildere, aber sehr unvollständige Quarantänegesetz der Königin Anna, das einstweilen suspendiert worden war, von neuem in Kraft, und seither sind die Quarantänegesetze in England noch öfters verändert worden.

Auch in Deutschland verlor sich allmählich die lange genährte Meinung, daß die Pest ein Erzeugnis einheimischer Ursachen sei. Es war ein schlesischer Arzt, der wackere Johannes Kanold, der hier zuerst über den Ursprung und das Herkommen dieses Übels ein helleres Licht verbreitete, nachdem er schon früher um die Geschichte und Kenntnis der Viehseuchen, namentlich der Rinderpest, sich ein Verdienst erworben, welches anderswo nach Gebühr gewürdigt worden ist. Die Pest, welche im Jahre 1709 und in den folgenden Jahren in Polen und Schlesien herrschte, mochte diesem aufmerksamen Arzte Stoff zu Erfahrungen dargeboten haben; und sein unermüdlicher Fleiß, mit welchem er sich Nachrichten aus den entferntesten Ländern zu verschaffen suchte, sein historischer Sinn, und vor allen sein gesundes Urteil machten ihn vorzüglich geschickt, in dieser wichtigen Sache das Wort zu führen. Als die Seuche auch zu Marseille erschienen war, fand Kanold sich veranlaßt, die Briefe einiger französischen Ärzte darüber, und seine eigene Ansicht bekannt zu machen.[46] Nach dieser sind die türkischen Provinzen die eigentliche Heimat der Pest, und Ägypten ist das Land, worin dieselbe gewöhnlich und endemisch herrscht. Die Ursache hiervon ist nicht in einem von Anfang dagewesenen und diesen Gegenden zum beständigen Eigentum übergebenen Gift, sondern in der Barbarei und im Fatalismus der Türken, in der großen Sonnenhitze, in schädlichen Winden (*Chamsin*) und faulenden Gewässern, vorzüglich in den Folgen der Überschwemmung des Nils und in der Lebensart der Einwohner zu suchen. Durch diese in Ägypten einheimischen Einflüsse wird die Pest öfters in einem oder dem andern Orte ursprünglich erzeugt, entweder sogleich in ihrer völligen Gestalt, oder durch eine Verschlimmerung der dort so häufigen pestartigen Fieber, besonders des von Alpini beschriebenen Dem el muia, welches zu Kairo und Alexandrien im Herbste viele Menschen mit Erbrechen, Herzensangst, großer Hitze, heftigem Durst und Raserei, zuweilen auch mit gefährlichen Beulen befällt, und oft in wenigen Stunden zum Tode führt. Deshalb ist aber nicht jede Pestseuche in den Morgenländern als eine primitiv entstandene anzusehen; das Contagium wird öfters durch wechselseitige Mitteilung aus einem Lande in das andere, zuweilen auch nach Ägypten zurückgebracht, und glaublich erscheint, daß die Seuche, welche durch ein eingeführtes Contagium entsteht, allezeit viel heftiger ist, als jene, die nach und

---

[46] Sendschreiben von der Pest in Marsilien, mit einigen Reflexionen von dem wahren Ursprung der Pest im Orient von Johann Kanold. Leipzig 1721. 4.

nach im Lande selbst aus einheimischen Ursachen ausgebrütet wird. Als sicher und gewiß muß aber angenommen werden, daß niemals in unsern Gegenden eine Pest ursprünglich auf solche Weise entsteht, oder jemals entstanden ist; und wenn das Contagium nicht häufiger noch, als es wirklich geschieht, nach Europa kommt, so liegt der Grund hauptsächlich darin, weil dasselbe in den Waren nicht immer wirksam sich erhalten kann, in der Levante oder auf dem Wege an Kraft verliert, und seine Ausbreitung auch durch die zu Venedig und in andern Häfen übliche Quarantäne verhindert wird. – Wahrlich, mancher Irrgang wäre den späteren Ärzten erspart worden, wenn sie dieses Ergebnis von Kanolds unbefangener Untersuchung erwogen und bei ihren eigenen Bemühungen besser zu benutzen verstanden hätten!

XII.
Chenot, Ferro, Howard und Russell.

DIE Vorsicht, welche von zivilisierten Nationen in den Seestädten ange-ordnet war, vermochte Europa nicht hinlänglich vor der Pest zu bewahren, so lange diese noch von Südosten her eine offene Pforte fand, und zu Lande sich aus der Türkei in die benachbarten Reiche verbreiten konnte. Unter diesen waren Ungarn und Polen den verderblichen Invasionen zunächst und am häufigsten unterworfen, und mithin blieb auch Deutschland, welches die Pest schon oft auf diesem Wege empfangen hatte, fortwährend einer Gefahr ausgesetzt, die durch die wiederholten Türkenkriege noch vervielfältigt und gesteigert wurde. In den Jahren 1738 bis 1744 waren die Ukraine und die ungarischen Länder bis an die deutsche Grenze hin ein Schauplatz der traurigsten Verheerung[47], Siebenbürgen hatte in dem Zeitraum von 1708 bis 1770 die Schrecken der Pest nicht weniger als fünfmal erfahren[48], in dem zuletzt gedachten Jahre wurden Podolien und Rußland ergriffen, und 1771 allein in Moskau gegen achtzigtausend Menschen dahingerafft.[49]

Wenn auch die ärztlichen Erfahrungen bei diesen Seuchen der Wissenschaft keine neuen Bereicherungen brachten, höchstens nur zur Bestätigung früherer Überzeugungen, besonders von der Ansteckung, dienen konnten, so waren

---

[47] J. F. Schreiberi observata et cogitata de pestilentia, quae anno 1738 et 1739 in Ucrania grassata est. Petropoli 1750. 4.

[48] M. Lange rudimenta doctrinae de peste, quibus additae sunt observationes pestis transilvanicae anni 1786. Edit. II. Offenbach 1791. 8.

[49] Caroli de Mertens observationes medicae de febribus putridis, de peste monnullisque aliis morbis. Ticini 1779. 8. Deutsch: Göttingen 1791. 8. -
G. Orraai descriptio pestis, quae a. 1770 in Jassia et 1771 in Moscua grassata est. Petropoli 1781. 4.
Samoilowitx, Mémoire sur la peste, qui en 1771 ravagea l'empire de Russie etc. Paris 1783. 8.
Deutsch: Leipzig 1785. 8.

doch die Begebenheiten für sich selbst schon hinreichend und ganz dazu geeignet, um die dabei vorzüglich beteiligten Staaten zu wirksameren Vorkehrungen aufzufordern.

Das umfassendste und wichtigste Gesetz in dieser Beziehung wurde von der Regierung der Kaiserin Maria Theresia erlassen; denn obwohl bereits in den Jahren 1755, 1757, 1764 und 1766 ausführliche Patente und Strafbestimmungen besonders für die Küsten und Seestädte ergangen, auch an den türkischen Landgrenzen schon durch frühere Fürsorge verschiedene Contumazhäuser vorhanden waren: so schreibt sich doch die regelmäßigere Einrichtung derselben und die strengere Handhabung der Pestpolizei in diesen Gegenden erst seit dem Erscheinen der unter van Swietens Leitung abgefaßten Gesundheitsordnung vom Jahr 1770 her[50], welche zwar durch spätere Verordnungen vielfach abgeändert, doch bis jetzt als die eigentliche Grundlage des österreichischen Contumazwesens zu betrachten ist. Dieses wegen seiner Strenge nicht selten angefochtene Gesetz bestimmte bei unzweifelhaft gutem Gesundheitszustande der Türkei für Menschen, Vieh und Waren eine Quarantäne von einundzwanzig Tagen; bei ungewissen oder gefahrdrohenden Nachrichten wurde diese Frist auf achtundzwanzig Tage, und bei dem Ausbruch der Pest in benachbarten türkischen Provinzen auf zweiundvierzig Tage festgesetzt, wobei man sich noch vorbehielt, einzelne Quarantänehäuser nach den Umständen gänzlich zu schließen. Für diese Anstalten selbst wurden zweckmäßigere Einrichtungen vorgeschrieben, den Beamten derselben ausführliche Anweisungen erteilt, die sogenannten giftfangenden Waren einzeln bezeichnet, auch für den beständigen Sanitätscordon Instruktionen erlassen, und unter diesen die schon in dem Strafgesetz von 1766 enthaltene Bestimmung wiederholt, nach welcher die Wachtposten des Cordons alle an der Grenze ankommenden Personen sogleich zurück oder in die Contumazanstalt weisen, im Fall der Weigerung und bei offenbarer Widersetzlichkeit auf der Stelle erschießen, überhaupt aber scharf darüber wachen sollen, daß der Eintritt aus dem türkischen Gebiet in das diesseitige allezeit auf keine andere Weise als durch die vorgeschriebene Contumaz erfolge. Die Ausführung dieser Maßregeln wurde durch die Verfassung der Militärgrenzen in Ungarn und Siebenbürgen begünstigt, und die zum Kriegsdienst verpflichtete Mannschaft derselben, früher nur als Vorhut gegen die Einfälle der Türken gebraucht, wurde nun zugleich als eine Landwehr gegen die Pest benutzt.

Von großem Einfluß nicht nur auf jene Gesundheitsordnung, sondern noch viel mehr auf die späteren Veränderungen, Zusätze und Einschränkungen derselben, waren die Erfahrungen des trefflichen Adam Chenot, der als Sani-

---

[50] Gesundheitsordnung für alle k. k. Erbländer vom 7ten Januar 1770. Tl. II., abgedruckt in J. D. John's Lexicon der k. k. Medizinalgesetze. Prag 1790. 8. Bd. I. S. 386 u. ff.

tätsrat in Siebenbürgen vielfach mit den vorbauenden Maßregeln beschäftigt, schon während der Seuche von 1755 bis 1757 im Auftrage der Kaiserin die Kranken behandelt, die Behörden mit seinem Rate unterstützt, und damals selbst die gefürchtete Krankheit überstanden hatte. Nur selten vereinigten sich die äußern Umstände mit den Eigenschaften des Geistes auf eine so glückliche Weise, um einen ausgezeichneten Pestarzt zu bilden. Chenot gehört zu den wenigen, die durch Stellung und Gelegenheit begünstigt, zugleich mit unerschrockenem Mut, klarer Einsicht, unbefangenem Urteil, Wahrheitsliebe, Beharrlichkeit und menschenfreundlicher Gesinnung einem so schweren und gefahrvollen Beruf am würdigsten entsprochen haben; und deswegen verdient er die Verehrung, mit welcher sein Andenken in jenen Grenzbezirken noch heute gesegnet wird. Die Schriften dieses Arztes, die zum Teil erst nach seinem Tode erschienen, zeigen fast durchaus den praktischen Sinn und richtigen Blick, der ihn im Leben nicht verließ, und eine so genaue Kenntnis der örtlichen und in der Türkei bestehenden Verhältnisse, eine stets auf die Erfahrung gegründete Einfachheit und Treue, daß er schon deshalb als einer der sichersten Führer erscheinen muß.[51] Seinen Vorschlägen und besonders dem (1785) von ihm verfaßten Normativ sind viele allgemeine sowohl als besondere Einrichtungen in den Schutzanstalten zuzuschreiben, die wichtigste Veränderung jedoch war die noch jetzt bestehende, nach welcher die Quarantänezeit bei naher Pest auf zwanzig Tage, bei entfernterer auf zehn Tage herabgesetzt, und in pestfreien Zeiten blos eine Reinigung angeordnet wurde.

Chenot war überzeugt, daß in Europa jede Pestseuche nur durch Ansteckung entsteht, allmählich aber auch stets von selbst ihre ganze Kraft verliert. Auf den ersten Ursprung des Übels erstreckten sich seine Untersuchungen nicht; er ließ es dahin gestellt sein, ob das Pestgift an den östlichen Küsten des Mittelmeeres von Zeit zu Zeit neu erzeugt, oder durch gewisse Ursachen nur untätig erhalten und gelegentlich wieder erweckt werden könne. Dieser Zweifel wurde bei weitem weniger beachtet, als er es verdiente. Man hatte es in den Contumazanstalten und überall bei der Pest nur stets mit dem Contagium zu tun, auf dieses zielten alle Vorkehrungen ab, die Erfahrung hatte sein Dasein mit unumstößlichen Beweisen dargetan, und so mächtig war diese Überzeugung geworden, daß bald wieder mehreren Ärzten, die bloß von diesem Gesichtspunkt ausgingen und die Pest nur auf europäischem Boden sahen, eine ursprüngliche und neuere Entstehung derselben ganz unbegreiflich, ja unmöglich erschien. So führte die Anerkennung einer richtigen Tatsache abermals zu einem falschen Schluß, und der Übertreibung folgte der

---

[51] Adam Chenoti tractatus de peste. Viennae 1766. 8. Deutsch: Dresden 1776. 8.
Desselben hinterlassene Abhandlungen über die ärztlichen und politischen Anstalten bei der Pestseuche. Wien 1798. 8.

Irrtum auf dem Fuße nach. Bei solcher einseitigen Wendung der Sache konnte eine Reaktion nicht ausbleiben; der alte Streit lebte wieder auf, die schwache Seite in der Lehre von der Ansteckung, die dunkle, noch immer nicht ausgefüllte Lücke mußte aufs neue zur Untersuchung kommen.

Wenn aber ein Arzt, wie Maximilian Stoll[52], bei dieser Gelegenheit die Ansteckung der Pest in Zweifel zog, und es in Frage stellte, ob diese Krankheit nicht überall aus epidemischen Einflüssen durch eine Steigerung bösartiger Fieber sich erzeugen, und ob die Unterhaltung der kostspieligen, für den Handel so nachteiligen Schutzanstalten nicht füglich unterbleiben könne, so muß man diese Äußerungen nur als wiederholte Anfragen an die Wissenschaft betrachten, nicht aber verdient ein solcher Lehrer deshalb so ungebührlich getadelt zu werden, wie dies zum Teil von Männern geschehen ist, die sonst in vieler Hinsicht unter ihm stehen. Noch weniger ist ein so leicht fertiges Urteil über Pascal Joseph Ferro[53] zu sprechen, welcher zwar ebenfalls einen europäischen Ursprung der Seuche für möglich, und bei den Schutzanstalten große Einschränkungen für zulässig hielt, die Pest aber jedenfalls für die stärkste epidemisch ansteckende Krankheit erklärte.

Nicht befriedigt durch die beschränkte Ansicht, welche bei dem Ursprung dieser Krankheit immer nur das Contagium, und nichts als das Contagium vor Augen hatte, unternahm es Ferro, über das Entstehen und Verhüten der Pest eine Untersuchung zu führen, in welcher durch eine zusammenhängende Kette von Folgerungen die geschichtlichen Tatsachen mit allgemeinen Begriffen klar und übereinstimmend verbunden, und ausführlicher als jemals zuvor die Beweise für den epidemischen Charakter der Pestseuche vorgelegt sind.

Die Pest, sagt Ferro, ist eine allgemein herrschende Krankheit, die viele unter dem Volk nacheinander ergreift, nur kurze Zeit dauert, und dann wieder so gänzlich verschwindet, daß niemand mehr davon befallen, und das Land wie zuvor vollkommen frei davon wird.

Man muß also fragen: Wie geschieht dieses? Aus welcher Ursache ist ein so wütendes Übel entstanden, und wie ist dasselbe wieder vergangen, ohne auch nur eine Spur zu hinterlassen? – Auf die erste Frage ruft alles: Ansteckung war's! auf die zweite aber ist alles stumm. – War es allein die Ansteckung, durch welche sich die Krankheit verbreitete, wie konnte diese so bald wieder verschwinden, da doch nun das ganze Land voll Zunder, da alles angesteckt und ansteckend war? Vorher war es nur ein einziger Mensch und öfters nur ein einziges Kleidungsstück, die in das Land gebracht so viele Menschen verpestet haben sollen; und jetzt ist alles verpestet, die Kleider und die Sachen der Verstorbenen sind zu Tausenden da, und niemand erkrankt mehr, alles ist

---

[52] Max. Stoll rationis medendi pars II. Cap. IX. Viennae 1788. 8.
[53] P. J. Ferro, nähere Untersuchung der Pestansteckung. Wien 1787. 8.

und bleibt gesund, als wenn keine Pest je dagewesen wäre. Die Ansteckung kann also die Ursache der Pest entweder gar nicht sein, oder wenn sie es ist, so müssen sich noch andere Ursachen mit ihr verbinden, deren Gegenwart den Zunder wirksam und die Menschen fangbar macht, in deren Abwesenheit aber der Zunder unwirksam wird, und die Menschen unempfänglich für die Krankheit werden. – Nun aber lehrt die Erfahrung, daß die Pest nicht nur sehr häufig und von Ort zu Ort durch Ansteckung verbreitet wird, sondern auch allezeit mit ungesunden Umständen vereinigt ist. Bald sind es Teuerung, Hungersnot und Kriege, bald große und lang anhaltende Überschwemmungen, üble Witterung, unreine Luft, verdorbene Nahrungsmittel und andere Schädlichkeiten, die entweder einzeln oder zusammen die Pest begleiten und ihr vorangehen.

In den Morgenländern wie bei den meisten europäischen Seuchen ist dieses von jeher beobachtet worden; fast jede Pestbeschreibung liefert den Beweis dafür. Die Pest dauert höchstens ein oder zwei Jahre, niemals über drei Jahre in einem Orte fort, und hört zugleich mit den allgemeinen schädlichen Umständen wieder auf. Weder durch Reinigen und Räuchern, noch durch das Verhüten der Ansteckung wird dieses Aufhören bewirkt, denn es erfolgt auch im Orient, wo jene Vorkehrungen unbekannt sind, und überall, wo die Seuche allgemein herrschend geworden, sind alle Reinigungsmittel nicht imstande, eine gänzliche Tilgung des Zunders zu bewirken. Das Übel wird vielmehr nur deshalb gemindert und hinweggenommen, weil die Ansteckung, d. i. die Intensität des Pestgiftes und die Empfänglichkeit dafür im Menschen, während der Seuche veränderlich ist, weil das Contagium stets im Verhältnis mit der Stärke der Seuche steht, und endlich mit dieser zugleich erlischt.

Daher ist die Pest eine epidemisch ansteckende Krankheit, die wie alle andere Epidemien ihren Anfang, Fortgang und ihr Ende hat. Sie entsteht zuerst aus allgemeinen Ursachen, und wird demnächst durch Ansteckung mitgeteilt, jedoch nur solchen Personen, die durch dieselben Ursachen schon für die Krankheit empfänglich und vorbereitet sind. Das Contagium kann also weder die einzige noch die beständige Krankheitsursache, sondern nur ein Zusatz oder Supplement zur unvollendeten Wirkung der allgemeinen Pesturssachen sein. Wo diese zuweilen nicht mächtig oder nicht weit genug verbreitet sind, da werden auch nur wenige Menschen von der Pest befallen, die dann selten ansteckend wird, weil das Land noch gesund und die Bevölkerung unempfänglich ist.

Dergleichen sporadische Pestfälle werden von den Ärzten in Konstantinopel fast täglich bemerkt, und eben solche hat auch Oraeus in der Krim, Walachei und Moldau gesehen. Wenn aber das ganze Land ungesund, und durch allgemeine Schädlichkeiten zur Krankheit schon gestimmt und vorbereitet ist, so wird auch die Ansteckung leichter und reißender sein. Will man also die Pest verhüten, so müssen die schädlichen Umstände beseitigt oder verbessert, und zugleich muß auch die Ansteckung abgehalten werden.

Ferro hat diese Sätze so scharfsinnig verteidigt und mit so vielen glaubwürdigen Zeugnissen unterstützt, daß man im allgemeinen wenig dagegen einwenden könnte, wenn er die ursprüngliche Entstehung der Krankheit nur auf den östlichen Rand des Mittelmeeres eingeschränkt hätte. Allein der Glaube an die beständige Fortdauer des Contagiums und die Unvertrautheit mit dem Mutterlande der Pest waren schon zu lange die zwei größten und unversiegbar immer sich erneuernden Quellen des Irrtums gewesen, als daß ein Einzelner sie beide zugleich hätte bewältigen können. Ferro siegte nur über die erste; von der zweiten wurde er mit fortgerissen. Es muß daher auch seine Folgerung, daß die Pestseuche unter gewissen Umständen sich überall auch in Europa von selbst erzeugen könne, und alles, was weiter aus dieser Meinung hergeleitet ist, nicht nur als unhaltbar betrachtet, sondern in Beziehung auf die Hygiene sogar als nachteilig abgewiesen werden, wie groß auch immer die Verdienste bleiben, welche dieser verständige Arzt sich um die Wahrheit erworben hat.

Auf die Verfassung der Schutzanstalten scheint Ferros Schrift von keinem erheblichen Einfluß gewesen zu sein; denn obwohl dieselbe mancherlei zum Teil gewiß nicht unbegründete Mängel und Mißbräuche bei diesen Anstalten zur Sprache brachte, auch 1795 und 1797 das Eindringen der Pest in Syrmien und Ostgalizien[54] so wenig wie 1784 in Dalmatien und 1786 in Siebenbürgen verhindert werden konnte, und überdies die Begünstiger des Handelsverkehres alles aufboten, um die Quarantäne als schädlich und unzweckmäßig darzustellen, so sind doch die Einrichtungen der Militärbezirke im Wesentlichen unverändert beibehalten worden. –

Hier ist der Ort, auch eines seltenen Menschenfreundes zu gedenken, welcher seine Tage mit dem Besuch der Kerker, Spitäler, Zucht- und Pesthäuser zugebracht, zu diesem Behuf durch ganz Europa und einen Teil von Asien die beschwerlichsten Reisen unternommen, und unter vielen Mühseligkeiten vor allen gerade diejenigen Orte aufgesucht hat, die wegen der Gefahren für die Gesundheit oder als Sammelplätze des menschlichen Elends am meisten geflohen werden. Ist auch der Erfolg so edler Bemühungen unvollständig geblieben, so verdient doch der Brite John Howard gepriesen zu werden, nicht allein wegen seiner Gesinnung und Aufopferung, sondern auch wegen des Guten, welches er teils unmittelbar auf drei großen Reisen durch persönlichen Einfluß und Rat, teils auch mittelbar durch seine Schriften gewirkt und hinterlassen hat. Außer der Verbesserung der Hospitäler und Gefängnisse, die

---

[54] Franz von Schraud, Geschichte der Pest in Syrmien in den Jahren 1795 u. 1796; nebst einem Anhange, welcher die Geschichte der Pest in Ostgalizien etc. enthält. 2 Bde. Pest 1801. 8. Ein Werk, in welchem die Verwalter der Pestpolizei manche heilsame Lehre und Warnung finden.

stets zu den wichtigsten Gegenständen seiner Fürsorge gehörten, war die Beschränkung ansteckender Krankheiten und vorzüglich die Abhaltung der Pest sein angelegentlichster Wunsch, zu dessen Erfüllung im Jahre 1785 er eine Reise nach Frankreich und Italien und weiter nach Konstantinopel und Smyrna antrat, um die bedeutendsten Quarantäneplätze an Ort und Stelle kennen zu lernen, und die für seine Absicht erforderlichen Nachrichten und Belehrungen sich selbst zu verschaffen. Wie aber die Beobachtungen, welche Howard auf diesem Weg anzustellen Gelegenheit fand, ihn von den Mängeln und der Unzulänglichkeit der meisten Pestanstalten überzeugten, so vermochten die Erklärungen der vielen von ihm befragten Ärzte ihm nur die Gewißheit zu geben, daß auch über die Natur und Entstehung der Pest noch überall großer Widerspruch herrsche, und dieser dunkle Gegenstand lange nicht genug beleuchtet worden sei. Dies erkennend, und aus wahrer Neigung um den Gewinn medizinischer Kenntnisse bemüht, faßte Howard noch in der Folge den Entschluß, die Entstehung und die Ursachen der Pest ganz besonders zu erforschen; auf der Reise jedoch, die der Unermüdete von neuem machte, um die Herrschaft des Todes zu beschränken, ereilte ihn dieser selbst und brachte die Welt um die Früchte eines Unternehmens, das mit großen Hoffnungen begonnen war. – Indessen bleiben die von diesem Reisenden gesammelten Nachrichten und die Beschreibung verschiedener Quarantäne-Anstalten immer schätzbar und rühmenswert, wenngleich die Tatsachen zum Teil nur flüchtig beobachtet und auch nicht in der besten Ordnung dargestellt sind.[55]

Glücklicherweise wurde die Wissenschaft für Howards frühzeitigen Verlust entschädigt, als bald darauf Patrick Russell, ehemaliger Arzt der englischen Faktorei zu Aleppo, seine schon längst gesammelten Erfahrungen über die Pest bekannt zu machen beschloß, und unsere Lehre mit einem Beitrag bereicherte, der in Hinsicht gründlicher Ausführlichkeit kaum von einem andern übertroffen ist.[56] Die Geschichte der Pest zu Aleppo, die Beschreibung der Symptome und des Heilverfahrens, die Ansteckung, und vorzüglich die Pestpolizei in ihrem ganzen Umfange sind der Inhalt dieser Schrift, welche überdies mit einem wertvollen Zusatz von hundertundzwanzig Krankengeschichten und lehrreichen Witterungstabellen ausgestattet ist. In ätiologischer Beziehung hat zwar die neueste Zeit ohne Zweifel viel Wichtiges hinzugefügt, zum

---

[55] An Account of the prinzipal Lazarettos in Europe; with various papers relative to the plague etc. by John Howard F. R. S. London 1789. 4. Deutsch: John Howard's Esq. Nachrichten von den vorzüglichsten Krankenhäusern und Pesthäusern in Europa. Aus dem Engl. mit Zusätzen des deutschen Herausgebers (C. F. Ludwig). Mit Kupfern und Tabellen. Leipzig 1791. 8.
[56] A Treatise of the plague by Patr. Russell. London 1791. 4. Deutsch: Patrik Russel's Abhandlung über die Pest, nebst einem Anhange, welcher Krankengeschichten und meteorologische Beobachtungen während der Pestzeit enthält. A. d. Engl. Leipzig 1792. Zwei Bände. 8.

Teil aber auch über die Pest so dürftig und oberflächlich geurteilt, daß gewiß jeder, dem die wandelbaren Meinungen des Tages keine Befriedigung gewähren, gern wieder zu Russells reicher Quelle zurückkehren wird, wo aus einer Fülle von Beobachtungen und besonnenen Urteilen, wenn auch nicht vollständige, doch viele Belehrung zu schöpfen ist.

Ein nicht geringes Verdienst dieses Schriftstellers besteht darin, daß er den merkwürdigen, bis zu seiner Zeit noch wenig beachteten Seuchengang einer Pest im Orient beschreibt, und dadurch über die ursächlichen Verhältnisse derselben Licht verbreitet. – Der Winter von 1756 war in Syrien und Kleinasien ungewöhnlich streng, und in Aleppo die Kälte seit Menschengedenken nicht so heftig gewesen. Im Dezember 1757 trat eine außerordentliche Hungersnot ein, welche bis zum folgenden Juni anhielt und im Februar mit einem bösartigen Fleckfieber sich verband, das mit dem Frühjahr zunahm und bis in den Herbst (1758) eine fast ebenso große Sterblichkeit wie sonst die Pest zur Folge hatte.

Kaum waren diese Unfälle vorüber, als wiederholte Erdbeben, und die Nachricht, daß die Pest sich aus Ägypten eingeschlichen, neue Besorgnis erregten. Im Oktober und November wurden die Städte Damaskus, Acre, Sidon, Tripolis, Antiochia und Aleppo durch Erdstöße beschädigt, und leichtere Erschütterungen bis zu Ende des Jahres in ganz Syrien gespürt. Unmittelbar nach dem Erdbeben erschien zuerst in dem sehr zertrümmerten Dorfe Saffat die Pest, welche durch angesteckte Juden, die von Alexandria kamen, dahin gelangt war. Bald darauf zeigte sich dieselbe Krankheit in Acre und Sidon, und im Januar 1760 zu Tripolis, wo sie in den ersten Monaten nur wenige Menschen befiel, im April zunahm, im Mai und Juni mit ziemlicher Stärke anhielt, im Juli wieder nachließ und gegen das Ende des folgenden Monats völlig verschwand, nachdem fast die Hälfte der Kranken, wie man behauptete, genesen war. Merkwürdig erscheint, daß Tripolis in den zwei nächsten Jahren von der Pest gänzlich verschont blieb, obgleich sie in den benachbarten Dörfern herrschte und die Stadt sehr viele geflüchtete Familien, worunter auch pestkranke, aufgenommen hatte. Jerusalem bekam das Übel im Januar oder Februar 1760, Damaskus um den Anfang, Latakea um die Mitte des März. In diesen Orten, sowie in den kleineren Städten und Dörfern von Palästina, richtete die Seuche durch einige Monate große Verwüstung an, und nahm im Ganzen denselben Gang wie zu Tripolis.

Die Stadt Aleppo, welche die Pest periodisch heimzusuchen scheint, war davon längere Zeit frei geblieben; ungünstige Witterung, Hungersnot, ungewöhnliche Krankheiten und Erdbeben, ein Komet und eine Sonnenfinsternis (Erscheinungen, welche man im Morgenlande als Vorläufer der Pest betrachtet) waren vorangegangen, ein lebhafter Verkehr mit angesteckten Orten hatte stattgefunden. Dennoch wurden die Nachrichten von der Annäherung der Seuche nicht geachtet, so lange man bemerkte, daß noch keine Vögel weggezogen, keine Viehseuchen erschienen, die Frösche nicht weniger laut als sonst, und die Insektenschwärme nicht zahlreicher waren.

Zu Anfang des Mai kamen in Aleppo Karawanen aus Jerusalem, Damaskus und Latakea an, wo die Pest eben wütete. Türkische Kaufleute, die von Damaskus angelangt waren, wohnten in einem öffentlichen Chan, und reisten anscheinend gesund den sechzehnten Mai wieder ab. Am folgenden Tage oder bald darauf erkrankten drei Menschen, welche jene Fremden bedient und deren Waren gepackt oder getragen hatten. Alle drei starben mit unverkennbaren Zeichen der Pest; von vier Armeniern aber, die diese Kranken abwechselnd gepflegt hatten, wurde nicht ein einziger angesteckt. Gegen das Ende des Monats und zu Anfang des folgenden kamen aus verpesteten Städten und Gegenden noch mehrere Karawanen an, bei welchen sich angesteckte Personen befanden. Den sechzehnten Juni zählte man jedoch erst siebzig Angesteckte in der Stadt, mit Einschluß der Genesenen, die aus anderen Orten dahin gekommen waren; selten wurde bis zu diesem Zeitpunkt in einer Familie mehr als ein Kranker gefunden, und sehr oft entgingen selbst bei der niederen Volksklasse die Krankenwärter der Ansteckung. Nach der Mitte des Junis waren die Genesungen häufiger, die Seuche aber wurde offenbar ansteckender, und breitete sich allmählich in der Stadt und den Vorstädten aus. Sie blieb im Wachsen bis zum zehnten Juli, worauf sie sichtlich abnahm und in der ersten Hälfte des August gänzlich erlosch. Die Zahl der an der Pest Gestorbenen belief sich in diesem Jahre nicht über fünfhundert; eine äußerst unbedeutende Sterblichkeit, wenn man bedenkt, daß die Seuche sich über viele Teile einer Stadt verbreitet hatte, wo mehr als 200.000 Menschen wohnen, und keine öffentlichen Vorkehrungen üblich sind. – Die Dörfer in der Umgegend hatten ebenfalls nur wenig gelitten, und blieben den ganzen Winter von allen ansteckenden Krankheiten frei, während andere Orte in den Bergen zwischen Antiochia und Latakea im Spätherbst von der Krankheit befallen wurden und bis gegen das Frühjahr daran zu leiden hatten. Von diesem Gebirge flüchteten angesteckte Personen in die Städte Antiochia, Schogre und Edlib, und starben zum Teil im Schoße der Familien, von denen sie aufgenommen waren, ohne die Krankheit mitzuteilen; gleichsam als ob diese in den Ebenen die ansteckende Kraft verlöre, die sie auf den Höhen mit voller Stärke zu äußern schien.

Um die Mitte des Monat März 1761 zeigte sich die Pest von neuem in Aleppo, zuerst in einem arabischen Lager vor den Toren und in einer Kaisaria innerhalb der Stadt, breitete sich dann, durch häufige Zusammenkünfte und Versammlungen während des Osterfestes und des Bayrams begünstigt, im April noch weiter aus und erschien im Mai auch unter den Juden, während die Europäer ihre Häuser schlossen. Im Juni nahm die Seuche mit reißender Schnelligkeit zu, und die Zahl der Toten stieg in der ersten Woche dieses Monats auf 670, da sie in der letzten des Mai nur 290 betragen hatte. Vor der

Mitte des Junis genasen nur wenige Kranke, allein von dieser Zeit an war die Seuche zwar nicht minder ansteckend, doch nicht mehr so tödlich.

Indessen konnte man sagen, daß die Pest ungeachtet der abnehmenden Sterblichkeit dennoch in Hinsicht der Verbreitung bis zum Anfang des Monat Juli im Wachsen war, um welche Zeit sie ihre größte Höhe erreichte, worauf in der zweiten Hälfte dieses Monats, während immer mehrere genasen, sowohl die Ansteckung als auch die Sterblichkeit sich schnell und offenbar verminderte.

Die Seuche hörte aber nicht gänzlich auf, wie dies gewöhnlich im Sommer zu geschehen pflegt, sondern dauerte bald zu- bald abnehmend und mit sehr veränderlicher Sterblichkeit bis in den September des folgenden Jahres (1762) fort, was teils einer ungesunden Beschaffenheit der Witterung, teils andern Umständen zugeschrieben wurde. Doch war die Pest im allgemeinen auch in diesem Jahre während des Winters am schwächsten und im Mai und Juni am heftigsten, so daß die Sterblichkeit sogar in einer Woche auf 1472 stieg, mit Einschluß jedoch auch solcher Toten, die an andern Krankheiten verstorben waren. Erst zu Ende Septembers war Aleppo gänzlich von der Pest befreit.

Im Ganzen verhält sich nach Russells Meinung die Zunahme der Pest in den verschiedenen Gegenden der Levante ziemlich gleich, allein bei der Abnahme finden nach Beschaffenheit der Jahrgänge merkliche Abweichungen nicht nur in mehreren, sondern auch in den nämlichen Orten statt; Wachstum und Nachlaß der Seuche sind immer schnell, das Ende aber erfolgt in der Regel früher in Ägypten als in Syrien. Sowohl hier als auf Zypern sah man die Pest zuweilen im Spätherbst, im Winter und zu Anfang des Frühlings während der strengsten Kälte wüten, vorzüglich in den Dörfern, nachdem sie in den Städten schon sehr abgenommen oder gänzlich aufgehört hatte. Die Wiederkehr des Übels ist namentlich in Aleppo an keine feste Regel gebunden, die Zwischenzeiten sind von beträchtlicher, aber ungleicher Länge; der Handel mit Ägypten, Konstantinopel und Smyrna geht ununterbrochen fort, und dennoch wütete die Seuche öfters in diesen und in anderen Orten, ohne daß Aleppo angesteckt wurde. Russell hält es überhaupt für eine sichere Tatsache, daß in der Levante bei einem gewissen Zustande der Luft ein Verkehr mit angesteckten Orten ohne Nachteil fortdauert, und der Handel mit verpesteten Städten zuweilen keine schlimmen Folgen nach sich zieht. Dieses kann man vielleicht ohne Einschränkung von allen Ländern behaupten; weil aber die epidemische Konstitution sich nur in ihren Wirkungen zu erkennen gibt, und weder ihre Annäherung noch ihr Entweichen sich vorhersagen läßt, so kann keine Zeit von aller Pestgefahr im voraus freigesprochen werden. Wie oft indes die Pest auch erscheinen und wie verschieden ihre jedesmalige Dauer sein mag, immer hört sie wieder auf, der Ort mag nun gereinigt werden oder nicht. Und so wie diese Krankheit ohne eine gewisse Luftbeschaffenheit nicht epidemisch werden und ohne eine gewisse Anlage des Körpers keine Ansteckung erfolgen kann, ebenso ist auch eine Veränderung der Luft die Hauptursache des Aufhörens der Pest. Zuweilen ist diese Veränderung so schnell und vollkommen, daß das Übel plötzlich abnimmt und verschwindet; ein andermal geschieht sie nur allmählich, und die Seuche dauert schwach noch eine Zeitlang fort. Im ersten Fall sind Reinigungsmittel unnütz oder überflüssig, im zweiten aber tunlich und zweckmäßig. Die Annäherung der Pest soll wachsam und tätig, aber nicht mutlos machen. Durch zeitige und kluge Vorsicht kann dieses furchtbare Übel ganz abgehalten, oder doch, wenn dies nicht vollkommen gelingt, beschränkt und sehr gemäßigt werden. Russell zeigt mit großer Einsicht, wie dieses Ziel zu erreichen ist, indem er zuerst von den Maßregeln handelt, die schon in fremden Ländern zu nehmen sind, wo verdächtige Waren versendet werden, dann zu den Vorkehrungen übergeht, die befolgt werden müssen, wo Personen und Waren aus verdächtigen Gegenden ankommen, und zuletzt von den Maßnahmen spricht, welche notwendig sind, wenn die Pest aller Vorsicht ungeachtet zum Ausbruch gelangt.

Die Ratschläge der ersten Art beruhen auf einer genauen Kenntnis der Gewohnheiten und Handelsverhältnisse des Orients, durch die zweiten wurde vorzüglich eine Verbesserung des Quarantänewesens in England bezweckt; die meisten sind so wichtig und lehrreich, daß wir genötigt sind, noch weiterhin darauf zurückzukommen.

Durch Russells Werk, das erst im Jahre 1791 erschien, wurde die Literatur der Pest im achtzehnten Jahrhundert würdig geschlossen. Mit dem Kriegszuge der Franzosen nach Ägypten (1798) und zugleich mit dem Anfange des neunzehnten Jahrhunderts beginnt für die Kenntnis dieser Seuche eine neue Epoche, die noch der Gegenwart angehört und ihren Schluß erst von der Zukunft erwartet. Wir brechen daher auch hier den fortlaufenden Faden der Literaturgeschichte ab, und wenden uns jetzt unmittelbar zur Sache selbst, um prüfend darzustellen, was in Hinsicht des Ursprungs und der Verhütung der Pest als wahres Ergebnis der früheren Zeiten übrig geblieben, und was durch die jüngsten Forschungen gewonnen worden ist.

Die Pest des Orients.

Zweites Buch.

XIII.
Pathologischer Charakter von Ägypten.

AM nordöstlichen Rande von Afrika breitet sich von Süden nach Norden ein langer schmaler Erdstrich aus, in welchem mit vielfachen Krümmungen auf schlammigem Grunde ein trüber Strom dahinzieht, der auf beiden Seiten von üppig grünenden Ufern eingefaßt, demnächst von dürren Felsen und Höhenzügen, weiterhin von sandigen Wüsten umgeben, am Ende in mehrere Arme geteilt durch eine flache dreieckige Niederung sich matt und träge mit dem Mittelmeer vermischt. Dieses gegen 200 Meilen lange und an den engsten Stellen kaum einige Meilen breite Stromland ist das gefeierte Ägypten, nur dadurch bewohnbar, daß es dem Nil zum Bette dient, aus dem Wasser selbst erst gebildet, und durch Überschwemmungen fruchtbar gemacht. Es gab eine Zeit, in welcher das Delta noch nicht vorhanden war, und eine andere, in welcher es, wie Herodot erwähnt, in einem großen Sumpfe bestand. Dieser verwandelte sich in Marschland, das erst durch künstlich erbaute Dämme und Kanäle, deren Ruinen noch jetzt die Bewunderung erregen, ein Aufenthalt für Menschen wurde.

Ehemals war Ägypten während der einen Hälfte des Jahres ein weites, im Meere schwimmendes Land, wie Venedig eine solche Stadt ist. Dann ragten die zahlreichen Städte mit ihren erstaunenswürdigen Tempeln und Denkmalen gleich Inseln über die Nilfläche hervor, und wie die lebende Bevölkerung für ihre Wohlfahrt und Erhaltung unablässig zu sorgen verstand, so mußten auch die Toten außerhalb des Bezirkes des Wasserspiegels verlegt und in den Katakomben und Mumiengräbern der zur Seite liegenden libyschen Bergreihen vor den Fluten gesichert werden. Noch heute, nach Jahrtausenden, ist der Nil in seinen regelmäßigen Wirkungen sich gleich geblieben; aber das alte kunstfleißige Volk, das einst seine Ufer bewohnte, ist von Barbaren verdrängt, die großen Bauwerke, durch welche die Überschwemmung bis in die ersten christlichen Jahrhunderte beherrscht und geregelt wurde, liegen in Trümmern; die Verschlämmungen der Stromarme und Kanäle, die Wasserabnahme derselben, der Schlammabsatz auf der Bodenfläche, und die Winde, welche den Sand aus der Wüste herbeiwehen, haben den Lauf der Wasser und die Beschaffenheit des Landes verändert. Dieses einst so blühende Reich, ein Hauptsitz menschlicher Wissenschaft und Kunst, und eine Kornkammer für drei Weltteile, gehorcht jetzt fremden Despoten, und ist ein Schauplatz der Barbarei, des Elends und der Pest geworden.

Die Überschwemmung wird durch die tropischen Regen bewirkt, die in den abessynischen Alpengebirgen und in dem uns unbekannten äthiopischen Binnenlande fallen. Die Regelmäßigkeit dieses jährlichen Ereignisses hat einen kosmischen Grund, der eben deshalb genau zusammentrifft mit dem Lauf der Tages- und Nachtgestirne, und wesentlich besteht in der großen Hitze Ägyptens, Nubiens und Äthiopiens während der letzten Frühlingsmonate, da die Sonne senkrecht über jenen Gegenden verweilt, und die erhitzte Atmosphäre so sehr expandiert, daß die kälteren Luft- und Wolkenmassen, die Europa bedecken, dorthin strömen müssen, um das aufgehobene Gleichgewicht wiederherzustellen.[57] Die notwendige Folge hiervon sind jene großen, zur bestimmten Zeit einfallenden Regengüsse, deren Wasser aus den Tälern des weitläufigen Hochlandes in das Nilbassin abfließen, so daß ein einziges Flußbett mit der Wassermasse des ganzen Nordabfalls des östlichen Afrika beladen wird.

Der Nil ist nach Ritters treffender Bemerkung der einzige Tropenstrom, welcher sich in ein Mittelmeer ergießt, d. h. welcher ein nicht ozeanischer ist; zugleich aber ist derselbe der einzige Strom der Tropenzone vom ersten Range, welcher mit den größten und regelmäßigsten Schwellen zu beiden Seiten von Wüsten umgeben wird. Das erste Steigen des Nils beobachtet man in Kairo zu Anfang des Juli, eine Woche fast unmerklich, bald täglich schneller und stärker, so daß der Strom gegen den fünfzehnten August gewöhnlich die Hälfte seines höchsten Standes, diesen selbst aber zwischen dem zwanzigsten und dreißigsten September erreicht. Auf der größten Höhe erhält sich der Nil in einem gewissen Gleichgewicht durch vierzehn Tage; dann fängt er an abzunehmen, aber weit schneller, als er zugenommen, weil im ganzen Lande die Dämme durchstochen und die Schleusen geöffnet werden. Den zehnten November ist der Strom in der Regel wieder bis auf die Hälfte seines höchsten Standes gefallen, und dann sinkt er allmählich bis zum zwanzigsten Mai des folgenden Jahres, worauf die Wechsel der Wasser aufhören, bis mit dem Sommersolstitium wieder ein neues Schwellen beginnt. In Unter-Ägypten trifft der höchste Nilstand nach einem mittleren Durchschnitt von dreißig Jahren nicht früher ein, als in der ersten oder zweiten Woche des Septembers. Die uralte Meinung ist, daß das Stromwasser mindestens 16 Cubitus oder ägyptische Ellen steigen müsse, um ein gutes Getreidejahr zu geben; oft aber steigt es bis zu 23 und 24 Cubitus, und stets ist von der jährlichen Verschiedenheit dieser Höhe sowohl die Fruchtbarkeit des Landes als auch die Besteuerung der Einwohner bedingt. Denn der überschwemmte Boden ist das reiche Ackerland,

---

[57] Carl Ritter's Erdkunde Tl. I. Erstes Buch, zweite Abteil. III. Abschn.

welches, wenn das Wasser die eine Hälfte des Jahres darüber gestanden hat, für die andere Hälfte mit der ergiebigsten Ernährungskraft durchdrungen ist, auch ohne daß ein Tropfen Regen fällt, wie dies durch den größten Teil von Ägypten wirklich beobachtet wird. Der Nilschlamm breitet sich in horizontalen Schichten wie eine Decke über das Land; in 100 Teilen Schlamm sind nach Regnaults Analyse 48 Teile Ton, 18 Kalk, 11 Wasser, 9 Kohlenstoff, 6 Eisenoxyd, 4 Magnesia und 4 Kieselerde enthalten.

Die Äcker werden dadurch so fett, daß sie keines anderen Düngers bedürfen. Das Wasser des Nils ist im ungetrübten Zustande das reinste, klarste und weichste; bei dem Anschwellen wird es grün, wie man glaubt von Pflanzenteilen aus den Sümpfen der Shangalla; später erscheint es rötlich, wegen der erdigen teile, die es aus der Senaar-Terrasse mit fortreißt; salzig und zum Trinken untauglich wird es in der trockenen Zeit bei Rosette. Übrigens ist der Nil an seinen Mündungen ohne Ebbe und Flut, und hat daselbst ein so schwaches Gefälle, daß das Fließen beinah aufzuhören scheint.

Die Jahreszeiten werden in Ägypten eigentlich nach dem niedrigsten, mittleren und höchsten Stande des Nilwassers bestimmt, und in dieser Beziehung auf drei beschränkt. Indessen hat Larrey mit Rücksicht auf das Klima und den Gesundheitszustand deren vier unterschieden, von denen jedoch die letzte ungleich kürzer als die übrigen ist. Die erste Jahreszeit, die feuchte (*Saison humide*), beginnt mit dem Steigen des Nils zu Anfang des Juli, und dauert ungefähr vier Monate, bis im Oktober sich die ausgetretenen Wasser verlaufen und die Bestellung der Felder geschieht. Die Feuchtigkeit und Kühle der Luft, während dieser Periode, werden durch Westwinde und im Delta noch besonders durch starke Nebel und Regen vermehrt. Sobald die Sonne untergegangen, wird namentlich in der Gegend von Alexandria nach Minutolis Beobachtung alles naß, und von der feuchten Luft selbst der Granit und Basalt, vorzüglich aber der Kalkstein so angegriffen, daß er zuletzt wie ein Schwamm durchlöchert erscheint. Diarrhöen, katarrhalische Zufälle, Frieselfieber und Augenentzündungen sind die Krankheiten, die sich in diesen Monaten am häufigsten zeigen. Die zweite Jahreszeit ist die fruchtbare (*S. fécondante*), welche vom November bis zum Ende des Februars, d. h. bis zur Ernte währt. Man kann diese Periode als den ägyptischen Frühling betrachten, weil dann die Vegetation am üppigsten und reichsten ist, und die Wärme am Tage ungefähr derjenigen gleich kommt, die im mittleren Europa im Monat Juni beobachtet wird. Die Nächte aber zeichnen sich fortwährend durch große Abkühlung und Feuchtigkeit aus, und die starken Temperaturwechsel bringen oft bei unvorsichtigen und reizbaren Personen die übelsten Folgen hervor. Die dritte, vom ersten März bis zum letzten Mai dauernde Jahreszeit heißt die ungesunde (*S. morbide*), weil sie für die Gesundheit der Einwohner und vorzüglich der Fremden unter allen die verderblichste ist. Nachdem die schon früher angefangene Ernte in den ersten Tagen des März kaum beendigt worden, erhebt sich immer stärker der gefürchtete Chamsin, ein heftiger und heißer Südwind, welcher gegen fünfzig Tage herrschend ist, und wenn er in dieser Zeit nicht zuweilen nachließe, für alles Lebende unerträglich sein würde. Unter dem Einfluß dieses Windes, bei gewaltiger Hitze der Atmosphäre, die oft gegen 40 Grad Celsius. steigt, bisweilen in wenigen Stunden um 20 bis 30 Grad differiert, und in der Thebais während der Monate April und Mai in einem Tage eine Differenz von 14° zu 44° Celsius. zeigte, bei allgemeiner Dürre und Trockenheit, und einem feinen, mit Salpeter und Salmiak vermengten Staube, der bei der geringsten Luftbewegung sich in Wolken erhebt, entwickeln sich Krankheiten aller Art, und nehmen einen bösartigen Charakter an; die Wunden heilen schwer und gehen leicht in brandiges Verderben über. Dieser ungesunde Zeitraum endigt sich mit dem Eintritt der vierten etesischen Jahreszeit (*S. d'étesienne*), die von den ersten Tagen des Juni bis zu dem neuen Anschwellen des Nils dauernd durch die heilsame Wirkung der herrschenden Nordwinde und durch das Verschwinden der Krankheiten das ganze Land wieder erfrischt und erfreut. Die Monate März, April und Mai sind überhaupt die ungesundesten in Ägypten, im Juni, Juli und August ist der Gesundheitszustand am günstigsten, in den übrigen Monaten gleichsam von mittlerer Beschaffenheit.

Will man allein die Temperatur beachten, so lassen sich zwei Semester unterscheiden: ein heißes vom Monat März bis zum September, und ein weniger heißes vom Oktober bis zum Februar. Im Ganzen ist es hier nicht minder heiß, wie im tropischen Amerika. Im Sommer steht nach Pugnets Beobachtungen der Thermometer in Ober-Ägypten zwischen 83 und 114 Grad Fahrenheit, Nouet sah das Quecksilber im Schatten auf 109 Grad, im heißen Sande auf 150 Grad F. steigen, und von einem Winter nach unseren Begriffen kann in einem Lande nicht die Rede sein, wo selbst im Dezember die Bäume grünen, und oft in voller Blüte stehen.

Ägypten ist vielleicht das fruchtbarste Land, im Guten wie im Schlimmen. Es hat die meisten Menschen hervorgebracht, weil es die meisten zu ernähren vermochte (man glaubt, daß einst auf eine Geviertmeile gegen 20.000 Einwohner kamen); es bringt eine zahllose Menge von nützlichen und schädlichen Tieren hervor, der Nilstrom wimmelt von Fischen, die feuchtwarme Erde und der Schlamm erzeugen unermeßliche Scharen von Gewürm, Insekten und Amphibien, die Vegetation im Niltal und im Delta ist wahrhaft außerordentlich. –

Eine so große Erzeugungskraft, die zum Teil auf die üppigsten Aftergebilde verwendet wird, muß notwendig auch viele Krankheiten erzeugen, und dies ist in sehr fruchtbaren Ländern überall der Fall. In Ägypten wie in Indien, und im geringeren Grade selbst in einigen Gegenden des südöstlichen Europas scheint die Natur von dieser Erzeugungskraft zu strotzen, aber die Wirkung derselben, die große Fruchtbarkeit, ist es eben, welche die Mittel der Zerstörung vervielfältigt, die Vegetation vermehrt, den ganzen Lebensprozeß beschleunigt, die Fäulnis beständig unterhält, und die Gesundheit von allen Seiten mit Gefahren bedroht. Es ist der Überfluß an Wärme, Licht und Feuchtigkeit, und der davon bedingte wuchernde Bildungstrieb, durch welchen das organische Leben den Keim der Krankheit und der Vernichtung empfängt.

Von den ältesten Zeiten bis auf unsere Tage stimmen alle aufrichtigen Beobachter darin überein, daß bösartige Fieber am häufigsten in Gegenden erscheinen, wo eine Verbindung und ein starker Wechsel von großer Feuchtigkeit und Wärme stattzufinden pflegt. Diese Tatsache wird um so deutlicher bemerkt, je niedriger und sumpfiger der Boden ist, und je höher die Temperatur der Atmosphäre steigt; sie zeigt sich hauptsächlich da, wo auf eine vorausgegangene Ansammlung von Wasser anhaltende Hitze und Trockenheit eingetreten ist, besonders in der Nähe von Morasten oder solchen Flüssen, die Überschwemmungen veranlassen, auf ehemaligem Moorgrund, selbst in trockenen Niederungen und Savannen, über welche sich einst die Fluten eines nahen Meeres ergossen. Auf diese sichere Erfahrung gestützt, würden wir auch ohne nähere Kenntnis der einzelnen Krankheiten durch die bloße Analogie schon berechtigt werden, ein Land als das ungesundeste der ganzen Erde zu bezeichnen, von welchem uns bekannt wäre, daß es regelmäßig einen großen Teil des Jahres in einen Sumpf verwandelt, und dann wieder längere Zeit den glühenden Strahlen der afrikanischen Sonne ausgesetzt wird. Allein wie bedeutend auch in der Tat die Nachteile sind, mit welchen die Gesundheit der Menschen vorzüglich in Unter-Ägypten umgeben ist, wo außerdem noch bleibende Moraste, große Seen und Reisfelder vorhanden sind, so werden sie dennoch durch die in den heißen Tagen herrschende Trockenheit einer salinischen Luft, durch die von dem Mittelmeer abgekühlten Nordwinde, durch die Nachbarschaft der dürren Wüsten, welche die feuchten Dünste unablässig anziehen und einsaugen, ja selbst durch die alljährliche Erneuerung der Überschwemmung nicht wenig gemäßigt und verbessert; nirgends sieht man deutlicher als hier, wie die Natur ihr eigenes Mißverhältnis wieder auszugleichen sucht, und auf solche Weise ein Land, wo ohne diese Ausgleichung beständig der Hauch des Todes wehen würde, zu einem Wohnplatz für Menschen macht. Wo nun überdies dem wohltätigen Bestreben der Natur auch noch die Kunst in ihrer fleißigsten und großartigsten Anwendung zu Hilfe kam, wie im Altertum, wo die Wasser nach einer weisen Anordnung geleitet und bewältigt, die Versumpfungen gehindert, die Menschen- und Tierleichen beseitigt und vor der Fäulnis geschützt, Hungersnot und Elend überhaupt verhütet wurden, da vermochte auch Ägypten sich bis zu einem Mittelpunkt der Kultur zu erheben, und Herodot konnte es zu seiner Zeit wohl nicht mit Unrecht für gesund erklären.

Wir dürfen indes nicht zweifeln, daß dieses Land schon während seiner Blüte zuweilen an verheerenden Seuchen zu leiden hatte, welche als die Urform der heutigen Pest mit dieser nicht bloß den Namen, sondern zum Teil auch dieselben Ursachen und Erscheinungen gemein hatten. Es ist in den heiligen Büchern zu oft von Pesten die Rede, die hier entweder wirklich wüteten oder dem Volke geweissagt und angedroht wurden, als daß man leugnen möchte, die Wiederkehr dieser Plagen sei in Ägypten nicht sehr gefürchtet worden. Die Sorgfalt, alles Faulende zu entfernen und unschädlich zu machen, war bei den alten Bewohnern ein heiliger Gebrauch, der unter gewissen Veränderungen auch auf die Israeliten überging, und als Gesetz, wie Mead bemerkt, nur deshalb eingeführt und beobachtet wurde, weil durch Verderben tierischer Stoffe die Erzeugung der Pest begünstigt wird. Cicero ist eigentlich derselben Meinung, wenn er von dem Ibis redend behauptet, daß die Ägypter diesem Vogel nur wegen des Nutzens göttliche Ehre erweisen, weil er durch Verzehren der Schlangen und Insekten das Land vor der Pest bewahre, und verhindere, daß diese schädlichen Tiere weder lebend durch ihren Biß, noch tot durch üblen Geruch den Menschen schaden.[58] Nehmen wir überdies mit neueren Astronomen die sehr wahrscheinliche Meinung an, daß die alten Ägypter Jahrtausende vor Christus die Bilder des Tierkreises erfanden oder doch jedes derselben mit gewissen natürlichen Ereignissen der Jahreszeit und des ägyptischen Klimas in sinnvolle Beziehung brachten, z. B. im Monat Juli den höchsten Stand der Überschwemmung durch den Wassermann, im Monat Oktober den Betrieb des Ackerbaues durch den Stier, im März die Gleichheit der Tage und Nächte durch die Waage anzeigen wollten, so erscheint es bedeutungsvoll, daß für den Monat April, in welchem noch heute die Pest in Ägypten ihre größte Verbreitung erlangt, das entsprechende Sternbild mit dem Namen des Skorpions bezeichnet wurde, weil um diese Zeit vorzüglich giftige Seuchen herrschen. Solche Andeutungen lassen es nicht zweifelhaft, daß epidemische Krankheiten auch im alten Ägypten nicht unbekannt gewesen, wenn auch anzunehmen ist, daß sie in Zeiten der Ordnung und Kultur nur selten erschienen sind. Als aber in der Folge das Land eine wechselnde Beute fremder Eroberer wurde, als mit der Herrschaft des Halbmondes andere Menschen, Sitten und Gewohnheiten aufkamen, die riesenhaften Werke der alten Wasserbaukunst in immer tieferen Verfall gerieten, und jährlich hunderttausende von Leichen, die man sonst einbalsamierte und in entlegene Felsenhöhlen begrub, im Schlamm verwesen mußten, da erzeugten sich mit anderen Übeln auch häufigere Krankheiten und Seuchen, und wurden in demselben

---

[58] De natura Deor. Lib. I. c. 34.

(79)

Maße hier einheimisch, in welchem die Ursachen ihrer Entstehung mächtiger und dauernder wurden.

Es gibt keinen grelleren Abstand, als denjenigen, welchen die Städte des heutigen Ägyptens zu den großen Ruinen der Vorzeit bilden. – Niedrige, zum Teil in der Erde steckende schmutzige Hütten, äußerlich häufig mit dem Dünger bekleidet, der getrocknet bei dem Mangel an Holz als Brennstoff benutzt werden muß; kleine, mit wenig Licht versehene Häuser stehen hier in engen, krummen und ungepflasterten Straßen beisammen, die oft noch tiefer als der nächste Wasserspiegel liegen, und die Sinne fast überall durch den widrigen Anblick und Geruch von unsauberen Lachen, Haufen von Unrat und verwesenden Tierleichen beleidigen. Diesen elenden Wohnplätzen entspricht die Lebens- und Nahrungsweise, welche darin üblich ist. Schon Alpini erzählte, daß der größte Teil der ägyptischen Bevölkerung die verdorbensten Dinge verzehren und das schlechteste Getränk gebrauchen müsse. Finde man auch viele, die wegen ihrer Mäßigkeit ein hohes Alter erreichen, so sei doch bei allen eine Anlage zur Schlaffheit und Verschleimung vorhanden, welche besonders durch die kalte Nahrung, durch den Mißbrauch der Bäder und durch das häufige Trinken des Nilwassers entsteht, das überhaupt durch Nieren, Darm und Haut sehr schnell entweicht, und in Kairo bei allen Ankömmlingen Durchfälle erregt.

Die Nilfische machen daselbst einen Hauptteil der Speisen aus, seien aber ungesund zu essen, weil der Fluß keinen steinigen, sondern überall nur schlammigen Boden hat; ferner werden sehr viele wäßrige Gemüse und Früchte, Milch und Milchspeisen, dagegen wenig Fleisch und aus Mangel oder des Verbotes wegen auch keine geistigen Getränke genossen; die Armen seien genötigt, von halbfaulem Wasser, von ebenso beschaffenem Salzfisch und Käse, von schlechtem Kamel- und Rindfleisch und wäßriger Pflanzenkost zu leben, daher sei auch ein kalter und verdorbener Magen häufig unter ihnen. –

Mit noch stärkeren Farben haben neuere französische Reisende den Zustand der zahlreichsten und tätigsten Menschenklasse auf dem Lande geschildert. Elend und Verworfenheit malt sich auf den Gesichtern dieser Armen, abschreckend ist ihre Unreinlichkeit und ihr Gestank; halbnackten Gespenstern gleich sieht man sie neben reichbewollten Schafen, neben Hanf-, Lein- und Baumwollfeldern einherschwanken, neben üppigen Ernten wie abgezehrte Jammerbilder vor Hunger verschmachten. In mehreren Dörfern des Deltas hatten die unglücklichen Fellahs seit Wochen nichts als Distelblätter und seines Öls beraubten Baumwollen- und Leinsamen genossen. Beständig mit dem Umwühlen der Erde oder mit dem Graben und Reinigen der Kanäle beschäftigt, starrt ihre Haut von Flechten, Geschwüren und Ungeziefer, ihre Häuser sind ekelhafte Höhlen, aus Schlamm und Knochen erbaut, von menschlichen und tierischen Auswürfen feucht. Selbst das Vieh ist ungeachtet der fetten Weide schlecht genährt, und alljährlich gehen im Delta viele Rinder zu Grunde, welche den Hunden preisgegeben in freier Luft verfaulen. Die menschlichen Leichen versenkt man entweder in tiefe Gruben, oder schließt sie häufiger noch in Gemäuer ein, welche länglichen Backöfen ähnlich aus gebrannten Steinen zuweilen zwei bis drei Stockwerke hoch aufgeführt werden. In Alexandria, wo sieben Begräbnisplätze vorhanden sind, und in Kairo, wo sich deren fünfunddreißig befinden, werden die Toten nur mit wenig Sand und mit Steinplatten bedeckt, viele auch in den Häusern begraben. Die Wirkung der großen Hitze und Feuchtigkeit auf diese Menge verwesender Stoffe gibt sich in allen volkreichen Orten, vorzüglich in der Hauptstadt kund, wo bei Regenwetter die Luft sich oft mit einem unerträglichen und fast vergiftenden Gestank erfüllt. Gesunder dagegen ist der Aufenthalt in Ober-Ägypten, wo viele Übelstände durch eine bessere Beschaffenheit des Bodens, den leichteren Abfluß des Wassers, so wie durch die geringere Zahl der Einwohner und durch das Hin- und Herwogen der Luft im Niltal vermindert oder aufgehoben werden.[59]

Wenn man die hier berührten klimatischen und gesellschaftlichen Eigenheiten mit Bedacht erwägt, und überdies noch den Fatalismus, die Unwissenheit und die Versunkenheit der aus Mamelucken, Türken, Arabern, Kopten und Fremden gemischten Bevölkerung in Anschlag bringt, so wird man nicht erstaunen über das lange Verzeichnis von Krankheiten und körperlichen Gebrechen, welche nach den Beobachtungen von Augenzeugen in Ägypten einheimisch sind. Es bilden sich hier die gefährlichsten Augen-, Hirn- und Leberentzündungen aus, der Aussatz ist noch als ein Rest der alten Zeit zurückgeblieben, der Starrkrampf wird nirgends heftiger bemerkt, Verstopfungen der Eingeweide, Abzehrungen, Wassersuchten, Gliederreißen, Steinkrankheiten und skorbutische Zufälle kommen häufig vor; verderblicher noch sind die oft epidemisch erscheinenden bösartigen Pocken und Ruhren, so wie die vielen Wechsel-, Gallen- und Faulfieber, die hier vorzüglich gedeihen; am schlimmsten ist das Beulenfieber, wenn es sich als Pest über das Land verbreitet. Schon die Kinder, beständig in Staub und Schmutz versunken, leiden viel an Drüsen- und Hautgeschwulst, in den Städten an Rachitis; die Weiber sind mit dreißig Jahren abgelebt, die Männer zahlreich mit Hernien und Wasserbrüchen, mit Blutaderknoten und Geschwüren an den Füßen behaftet, die Alten pflegen meistens an der Ruhr zu sterben. Die Anzahl der Blinden, der Einäugigen und der Krüppel wird in keinem andern Lande größer gefunden. Am leichtesten erkranken die des Klimas noch nicht gewohnten Fremden, aus

---

[59] Pariset, über die Ursachen der Pest, und die Mittel, sie zu vertilgen. Aus den Annales d'hygiene publique übersetzt in Froriep's Notizen. Octob. 1831.

welchem Grunde auch die Europäer in Kairo nur wenige oder keine Kinder aufziehen können. –

Man begreift, daß ein Reisender, der in den schönen Monaten nach Ägypten kommt, ein irdisches Paradies zu erblicken wähnt, und leicht unter dem bezaubernden Eindruck, den die warme Luft, der majestätische Strom, der azurblaue Himmel und die Pracht der Vegetation hervorbringen, alle Nachteile und Gefahren für die Gesundheit zu übersehen oder zu vergessen imstande ist. Wenn aber sogar einige Ärzte, nachdem sie jene Übel an Ort und Stelle beobachtet, keinen Anstand genommen haben, Ägypten an sich selbst als eine gesunde Gegend zu bezeichnen, indem sie die herrschenden Krankheiten nicht dem Klima, sondern allein der Barbarei oder gewissen Gebräuchen und üblen Gewohnheiten zuschreiben, so wird man versucht zu glauben, daß diese Männer aus bloßer Lust an Widersprüchen und Seltsamkeiten, oder einer vorgefaßten Meinung zu Liebe geurteilt haben. Soll man die gegenwärtige Beschaffenheit des Bodens, die starken Wechsel der Temperatur, die Überschwemmung, den Chamsin usw. nicht zu den klimatischen Einflüssen zählen, und sind von diesen überhaupt nicht manche Sitten und Gewohnheiten mit bedingt? – Genug – jene Krankheiten und Seuchen sind wirklich vorhanden, sie sind die offenbaren und handgreiflichen Folgen der dort bestehenden natürlichen und geselligen Verhältnisse, und so lange die sie erzeugenden Ursachen fortdauern, bleibt Ägypten ein ungesundes Land, und Alpinis Ausspruch wahr, nach welchem dasselbe nimmer aufhören wird, der fruchtbare Boden sehr vieler, verschiedener und gefahrvoller Krankheiten zu sein.

XIV.
Heimat und Bereich der Pest.

DIE große Frage über den Ursprung und die Heimat der Pest hat kaum einen Sinn für diejenigen, welche, an das Dasein eines unveränderlich fortdauernden Pestgiftes glaubend, beständig nur die Fortpflanzung desselben vor Augen haben. Unter den Erben von Platers Irrtum kann nämlich von einem wiederholten oder periodischen Ursprung eines Übels nicht die Rede sein, welches nach ihrer Meinung eigentlich nirgends und niemals mehr entspringt, sondern nichts weiter als die Folge und die zufällige Ausbreitung eines schon vor undenklicher Zeit in die Welt gekommenen, bald verborgenen, bald wiederum sich greifenden Contagiums ist, das als der zureichende Grund, als der fertige und stets irgendwo vorhandene Keim der Seuche selbst betrachtet wird. Ebensowenig werden die Anhänger jenes Glaubens ein besonderes, die Pest erzeugendes Mutterland anerkennen, weil das Contagium, wie sie wähnen, fortwährend in einem der drei Weltteile umherzieht oder schlummert, hier getilgt wird, dort wieder erwacht, und gleichsam überall und nirgends ist.

Diese Ansicht, der man zu viel Ehre erweist, wenn sie einer besonderen Schule zugeschrieben wird, ist im siebzehnten Jahrhundert verworfen, in neuerer Zeit jedoch zu unverdientem Ansehen gebracht, allmählich auch auf andere Krankheiten übertragen, und von vielen als eine ausgemachte Wahrheit ohne Untersuchung angenommen worden. Man ersparte sich freilich das Nachdenken über einen der schwierigsten Punkte der Pathologie, versank aber auch unbewußt hierbei in eine Art von geistiger Trägheit, bei welcher selbst die natürliche Wißbegier und die Stimme des Zweifels unterdrückt zu sein schienen, und der Irrtum mit seinen Folgen sich immer tiefer festsetzen und verbreiten konnte. Unwissenschaftlich muß die bezeichnete Ansicht genannt werden, weil sie, auf unklaren Vorstellungen beruhend und der Erfahrung wie der Analogie widerstrebend, weder mit der Geschichte noch mit den Grundsätzen der Logik in Einklang zu bringen ist; unpraktisch aber verdient sie zu heißen, weil sie keine taugliche und umfassende Grundlage für die Hygiene abgeben kann, und weder die Mittel noch den Zweck der letzteren vollständig zu würdigen weiß. Denn was ist von einer Lehre zu halten, welche über den Grund und die Entstehung ihres Gegenstandes völlig hinwegsieht, ebensowenig die Erscheinung desselben, den Seuchengang und das Aufhören der Pest, zu erklären vermag, und wenn sie in der Anwendung folgerichtig sich selber treu bleiben will, die Seuche nicht allein aus dem Orient erwarten, sondern das Wiedererwachen des Contagiums aller Orten befürchten muß, wo dieses einmal gewesen, und – wer weiß auf wie viele Jahre – nur entschlummert ist! Für den wissenschaftlichen und hygienischen Standpunkt im Gegenteil ist die Frage von der ursprünglichen Bildungsstätte der Pest die allererste und wichtigste, und ihre Beantwortung bedingt und schließt eigentlich die ganze Kenntnis dieser Krankheit in sich, weil man, um gründlich zu wissen, wo und woher die Pest entspringt, notwendig auch erforschen muß, wie und wodurch sie entspringt.

Jeder der alten vier Weltteile scheint die Geburtsstätte einer großen Seuche zu sein, die gleichsam als die Hauptform und der Repräsentant seiner Krankheiten sich geltend macht. So bringt Europa den Typhus der Menschen und Tiere (die Kriegs- und Rinderpest), Asien die Cholera, Amerika das Gelbfieber und Afrika die Pest hervor, deren Herrschaft sich über ganze Erdgebiete ausdehnt, wie es in den einzelnen Ländern wieder Krankheiten gibt, welche, durch örtliche Ursachen entstanden und unterhalten, auf ein engeres Gebiet eingeschränkt sind. Diese im Kleinen, wie jene im Großen, haben wie Tiere und Pflanzen ihren bestimmten Himmelsstrich, unter welchem sie fortwährend entstehen und gedeihen können, und wenn sie sich über denselben hinaus verbreiten, wie es zuweilen auf beträchtliche Entfernungen geschieht, so sterben sie gewöhnlich unter fremdem Himmel ab, ohne sich dauernd irgendwo erhalten zu können.

Das Gelbfieber und die Cholera sind in Ländern einheimisch, die sich um große Busen des Ozeans lagern, während die Pest der Menschen und Rinder vorzugsweise in Gegenden entsteht, die in der Nachbarschaft von eingeschlossenen Binnenmeeren liegen; alle diese Seuchen gehören ursprünglich einem Boden an, der in nicht beträchtlicher Entfernung vom Meere, ehemals zum Teil von diesem selbst bedeckt war, und wo bedeutende Massen von Flußwasser sich mit der See vermischen. Was aber auch über die Entstehung und Verbreitung der hier genannten Seuchen mit Recht oder Unrecht behauptet werden mag, so steht doch jedenfalls fest, daß ein Reisender, der dieselben in ihrer Heimat beobachten wollte, das Gelbfieber am mexikanischen, die Cholera am bengalischen Meerbusen aufsuchen würde, so wie er vermuten könnte, die Rinderpest am Nord- und Westrande des schwarzen Meeres, und die Pest der Menschen am östlichen Rande des Mittelmeers am sichersten zu finden.

Der europäische Typhus allein, nämlich der wahre, vorzüglich im Kriege und unter den slawischen Völkern am häufigsten vorkommende Typhus, scheint in seiner Entstehung nirgends an die Nähe eines Meeres gebunden zu sein.

Wie Afrika überhaupt mit seiner beinahe völlig in sich abgeschlossenen Gestalt ein scharf isoliertes Ganze bildet, und gleichsam als ein Stamm ohne Glieder zwar eine große Einförmigkeit, aber von ganz eigentümlichem Charakter zeigt, so erscheint auch kein Land wieder so sonderbar beschaffen und abgeschieden, als Ägypten, und in keinem Volke hat die Natur sich mit so tiefen Zügen im Äußern wie im Innern ausgeprägt, als in den alten Ägyptern. Und wie dieses Afrika nach dem Zeugnis der ältesten und neuesten Reisenden als das eigentliche Reich des Absonderlichen und Wunderbaren angesehen wird, und der geheimnisvolle Nil, einzig in seiner Art, nirgends in der Welt Seinesgleichen findet, eben so erscheinen auch die afrikanischen Krankheiten von einem eigentümlichen und seltsamen Gepräge; vor allen andern aber zeichnet sich die Pest wie ein furchtbarer Proteus durch ihre fremden und auffallenden Eigenschaften aus. Haben wir nun diese Pest als eine gemeine und häufig vorkommende Krankheit am unteren Laufe des Nils entdeckt, der als der einzige Tropenstrom vom ersten Range sich in ein Mittelmeer ergießt, so zeigt sich eine äußerst merkwürdige, obgleich bis jetzt noch niemals beachtete Ähnlichkeit, wenn wir die Rinderpest zwischen den Wolga- und Donauströmen finden, welche, gleichfalls in ein Binnenmeer mündend, nach Ritter die einzigen sind, die in Hinsicht ihrer natürlichen Stellung mit dem Nil verglichen werden können. –

Hier und dort entstehen unter ähnlichen natürlichen Verhältnissen die beiden Krankheiten, welche am meisten ansteckend und tödlich sind, übrigens auch sonst noch viele Ähnlichkeiten darbieten, und in mancher Beziehung nur unter sich selbst, und mit keinem andern weder menschlichen noch tierischen Leiden verglichen werden können. – Die Wolga hat freilich kein tropisches Anschwellen, sie tritt aber ziemlich regelmäßig zu bestimmten Zeiten aus ihren Ufern, verwandelt das anliegende Land auf fünf bis sechs Wochen in einen See, und läßt in den Niederungen Sümpfe zurück, aus welchen eine heiße Sonne schädliche Dünste zieht. Der Don, der Dniepr und Dniester sind durch häufige Überschwemmungen nicht minder bekannt; der Boden ist am unteren und zum Teil noch am mittleren Lauf dieser Ströme wie an der Donau entweder ein niedriges und fruchtbares Grasmeer (Savanne) oder noch deutlich erkennbarer Meeresgrund, das Klima daselbst im Verhältnis zur geographischen Breite durch einen großen Abstand und Unterschied der Temperatur zwischen Sommer und Winter wie zwischen Tag und Nacht ausgezeichnet. Niemals aber hat sich in diesen Gegenden eine höhere Kultur der Völker entwickelt, die Menschenmenge ist gering im Verhältnis zur Bodenfläche geblieben, die Zahl der Viehherden hingegen wird nirgends in der alten Welt so groß als in diesen Ebenen gefunden. Der nachteilige Einfluß des Himmelsstriches trifft daher auch hier vorzüglich die Tiere, um derentwillen bisher der Boden größtenteils vorhanden zu sein schien, und wenn auch die Menschen häufig an bösartigen Fiebern leiden, so entsteht doch ungleich tödlicher unter ihren Herden die Rinderpest, während in dem alten und noch immer zahlreich bewohnten Völkersitze von Ägypten die Tiere zwar nicht frei von Krankheiten sind, die Menschenpest aber die bedeutendste aller Seuchen ist.

Die Rinderpest entwickelt sich in Perioden von ungleicher Dauer ursprünglich allein bei jener Steppenrage, und wird durch Versendung der für den Handel bestimmten Herden zunächst dem mittleren Europa zugeführt; aus welchem sie sonst, häufig durch Ansteckung weiter nach Westen, Süden und Norden sich verbreitend, in wenigen Jahren Millionen Viehhäupter tötete, ohne jedoch über Europa hinauszugehen. Die Pest der Menschen, gleichfalls nur periodisch als Seuche sich verbreitend, übt ihre Herrschaft auf einem noch größeren Gebiete aus, und kann aus der Levante durch Land- und Schiffsverkehr sich über alle Länder erstrecken, welche zu drei Weltteilen gehörig im weiten Umkreise das mittelländische und schwarze Meer umgeben. Am häufigsten erscheint sie in Ägypten, in Syrien, Kleinasien und der europäischen Türkei, wo die Hafenstädte und vorzüglich die volkreichen und handeltreibenden Orte, wie Alexandria, Damiette, Tripolis, Damaskus, Acre, Jaffa, Aleppo und Smyrna, vor allen aber Kairo und Konstantinopel, am meisten von ihr heimgesucht werden.

Nach Norden hin ist ihre Ausdehnung durch den lebhafteren Menschen- und Warenverkehr, vielleicht auch durch klimatische Verhältnisse mehr als nach Süden begünstigt; sie hat den europäischen Kontinent bis Moskau und Stockholm durchwandert, während in südlicher Richtung ihr Zug höchstwahrscheinlich sich nur auf den Rand eines Teils von Afrika beschränkt. Schon in Ober-Ägypten ist sie eine seltene Erscheinung, und es herrscht daselbst der

Glaube, daß sie niemals über den Wendekreis des Krebses oder über Theben hinaus reicht, ungeachtet eines Gerüchtes, nach welchem sie in früherer Zeit auch Nubien und Äthiopien betroffen haben soll.

Nach Westen wird der Bereich der Pest durch den Ozean begrenzt in der Berberei ist sie öfters in Marokko und Spanien aber von jeher seltener gewesen, so wie sie auch gegen Osten nur noch ausnahmsweise in Persien erscheint, und zwischen dem Kaspischen und Persischen Meer ihre äußerste Grenze findet. Ihr weiteres Vordringen nach Osten und namentlich nach China ist schon von Helmont und Mead mit Recht geleugnet worden.

Suchen wir einen ursprünglichen Mittelpunkt, von welchem aus die Pest in den verschiedensten Richtungen alle jene Länder und Städte überzieht, so weisen die Spuren der Geschichte auf Ägypten zurück, und von dem sechsten bis ins neunzehnte Jahrhundert fehlt es nicht an Zeugnissen, die entschieden auf dieses Land hindeuten, wenn von der Entstehung und dem Herkommen der Beulenpest die Rede ist. Bedeutungsvoll erscheint, daß schon die große Pestseuche, von welcher wir durch Procopius unterrichtet sind, die von Pelusium nämlich, im Jahre 542 aus Ägypten kam, und daß dieses Land von dem erfahrenen Victor de Bonagentibus im sechzehnten Jahrhundert als ein solches bezeichnet wurde, wo bekanntlich diese Krankheit ihr Fermentum habe, und aus allgemeiner Luftverderbnis sich von selbst erzeuge. Die Beispiele von Pesten, welche zu verschiedenen Zeiten von hier ausgegangen, vereinigten sich mit den Beobachtungen der Reisenden und mit den Forschungen der Ärzte, um dieser Meinung ein noch stärkeres Gewicht zu leihen. Alpini konnte nicht umhin, zu bekennen, daß die Pest in Ägypten am häufigsten sei, und unter gewissen Bedingungen dort auch von selbst entstehe. Kircher und Kanold, Mead, Cartheuser, Montesquieu und Chicoyneau betrachteten Ägypten als einen Herd, auf welchem dieses schreckliche Übel durch einheimische Ursachen hervorgebracht wird. Nicht anders urteilten die Ärzte, welche im Jahre 1798 der französischen Armee des Orients unter Napoleon Bonaparte nach Ägypten folgten; Desgenettes, Larrey, Pugnet, Ludwig Frank und Savaresi[60] erklärten die Pest für eine dem ägyptischen Boden eigentümliche endemische Krankheit, und mit dieser Ansicht stimmen vollkommen die Resultate der Kommission überein, welche im Jahre 1828 die französische Regierung ausschließlich zur Erforschung der Pesturssachen nach Ägypten sandte. Die Mitglieder dieser Kommission – Pariset, Lagasquie, Dumont, Guilhou, d'Arc et Felix und Bosc – haben zwar bis jetzt mit ihrem ausführlichen Bericht vergeblich

---

[60] R. Desgenettes, histoire médicale de l'armée d'Orient. Edition 8ecomde. ... Paris 1830. 8. J. Larrey, relation historique et chirurgicale de l'expédition de l'armée d'Orient en Egypte et en Syrie. Paris 1803. 8. J. Fr. X. Pugnet, memoires sur les fièvres de mauvais caractère du Levant et des Antilles. Lyon et Paris 1804. 8. L. Frank, de peste, dysenteria et ophthalmia aegyptiaca. Viennae 1820. 8.

auf sich warten lassen, in vorläufigen Abhandlungen aber sich bestimmt darüber ausgesprochen, daß die Pest in Ägypten endemisch sei, und aus besonderen Ursachen, unabhängig von der ganzen übrigen Erde, dort von selbst, sonst aber sich nirgends erzeuge.[61] Früher noch als diese Letzteren hatte schon der um die Seuchenlehre wohlverdiente Foderé[62] die Pest als eine ursprünglich endemische Krankheit erkannt, die aus verschiedenen, dem Boden Ägyptens eigentümlichen Ursachen hervorgebracht wird, und von hier aus (auch in dieser Hinsicht der Rinderpest ähnlich) weithin vertragen, um so größere Verheerungen anrichtet, je unähnlicher und fremder das angesteckte Land der eigentlichen Geburtsstätte der Krankheit ist.

Einer so großen Anzahl von Zeugen lassen sich jedoch andere entgegenstellen, die Ägypten gleichfalls aus eigener Anschauung kennend, es dennoch von aller Pesterzeugung freigesprochen haben. Mit Unrecht ist diesen Gegnern zuweilen auch Alpini zugezählt worden, welcher zwar anführt, daß die Pest öfters aus angesteckten Ländern, namentlich aus Griechenland, Syrien und der Berberei, nach Ägypten kommt, zugleich aber auch zeigt, wie hier dieselbe, wenn auch selten, nach großen Überschwemmungen ihren ersten Anfang nimmt[63]. Eher dürfte man sich auf den durch seine Reisen im Orient bekannten Baron Tott[64] berufen, wenn diesem, und überhaupt solchen Reisenden, die keine Ärzte oder Naturforscher waren, in Sachen der Heilkunde ein gültiges Urteil zustehen könnte. Nach dessen Meinung wäre die Pest in Ägypten ganz unbekannt, wenn sie nicht stets durch den zwischen Konstantinopel und Alexandrien bestehenden Handelsverkehr dorthin gebracht würde. Dieselbe Ansicht hat noch im neuester Zeit Enrico di Wolmar[65] verteidigt, und dabei behauptet, daß weder die großen, von mehreren Reisenden in Verdacht genommenen Seen bei Kairo noch die Reisfelder des Delta irgend etwas zur Hervorbringung der Seuche vermögen, daß diese eigentlich in Konstantinopel erzeugt, und von dort in die ganze Levante verbreitet werde. – Da Wolmar nicht weniger als vierzehn Jahre (von 1788 bis 1802) als Arzt in Ägypten gelebt, und alle diejenigen, welche die Pest für eine dort eingeborene Krankheit halten, der Unwissenheit beschuldigt hat, so darf eine genaue und unparteiische Prüfung seiner Meinung und Beschuldigung um so weniger umgangen werden, je lehrreicher und bedeutender er überhaupt als Beobachter erscheint. Der

---

[61] Lagasquie, recherches sur l'origine de la peste et les moyens den prévenir le développement. Paris 1833. 8.

[62] F. E. Foderé, Leçons sur les épidémies et l'hygiene publique. Tom. IV. § 513: Paris 1824. 8.

[63] De med. Aeg. Lib. I. Cap. XW.

[64] B. v. Tott, Nachrichten von den Türken und Tartaren, mit Zusätzen von Peyssonnel. A. d. Franz. Frankf. u. Leipzig 1788. Th. II. S. 99.

[65] Dr. Enrico di Wolmar, Abhandlung über die Pest, mit einem Vorwort von C. W. Hufeland. Berlin 1827. 8.

lange Aufenthalt im Orient, und die davon bedingte Sach- und Ortskenntnis darf dabei billig nicht zu gering geschätzt, aber auch nicht übersehen werden, daß dieser Schriftsteller, welcher wegen der französischen Expedition große Beschwerden und Verluste erleiden und glückliche Verhältnisse aufgeben mußte, seinen Unmut selbst auf die wissenschaftlichen Leistungen der Franzosen auszudehnen geneigt ist, und ihrer Ansicht über die Entstehung der Pest viel weniger durch Gründe, als durch scharfen Widerspruch entgegentritt.

Wir jedoch haben lediglich nach den Gründen zu fragen, und zuzusehen, ob dieselben mit den Tatsachen der Natur und der Geschichte harmonieren. Wo diese Übereinstimmung vermißt wird, da ist man im Gebiete der Pathogenie gegen jede Untersuchung an Ort und Stelle zum Mißtrauen berechtigt, und auf die sonst so hoch anzuschlagende Autopsie ist dann nicht viel Gewicht zu legen. Hat ja die Erfahrung oft gelehrt, daß bei weitem nicht alle, welche Augen haben und Kranke behandeln, zugleich mit dem geistigen Blick begabt sind, der bei der Untersuchung dunkler Krankheitsursachen unerläßlich ist; und wie man zu Marseille und in anderen Orten eine offenbar eingebrachte Pest für ein Erzeugnis des einheimischen Bodens halten konnte, so ereignet es sich auch umgekehrt noch täglich bei vielen Ärzten, daß sie Krankheiten, die erst unter ihren Augen und Händen geboren werden, am liebsten für Zugvögel aus fremden Landen erklären.

XV.
Das Beulenfieber, die ursprüngliche oder niedere Form der Pest.

UM den Ursprung einer Epidemie zu erkennen, muß man ihre Form, ihre ursächlichen Momente und ihren Seuchengang betrachten. Nur durch diese dreifache Untersuchung läßt sich auch der ursprüngliche Boden oder die erste Bildungsstätte der Pest ermitteln, und somit eine Tatsache feststellen, welche, für das Leben und die Wissenschaft von gleicher Wichtigkeit, nicht nur als das letzte Ergebnis der pathologischen Forschung erscheint, sondern auch das erste Erfordernis zur hygienischen Behandlung ist. Denn zuerst ist zu wissen, wo und wie sich ein Übel erzeugt, bevor wir imstande sind, richtig zu beurteilen, wo und wie man gegen dasselbe sich zu schützen hat. Und da wir, um die ursprüngliche Bildungsstätte einer Seuche nachzuweisen, diese von verschiedenen Seiten ins Auge fassen und dabei beständig an der Erfahrung festhalten müssen, so ist auch der zu jenem Ziele führende Weg geeignet, die Seuche selbst in ihrer ganzen tatsächlichen Erscheinung kennen zu lernen, und am sichersten zu einer höheren Erkenntnis hinzuleiten, während alle einseitigen oder unmittelbaren Versuche, die ohne festen Boden nur teilweise oder gleichsam im Fluge den Gegenstand erreichen gewollt, uns immer zu dem traurigen Resultate geführt haben, daß wir über den Ursprung einer Krankheit nichts wissen können.

Die Form oder das Krankheitsbild der Pest ist von den Ärzten meistens als ein vollendetes Ganzes aufgefaßt, äußerst selten aber und nur oberflächlich in ihrer allmählichen Entwicklung oder auf wahrhaft pathogenetische Weise betrachtet worden, obgleich jedem einleuchten muß, daß der Ursprung einer Seuche da zu finden und anzunehmen wäre, wo wir dieselbe stufenweise aus ihren Elementen sich bilden und zusammensetzen sehen, und wo neben der vollendeten Form auch ihre ursprünglichen noch unvollkommenen Formen angetroffen werden. Die genaueste Beobachtung dieser ersten Anfänge oder des Werdens der Krankheit ist aber der Punkt, von welchem jeder Versuch, der Entwicklung einer Seuche auf die Spur zu kommen, ausgehen müßte, zumal da eben diese Beobachtung oft allein geeignet ist, in eine Mannigfaltigkeit getrennter, zweideutiger und dunkler Erscheinungen Zusammenhang, Licht und Verständnis zu bringen; ein Vorteil, der mehr oder weniger unerreicht bleibt, so lange die Seuchen nur in ihrem vollendeten Zustande, oder im höchsten und letzten Moment ihrer Entwicklung aufgefaßt und dargestellt werden, wie es bisher fast durchgängig geschehen ist. Es haben zwar einige ältere Beobachter, und unter diesen Fracastoro, beiläufig erwähnt, daß die pestartigen Fieber bei der ersten Entstehung sich gewöhnlich hinter mildere und schleichende Formen zu verstecken pflegen, auch ereignet sich überall die Gelegenheit zur Wahrnehmung solcher ersten Entwicklungszustände so selten nicht, als man zu glauben scheint; im Allgemeinen jedoch ist auf die nähere Erforschung und Bedeutung dieser Zustände, die man auch Übergangsformen nennen könnte, noch zu geringe Aufmerksamkeit verwendet, und sind dieselben gewöhnlich entweder ganz übersehen, oder in die Reihe von unbestimmten Vorboten gebracht, oder auch wohl außer allem Zusammenhang als völlig abgesonderte und einzeln stehende Krankheiten behandelt worden. Dessen ungeachtet ist an dem Dasein solcher Entwicklungszustände und an ihrem wirklichen Zusammenhange mit der Epidemie selbst nicht im geringsten zu zweifeln. So wird jeder Erfahrene, der in einer Gegend lebt, wo Wechselfieber einheimisch sind, zu mancher Zeit bei vielen Menschen schon in gewissen krankhaften Erscheinungen, die nach der schulmäßigen Vorstellung lange noch kein Wechselfieber bilden, den Keim desselben mit ziemlicher Sicherheit erblicken, und in dieser Überzeugung auch ohne Verzug einen glücklichen Weg zur Heilung einzuschlagen wissen. Ähnliche niedere und unentwickelte Formen werden ungemein häufig vor dem Ausbruche der Cholera bemerkt, und fehlen auch beim Gelbfieber nicht. Der Typhus geht ursprünglich aus katarrhalisch gastrischen Zuständen hervor, die bald gelind und schleichend, bald schneller und heftiger sich bis zur vollendeten Form und Epidemie gestalten.[66] In Bezug auf die Rinderpest habe ich an einem anderen Orte bewiesen, daß die sogenannte Magenseuche unter dem Steppenvieh, welche man als eine der Rinderpest zwar ähnliche, aber dennoch von derselben verschiedene Krankheit betrachtet

---

[66] Der ursprüngliche Typhus ist nach Valentin von Hildenbrand derjenige, welcher sich aus irgend einer anderen Fieberkrankheit unter den dazu erforderlichen Umständen von selbst entwickelt, durch vorausgegangene Ansteckung also nicht entsteht, wohl aber auf andere durch Ansteckung sich dann verbreiten kann. – Nach unserer Erfahrung war diese Fieberkrankheit allezeit eine katarrhalisch-gastrische, an welcher die Leber mehr oder weniger Anteil nahm, weshalb das Leiden auch zuweilen einem Gallenfieber sich zu nähern schien. Hier ist aber nicht von den vielgestaltigen nervösen Fiebern die Rede, welche so oft mit dem Namen Typhus bezeichnet werden, sondern von der europäischen Kriegspest, oder von Hildenbrands wahrem ansteckenden Typhus, der im westlichen Europa eine seltene Erscheinung ist, häufig aber und vorzugsweise sich unter den Völkern vom slawischen Stamm erzeugt, und am bösartigsten wird, wenn er unter ungünstigen Umständen, vorzüglich im Kriege, auf andere Nationen durch Ansteckung übergeht. Diese Krankheit sieht man in ihrer ursprünglichen Form im südöstlichen Winkel von Oberschlesien unter den polnischen Einwohnern fast alljährlich, und in manchen Jahren epidemisch über einige hundert Menschen sich verbreiten, während sie diesseits der Oder und in den deutschen Gegenden nur als seltene Ausnahme und als Folge der Ansteckung erscheint. Sie entsteht und herrscht gewöhnlich in der kälteren Jahreszeit, und ist deshalb sehr häufig mit einem katarrhalisch-entzündlichen Leiden verbunden; selten dauert sie, durch Ansteckung fortgepflanzt, bis in den Sommer fort, und dann gesellen sich leichter entweder ein Exanthem, oder galliges Erbrechen und ruhrartiger Durchfall hinzu. Überhaupt sind gastrische und katarrhalische Symptome beständig zugegen, nur walten nach Verschiedenheit der Jahreszeiten bald die ersten, bald die andern vor. Im Anfange werden daher die milderen Fälle leicht für gewöhnliche gastrische oder katarrhalische Fieber gehalten, bis die ganz eigentümliche Veränderung der Physiognomie, die Typhomanie, die unüberwindliche Trägheit und Willenlosigkeit, und eine Art von unvollkommener Kreuzlähmung den wahren Charakter der Krankheit unzweideutig erkennen lassen. Indessen zeichnet sich diese in der Mehrzahl der Fälle durch gelinden Verlauf, Mangel an bösartigen und colliquativen Erscheinungen, und eine verhältnismäßig geringe Sterblichkeit aus, ja man hat Kranke gesehen, die am Tage das Bett verschmähten, während ihre Hausgenossen an der nämlichen Krankheit schwer darnieder lagen. In dem Zeitraum von 1832 bis 1834 sind auf einer Fläche von ungefähr 20 Geviertmeilen in drei verschiedenen Epidemien unter den ungünstigsten Umständen unter 1164 Kranken 174 gestorben; unter besseren Verhältnissen stirbt unter zehn Kranken kaum einer, und bei sorgfältiger Pflege würde die Sterblichkeit sich noch beträchtlich vermindern lassen. Einzelne Fälle kommen vor, mit welchen sich Entzündungen des Schlundes oder der Ohrdrüsen, Brand an den untern Gliedmaßen, ja selbst Geschwülste in der Gegend der Weichen verbinden. Durch Ansteckung übertragen, verliert die Krankheit an ihrer ursprünglichen Gelindigkeit, und kann, wie die Erfahrung gelehrt hat, selbst den Ärzten gefährlich werden. Feuchte und kalte Witterung, unzureichende und schlechte Nahrungsmittel, Hunger, Betrübnis und Unreinlichkeit gehen dem ersten Anfang mehr oder weniger vorher; die Sumpfluft, von welcher Hildenbrand glaubt, daß sie zur Bildung des ursprünglichen Typhus beitragen könne, scheint nur die Wirkung jener Schädlichkeiten zu erhöhen. Im eingeschlossenen Raume wird die Krankheit verschlimmert, und die Entwicklung und Intensität des Contagiums befördert; niemals aber ist eine eingeschlossene durch Ausdünstung verdorbene Luft für sich allein imstande, einen wahren Typhus des Menschen oder des Hornviehes zu erzeugen. Über den letzteren Punkt s. m. Untersuchungen über die Rinderpest, C. II. S. 62–64.

hat, nichts anderes als eine mildere Form der Rinderpest und diese selbst in ihrer ersten Entwicklung ist.[67]

Aus einer solchen noch unvollständigen oder niederen Form entsteht auch die Pest des Orients, und es würde aller Analogie widerstreiten, wollte man annehmen, daß die Natur hierbei nicht denselben Stufengang beobachte, sondern die schrecklichste aller Seuchen gleichsam mit einem Schlage sofort und in vollendeter Gestalt erzeugen könnte. Überhaupt ist jede Seuche ein eigentümlicher Lebensprozeß, in dessen Verlauf und Erscheinung das Werden, Blühen und Vergehen notwendige Momente sind. Und deshalb zeichnen sich die werdenden oder ursprünglichen Formen dieses Lebensprozesses dadurch aus, daß bei ihnen die höchsten Erscheinungen der ausgebildeten Krankheit, welcher sie übrigens mehr oder weniger ähnlich sind, entweder noch gänzlich fehlen, oder erst in der Anlage und gleichsam auf einer niederen Stufe beobachtet werden, daher auch die Äußerung des Leidens im Vergleich zur vollendeten Form gewöhnlich milder, schleichender, oder doch weniger gefährlich erscheint, obgleich in vielen Fällen auch Gefahr entstehen und der Tod erfolgen kann, bevor noch die Krankheit als Seuche zur höchsten Ausbildung gelangt.

Forscht man im Orient nach den Krankheiten, welche wegen ihrer Ähnlichkeit mit der Pest hier vorzugsweise in Betracht zu ziehen sind, so stellt sich als die mildeste zuerst diejenige dar, welche in einer Gegend vom Syrien einheimisch, unter dem Namen des Fiebers oder der Krankheit von Aleppo (*Mal d'Aleppo*) bekannt geworden ist, und alle Einwohner wenigstens einmal im Leben befällt. „Dieses Fieber," sagt Wolmar[68], „ist eigentlich nicht tödlich, aber stets von einem Bubo begleitet, der nach der gänzlichen Heilung noch eine sehr empfindliche Narbe hinterläßt. Der Bubo desselben kommt an allen Teilen des Körpers, am häufigsten aber im Gesichte vor, weswegen fast alle Frauen die Narbe davon im Gesicht oder am Halse tragen. Das Fieber von Aleppo verschont keinen Fremden, der sich eine Zeit lang daselbst aufhält; die Einwohner schreiben es dem Genuß des dortigen Wassers zu." Nach den Bemerkungen von Peyssonnel, ehemaligem Generalkonsul in Smyrna, sind dieser Krankheit alle Einwohner von Aleppo und selbst die Fremden unterworfen. Das Hauptsymptom ist eine große Beule oder Hitzblatter, welche ein einziges mal an irgend einem Teile des Körpers entsteht, und weder schmerzhaft noch gefährlich wird, wenn man sich nur hütet, sie zu reizen oder zurückzutreiben.

Ihrem Erscheinen geht ein Fieber von vierundzwanzig Stunden vorher. Die Eiterung oder das unmerkliche Aussickern wird für die Gesundheit als heilsam und reinigend angesehen; die Blatter erhält sich fast ein ganzes Jahr hindurch,

---

[67] a. a. O. IV. S. 91 u. f.
[68] a. a. O. S. 361.

und führt sonst nichts Beschwerliches mit sich, als die unangenehme Narbe, die nicht verhindert werden kann.[69] Volney meint, die Krankheit komme nicht allein zu Aleppo, wo man sie *Al Sinne*, d. i. Übel von einem Jahre, nennt, sondern auch hier und da in Kleinasien, in der Provinz Diarbekr, Bagdad und Bassora, in einigen Bezirken von Damaskus und selbst in Ägypten, namentlich zu Alexandria und Kairo, vor; in Aleppo aber sei dieselbe so einheimisch, daß Fremde oft schon nach einem Aufenthalt von einigen Tagen oder Monaten davon befallen werden.[70] – Es ist klar, daß über eine Krankheit, welche der eine als ein Beulenfieber, der zweite als eine Blatter und noch ein anderer sogar als ein Flechtenübel betrachtet, sich nichts Gewisses festsetzen läßt, solange uns keine genaueren Beobachtungen darüber zu Gebote stehen. Sollte sie wirklich zu den Beulenfiebern gehören, so dürfte auch an ihrer Verwandtschaft mit der Pest nicht zu zweifeln sein. Allein auch in solchem Falle scheint das Fieber von Aleppo unfähig zu sein, sich bis zur vollendeten Pest zu steigern, da diese, wie einstimmig behauptet wird, stets von außenher in diese Gegend gebracht werden, jene Beule aber beständig von gleicher Gutartigkeit und zu allen Zeiten dort herrschen soll. – Patrick Russell, der lange in Aleppo wohnhaft und als ärztlicher Beobachter zur Aufklärung dieses Gegenstandes am besten geeignet war, hat in seiner Pestbeschreibung jenes einheimischen Übels mit keinem Worte erwähnt, und es bleibt der Zukunft vorbehalten, näheren Aufschluß über diese Krankheit zu geben.

Ungleich größere Ähnlichkeit mit der Pest haben die in Ägypten so häufig herrschenden Gallen- und Faulfieber, die schon von Alpini als „pestartige" bezeichnet worden sind. In Alexandria namentlich, so berichtet dieser Arzt, erscheinen im Herbst gefährliche Fieber, welche viele Menschen ergreifen, und öfters im Puls, im Harn und in der Temperatur so geringe Abweichungen vom gesunden Zustande hervorbringen, daß Ärzte und Kranke über die Gefahr in Täuschung schweben. Meistens stellt sich das Leiden mit häufigem galligen Erbrechen, Angst in der Herzgrube und heftiger Unruhe des ganzen Körpers ein; Viele auch bekommen einen Durchfall, der sehr verschiedene gallige und übelriechende Flüssigkeiten entfernt. Bei mehreren ist Ekel und Abscheu vor allen Speisen, aber kein großer Durst vorhanden, wenngleich die Zunge trocken, rauh und schwarz erscheint. Die Eingeborenen werden nicht so leicht wie die Fremden krank. Als Ursache der Krankheit sahen manche Ärzte die Südwinde an, mit welchen die faulen Dünste vom See Mareotis nach Alexandrien gelangen, andere beschuldigten die Ausdünstungen, welche in der Stadt selbst aus den mit Sumpfwasser angefüllten unter irdischen Räumen emporsteigen, während Alpini besonders das alte und faulige Wasser in Verdacht

---

[69] B. v. Tott's Nachrichten. Tl. II. S. 142 u. f.
[70] Volney, Voyage en Syrie et en Egypte. 4. Edit. III. T. II. p. 51.

nahm, das mit neuem und frischem gemischt zur Bereitung der Speisen und Getränke verwendet wird.[71]

Dergleichen bösartige Fieber mit vorwaltend galligen Erscheinungen sind überhaupt in Ägypten sehr gemein, besonders in Jahren und Gegenden, wo eben keine Pestseuche herrscht. Von solcher Art war auch die Krankheit, welche nach der Schlacht bei Heliopolis und bei der Belagerung von Kairo unter den verwundeten Franzosen entstand, und von Larrey unter dem Namen des „gelben Fiebers von Ägypten", beschrieben wurde.

Die Truppen hatten zwischen Bulak und Kairo, während der Chamsin wehte, auf einem niedrigen und feuchten Boden gelagert, und hier den Wechsel einer brennenden Tageshitze mit der feuchten Kühle der Nacht erfahren. Von ungefähr sechshundert Verwundeten gingen zweihundertundsechzig an jenem Fieber zu Grunde.

Im Anfange desselben wurden die Augen trübe, die Bindehaut gerötet, das Antlitz dunkelrot, der Puls langsam und unterdrückt. Der Kranke beklagte sich über Schmerzen in der rechten Seite, und seine Wunden blieben entweder trocken, oder sonderten ein rötliches Wasser aus. Dann folgten eine starke und allgemeine Hitze, großer Durst, heftige Leib- und Kopfschmerzen, nicht selten auch Beklemmung und Delirien. Durch Nasenbluten, reichliches Erbrechen und Durchfall wurde zuweilen eine heilsame Entscheidung bewirkt; öfter jedoch verschlimmerte sich das Fieber, die Zunge erschien trocken und wie verbrannt, das Auge rot, der Harn sparsam und dunkelfarbig, die Haut wurde gelb, der Unterleib schmerzhaft und aufgetrieben, die Wunde brandig, und die Unruhe und Schlaflosigkeit erreichten den höchsten Grad. Die Kranken starben oft schon in den ersten drei Tagen; die den fünfzehnten Tag erlebten, wurden meistens am Leben erhalten. Nach dem Tode fand man in der Bauch- und Brusthöhle eine rötliche Flüssigkeit ergossen, Milz und Leber angeschwollen, den Darmkanal gerötet und mit Luft erfüllt, die Gallenblase mit sehr wenig schwarzer und dicker Galle versehen, und verschiedene Teile des Körpers, vorzüglich die fettigen, vom Brande ergriffen. Larrey hielt die Krankheit für ansteckend, und gestand, daß sie der Pest nicht unähnlich sei.[72]

Es gibt in der Tat wohl kaum eine Krankheit, die nach ihren gesamten Erscheinungen – abgesehen von den Bubonen – der Pest so nahe stände, als das sogenannte Faulfieber, ja es würden diese Krankheiten oft gar nicht voneinander zu unterscheiden sein, wenn nicht das Dasein oder die Abwesenheit der Beulen die Erkennung erleichterte. In dieser Ähnlichkeit und in der Beobachtung, daß ein solches Fieber nicht selten der Pest vorangeht, liegt der Grund, weshalb man die letztere schon oft als ein gesteigertes Erzeugnis oder

---

[71] De med. Aeg. Lib. I. Cap. XIV.
[72] Relation hist, et chir. p. 178 etc.

als eine bloße Ausartung des Faulfiebers betrachtet hat. Ist auch in Europa ein Übergang dieser Art noch nirgends und niemals auf befriedigende Weise nachgewiesen worden, so verhält sich die Sache doch anders in Ägypten, wo beide Krankheiten am häufigsten sind, und abwechselnd bald die eine, bald die andere herrscht. Der Arzt Verdoni, welcher schon fünfzehn Jahre zu Kairo gelebt hatte, hielt sich für überzeugt, daß im Jahre 1796 die Pest zu Alexandria und 1797 zu Minieh in Ober-Ägypten aus einem galligen Faulfieber hervorgegangen sei, und Ludwig Frank, dem dieses mitgeteilt wurde, war geneigt, die Entstehung der Pest überhaupt aus einer Verschlimmerung bösartiger Fieber herzuleiten.[73] Indessen sind alle diese Vermutungen von sehr geringem Wert, so lange die Metamorphose oder der eigentliche Übergang der Krankheiten nicht an bestimmten Zeichen beobachtet und erwiesen wird. Der Beweis aber ist vorhanden, und die Vermutung wird zur Gewißheit erhoben, wenn sich zu den gewöhnlichen Symptomen des Faulfiebers noch die charakteristischen Merkmale der Pest, nämlich wirkliche Bubonen, hinzugesellen, wie dieses oft in Ägypten beobachtet wird.

Eine solche Faulfieber-Epidemie, in der man die werdende, annoch auf einer niederen Stufe der Entwicklung stehende Pest (*pestis fens*) unmöglich verkennen kann, hat selbst di Wolmar in Kairo erlebt, und dabei ein Bekenntnis abgelegt, durch welches seine eigene Meinung über die Heimat und Herkunft der Pest im tiefsten Grunde erschüttert wird. Die betreffende Stelle seiner Schrift ist zu wichtig, als daß wir es verschmähen sollten, sie wörtlich hier folgen zu lassen.

Sie lautet also: „ Im Jahre 1793 blieb das Land von der Pest verschont, aber zur Zeit des Chamsins ward ein Faulfieber epidemisch, welches einen Monat anhielt, und an dem viele Menschen erkrankten. Wenn man das Wesen dieser Krankheit genau betrachtete, so mußte man sie eine nicht vollständig ausgebildete Pest nennen; denn ein großer Teil der Kranken, von denen jedoch nur sehr wenige starben, bekam eine Art Bubonen. Ich hatte eine große Menge solcher Kranken in Behandlung, von denen mir im Ganzen nur zwei starben, mit welchen ich unglücklicher Weise sehr befreundet war. Es war ein gewisser Michail Zaccar, damaszenischer Kaufmann, ein junger Mann von dreißig Jahren, und eine Witwe, Rosa Scacci. Herr Zaccar erholte sich durch einen Aderlaß, den ich ihm nach dem zweiten Fieberanfall verordnet hatte, so sehr, daß er völlig wiederhergestellt schien; aber schon nach drei Tagen legte er sich mit sehr heftigen Kopfschmerzen zu Bett, und zwei Bubonen, welche auf den Inguinaldrüsen erschienen waren, wuchsen während eines Zeitraumes von vierundzwanzig Stunden bei sehr starker Entzündung zu einer bedeutenden Größe an. Es befiel ihn eine gänzliche Betäubung, in der er den andern Tag starb,

---

[73] De peste, dysenteria etc. p. 18.

nachdem alle ärztlichen Hilfsleistungen ohne Erfolg angewendet worden. – Die Witwe litt einen Monat lang an beständigem Erbrechen, Krämpfen und Anfällen eines intermittierenden Fiebers, worauf – bei übrigens dem Anschein nach vollkommener Gesundheit, und ohne daß sie sich irgendein Vergehen oder die Vernachlässigung einer diätetischen Regel hätte zu Schulden kommen lassen – ein großer Bubo am Halse erschien, der sich bald sehr entzündete, und nach vierundzwanzig Stunden den Tod herbeiführte. Durch diese beiden Fälle ward ich vorzüglich dazu bestimmt, das Faulfieber jenes Jahres für eine Modifikation der Pest zu halten; ich behandelte dasselbe auch ganz wie die Pest, indem ich dabei immer auf die verschiedenen Konstitutionen der Kranken Rücksicht nahm.[74]

Man erstaunt, diese so aufrichtig erzählte Geschichte bei demselben Schriftsteller zu finden, der beständig und in den stärksten Ausdrücken den ägyptischen Ursprung der Pest bestreitet; die Natur konnte sich über ihren Gang kaum einfacher und deutlicher erklären, als es bei dieser Epidemie geschehen ist. An einer andern Stelle seines Buches spricht der nämliche Arzt von einem gewissen Bonifaz, und nennt die Krankheit desselben einen ursprünglichen Pestfall, der in Kairo ohne Berührung nur durch die Einwirkung der Atmosphäre entstanden sei, und deutlich zeige, wie die Pest in heißen Ländern, wo stehende, faulig gewordene Wasser die Luft verunreinigen, zuerst entsteht und disponierte Individuen auch zuerst ergreift. – Und gleich darauf von den Erkrankungen redend, die sich zuweilen auf Reisen ereignen, gesteht di Wolmar ganz offen, daß es krankhafte Anlagen gebe, welche sich ohne Berührung unter gewissen Umständen zur Pest ausbilden können, wo aber diese Umstände fehlen, höchstens ein hitziges Fieber erzeugen, welches aber doch schon in manchen Einzelheiten sich der Pest nähert. – Läßt sich die niedere Form und die Entwickelung der Pest wohl deutlicher bezeichnen? – Diese merkwürdigen Zeugnisse sind aber nicht die einzigen, auf welche man sich berufen könnte, sie werden noch durch zahlreiche Beobachtungen von Reisenden bestätigt, welche den Beulenfiebern ihre Aufmerksamkeit zugewendet haben. So gedenkt schon der schwedische Arzt und Naturforscher Hasselquist eines Fiebers zu Damiette, welches im Winter und Frühjahr vorkommt, und in zwei bis vier Tagen sich durch eine entzündete Beule entscheidet.[75] Eifriger jedoch und ungleich genauer haben die französischen Ärzte diesen Gegenstand verfolgt, und die darauf sich beziehenden Erfahrungen erscheinen bis jetzt noch als der größte Gewinn, welchen die Kommission, an deren Spitze Pariset stand, aus Ägypten zurückgebracht hat. Wenn man zu Ende Februars einen Ausflug ins Delta macht, so gerät man nach dem Bericht

---

[74] Enrico di Wolmar Abh. Cap. VII. S. 228 u. ff.
[75] Fr. Hasselquist's Reise nach Palästina, herausgeg. von C. Linnäus. A. d. Schwed. Rostock 1762. 8. S. 582.

dieses Reisenden[76] in Weilern, Dörfern und Städten bei jedem Schritt auf Fieber, Kopfweh, Erbrechen und Beulen in der Leistengegend, in den Achselhöhlen, auf den Armen, am Hals und auf den Lenden. Man erfährt zugleich, daß eine durch dieselben Symptome ausgezeichnete Krankheit vor einem oder mehreren Jahren in diesem oder jenem Dorfe geherrscht und viele Menschen hingerafft, daß sie auch die benachbarten Dörfer verheert, und dem Leben nach wenigen Tagen ein Ende gemacht habe. Diese Dörfer haben miteinander keine Gemeinschaft; das Übel entsteht, wie die Einwohner sagen, aus der Erde, und wird ihnen von Gott geschickt; zuweilen jedoch behaupten die Landleute des Jahres sollen zwei bis vier dergleichen kleine, von einander unabhängige und vereinzelte Epidemien sich ereignen, von denen man in den Hauptstädten keine Kenntnis nimmt.

Es war dieselbe Krankheit, welche Bonapartes Gefährten dreißig Jahre früher in Unterägypten kennen gelernt hatten. Im Juli 1798 wurde die französische Armee zu Alexandria an Land gesetzt, nach einigen Monaten fing das Übel an, sich in den Hospitälern dieser Stadt zu zeigen, und breitete sich allmählich über Damiette, Rosette, und einen Teil des Deltas aus. Die Einwohner, deshalb nicht im geringsten befremdet, versicherten die Franzosen, daß diese Krankheit alljährlich vom Herbst bis zu der ersten Sommerhitze auf der ganzen Küste herrsche. Die französischen Ärzte nannten daher die Krankheit nicht anders, als die Epidemie, das Beulenfieber, oder auch das pestartige Fieber, und diese Namen wurden später während des ganzen Feldzuges auch für die schlimmsten Fälle beibehalten, um die Armee durch das Wort „Pest" nicht in Unruhe und Schrecken zu setzen.[77] Der Arzt Savaresi hat die Krankheit damals vom Monat November bis zum Februar des folgenden Jahres zu Damiette beobachtet, und unter dem Namen des epidemisch ansteckenden Fiebers kurz aber bündig beschrieben.[78] Nachdem die Eßlust verloren und eine allgemeine Abspannung des ganzen Körpers vorangegangen war, stellte sich ein Fieber ein, welches den ersten Tag noch mäßig, mit leichtem Kopfschmerz, Neigung zum Erbrechen, roter Zunge, trockener heißer Haut, und hartem häufigen Pulse verbunden war. Den zweiten oder dritten Tag begannen die Leistendrüsen unter lebhaften Schmerzen anzuschwellen, und das ganze lymphatische System schien an dem Leiden Anteil zu nehmen. Den vierten Tag fand in der Regel ein Nachlassen statt, und wenn gegen den fünften der Kranke nicht genas, so war sein Aufkommen zweifelhaft. Zuweilen hielt das Fieber noch länger an und es gesellten sich Friesel und Petechien hinzu; dann

---

[76] Annales d'hygiene. Oet. 1831. Froriep Notiz. 1831. S.311 u. ff.

[77] Histoire méd. de l'armée d'Orient. II. édit. p. 20. 235. 236 etc.

[78] Ebendaselbst S. 308 u. ff. Essai sur la topographie physique et médicale de Damiette, suivi dobservations sur les maladies, qui ont regne dans cette place pendant le premier semestre del'an VII, par Ant. Savaresi, médecin ordinaire de l'armée.

erfolgte der Tod unfehlbar den siebenten Tag. In der ersten Zeit waren die Kranken von Angst und Unruhe, in der letzten von Betäubung und Schlafsucht befallen; nicht selten waren sie bei einem kürzeren Verlauf des Übels schon nach vierundzwanzig oder sechsunddreißig Stunden tot. In den Monaten Januar und Februar wurden die Symptome noch durch Erbrechen von schwarzen und grünlichen Stoffen, durch erschöpfenden Durchfall und Delirien vermehrt.

Die meisten Leichen zeigten am Unterleibe blaue Flecken, an einigen jedoch wurde äußerlich nichts Auffallendes bemerkt. Bei drei der letzteren, die man öffnete, wurden die Wände des Magens und Darmkanals mit gelblichem Schleim bedeckt, die Gekrösdrüsen hart und verkleinert gefunden. Wenn keine Bubonen erschienen, lief die Krankheit allemal tödlich ab. Gewöhnlich aber bildeten sich diese Beulen in der Leistengegend, in der Achselhöhle, an den Ohrdrüsen und am Arm; sie nahmen nach der Krisis an Umfang und Härte zu, und endigten nach dreißig oder vierzig Tagen durch Eiterung. Die dem höheren Grade der Pest eigentümlichen Karbunkel fehlten noch in dieser Epidemie beinahe ganz; nur zwei Fälle wurden wahrgenommen, und beide führten durch Brand den Tod herbei.

Savaresi glaubte diese Krankheit nosologisch als einen *Synochus lymphaticus miliaris s. petechialis* bestimmen zu müssen; Desgenettes aber säumte nicht, sie bald bei ihrem wahren Namen zu nennen. – Nach einem Aufenthalt von drei Jahren und sechs Monaten sahen sich alle Ärzte der französischen Armee genötigt, die Pest in Niederägypten als eine wahrhaft endemische Krankheit anzuerkennen, welche wohl hundertmal in hundert Orten beobachtet worden ist, die unter sich keinerlei Art von Verkehr und Gemeinschaft haben.

XVI.
Höhere oder vollendete Form der Pest.

OBGLEICH die bösartigen Fieber insgesamt durch einen sehr veränderlichen und mannigfaltigen Wechsel ihrer Erscheinungen ausgezeichnet sind, und den Charakter der Bösartigkeit hauptsächlich durch die große Ungleichheit und Unregelmäßigkeit des Verlaufes in den einzelnen Individuen zu äußern pflegen, so gilt doch dieses im höchsten Grade von der ausgebildeten Pest, die eben deshalb von jeher als ein vielgestaltiger Proteus geschildert, und als der Inbegriff aller Fieber, das intermittierende nicht ausgenommen, betrachtet worden ist.

Daher sind alle Versuche, die unendlichen Abweichungen und Einzelheiten des Verlaufes genau und ausführlich zu beschreiben, selbst nach Russells Bemühung, der hierin das Meiste geleistet, stets vergeblich gewesen, weil es unmöglich ist, so vielfache und veränderliche Krankheitsbilder, die nach der

Beschaffenheit der Epidemien und Konstitutionen fast bei jedem Kranken verschieden sind, oder wenigstens anders gereiht und zusammengesetzt erscheinen, in eine Beschreibung zusammenzufassen. Nur die wesentlichen Züge, welche durch vergleichende Beobachtung vieler Kranken abstrahiert, und von den zufälligen oder minder erheblichen Erscheinungen gesondert sind, lassen sich zu einem allgemeinen und übersehbaren Bilde vereinigen, und dieses reicht auch für die Diagnose aus, obgleich die Ähnlichkeit nicht sowohl einzelnen Krankheitsfällen, sondern vielmehr nur der Seuche überhaupt entspricht.

Die Menschen, welche von der Pest im höheren Grade ergriffen werden, leiden zuerst an einer allgemeinen und plötzlichen Schwäche in allen Gliedern, mit deren Eintritt sich zugleich die Eßlust verliert. Sie bekommen einen Kopfschmerz, welcher öfter die Stirngegend als das Hinterhaupt einnimmt und von kalten Schauern im Rückgrat und überlaufender Hitze begleitet wird. Das Atmen fängt an beklemmt zu werden, und den Kranken befällt eine Unruhe, die ihn zu beständigen Bewegungen treibt. Allmählich nimmt das Kopfleiden überhand, entweder als heftiger Schmerz, oder als dumpfe Schwere und Betäubung, zuweilen bis ins Genick und längs der Wirbelsäule herabsteigend. In den Gesichtszügen geht eine auffallende Veränderung vor; die Augen erscheinen glänzend und zeigen in den inneren Winkeln rote Stellen, wie Blutstreifen anzusehen; der Blick ist unstet, oder stier und unbeweglich, dem der Irren und Hydrophobischen ähnlich. Der Kranke wird gewöhnlich schon im Anfang von einem beängstigenden Druck in der Herzgrube, von Ekel und Würgen befallen, worauf ein Erbrechen grüner Galle, zuweilen auch Durchfall erfolgt, und die Nervenzufälle bald in Schwindel, Delirien und Schlafsucht übergehen, oft auch von konvulsivischen Bewegungen der oberen Gliedmaßen und der Zunge begleitet sind. Der Puls ist verschieden, meistens häufig; bei manchen Kranken hart, bei andern weich, bald voll und stark, bald schwach und kaum wahrnehmbar, überhaupt sehr ungleich und veränderlich. Die Zunge, welche im Anfange noch weiß und feucht erschien, wird trocken und mit einem gelben oder schwarzbraunen Überzuge bedeckt; der Durst ist bald sehr heftig, bald gering, und fehlt zuweilen ganz; nicht selten wird eine Spannung oder Auftreibung des Unterleibes bemerkt. Der Harn erscheint trübe, und der Atem nimmt wie die Ausdünstung einen unangenehm süßlichen Geruch an, der sich über alle den Kranken umgebenden Sachen verbreitet.

Unter solchen Erscheinungen kommen schon in den ersten Tagen die Zeichen zum Vorschein, die über die wahre Natur der Krankheit keinen Zweifel mehr übrig lassen; zuerst nämlich flüchtige, aber durchdringende Stiche oder Schmerzen in den Drüsen und Muskeln, dann sichtbare Drüsengeschwülste in den Weichen, Achseln oder am Halse, die sich zu Pestbeulen (Bubonen), oder kleine mit rotem Hofe versehene Punkte und Bläschen, die sich zu Karbunkeln gestalten, oder Petechien und Striemen, die von verschiedener Größe, rot, blau, oder schwarz erscheinend, zuweilen erst nach dem Tode wahrgenommen werden. Die Bubonen, von welchen einige behaupten, daß sie zwar gewöhnlich die drüsigen Teile einnehmen, nicht aber die Drüsen selbst enthalten, und ausnahmsweise auch in den Muskeln vorkommen, sind schon vor aller sichtbaren Geschwulst in der Tiefe zu fühlen, bis sie allmählich sich nach außen erhebend entweder durch Zerteilung endigen, oder in Eiterung, seltener in Verhärtung übergehen, im schlimmsten Falle brandig werden. Sie sind die zuverlässigsten Zeichen der Pest, aber keineswegs auch Zeichen einer besonderen Bösartigkeit, da zuweilen bei ziemlich gelinder Krankheit zwei bis drei solcher Beulen vorhanden sein können, und in andern Fällen die Kranken sterben, bevor noch eine einzige entwickelt ist. In diagnostischer Hinsicht nicht minder bedeutend, wenn auch nicht ganz so häufig, sind die Karbunkel, welche an sehr verschiedenen Stellen, an den Gliedmaßen, am Halse, ja selbst auf den Bubonen entstehen, und im Anfange als schwarze Punkte oder Bläschen mit rotem Umkreis erscheinen, die bald zerplatzend eine scharfe gelbliche Flüssigkeit ergießen, und dann eine harte Entzündungsgeschwulst bilden, unter welcher die Haut und selbst die Muskelsubstanz in schnelles Verderben gerät. In manchen Fällen jedoch sind weder Bubonen noch Karbunkel vorhanden; der Tod übereilt die Kranken so schnell, daß diese Geschwülste zu ihrer Ausbildung keine Zeit zu haben scheinen, und dann sind an den Leichen entweder keine Zeichen, oder höchstens nur Petechien und Striemen zu bemerken. Meistens werden ein oder mehrere Bubonen, gewöhnlich in den Leisten und Achseln, seltener hinter den Ohren gefunden; oft gesellen sich zu diesen noch ein oder ein paar Karbunkel hinzu, und zuweilen kommen auch diese ohne Bubonen vor.

Die Mehrzahl der Kranken stirbt zwischen dem zweiten und sechsten Tage; die den achten erleben, dürfen hoffen, dem Tode zu entgehen. Von günstiger Vorbedeutung ist es, wenn der erste Tag ohne kalten Schauer und ohne brennende Fieberhitze vorübergeht, und der Schlaf nicht sehr beunruhigt wird. Die Geschwülste, welche unmittelbar nach dem ersten Fieberanfall ausbrechen und bald in Eiterung übergehen, gewähren Erleichterung, obgleich sie die Krankheit nicht entscheiden; ebenso erleichternd ist der Ausbruch der Petechien, wenn sie rötlich sich auf der Oberfläche bis zum vierten Tage erhalten. Die willkommenste Erscheinung unter allen ist ein allgemeiner von selbst entstehender Schweiß, der reichlich über den ganzen Körper ohne brennendes Gefühl hervortritt; er ist der Bote der Genesung, an welchem Tag er auch erscheinen möge. Wenn dagegen schon im Anfange ein brennendes Fieber den Ausbruch der Geschwülste und Flecken verhindert, oder sogleich ein Delirium sich einstellt, so stirbt der Kranke spätestens am dritten Tage. Die kleinen und sehr harten Bubonen, welche sich entzünden, ohne eine Neigung zum Eitern zu verraten, sowie die Karbunkel, welche am Halse erscheinen, sind von der übelsten Vorbedeutung, desgleichen auch alle Karbunkel, die nicht schon den zweiten Tag eitern, sondern fortdauernd entzündet bleiben; dunkelblaue oder schwarze Petechien pflegen nur dem Ende des Lebens vorherzugehen. Das konvulsivische, von kaltem Schauer begleitete Zittern, die Durchfälle und die nicht selten vorkommenden Blutflüsse verkündigen große Gefahr, und das Gefühl von Wohlsein, welches bei übrigens schweren Symptomen in lichten Zwischenzeiten eintritt, ist für das Vorgefühl des Todes zu halten. Dennoch ereignen sich Fälle, wo Pestkranke, bei welchen nicht ein Schimmer von Hoffnung mehr übrig bleibt, plötzlich und wider alle Erwartung genesen; und mit gleicher Verwunderung sieht man ohne das geringste Versehen Kranke sterben, die schon die Glückwünsche zu ihrer Genesung empfangen hatten.

Die Leichen der an der Pest Gestorbenen pflegen noch lange eine gewisse Wärme und eine auffallende Biegsamkeit der Gliedmaßen zu behalten, und sehen oft sehr entstellt und unkenntlich aus, zumal wenn brandige Karbunkel, Luftgeschwülste und schwarzblaue Flecken und Striemen vorhanden sind. Die Substanz des Gehirns hat man außerordentlich weich, breiartig und zusammengefallen, die Adern desselben mit schwarzem Blut überfüllt gesehen. Die Lungen sind selten verändert, das Herz aber, und vorzüglich dessen rechte Hälfte, ist ungemein ausgedehnt, erschlafft und verdünnt. Der Inhalt besteht nach Pugnets Untersuchungen aus einer serösen Flüssigkeit, in welcher sich teils rote, teils weiße Konkremente befinden. Die innere Haut des Magens ist mit einem gelblichen Schleim bedeckt, und entweder vollkommen brandig, oder mit kleinen brandigen Punkten versehen; dieselben Erscheinungen setzen sich zuweilen bis in den Zwölffingerdarm fort. Leber, Milz und Gallenblase werden oft aufgetrieben, die Galle in größerer Menge und gelber als sonst gesehen. Die lymphatischen Drüsen zeigen sich von speckiger, grau- und rotgefleckter Substanz, und die dahin führenden weißen Gefäße scheinen, wie die Venen, offenbar erweitert zu sein, während alle Arterien verengt und eingefallen sind.

Das schlaffe Zellgewebe ist fast durchaus ohne bindende Kraft, und zerreißt so leicht wie Spinngewebe. – Während der Seuche vom Jahr 1835 hat man bei den zahlreichen Leichenöffnungen, die zu Kairo und Alexandrien vorgenommen wurden, das Herz und alle Venen von schwarzem Blute ausgedehnt, die Arterien leer, die Leber und Milz vom Blute strotzend, die letztere oft merklich erweicht und doppelt so groß, als im gewöhnlichen Zustande, die Nieren dunkelviolett, im kleinen Becken Blutergießungen, und die immer angeschwollenen Lymphdrüsen um das Fünf- bis Sechsfache ihres gewöhnlichen Volumens vergrößert gefunden.

Die hier geschilderten Erscheinungen und Folgen der Pest gewähren das allgemeine Krankheitsbild, welches dem Geiste des Beobachters vorschweben muß, und bei der Betrachtung und Unterscheidung der wirklichen Gestalten gleichsam als maßgebende Skizze oder als erster Grundriß anzusehen ist. Von der Mannigfaltigkeit aber und den wechselnden Formen, unter welchen die höchst veränderliche Krankheit nach Verschiedenheit der Zeiten und Personen erscheint, erhält man erst dann eine Idee, wenn viele individuelle Fälle oder Krankheitsgeschichten, wie sie Diemerbroek, Russel u. A. hinterlassen haben, genau miteinander verglichen werden, und wenn vorzüglich der jedesmalige Charakter der Epidemie und die verschiedene Konstitution der Kranken beachtet werden. Und obwohl hier die Natur in dem Spiel der Zufälle mit einer Art von Willkür vorzugehen scheint, die durchaus keine strenge Einteilung oder Abgrenzung verträgt, so schlägt doch die Pest gewöhnlich in einem der drei großen organischen Systeme des Menschen vorwaltend aus, und es lassen sich, je nachdem entweder das eine oder das andere zuerst oder vorzugsweise leidet, nicht sowohl drei Hauptformen, sondern vielmehr Extreme unterscheiden, zwischen welchen die Krankheit mit den vielfachsten Übergängen und Abstufungen die ganze Fülle ihrer Verwandlungen zeigt.

Zwar hat Wolmar nach Verschiedenheit der körperlichen Konstitutionen vier Gattungen von Pestfällen angenommen, und Russel die Kranken sogar in sechs Klassen eingeteilt; aus einer genauen Vergleichung solcher Gattungen und Klassen geht jedoch hervor, daß in der Tat nur drei Varietäten mit einiger Sicherheit unterschieden werden können, und alle konkreten Fälle diesen drei Varietäten entweder unterzuordnen sind, oder als gemischte und nicht genau zu bestimmende sich in der Mitte befinden. Pugnet folgte daher wirklich der Natur, und zeigte im Ganzen einen sehr richtigen Takt, indem er bei der Pest, die im Jahr 1800 unter den Franzosen in Syrien herrschte, eine nervöse, entzündliche und faulige Art unterschied, und mithin dieselben Varietäten anerkannte, welche durch das vorwaltende Leiden eines der drei großen Systeme und Grundfunktionen des Organismus – der Sensibilität, Irritabilität und Reproduktion – hervorgebracht werden.

Die nervöse Form (Russells erste Klasse), die gefährlichste, aber auch die seltenste von allen, kommt gewöhnlich in den angesteckten Orten nur im Anfang der Seuche vor, und verliert sich immer mehr, je länger die Seuche dauert, und je mehr im Orte die Verbrettung derselben zugenommen hat. Die Menschen werden plötzlich von einer tödlichen Schwäche und Mutlosigkeit, von Schwindel, Stumpfsinn, Kopf- und Rückenschmerz befallen; sie fühlen eine bange Beklemmung um die Herzgrube, und sind von tiefer, aber stiller Traurigkeit ergriffen. Unter solchen Zufällen, bei welchen die Fieberbewegungen entweder noch gänzlich fehlen, oder kaum zu bemerken sind, gesellen sich in kurzer Zeit Konvulsionen oder Schlafsucht hinzu, und manche Kranke sterben schon binnen vierundzwanzig Stunden, ohne eine Spur von Bubonen und Karbunkeln zu zeigen.

Bei anderen macht die Natur nach dem Eintritt der ersten Symptome noch einige fruchtlose Anstrengungen; der Puls wird schnell, aber klein, die Hautwärme nimmt zuweilen unregelmäßig auf kurze Zeit zu, und nicht selten stellt sich noch Würgen, galliges Erbrechen oder Abführen ein. Bald aber nehmen Schlafsucht oder Delirien überhand, die Glieder erkalten, und die Haut bleibt trocken wie Pergament, bis zuletzt unter kaltem klebrigen Schweiß und krampfhaften Zuckungen das Leben erlischt.

Alle Kranken, bei welchen die Pest in dieser nervösen Form erscheint, sind ohne Rettung dem Tode verfallen; die meisten sterben den zweiten oder dritten, die wenigsten erleben den fünften Tag. In der Regel sind weder Bubonen noch Karbunkel vorhanden; Petechien und Striemen kommen selten vor, oder werden erst nach dem Tode bemerkt, am häufigsten wird an den Leichen jedes Merkmal der vorausgegangenen Krankheit vermißt. In diagnostischer Hinsicht ist es daher von Wichtigkeit, zu wissen, daß gerade die tödlichste Form der Pest ohne die charakteristischen Beulen und Geschwülste stattfinden kann; noch wichtiger aber ist für das öffentliche Wohl die Erfahrung, daß diese Form sich öfters bei dem ersten Erscheinen der Seuche zeigt, wo eine schnelle und richtige Erkenntnis am meisten Not tut, und die Verzögerung oder Unterlassung der Schutzanstalten von den verderblichsten Folgen ist.

Die entzündliche Form, zu welcher Wolmars plethorische Kranken und Russells zweite und dritte Klasse gehören, ist meistens nicht minder gefahrvoll als die vorige, und zeichnet sich überhaupt durch einen heftigen Aufruhr des Gefäßsystems aus. In den schlimmsten Fällen erfolgt der Tod auch hier zuweilen so schnell, als habe der Kranke einen Dolchstich ins Herz erhalten.

Die Krankheit fängt meistens mit kaltem Schauer, Schwindel, Kopfweh und Erbrechen an, das Gesicht wird rot, die Augen erscheinen glänzend und trübe, der Kreislauf wird entweder bald gehemmt und unterdrückt, oder es stellt sich schon am ersten Tage ein brennendes Fieber ein, wobei der Puls zuerst zusammengezogen, schwach und zitternd, dann häufig, stark und ungestüm, und zuletzt aussetzend und kriechend ist. Öffnet man eine Ader, so gerinnt das Blut augenblicklich, und hängt sich so fest an das Gefäß, daß man dieses umwenden kann, ohne einen Tropfen zu verlieren. Der Kranke leidet an heftigem Durst, er verfällt in schlafsüchtige Betäubung und Delirien, und wird von großer Unruhe und Herzensangst umhergeworfen. Kurz vor dem Tode sinkt der Puls, die gläsernen Augen blicken furchtbar umher, das Gesicht wird leichenähnlich, aus dem geöffneten Munde tritt mit Schaum bedeckt die geschwollene Zunge hervor, und aus den Lungen strömt ein Atem aus, der unerträglichen Geruch verbreitet. Krämpfe und Zuckungen, besonders am Kopf und Hals, beschließen den Todeskampf. Stirbt der Kranke nicht am ersten Tage, so tritt am Morgen ein Nachlassen des Fiebers und eine täuschende Ruhe ein, die Betäubung aber dauert fort, bis die Krankheit mit neuer Wut ihren Angriff wiederholt, und endlich das Leben unterliegt. In den weniger heftigen Fällen nehmen die Symptome nicht so schnell und stürmisch überhand, die Paroxysmen sind minder fürchterlich, das Nachlassen ist besonders am dritten Tage deutlicher zu bemerken, es zeigt sich sogar eine vorübergehende Neigung zum Schwitzen, und mit dieser einige Hoffnung zur Genesung, bis eine neue Verschlimmerung unter Schlafsucht, Irrereden oder Sprachlosigkeit, Durchfall und kaltem Schweiß dem Leben am fünften, seltener am siebenten Tage ein Ende macht. Die Flecken, Beulen und Geschwülste fehlen bei der entzündlichen Form der Pest nur dann, wenn der Verlauf der Krankheit mit reißender Schnelligkeit erfolgt; meistens sind am zweiten oder dritten Tage Bubonen, zuweilen auch Karbunkel und Petechien vorhanden, doch sieht man die ersteren häufig wieder verschwinden, und wenn sie auch zurückkehren, niemals zur Reife gedeihen.

Die gastrische Form, von Wolmar die biliöse genannt, und von Russell teils in der vierten, teils in der fünften Klasse beschrieben, wird im allgemeinen an dem gleichförmigeren und anhaltenderen Verlaufe des Fiebers, an galligen Erscheinungen, vorzüglich aber an der vorwaltenden Neigung zu kritischen Abscheidungen durch die Haut erkannt. In jeder Epidemie wird diese Form bei der Mehrzahl der Kranken bemerkt; sie wird vorherrschend, ehe noch die Seuche ihren Höhepunkt erreicht; sie mildert sich in dem Verhältnis, in welchem die Abnahme der Seuche überhaupt erfolgt, und mehr als die Hälfte der Kranken kommt im Durchschnitt mit dem Leben davon. Die ersten Symptome bestehen gewöhnlich in Schwindel und Erbrechen, worauf noch an demselben oder am folgenden Tage das Fieber eintritt, und der Ausbruch von Bubonen und Karbunkeln stattzufinden pflegt. Wo sich noch Petechien hinzugesellen, sind diese gewöhnlich von der schlimmsten Art. Die Krankheit nimmt nach dem zweiten Anfall ganz die Gestalt eines Faulfiebers an; sie nähert sich in vieler Beziehung dem Gelbfieber, und ist von großer Unruhe, brennender Hitze, unauslöschlichem Durst, heftigen Schmerzen im Unterleibe, öfters auch von Durchfällen und nicht selten von Blutflüssen begleitet. Das Blut hat keine Neigung zum Gerinnen, es erscheint vielmehr aufgelöst und ohne Zusammenhang. Die Zunge, im Anfange dick und weiß, wird in kurzer Zeit trocken und dunkelbraun.

Die ausgebrochene Galle ist oft mit einer schwärzlichen Materie gemischt, der Harn immer sehr trübe, zuweilen dunkelgrün und mit einem gelblichen Bodensatz. Alle Flüssigkeiten, die der Kranke entleert, gehen bald in Fäulnis über, der Geruch derselben ist sowohl vor als nach dem Tode unerträglich, und an den Leichen sieht man eine allgemeine Anschwellung erfolgen. Bei diesem schnellen Verderben der Flüssigkeiten erscheint es glaublich, daß nach Wolmars Erfahrung diese Form der Pest am meisten geeignet ist, sich ansteckend auszubreiten. Der Tod erfolgt in der Regel nicht vor dem fünften oder siebenten Tage, die Genesung aber findet statt, wenn das Fieber am dritten und fünften Tage durch einen allgemeinen und wohltätigen Schweiß gebrochen wird.

Es würde ebenso nutzlos als vergeblich sein, die Verbindungen zu beschreiben, welche diese drei Formen der Pest unter sich selbst eingehen können, oder alle Abweichungen darzustellen, welchen die Kranken zufällig und nach der Verschiedenheit ihrer Individualität unterworfen sind. Wahrscheinlich gehört auch eine Krankheit hierher, welche in Ägypten unter dem Namen *Dem el muia* (Blut und Wasser) bekannt, und durch ein fast gleichmäßiges Leiden aller drei Systeme, sowie durch schnellen Verlauf und einen mehr aussetzenden als nachlassenden Typus ausgezeichnet, bis jetzt aber sehr verschieden beurteilt worden ist. Alpini hat diese Krankheit, bei der vorzüglich das Gehirn und die Leber ergriffen werden, zu den pestartigen Fiebern Ägyptens gezählt, und zuerst an einem Beispiel geschildert, auf welches spätere Schriftsteller wiederholt Bezug genommen haben. Ein Mann von fünfzig Jahren, schlanker Gestalt und galligem Temperament bekam mit Kopfschmerz ein eintägiges Fieber, welches sich durch Schweiß über den ganzen Körper, den Kopf ausgenommen, zu entscheiden schien. Am andern Tage war der Kranke imstande aufzustehen, das Kopfweh aber dauerte fort, und eine mit geringer Geschwulst verbundene Röte zeigte sich gegen Abend im rechten Augenwinkel. Die Nacht verging fieberfrei, aber unruhig wegen der Kopfschmerzen, die Röte des Auges nahm wieder ab, und erst gegen Mittag wurde nach dem Genuß von Speisen ein fieberhafter Puls bemerkt. Es stellte sich hierauf unter zunehmendem Kopfschmerz ein fortwährendes Erbrechen von Nahrungsmitteln und vieler grüner Galle ein, das Atmen erfolgte tief und in ungleichen Zwischenzeiten, die Herzgrube, im Anfange noch weich, wurde immer mehr gespannt, die Sprache wehklagend und abgebrochen, der Puls hart und unregelmäßig. Endlich verloren sich Gesicht und Gehör, an den Händen zeigten sich unwillkürliche Bewegungen und Flockenlesen, die Glieder erkalteten, und der Kranke starb unter Röcheln und Konvulsionen zwei Stunden nach der Wiederkehr des Fiebers.[79] Von Hautausschlägen oder Beulen wird in der Beschreibung nichts erwähnt. Dieses Leiden wurde von Alpini für die Typhomanie der Griechen gehalten, von Kanold als eine Form der Pest, von Pugnet, der es in Ägypten wiederfand, als ein bösartiges Wechselfieber, und von Schnurrer als eine Gehirnentzündung angesehen. Was uns betrifft, so können wir nur vermuten, daß das *Dem el muia* zu jenen gefährlichen Pestfällen zu rechnen sei, bei welchen sich wegen der Schnelligkeit des Verlaufes weder Ausschläge noch Beulen entwickeln können. Denn die Krankheit herrscht nach Alpinis und Pugnets übereinstimmendem Zeugnis mit der Pestseuche zu gleicher Zeit, nämlich in den unbeständigen, heißen und feuchten

---

[79] De med. Ägypt. Lib. I. Cap. XIV.

Monaten des ersten Sommers, wenn der Chamsin weht. Und niemand wird leugnen, daß die oben angeführten Symptome ohne Ausnahme sich bei der Pest ereignen können, wogegen sie in dieser Verbindung und mit so reißend schnellem und tödlichem Verlauf kaum jemals bei einer Entzündung oder einem bloßen Wechselfieber erscheinen mögen.

Der aussetzende Typus, welcher für die Annahme eines Wechselfiebers zu sprechen scheint, ist selbst nach Pugnets Erfahrung nicht immer zu bemerken und überhaupt von geringer Bedeutung, wenn man erwägt, daß die Pest als ein Protypon aller Fieber den verschiedensten Verlauf beobachtet, und vorzugsweise in den schnellverlaufenden und gefahrvollsten Fällen, wie bereits von der nervösen und entzündlichen Form angeführt worden, gerade die heftigsten Paroxysmen und darauf wieder so täuschende Remissionen hervorbringt, daß diese zuweilen für Intermissionen gehalten werden können. Endlich ist auch die Röte des Auges, welche sich bei Alpinis Kranken zeigte, neuerlich von Wolmar als eines der ersten und beständigsten Kennzeichen der Pest erkannt, so daß auch in dieser Beziehung unsere Vermutung bestätigt wird, wenn wir auch auf Kanolds Bemerkung, nach welcher das *Dem el muia* zuweilen noch mit „gefährlichen Beulen" verbunden sein soll, kein besonderes Gewicht legen wollten.

XVII.
Verhältnis des Beulenfiebers zur vollendeten Pest.

WIE aus einem anscheinend katarrhalisch-gastrischen oder hepatischen Fieber die europäische Kriegspest, und aus der sogenannten Magenseuche sich die Rinderpest entwickelt, so entsteht aus einem Beulenfieber die Pest des Orients. Die ursprünglichen Krankheiten sind aber von den gesteigerten und vollendeten nicht wesentlich verschieden, sondern sie sind Entwicklungszustände, welche, die Fähigkeit zur weiteren Fortbildung und Umgestaltung in sich enthaltend, unter gewissen Umständen bald auf einer niederen Stufe stehen bleiben und dann ohne großen Schaden vorübergehen, bald schneller oder langsamer bis zu einem hohen oder dem höchsten Grade sich ausbilden können. Überhaupt macht die Natur bei der Hervorbringung der großen Volkskrankheiten keinen plötzlichen Sprung; die Seuche tritt nicht auf einmal in ihrer ganzen und höchsten Vollendung hervor, sie muß wie jedes einzelne pathologische Erzeugnis vorbereitet und entwickelt werden, und notwendig einen auf- und absteigenden Lebenslauf zurücklegen, in welchem, gewisse Schwankungen abgerechnet, Wachstum, Höhe und Nachlassen, Anfang, Mitte und Ende unterschieden werden können. Wenn nun insbesondere der Typhus und die Rinderpest ihre niederen Formen der Entwicklung durchlaufen müssen, wie wir glauben, daß darüber kein Zweifel mehr stattfinden kann, so wird ein ähnlicher Gang auch bei der ihnen sehr analogen Pest des Orients vorausgesetzt werden dürfen, zumal nachdem man erfahren hat, daß in dem Lande, welches von jeher für die Heimat der Pest gehalten wurde, eine Krankheit existiert, die nach allen ihren Erscheinungen bald eine unvollkommene oder modifizierte Pest, bald ein Faulfieber mit Pestbeulen, bald geradezu die Pest selbst genannt worden, und aus einheimischen Ursachen entstanden ist. Da nun überdies die Annahme von unvergänglichen und stets in der Welt umherirrenden Contagien die wahre Entstehung jener pestartigen Krankheiten nicht erklärt und die Wissenschaft bei keinem einzigen Fieber eine solche Annahme für zulässig erachten kann, auch die Erfahrung von jeher und überall gelehrt hat, daß das Pestgift, selbst da, wo es in der größten Menge vorhanden, sich niemals und nirgends dauernd zu erhalten imstande ist, so wird man genötigt, eine periodisch erfolgende ursprüngliche Genesis dieser Seuchen anzuerkennen.

Ist aber das in Ägypten so häufig vorkommende Beulenfieber, wie aus dem Vorhergehenden erhellet, in der Tat nichts anders, als die primitive Form der Pest, wie geht es zu, daß ein Land, welches diesen gefährlichen Feind in seinem Schoße hegt, nicht längst schon verödet und ausgestorben ist? – Dieselbe Frage hat man bei der Rinderpest in Bezug auf die Tiere der Steppen des südöstlichen Europas aufgeworfen, und es ist merkwürdig, daß hier wie dort im Wesentlichen durch dieselben Gründe und Tatsachen geantwortet werden muß. Die pestartigen Krankheiten nämlich, zu welchen wir außer der orientalischen die Rinderpest und die europäische Kriegspest zählen, haben das Eigene, daß sie in der Gegend ihres Ursprungs gewöhnlich minder heftig und verheerend sind, als in entfernteren Gegenden, wohin sie allein durch Ansteckung gelangen.

Die Bösartigkeit scheint in einer gewissen Entfernung von der ursprünglichen Bildungsstätte der Krankheit im geraden Verhältnis zuzunehmen, und je verschiedener die Abstammung der angesteckten Individuen von der Abstammung derjenigen ist, unter welchen sich die pestartige Krankheit zuerst erzeugte, desto reißender und tödlicher pflegen auch im allgemeinen die Fortschritte einer solchen Seuche zu sein, vorausgesetzt, daß die entfernteren Gegenden sich ebenfalls unter dem Einfluß der sogenannten epidemischen Konstitution befinden, ohne welche das Contagium ohnmächtig ist. Wenn der Typhus anfängt, sich zuerst in einem Kriegsheer zu zeigen, so erscheint er noch als ein erträgliches Übel; dieses aber wird groß und mörderisch, sobald es sich durch den Feldzug in weiterer Entfernung und unter einem andern Volke verbreiten kann, wie Beispiele solcher Art schon oft und in neuerer Zeit vorzüglich auf den weiten Märschen der russischen Truppen beobachtet worden sind.

Die Rinderpest ist bei der Steppenlage, in welcher sie sich erzeugt, verhältnismäßig eine gelinde Krankheit zu nennen, die öfters kaum den fünften Teil und unter schlimmen Umständen höchstens die Hälfte der Kranken tötet, während sie, in fremde Länder eingedrungen und auf andere Ragen übertragen, kaum das zehnte und zuweilen nur das zwanzigste Haupt am Leben läßt. Ebenso ist auch die Menschenpest im Orient und vorzugsweise in Ägypten ungleich weniger verderblich, als in entfernten Ländern, welche sie erst mittelbar durch Ansteckung empfangen. Abgesehen von der letzten Periode, welche dem gänzlichen Erlöschen jeder Seuche dieser Art vorhergehend immer durch einen Nachlaß der Heftigkeit sich bemerklich macht, so hat es doch niemals in Deutschland, Italien, Frankreich usw. eine Pest gegeben, die man auch nur vergleichungsweise eine gutartige oder milde hätte nennen können; vielmehr bezeugt die Geschichte, daß in diesen Ländern alle wahren Pestseuchen, wenn auch extensiv von sehr verschiedenem Umfang, ihrem Wesen nach stets von ziemlich gleicher Bösartigkeit gewesen sind. Nicht so verhält es sich im Orient, und am wenigsten in Ägypten, wo die Unterscheidung zwischen einer gelinden, mittleren und heftigen Pest (*P. mitis, mediocris, vehemens*) bei den Einwohnern sehr geläufig, auf vielfache Erfahrung gegründet, und auch von den Ärzten angenommen ist. Daher hat Ludwig Frank, der mit den Franzosen denselben Unterschied beobachten konnte, mit Recht die Übertreibung gerügt, deren sich Reisende sowohl als Eingeborene bei der Erzählung der durch die Pest in Ägypten bewirkten Todesfälle haben zu Schulden kommen lassen, indem sie der Krankheit eine Verheerung zuschreiben, die, wenn sie wirklich so groß wäre, als vorgegeben wird, das Land schon längst und oft entvölkert haben müßte. Ägypten ist aber selbst in seinen ungesundesten Gegenden immer der Sitz einer nicht unbeträchtlichen Bevölkerung gewesen, und keine Pest vermochte hier einen Menschenverlust herbeizuführen, der die gänzliche Verödung auch nur einzelner Landstrecken zur Folge gehabt hätte, eine Folge, die unfehlbar eintreten müßte, wenn die Krankheit daselbst stets von derselben Bösartigkeit wie in unseren Gegenden anzutreffen wäre. Es ist nicht zu berechnen, welche Verwüstungen manches europäische Land erfahren würde, wenn die Seuche hier überall freien Eingang und Spielraum fände, und nicht durch beständige Vorsicht und Wachsamkeit abgewehrt, und wo sie dennoch erscheint, nicht sogleich beschränkt und wieder ausgerottet würde. Im Orient hingegen, wo öffentliche Vorkehrungen unbekannt sind, die Pest so oft eine epidemische Verbreitung erlangt, und in ihrer ursprünglichen Form höchstwahrscheinlich jedes Jahr vorhanden ist, findet dessen ungeachtet weder eine außerordentliche Verminderung der Menschenmenge, noch eine Unterbrechung des gewöhnlichen Verkehres statt, und diese Tatsachen sind in Vergleich mit den europäischen Wirkungen der Seuche schon allein hinreichend, um zu der Überzeugung zu führen, daß die Plage im Orient und namentlich in ihrem Mutterlande überhaupt weniger heftig und tödlich als in Europa ist.

Diese minder verderbliche Herrschaft und Intensität erklärt auch zum Teil, warum die Krankheit in den Morgenländern nicht immer in ebenso hohem Grade ansteckend ist als bei uns, und dort zuweilen selbst in den volkreichsten Städten, wo alle Vorsichtsmaßregeln fehlen, nur eine kleine Zahl von Menschen ergreift. So auffallend ist diese Erscheinung, daß sie manche Reisende glauben ließ, die Krankheit teile sich niemals, oder nicht in jeder Epidemie durch Ansteckung mit. In Wahrheit ist aber die Fähigkeit der Mitteilung zu verschiedenen Zeiten nur in verschiedenem Grade vorhanden, und immer von dem niederen oder höheren Entwicklungszustande der Krankheit, von dem schnelleren oder langsameren Verlauf, und von der mehr oder minder ungünstigen Beschaffenheit der Atmosphäre bedingt, und nur im allgemeinen steht es fest, daß die ägyptische Pest in ihren Folgen bei weitem nicht so furchtbar wie die nach Europa gebrachte sich zu äußern vermag.

Hiermit ist aber eine Ausnahme nicht ausgeschlossen, und wird keineswegs geleugnet, daß nicht auch in Ägypten die Pest in ihrer bösartigsten Gestalt erscheinen könne; vielmehr wird die Wirkung nur im Ganzen betrachtet, und dabei vorzüglich auf die dort häufig vorkommende mildere Form des Übels Rücksicht genommen. Diese Form ist die ursprüngliche, oder das sogenannte Beulenfieber, dessen eigentlicher und beständiger Sitz nach den Beobachtungen der Franzosen im Delta zu finden ist, welches wegen der größeren Feuchtigkeit der Atmosphäre, wegen der häufigen Sümpfe, stehenden Gewässer und Winterregen überhaupt für die ungesundeste Gegend Ägyptens gehalten wird. Und hiernach ist begreiflich, daß auch der höhere Grad der Krankheit, den man sich nicht mehr scheut die Pest zu nennen, eben im Delta, und zwar von der Seeküste bis nach Kairo hinauf nach aller Erfahrung am häufigsten erscheint, während in Oberägypten beide Formen seltener sind. Beider Symptome stellen sich im Allgemeinen unter dem Bilde eines bösartigen Fiebers mit Exanthemen und Drüsengeschwülsten dar, beide sind nur nach der Stufe ihrer Entwicklung und Bösartigkeit, und nach dem räumlichen Verhältnis ihrer Ausbreitung verschieden. Daher ist das Beulenfieber oft eine Reihe von Jahren abwechselnd nur auf einzelne Distrikte beschränkt, und bildet im Lande jene kleinen Epidemien, welche von den Hauptstädten keiner Beachtung wert gehalten werden; ein andermal nimmt dasselbe, durch ungünstige Umstände verschlimmert, einen gewaltigeren Gang, und überzieht dann als erklärte Pest die Wohnsitze der Menschen weit und breit.

Durch dieses Verhältnis, nach welchem die Seuche zu gewissen Zeiten und stufenweise sich anders gestaltet, werden nun auch allein die Widersprüche der Reisenden über das beständige oder periodische Dasein der Pest in Ägypten erklärt. Alpini war der Meinung, daß dieses Land gewöhnlich nur alle sieben Jahre einmal von der Pest befallen werde; später erfuhr Sonini, die Stadt Kairo sei zur Zeit seiner Anwesenheit schon achtzehn Jahre verschont geblieben; Ludwig Frank hielt es für ausgemacht, daß nach dem Abzuge der Franzosen sieben Jahre lang keine Pest in Ägypten gewesen, und die Tagebücher der europäischen Kaufleute daselbst bestärkten ihn in dem Glauben, daß hier das Übel auch früher nur in Zwischenzeiten erschienen sei. Ja neuerlich wurde aus Alexandria gemeldet, daß gegen Ende November 1834 die Pest mit großer Schnelligkeit in der Stadt und auf der Rhede ausgebrochen sei, und daß allgemein die größte Verheerung befürchtet werde, weil Ägypten schon seit ungefähr zwölf Jahren nicht an diesem Übel gelitten habe. Dagegen behaupten andere Ärzte, namentlich Pugnet und Savaresi, die Pest sei in Ägypten beständig mehr oder weniger vorhanden, und wenn die Einwohner das Gegenteil versichern, so sei dies allein ihrer Unachtsamkeit und Unwissenheit zuzuschreiben. Die französische Kommission, welche im Jahr 1829 überall im Delta das Beulenfieber fand, bestätigt diesen Ausspruch vollkommen, und Pariset erklärt, daß in Ägypten kein Jahr vergeht, wo die Pest nicht bei Eingeborenen und Fremden unter den verschiedensten Formen entweder gutartig oder bösartig beobachtet wird. – Alles kommt darauf an, daß man wisse, was in Ägypten eigentlich Pest genannt wird, und was nicht. Daher ist der Streit über das beständige oder periodische Dasein des Übels im Grunde nichts als ein Wortstreit, und nach den Aufschlüssen, die oben über die ursprüngliche und vollendete Form der Krankheit mitgeteilt worden, sehr leicht und einfach zu schlichten, sobald man nämlich erkannt hat, daß das Beulenfieber eine endemische Krankheit Ägyptens ist, die wegen ihrer geringeren Verheerung von den Einwohnern noch nicht für die volle oder wirkliche Pest gehalten wird, eben so wie das Volk im östlichen Europa noch weit davon entfernt ist, in der gelinderen Magenseuche die Urform der Rinderpest zu erkennen. –

Bisher ist die Krankheit nach ihren Erscheinungen betrachtet worden, wie sie mehr oder minder entwickelt in den Symptomen sich kundzugeben pflegt. Es sind nun die Verhältnisse zu erwägen, welche, sowohl in dem Menschen selbst, als in seiner Außenwelt vorkommend, das Erkranken bedingen und als ursächliche oder veranlassende Momente der Pest zum Teil in der Verschiedenheit der Individuen, insofern dieselbe auf Nationalität, Gewohnheit, Gemütsart und anderen Eigentümlichkeiten beruht, zum Teil aber auch in äußeren nicht minder erheblichen und sehr verschiedenen Ereignissen und Einflüssen gegründet sind.

XVIII.
Die Empfänglichkeit.

DIE Empfänglichkeit für eine Krankheit ist im Grunde nur eine besondere Weise der dem ganzen Geschlecht eigentümlichen Leidensfähigkeit, so wie die Schädlichkeit nichts anders als eine besondere Weise ist, vermittelst welcher die Außenwelt auf das Individuum feindselig (kränkend) zu wirken imstande ist.

Die erste geht zunächst aus inneren Momenten hervor, welche, von äußeren erregt, auf diese wieder reagierend zurückwirken; die zweite ist das nächste Ergebnis äußerer Momente, welche sich erregend zu den inneren verhalten, und von diesen eine Rückwirkung erfahren. Das Empfängliche und das Schädliche, der innere und der äußere Faktor der Krankheit, verhalten sich wie Negatives und Positives; da jedoch zwischen beidem eine Wechselwirkung stattfindet, so darf das Erste weder als ein bloß Passives, noch das Andere als reine Aktion betrachtet werden; vielmehr wiederholt sich der Gegensatz auf jeder Seite, jedes ist in Bezug auf das andere zugleich ein Erregendes und ein Erregtes, und das Empfängliche ist so wenig ohne Reaktion, als das Schädliche ohne Erregung zu denken. Nur im Konflikt und in der Wechselwirkung des Empfänglichen und Schädlichen treten die Gegensätze selbst hervor, und werden Gegenstände der Wahrnehmung, daher das eine ohne das andere nicht stattfinden kann, die Empfänglichkeit erst durch die Schädlichkeit, und diese erst durch jene möglich und erkennbar wird. So lange das Individuum im Verhältnis zur Außenwelt seine Gesundheit bewahrt, und die wechselseitigen Tätigkeiten sich im relativen Gleichgewicht befinden, können die zwei Faktoren der Krankheit in ihren Wirkungen nicht wahrgenommen werden, weil beide nur möglich, aber nicht wirklich (*actu*) vorhanden sind. Sobald aber durch irgendein Verhalten des Geistes und der Natur die Integrität des Individuums gestört, und das allgemeine Gleichgewicht der Tätigkeiten aufgehoben wird, ist in der Wirklichkeit auch das besondere Verhältnis zwischen einem Empfänglichen und einem Schädlichen gesetzt, und beide Faktoren geben sich im Individuum zu gleicher Zeit durch ihre Wechselwirkung kund. – Und obgleich dieselben eben nur Faktoren und Bedingungen, aber noch keineswegs die wahre oder erste Krankheitsursache sind, diese vielmehr in einem Verhältnis gesucht werden muß, welches beiden zugrundeliegt, so können doch Empfänglichkeit und Schädlichkeit als sekundäre Ursachen angesehen werden, weil ohne dieselben kein Erkranken möglich ist.

Die Modifikationen der einen wie der andern sind in konkreten Fällen von einer unabsehbaren Mannigfaltigkeit, und eben sowohl nach dem Grade als nach der Weise verschieden. Das quantitative und qualitative Verhältnis derselben richtet sich aber nicht bloß einseitig nach den Momenten des einen oder des andern Gegensatzes, sondern hängt gemäß dem Gesetze der Wechselwirkung von der Stärke und Beschaffenheit beider Gegensätze, mithin sowohl von den inneren als von den äußern Momenten ab, und die Empfänglichkeit für irgendeine Krankheit, obgleich zunächst das Produkt der inneren Momente, ist ohne Einwirkung der äußeren so wenig möglich, wie die Schädlichkeit als die Summe der äußeren Momente ohne Beziehung auf jene sich als Schädlichkeit erweisen kann. Im allgemeinen entspricht das quantitative Verhältnis beider Faktoren allezeit der Stärke des Konfliktes oder dem Grade der wechselseitigen Spannung, die zwischen den entgegengesetzten Tätigkeiten obwaltet, und da dieser Konflikt schwächer oder stärker sein kann, so tritt die Empfänglichkeit auch minder oder mehr hervor, und wird im letzteren Falle Krankheitsanlage genannt. Dagegen ist die Qualität der Faktoren verschieden nach der Beschaffenheit der einzelnen sie konstituierenden äußern und inneren Momente, welche, je nachdem sie zu einander in einem besonderen Verhältnis stehen, auch eine besondere Empfänglichkeit und Schädlichkeit setzen, und somit auch die ursächlichen Momente besonderer Krankheiten werden. Zu den inneren Momenten, welche in den Individuen die Empfänglichkeit für die Pest bedingen oder modifizieren, sind vorzugsweise die Abstammung und Nationalität, die Gewohnheit, das Temperament, die Gemütsart und das Verhalten des Geistes zu zählen, wogegen bei den äußeren Momenten vor Allem die klimatischen und Witterungsverhältnisse, die sogenannte epidemische Konstitution und das Contagium zu betrachten sind.

Sowohl in dem Mutterlande der Pest, wie auf dem heimatlichen Boden des Gelbfiebers, der Wechselfieber usw., ist der Unterschied bemerkenswert, der in der Empfänglichkeit für diese Krankheiten zwischen den einheimischen (akklimatisierten) und den fremden Individuen wahrgenommen wird. Es scheint eine allgemeine und ziemlich sichere Regel zu sein, daß die Fremden für die Krankheit empfänglicher sind, und um so leichter davon betroffen werden, je weiter ihr Vaterland und ihre nationale Eigentümlichkeit von dem Lande und Volke entfernt ist, in welchem die Krankheit ursprünglich hervorgebracht wird. Am meisten auffallend erscheint dieses Verhältnis, wenn man die Krankheit in einer gewissen Gegend unter Menschen aus ganz verschiedenen Klimaten und von ebenso verschiedenen Stämmen und Völkerschaften vergleichen kann; geringere Unterschiede werden aber auch bei Individuen aus solchen Nationen bemerkt, die gleichsam als Mittelglieder unter sich in Verwandtschaft stehen und von dem einen oder andern Stamme sich nicht so bedeutend unterscheiden. Man weiß, daß in Ländern, wo bösartige Fieber endemisch herrschen, die Fremden und Ankömmlinge weit größeren Gefahren als die Eingeborenen und Akklimatisierten ausgesetzt sind, und dies ist besonders in Bezug auf das Gelbfieber neuerlich mit großer Klarheit nachgewiesen worden. Ein nicht geringerer Unterschied der Empfänglichkeit findet bei der Rinderpest unter den verschiedenen Rassen statt, und auch von der Kriegspest werden. diejenigen, die mit den ersten Kranken weder Vaterland noch Lebensart gemein haben, am stärksten und häufigsten befallen. Oft erlangen alle diese Krankheiten erst dann eine epidemische Verbreitung, nachdem ein Beisammensein und ein wechselseitiger Einfluß unter Individuen von verschiedener Herkunft stattgefunden hat.

Bei der Pest des Orients ist eine nationale Verschiedenheit der Krankheitsanlage bis jetzt noch am wenigsten allgemein anerkannt worden, allein die hier folgenden Zeugnisse beweisen, daß auch diese Krankheit von der gemeinschaftlichen Regel nicht ausgenommen ist.

Nicht zu gedenken der Bemerkung Alpinis, nach welcher von den pestartigen Fiebern zu Alexandria die Fremden leichter befallen werden und häufiger sterben als die Eingeborenen, so ist es eine alte, von Ludwig Frank wieder bestätigte Erfahrung in Ägypten, daß die Pest unter den Mamelucken, welche fast sämtlich aus Georgien, Tscherkessien, Abessinien usw. stammend als Fremde zu betrachten sind, so wie unter den neu angekommenen Negern jederzeit viel verheerender als unter den Eingeborenen des Landes wütet. In Kairo sind nach Wolmars Beobachtungen die fremden aus Nubien gebürtigen Türsteher und nach diesen immer die Juden die ersten, welche von der Pest ergriffen werden. Unzählige male konnte man bemerken, wie viel empfänglicher dort die Franzosen als die Türken für die Krankheit waren. Dieser größeren Empfänglichkeit der Fremden ist hauptsächlich der unglückliche Ausgang des Kreuzzuges zuzuschreiben, welchen der heilige Ludwig, König von Frankreich, nach Ägypten unternahm, und neuerlich war derselbe Umstand eines der wichtigsten Hindernisse, welches den Zweck des französischen Unternehmens unter Napoleon Bonaparte vereiteln half.

Zu Damiette beschränkte sich die Seuche vom Jahre 1800 vorzugsweise auf die Franzosen und Griechen, obgleich daselbst die Zahl der Türken viel größer war; auf hundert kranke Franzosen und Griechen wurden kaum acht Erkrankungen unter den Türken gezählt.[80] Während der mörderischen Seuche, welche im folgenden Jahre zu Kairo herrschte, wurden vor allen andern und am heftigsten die Franzosen, bald auch die Syrier und Griechen, dann die Nubier, nach diesen die Neger von Senaar und Darfur, und zuletzt die Eingeborenen Ägyptens von der Krankheit befallen.[81] Diese Ordnung schien unabänderlich zu sein, doch zeigte sich hierbei noch der Unterschied, daß die Nordfranzosen und die erst neuerlich nach Ägypten gekommen waren, noch ungleich größerer Gefahr unterlagen, als die Südfranzosen und die schon seit der ersten Expedition sich im Lande befanden. Die Engländer, welche nach

---

[80] Pugnet, mémoires etc. p. 176.
[81] Ebendaselbst p. 208.

ihrer Landung die unverdächtigsten Plätze zum Aufenthalt gewählt und, um die Pest von sich abzuwenden, die größte Vorsicht angewendet hatten, wurden dessen ungeachtet in kurzer Zeit von dem Übel betroffen, welchem sie zu entgehen gehofft, und verloren in ihren Hospitälern alle Krankenwärter, bis zu diesem Dienst Ägypter und Türken bestellt wurden, welche weniger vorsichtig, aber an den Einfluß des Klimas gewöhnt, von der Krankheit unberührt blieben. Nach Verdonis Beobachtung sollen in Kairo die Türken im Durchschnitt zwei Drittel, die Juden drei Viertel und die Europäer fünf Sechstel ihrer Kranken verlieren.[82] Minutoli fand, daß in Alexandria vorzüglich die fremden Arbeiter erkrankten, und ein italienischer Arzt, der fünf Jahre in dieser Stadt gelebt und die Pest an sich selbst und bei andern beobachtet hat, sieht es als ausgemacht an, daß neue Ankömmlinge, Fremde und Neger der Ansteckung mehr unterliegen, als Eingeborene und Akklimatisierte, behauptend, daß dieses alle bestätigen werden, die längere Zeit in Ägypten zugebracht haben.[83] In Aleppo fand Russell die Armenier am mindesten für die Pest empfänglich, in Smyrna sah Valli[84] die Griechen der Krankheit viel mehr als die Türken unterliegen, und selbst in Konstantinopel bemerkte Timoni, daß zur Pestzeit die Fremden mehr als die Einheimischen, unter den letzteren aber die Armenier am wenigsten gefährdet sind. Wie verschieden auch die Grade der Empfänglichkeit bei diesen Nationen sich verhalten mögen, so unterliegt doch keinem Zweifel, daß diese Empfänglichkeit überhaupt bei den Europäern am größten und bei den Eingeborenen Ägyptens am geringsten ist. Und deshalb hat man auch gesagt, ein milderes oder minder kräftiges Contagium, welches bei einem Franzosen die Pest bewirke, sei noch nicht hinreichend oder imstande, einen Ägypter krank zu machen.[85]

Für die Aufgabe, welche wir nicht aus den Augen verlieren dürfen, ich meine, für die Ermittlung des Landes und Volkes, in welchem sich die Pest ursprünglich erzeugt, sind diese Erfahrungen von großer Wichtigkeit. Wenn nämlich, wie wir gesehen haben, schon die milderen Formen der Krankheit, wie sie in Ägypten erscheinen, auf den einheimischen Ursprung hinweisen, so ist die verhältnismäßig geringste Empfänglichkeit der Eingeborenen für die Pest nicht weniger geeignet, die Meinung zu unterstützen, daß unter diesem Volke der Ursprung der Krankheit zu suchen sei, weil auch die geringste Empfänglichkeit für das Gelbfieber, für den Typhus und die Rinderpest bei den Eingeborenen solcher Länder beobachtet wird, wo diese Krankheiten nach der Erfahrung zuerst und ursprünglich entstehen.

---

[82] Howard Nachrichten etc. S. 105.
[83] Magazin der ausländischen Literatur der Heilkunde von Gerson und Julius 1829. Juli und August. Seite 152 u. ff.
[84] Eusebio Valli, memoria sulla peste di Smyrna del anno 1784. Lausanne 1788.
[85] L. Frank. S. 62.

Die Empfänglichkeit für das Erkranken ist auch bei den Bewohnern desselben Landes verschieden, je nachdem dieselben längere Zeit entweder in gesunden oder in kranken Orten zugebracht haben. Daher werden Reisende, die aus gesunden Gegenden in eine Ortschaft kommen, wo die Krankheit herrscht, verhältnismäßig leichter krank, als die Bewohner der letzteren, welche bereits allmählich an den epidemischen Einfluß gewöhnt worden sind. So kann durch Menschen, die aus Ober-Ägypten ins Delta kommen, und dann wieder zurückkehren, die Pest nach Ober-Ägypten gelangen und sich dort weit verbreiten, ohne im Delta sehr beachtet zu sein.

Selbst in einem und demselben Orte ist oft in der Geneigtheit zur Pest ein bedeutender Unterschied zwischen Personen zu bemerken, die in noch gesunden Häusern und Straßen wohnend mit Kranken nichts zu schaffen haben, und zwischen solchen, die beständig mit Besuchen, Pflegen, Reinigen, Begraben usw. beschäftigt sind; denn während die Ersteren häufig bei der geringsten Gelegenheit zur Ansteckung erkranken, sieht man nicht selten in den Hospitälern die alten Wundärzte und Krankenwärter gesund bleiben, und die Totengräber ungestraft die Kleider der an der Pest Verstorbenen gebrauchen.[86] Die Macht der Gewohnheit ist hier nicht minder groß als bei der Kriegspest, die in den Lazaretten am leichtesten die neu angestellten Ärzte, Chirurgen und Wärter befällt, die alten und versuchten hingegen häufiger verschont.

Wie aber die Menschen in verpesteten Orten durch allmähliches Gewöhnen an ihre ungesunde Umgebung weniger leicht, als die bei ihnen einkehrenden Fremden erkranken, so zeigen auch die Einwohner solcher Orte, welche, lange Zeit an eine gesunde Beschaffenheit der Luft gewöhnt, sich außer dem Bereich des epidemischen Einflusses befinden, ebenfalls eine so geringe Empfänglichkeit für das Contagium, daß öfters selbst pestkranke Reisende, die daselbst Aufnahme finden, die Seuche nicht zu verbreiten imstande sind. Dies war zu Russells Zeit in Antiochia, Schogre und Edlib der Fall, wo viele angesteckte Flüchtlinge ankamen und starben, ohne den Einwohnern und Familien, von denen sie aufgenommen wurden, die Krankheit mitzuteilen. Dasselbe wurde im Jahre 1788 in einer Hafenstadt Ägyptens bemerkt.

Die Pest war damals über Kairo, Damiette, Alexandria und viele kleinere Orte am Nil verbreitet, nur zu Rosette schien den Einwohnern alle Empfänglichkeit für die Krankheit zu fehlen, was um so mehr befremden mußte, da täglich von Alexandria und Kairo Kaufmannsgüter dorthin gelangten und Pestkranke die Stadt passierten, von denen einige ihre Reise nicht fortsetzen konnten und daselbst starben.[87] Der nämliche Mangel an Empfänglichkeit bei einer gesunden Beschaffenheit der Luft bewirkt auch, daß einzelne Pestfälle so oft in

---

[86] L. Frank. S. 62–63.
[87] di Wolmar S. 170.

Konstantinopel ohne weitere Ausbreitung vorübergehen, und muß überhaupt als ein Grund betrachtet werden, weshalb im ganzen Orient und selbst in Europa der Verkehr mit verpesteten Orten nicht immer von schlimmen Folgen ist.

Die Empfänglichkeit gibt sich überhaupt desto sichtbarer kund, je schneller und stärker die sogenannte epidemische Luftbeschaffenheit (oder ein Miasma) sich entwickelt und verbreitet, und je weniger die Menschen an diesen neuen Einfluß sich haben gewöhnen können.

Unter solchen Umständen wird man beobachten, daß alle Seuchen eine größere Verbreitung gewinnen, und besonders im Anfange die heftigsten und am meisten tödlichen Erkrankungen veranlassen, bis im ferneren Gange der Epidemie bei schon verminderter Empfänglichkeit und Reaktion die Heftigkeit der Zufälle nachläßt und die Genesungen häufiger werden. Wo aber jenes Epidemische in der Luft nur langsam und schwach sich entwickelt, und ein all-mähliches Gewöhnen an dasselbe stattfinden kann, da ist auch die Empfäng-lichkeit und ihre Reaktion geringer, und kommen viel weniger und mildere Erkrankungen vor.

Übrigens verschont die Pest kein Alter und Geschlecht, gewöhnlich aber werden die Armen, die Traurigen und solche Menschen, welche dem Genuß berauschender Getränke und anderen Ausschweifungen ergeben sind, häufiger und schwerer von ihr heimgesucht, als wohlhabende, heitere und mäßige Personen. Durch Schmutz- und Elend, Anstrengung des Körpers, heftige Ge-mütsbewegungen und Leidenschaften wird die Empfänglichkeit vermehrt. Sanguinische und cholerische Menschen sollen leichter befallen werden als solche, bei denen die organischen Systeme wie die Seelenkräfte in einem ge-wissen Gleichgewicht stehen, und kein besonderes Temperament vorherr-schend ist. Selten erkranken diejenigen, welche an chronischen Übeln leidend mit eiternden Wunden oder künstlichen Geschwüren behaftet sind. Einzelne gibt es, die als Ausnahmen von der Regel selbst unter den schlimmsten Ver-hältnissen und bei der vielfachsten Gelegenheit zur Ansteckung ihre Gesund-heit bewahren. Nichts vermag jedoch die Empfänglichkeit für die Pest so sehr zu vermindern, ja sogar auszulöschen, als Todesverachtung, wahre Erhebung des Geistes und hoher zuversichtlicher Mut, so wie im Gegenteil nach dem einhelligen Zeugnisse der Jahrhunderte nichts für die Pest so empfänglich macht, als Verzweiflung, Furcht und Zaghaftigkeit. Der Gleichmut, mit wel-chem die Orientalen die Seuche zu betrachten pflegen, obwohl in vieler Hinsicht schädlich und tadelnswert, trägt vielleicht in der Levante ebensoviel zur Milderung des Übels bei, als Furcht und Aufregung bei den Pestseuchen in Europa geschadet haben. Und je öfter sich diese unselige Stimmung der Gemüter bemeistert, und durch Vereitelung der Schutzanstalten die schreck-lichsten Verwirrungen und Niederlagen hervorgebracht hat, desto mehr tut es

Not, den Blick auf die hochherzigen Ärzte und Priester zu richten, welche gestärkt von einem höheren Mut und keine Gefahr scheuend inmitten der Pestkranken gesund geblieben sind.

Wer aber von einer Seuche gänzlich verschont blieb, der unterliegt ihr vielleicht, wenn sie zum zweiten oder dritten Mal wiederkehrt; und wer die Krankheit glücklich überstand, ist deshalb nicht immer vor einer wiederholten Ansteckung gesichert. Durch das Überstehen der Krankheit wird zwar die Empfänglichkeit bedeutend vermindert, und meistens für die Dauer der herrschenden Epidemie aufgehoben: nicht selten jedoch sieht man die Genesenen in der nämlichen oder einer späteren Epidemie von neuem ergriffen werden. Wolmar erwähnt eines türkischen Krankenwärters, welcher starb, als er in einem Alter von sechzig Jahren zum siebenten Mal von der Pest befallen war; Beispiele von der Wiederkehr der Krankheit bei denselben Individuen haben auch viele andere Schriftsteller angeführt, und unter der geringen Zahl der Genesenen, die ich selbst im südöstlichen Europa gesehen, befanden sich zwei, welche die Pest schon zweimal überstanden hatten, und die Spuren davon am Leibe trugen.

XIX.
Die Schädlichkeit.

DER Empfänglichkeit oder dem negativen Faktor der Krankheit steht als positiver die Schädlichkeit entgegen, welche das Ergebnis und die gemeinsame Wirkung gewisser äußerer Momente ist, so wie sich jene als das Resultat gewisser innerer Momente zu erkennen gab.

Die zwischen beiden Faktoren stattfindende Wechselwirkung ist daher in jedem Falle von dem Dasein und dem Verhältnis der besonderen Momente bedingt, von welchen die Faktoren selbst Produkte und Ergebnisse sind. Das Dasein und der Einfluß der verschiedenen inneren und äußeren Momente läßt sich häufig nachweisen und erkennen, aber selten ist es möglich, in dem verwickelten Konflikt entgegengesetzter Tätigkeiten genau zu bestimmen, welchen Anteil jedes besondere Moment an der Empfänglichkeit und Schädlichkeit nimmt, und wie groß oder gering der Einfluß ist, den ein oder das andere Moment an dem gemeinsamen Effekt, d. h. an der Krankheit hat. Wir nehmen in der Krankheit den Konflikt des Empfänglichen und Schädlichen wahr, und erkennen auch wohl die einzelnen Umstände, welche vorzüglich zu dieser Wechselwirkung beitragen, aber selten sind wir imstande, in der allgemeinen Wirkung auch jede besondere zu unterscheiden und von jedem einzelnen Umstande oder Momente mit Bestimmtheit auszusagen, in welcher Weise und in welchem Maß derselbe zur ganzen Wirkung beiträgt, und wie sein Verhältnis zu andern Momenten beschaffen ist. Deshalb müssen wir zwar die einzelnen Momente aufsuchen und ihren wirklichen oder wahrscheinlichen Einfluß in Anschlag bringen, aber bei der Betrachtung des Krankheitsprozesses hauptsächlich die gemeinsame Wirkung aller Momente vor Augen haben, wie sie in der Empfänglichkeit und Schädlichkeit sich vereinigen und begegnen.

Unter den äußern Momenten, welche zusammenwirkend bei der Pest die Schädlichkeit ausmachen und sonst auch äußere Einflüsse, Umstände oder Veranlassungen heißen, kommen zuerst die Feuchtigkeit und Wärme, die Strömung und Beschaffenheit der Atmosphäre in Betracht. Die alte Überlieferung, nach welcher eine ungewöhnlich große Überschwemmung des Nils den Ausbruch der Seuche befördern soll, erscheint wenigstens insofern nicht ungegründet, als die Pest schon öfters nach einer sehr hohen Wasserflut sich reißend verbreitet hat. Noch in den Jahren 1800 und 1818 ist dies der Fall gewesen, und nur die feuchten, am Ufer des Stromes und seiner Arme gelegenen Ortschaften haben in dem erstgedachten Jahre die Wirkungen des Übels erfahren.[88] Der Austritt der Gewässer ist zwar in allen Ländern mehr oder weniger von nachteiligen Folgen für die Gesundheit begleitet; erwägt man aber, daß diese Folgen sehr verschieden sein können, und daß eine hohe Überschwemmung in Ägypten nicht nur viel länger dauert und weiter sich ergießt, sondern auch bei dem Ablauf des Wassers ungleich größere Mengen faulender organischer Stoffe hinterläßt, als ein ähnliches Ereignis in jedem andern Lande, so wird man dem ägyptischen Strome seinen Anteil an der Entstehung der Seuche schwerlich bestreiten können. Allein nicht minder gewiß scheint zu sein, und wiederholte Beobachtungen deuten darauf hin, daß dort auch eine zu geringe Überschwemmung einen nachteiligen Einfluß indirekt und auf entferntere Weise hervorbringen kann, insofern nämlich ein zu niedriger Wasserstand in Ägypten allezeit als der Vorbote von schlechter Ernte, Teuerung und Hungersnot betrachtet wird. Eine ungewöhnliche Überschwemmung also, sie sei nun zu groß oder zu gering, wird dem Gesundheitszustande in jenem Lande immer ungünstig sein, wenn ihre Folgen nicht etwa durch zufällige Einflüsse verbessert oder aufgehoben werden. Ein solcher Zufall scheint während der Anwesenheit Parisets in Ägypten die größere Ausbreitung der Pest verhindert zu haben. Denn im Jahr 1829 war die Wasserflut so hoch gestiegen, daß man im ganzen Lande für das folgende Jahr in Sorgen war, und der Herrschaft der Pest entgegen sah; allein im Winter wehte ein sehr kalter Südwind, die Gewässer verliefen sich schnell, die Ländereien trockneten fast sechs Wochen früher als gewöhnlich aus, und im Laufe des Jahres 1830 bemerkte man in Unterägypten nur eine große Menge von

---

[88] Pugnet. p. 202.

Beulenfiebern, und zu Mansurah, Foah und Sinabadeh kleine isolierte Epidemien, die ohne schlimmere Folgen vorübergingen.

Außer dem regelwidrigen Stande des Nils hat man als eine der beständigsten Veranlassungen zur Pest auch die häufigen Regen betrachtet, welche während der ungünstigen Jahreszeit in den Monaten November, Dezember und Januar im Delta fallen, und durch Auflösen des Unrates, Umwühlen und Eröffnen der Gräber in nicht geringem Grade die Fäulnis befördern. Pugnet nahm keinen Anstand zu behaupten, die Seuche stehe allezeit in einem bestimmten Verhältnis zur atmosphärischen Feuchtigkeit, sie nehme überhand, wenn durch eine größere Überschwemmung ein Übermaß von Feuchtigkeit entsteht, sie zeige sich aber auch dann, wenn eine geringere Überschwemmung durch Regengüsse ersetzt wird, und zwar in derselben Gegend, wo diese fallen. Er fügt hinzu, daß in Ägypten bei sehr großen Überschwemmungen fast gar kein Regen beobachtet wird.

Ohne solchen Bemerkungen ein zu großes Gewicht beizulegen, darf man einräumen, daß jene Wolkenergüsse geeignet sind, die Wirkungen der Überschwemmung teilweise entweder zu ersetzen, oder zu erhöhen, auch an der Küste, wo die Nachtluft selbst außer der Regenzeit mit vieler Feuchtigkeit angefüllt ist, die Wasserdämpfe zu vermehren und dadurch dem Verwesen organischer Stoffe förderlich zu sein. Die Kommission der Franzosen, an deren Spitze sich Pariset befand, geht jedoch in ihren Behauptungen noch um vieles weiter, indem sie den Regen sogar für gefährlicher als die Überschwemmung selbst erklärt, und überhaupt der Meinung ist, daß die Pest vornehmlich durch die Fäulnis der Leichen veranlaßt werde, und gewöhnlich erst zu Anfang oder zu Ende Februars erscheine, nachdem die Gräber durch den Regen aufgewühlt worden und der Frühlingswärme ausgesetzt seien. Allein die Seuche erscheint bisweilen schon im September und Oktober, bevor noch jene Regen sich eingestellt haben, und die Art des Begrabens der Leichname, wie fehlerhaft und schädlich sie auch in vieler Beziehung sein mag, kann bei der Entstehung des Übels nicht als Hauptmoment betrachtet werden.

Die Feuchtigkeit der Luft in Ägypten, sie werde durch Überschwemmung oder durch Regen, oder durch beides erzeugt, vermag ihren Einfluß auf die Pest nur in Verbindung mit einem gewissen Wärmegrad auszuüben, ohne welchen wohl verschiedene andere Krankheiten, aber niemals eine Pest entsteht. Denn nach allen bis jetzt bekannten Erfahrungen müssen Feuchtigkeit und Wärme in einem bestimmten Verhältnis zusammenwirken, um in Ägypten die sogenannte pestilenzielle Luftbeschaffenheit hervorzubringen, ein Produkt, welches nicht vorhanden ist, oder gehemmt und wieder vernichtet wird, sobald einer jener Faktoren über den andern ein entschiedenes Übergewicht erlangt. Daher bemerkte man im Jahr 1800 während der sehr feuchten aber kälteren Jahreszeit nur Hals- und Brustentzündungen, Rheumatismen und andere leichtere Übel; erst in dem Maß, in welchem sich die Atmosphäre erhitzte, fing auch die Pestseuche an, sich auszubreiten. Die Zunahme und Herrschaft derselben dauert aber stets nur so lange, als Wärme und Feuchtigkeit sich zu einander in dem erforderlichen Verhältnis befinden. Nimmt in der Folge die Wärme zu, und ist die Feuchtigkeit größtenteils absorbiert, so vermindert und verliert sich auch die Seuche immer mehr, und niemals hat man in den Monaten Juni, Juli und August während der größten und gleichmäßigeren Hitze die Pest in Ägypten entstehen und herrschen gesehen. Es folgt hieraus, daß hier nicht der höchste und beständigste Wärmegrad, sondern vielmehr ein veränderlicher und minder hoher die schädliche Wirkung der Feuchtigkeit begünstigt.

Diese Wirkung wird durch den Chamsin, einen glühenden Sirocco oder Südwind, verstärkt, welcher regelmäßig zwischen dem Frühlings-Aequinoctium und Sommersolstitium in Ägypten weht. Der arabische Ausdruck Chamsin bedeutet eigentlich „fünfzig", und bezieht sich auf die Zeit von fünfzig Tagen, während welcher der Sirocco herrschend ist. Im Anfange scheint dieser Südwind nicht sehr heiß zu sein, bei längerer Dauer nimmt seine Hitze und Heftigkeit zu, der Himmel wird getrübt, die Sonne ist ohne Glanz und wie eine violette Scheibe anzusehen, die Luft beständig mit feinem, alles durchdringenden Staub erfüllt. Gewöhnlich hält eine solche stärkere Bewegung der schwülen, aus der Wüste kommenden Luft nur zwei oder drei Tage an, zuweilen jedoch dauert sie vier bis sieben Tage ohne Nachlassen fort, und bringt dann das Leben der ihr ausgesetzten Menschen und Tiere in große Gefahr. Das dabei entstehende Gefühl haben Volney und Larrey, welche darüber aus Erfahrung sprechen, dem Eindruck verglichen, den diejenigen empfinden, welche mit dem Herausnehmen des frischen Brotes beschäftigt sich vor der Mündung eines heißen Backofens befinden. Die Lungen scheinen eine starke Zusammenziehung zu erleiden, der Atem wird kurz und mühsam, die Haut trocken, die innerliche Hitze fast unerträglich. Vergebens sehen sich die Menschen nach einer Abkühlung um; die sonst dazu geeigneten Dinge täuschen die Hand, die sie berührt, das Wasser, die Metalle, der Marmor, alles ist warm, obgleich die Sonne sich in Staub und Wolken verhüllt. Die in den Städten und Dörfern leben, ziehen sich deshalb bei verschlossenen Türen und Fenstern in die Häuser zurück, die Bewohner der Wüste suchen in ihren Zelten oder in Löchern und Gruben Schutz, und verharren darin so lange, bis die drückende Schwüle nachläßt, und die Luft wieder einigermaßen atembar wird. Am schlimmsten ergeht es den Reisenden, welche fern von jedem Zufluchtsort um diese Zeit sich auf dem Wege befinden und plötzlich von dem Windstoß überfallen werden.

Das Atmen und der Blutlauf geraten sogleich in Unordnung, es stellen sich Ohnmachten und Zufälle der Erstickung ein, das Blut wird mit Gewalt nach dem Kopfe und der Brust getrieben, und tritt zuletzt aus Mund und Nase hervor. Auf solche Art gehen oft Menschen, Kamele und Pferde an einer wahren Erstickung zu Grunde, und die aufgeschwollenen Leichen werden schnell von der Fäulnis zerstört. Die ganze französische Armee hatte auf ihren Zügen nicht wenig von dieser Plage zu leiden. Larrey selbst geriet dadurch in die höchste Lebensgefahr, und die Reiterei erlitt beträchtlichen Verlust.

Der Chamsin herrscht nur in der ungesunden Jahreszeit, da überhaupt die meisten hitzigen Krankheiten, namentlich Beulen- und Faulfieber entstehen, von welchen man dort glaubt, daß sie durch den heißen Wind, sowie durch die den Sümpfen und Seen entsteigenden Dünste hervorgebracht werden. Die Pest entsteht entweder gleichzeitig, oder erreicht, wenn sie schon früher vorhanden war, in den fünfzig Tagen immer ihre größte Verbreitung und Stärke, und wenn das Jahr auch frei von dieser Seuche bleibt, so werden doch während des Chamsins die zuerst erwähnten Krankheiten, epidemisch oder vereinzelt, stets am häufigsten bemerkt. Auch die Wunden heilen dann am schwersten und werden leicht vom Brand ergriffen, alle andere Leiden nehmen einen schlimmeren Verlauf, und die schon Genesenen werden nicht selten noch durch gefährliche Rückfälle hingerafft.

Die Pocken, welche nach Wolmars Erfahrung alljährlich zu Kairo noch vor dem Eintritt des Chamsins erscheinen, können daselbst als Zeichen und Maß für die bevorstehende Pestgefahr betrachtet werden. Wenn nämlich der Verlauf der Pocken gutartig ist, so hat man auch in der Regel nicht viel von der Pest zu befürchten, selbst wenn mitunter ein Pestkranker aus angrenzenden Ländern nach Ägypten kommt; sind sie hingegen bösartig, tödlich und weit verbreitet, so folgt die Pest unaufhaltsam und mit großen Fortschritten nach.[89]

Wie häufig aber auch die letztere in Ägypten und Syrien erst während der Herrschaft dieses Windes erscheint, so ist sie doch im Delta zuweilen schon zwischen den Monaten September und Februar vorhanden, und deshalb ist man genötigt anzunehmen, daß der Chamsin die Seuche nicht zu veranlassen, sondern nur anzufachen oder zu steigern imstande ist.

Zu den vereinigten Wirkungen des Nils und der Regengüsse, der Temperatur und des Chamsins kommt noch der Einfluß der fauligen Dünste hinzu, welche aus den der Überschwemmung unterworfenen Begräbnisplätzen und Reisfeldern, so wie aus den durch das Zurückbleiben des Nilwassers gebildeten Seen, Morasten und Lachen emporsteigen, und nach der Erfahrung immer in den fünfzig Tagen am häufigsten und verderblichsten sind. Erwägt man überdies, daß in den tief gelegenen engen und ungepflasterten Ortschaften die Fäulnis durch die größte Unreinlichkeit der Bewohner, durch unzweckmäßige

---

[89] di Wolmar. S. 13.

Beschaffenheit der Häuser, durch viele verwesende Tierleichen, Unrat und verdorbene Nahrungsmittel noch im hohen Grade vermehrt wird, so kann man sich ungefähr vorstellen, wie in Ägypten die Atmosphäre in diesen ungesunden Monaten beschaffen sein muß. So einflußreich erscheinen daselbst die hier erwähnten Umstände, daß es bis auf den heutigen Tag Ärzte gibt, welche schon ein einzelnes dieser Momente für hinreichend halten, die Pest hervorzubringen. Allein wie schädlich auch Sümpfe, Kloaken, Reisfelder, Begräbnisplätze usw. auf die Gesundheit einwirken mögen, so ist doch völlig unzulässig, die übrigen so zahlreichen und wirksamen Umstände deshalb zu übersehen oder ausschließlich einem einzelnen beizumessen, was in der Tat nur durch das Zusammenwirken vieler zu erklären ist, zumal da alle bisher betrachteten Einflüsse unter sich selbst im innigsten Zusammenhange stehen.

Wir können daher auch den schädlichen Dünsten bei der Entstehung und Verbreitung der Pest nur einen relativen Anteil zugestehen, und sehen es als unzweifelhaft an, daß zur ursprünglichen Erzeugung der Seuche eine Reihe von aufeinanderfolgenden Wirkungen, die in solcher Verbindung und Stärke in keinem anderen Lande gefunden werden, sich wie Glieder einer Kette vereinigen müsse, um als Produkt die Schädlichkeit oder das positive Moment der Pest hervorzubringen.

Mit dieser Rücksicht werden wir auch die von Pariset und seinen Freunden aufgestellte Meinung zu würdigen haben: daß die eigentliche und nächste Veranlassung zur Pest allein in der jetzigen fehlerhaften Begräbnisweise oder in dem Aufhören des Balsamierens zu suchen, und durch die Wiederherstellung dieser alten Gewohnheit zu entfernen sei. Die Pest, so behaupten diese Ärzte, entsteht in Ägypten aus der Fäulnis der vielen jetzt im Schlamm verwesenden tierischen und menschlichen Leichen, welche ehemals durch Balsamieren unschädlich gemacht und in den Felsenhöhlen und Katakomben der an den Ufern des Nils sich hinziehenden Hügelreihen aufbewahrt wurden; das Balsamieren selbst war im Grunde nichts anderes als eine Maßregel der Sanitätspolizei, die unter der Hülle religiöser Gebräuche von klugen Priesterärzten eingeführt und unterhalten wurde; die Beulenpest ist nicht älter als 1300 Jahre, und konnte durch keine physischen Veränderungen des Landes hervorgebracht werden, weil dieses seit zweitausend und einigen hundert Jahren sich physisch nicht merklich verändert hat; das Aufhören des Balsamierens fällt mit der Einführung des Christentums und mit dem ersten Erscheinen der Beulenpest (im Jahre 542) zusammen, daher sind es nicht die Mohammedaner, sondern die Christen gewesen, welche durch Aufhebung der alten Gesundheitsregel das einst so blühende und gesunde Ägypten in einen Pestherd verwandelt haben.[90]

Bei näherer Prüfung dieser auf den ersten Anblick glänzenden Hypothese finden wir zuvörderst, daß die Entstehung der Seuche, die schon früher von den scharfsinnigsten Forschern als ein Erzeugnis sehr allgemeiner und zusammenwirkender Tätigkeiten betrachtet worden war, wiederum auf ein besonderes und einzelnes Moment, auf die Fäulnis, zurückgeführt wird, und zwar nicht im allgemeinen, sondern hauptsächlich auf die Fäulnis menschlicher Überreste, wobei das Verwesen der Pflanzenwelt und die der Erde angehörigen Effluvien nicht in Betracht gezogen sind. Wo aber die Fäulnis sich nicht allein auf die Reste der höheren Organismen beschränkt, sondern noch allgemeiner auch in der niederen Tier- und in der ganzen reichen Pflanzenwelt stattfindet, und wo überdies die Nilüberschwemmung, die Strömungen der Luft, die Barbarei, das Elend und noch andere Umstände auf das Entstehen, Wachsen und Vergehen der Pest einen so sichtbaren Einfluß üben, wie in Ägypten, da ist wohl nicht erlaubt, ein einzelnes Moment, wie das fehlerhafte Begraben der Leichen, ohne den strengsten Beweis als den alleinigen Faktor eines Produktes zu erklären, welches nach aller Analogie nur durch die vereinigte Wirkung mehrerer Momente zu Stande kommen kann. Und sind wir auch geneigt, der Verwesung einen nicht unbedeutenden Anteil bei der Bildung des Pestmiasmas einzuräumen, so ist doch dieses aus der Fäulnis überhaupt und der Leichname insbesondere auch nicht genügend zu erklären, so lange man den Nachweis schuldig bleibt, warum in anderen heißen und volkreichen Gegenden, z. B. in Ostindien, ungeachtet der daselbst nicht viel geringeren Fäulnis, noch niemals eine Beulenpest entstanden ist. Es müssen also außer der Verwesung organischer Stoffe in Ägypten noch andere Momente vorhanden sein, welche bei der Bildung jenes Miasma mitwirkend, und von den Ärzten teils in der Atmosphäre, teils in den diesem Lande eigentümlichen, politischen, tellurischen und Wasserverhältnissen gesucht worden sind."

Das Balsamieren war eine religiöse Handlung, die als solche zu genau mit der Lehre von der Seelenwanderung zusammenhing, als daß man in demselben bloß eine Anordnung zum Besten der Gesundheit erblicken dürfte. Die Seele wohnte nach ägyptischen Vorstellungen so lange im Totenhause, als der Leib noch fortbestand; sie kehrte erst nach einem Zyklus von dreitausend Jahren zurück, um neue Metamorphosen einzugehen; Dankbarkeit und Pietät gegen die Toten war die erste und heiligste Pflicht der Überlebenden, und wie die Ägypter alles festzustellen suchten, so bewahrten sie selbst ihre Leiber als

---

[90] Lagasguie, recherches sur l'origine de la peste, et les moyens den prévenir le développement. Paris 1833. 8.

Mumien, d. i. als eingesponnene und verpuppte Seelen, der Nachwelt auf. Daß bei diesem Verfahren und bei der künstlich und mit Sorgfalt geregelten Bewässerung des Landes die Gelegenheiten zur Fäulnis nicht wenig vermindert wurden, und deshalb auch das Balsamieren der Toten zum Wohl der Lebenden mit beitragen konnte, mag nicht geleugnet werden; daß die Ägypter Tiere getötet haben, bloß um sie zu balsamieren, wie Lagasquie behauptet, ist nicht wahrscheinlich, mindestens bis jetzt noch unerwiesen.

Wenn aber derselbe Schriftsteller zur Verteidigung der Lehre seines Meisters sagt, daß die erst seit dem sechsten Jahrhundert bekannte Beulenpest durch physische Veränderungen dieses Landes nicht veranlaßt sein könne, weil länger als seit zwei Jahrtausenden keine solche Veränderungen hier stattgefunden haben, so ist diese Voraussetzung gradehin als unrichtig zurückzuweisen. Ägypten ist ein Werk des Nils, und noch immer in einer fortwährenden, wenn auch äußerst langsamen, physischen Veränderung begriffen. Das Delta war einst vom Meer bedeckt, dann ein Sumpf, und wächst noch alljährlich durch den Schlamm, der von dem Strom herbeigeführt und abgesetzt wird. Der Landungsplatz bei Damiette, an welchem vor ungefähr sechshundert Jahren der heilige Ludwig den ägyptischen Boden betrat, ist heute eine französische Meile von dem Meer entfernt.

Die Vernachlässigung der Kanäle hat in dem Lauf der Wasser wie im Lande selbst die größten Veränderungen hervorgebracht; der Pelusische Nilarm (Kanal Abu-Meneggy), zu Alexanders Zeit noch schiffbar, ist jetzt ein Schlammkanal, das fruchtbare Land um das alte Pelusium ist Sandwüste und Sumpfland ohne Spur von Pflanzenwuchs; der Tanitische und Mendesische Nilarm sind erst in neuerer Zeit wieder aufgefunden worden.

Der Nilarm von Damiette (der Bukolische oder Phanitische) hat sich auf Kosten des Pelusischen, Tanitischen und Mendesischen vergrößert; diese konnten verarmt nicht mehr das Gleichgewicht mit den Meeresarmen halten, das Meerwasser mußte eindringen, und aus dem reichen Ackerlande den Sumpf von Menzaleh bilden, in welchem sich noch heute die Ruinen von zwei Städten befinden. Die Versumpfungen und Verschlämmungen dieses Teils von Unter-Ägypten – sagt Ritter – wurden unstreitig am Eingange der syrischen Landschaften durch die häufigen Überfälle der Eroberer und Feinde von Osten her veranlaßt, deren Wege die Zerstörung des Landes bezeichnete, welcher die Entvölkerung folgte, worauf dann nach und nach die Verstopfung der Kanäle und Stromarme eine notwendige Folge war.

Durch die Nilüberschwemmung selbst ist im Lauf der Zeiten nicht nur das Nilbett, sondern auch der Talboden erhöht und umgestaltet worden. Die heutigen höchsten Nilschwellen stehen um 2 Metres 413, d. i. um mehr als sieben Fuß höher, als die vierundzwanzig Cubitus der griechischen Inschrift an dem von Girard entdeckten Nilometer auf Elephantine; seit sechzehnhundert

Jahren beträgt in Ober-Ägypten die Erhöhung des Nilbettes 2 M. 11, also in jedem Jahrhundert 0M. 152, bei Kairo 0M. 120. Der Talboden bei Theben hat sich in demselben Zeitraum um 1 M. 924, und seit der Grundanlage dieser Stadt um 6 M., d. i. ungefähr um achtzehn Fuß, gehoben. Der alte Meqyas bei Kairo bezeichnete den hohen Wasserstand eines sehr fruchtbaren Jahres mit sechzehn Cubitus; wenn aber heute der Nil nicht über sechzehn Cubitus steigt, so gibt es ein schlechtes Jahr. – Aber nicht weniger als der Schlammabsatz und die Vernachlässigung der Kanäle tragen zur Umgestaltung der ägyptischen Oberfläche auch die West- und Nordwestwinde bei, indem sie unablässig aus der libyschen Wüste den losen Flugsand vor sich herjagen, der Ägypten längst bedeckt und überschüttet haben würde ohne die Dünenreihen und Dämme im Westen des Landes. Der Josephkanal in Mittel-Ägypten und der Bahyrehkanal in Unter-Ägypten wurden als Kunstdämme angelegt, um dem Fortschreiten der Wüste Grenzen zu setzen. Wo aber solche Schutzwehren fehlen, da ist die Wüste über das Kulturland hereingebrochen, und hat nicht nur das Niltal verändert, sondern wahrscheinlich durch das beständige Anhäufen der Sandmassen im Westen auch das Strombett des Nils selbst in Ober- und Mittel-Ägypten gegen Osten hin und zur arabischen Bergkette hinübergedrängt. Die Grenzprovinz Mariuth bietet heute den Anblick einer menschenleeren Wüste dar, und der See Mareotis, jetzt nicht viel mehr als ein großer Sumpf, hatte noch zu Strabos Zeit acht Inseln, reich mit Städten und Burgen besetzt, und seine Ufer waren durch Oliven- und Weinbau berühmt.[91] Diese Tatsachen, denen leicht noch mehrere hinzugefügt werden könnten, mögen hinreichen, um die Grundlosigkeit der Behauptung zu zeigen, daß Ägypten in physischer Hinsicht seit zweitausend und einigen hundert Jahren fast unverändert geblieben sei.

Offenbar hat Lagasquie die natürliche Beschaffenheit dieses Landes von allem Verdacht der Pesterzeugung freizusprechen nur deshalb sich bemüht, um desto mehr Gewicht auf die Aufhebung des Balsamierens zu legen, von welcher er mit seinem Meister annimmt, daß sie dem Ursprung der Beulenpest vorangegangen, und dem Christentum zur Last zu legen sei. Das angebliche Zusammentreffen (*coincidence*) des Aufhörens der alten Begräbnisweise mit dem ersten Erscheinen der Beulenpest erscheint ihm als die festeste Stütze von Parisets Hypothese und als der sicherste Beweis, daß die Seuche seitdem nur aus der Fäulnis der nicht mehr balsamierten Leichen ausgeboren werde. Diese Behauptung würde indes nur dann als eine wahrscheinliche gelten können, wenn sich geschichtlich erweisen ließe, daß die Beulenpest des sechsten Jahrhunderts wirklich die erste überhaupt gewesen, und der Gebrauch des

---

[91] Ritter's Erdkunde. Bd. I. Abschn. III. § 26–28. (Rühle v. Lilienstern) Graphische Darstellungen zur ältesten Geschichte und Geographie von Äthiopien und Ägypten. Berlin 1827. S. 271 u. ff.

Balsamierens kurz vorher wäre aufgegeben worden; zwei Voraussetzungen, welche durch die zum Zeugen aufgerufene Geschichte keineswegs bestätigt werden. Denn die altägyptischen Lehren und Gewohnheiten erlitten teilweise schon unter den Satrapen und Ptolemäern vielfache Veränderungen, und noch mehr unter den Römern, bevor es in Ägypten ein Christentum gab. Und dieses hatte schon volle fünf Jahrhunderte hier bestanden, als die Seuche von Pelusium erschien, die von den französischen Ärzten für die erste Beulenpest gehalten wird. Die Kirche von Alexandria, von dem Evangelisten Marcus gestiftet, war eine apostolische Stammkirche, die schon im zweiten Jahrhundert in Ägypten und Libyen alle die Vorzüge gewann, welche Antiochia in Asien und Rom im Abendlande besaß. Schon um diese Zeit beginnt in Alexandria die Reihe der Bischöfe, Lehrer und Ketzer, von welchen die Kirchengeschichte so viel zu erzählen weiß, und die Verfolgungen unter Marcus Aurelius und Septimius Severus lassen erraten, wie zahlreich in Ägypten schon damals die Bekenner der neuen Lehre gewesen. Das Blut dieser Märtyrer diente im dritten und vierten Jahrhundert nur zur Vervielfältigung derselben, und Eusebius[92] kann nicht Worte genug finden, die außerordentliche Menge der Christen zu bezeichnen, die unter Diocletian und Maximinus vorzüglich in Ägypten den Martertod erlitten; es fehlte an Raum, um nur die Vorsteher der Kirchen in den Gefängnissen unterzubringen. – Der Einwand, daß die Folge des unterlassenen Balsamierens (die Pest) erst, dann erscheinen konnte, als das Christentum die beständige Religion der Herrscher geworden, ist nichtig, wenn man erwägt, daß, es hier nicht sowohl auf die herrschende Staatsgewalt, sondern auf die Menge derjenigen ankam, die mit dem Glauben an die Seelenwanderung das Balsamieren aufgegeben, oder sich den religiösen Satzungen des alten Ägyptens niemals unterworfen hatten. Zu den Letzteren sind zum Teil die an beiden Ufern des Nils zahlreich vorhandenen griechischen und römischen Ansiedler zu rechnen, denn obgleich man neuerlich einige Sarkophage und Mumien aus der ptolomäischen Zeit entdeckt hat, in welchen sich eben sowohl Papyrusrollen mit Hieroglyphen als griechische Inschriften befanden, und in den Verzierungen die Spuren von griechischer Art und Kunst sich nicht verkennen ließen, so zeigen doch unsers Wissens die bis jetzt untersuchten Mumien in der Form des Schädels, in der Physiognomie und besonders in der eigentümlichen Stellung und Bildung der Zähne durchgängig den ägyptischen Charakter, der sich in Ober-Ägypten dem äthiopischen zu nähern scheint. Was die Christen betrifft, so muß eingeräumt werden, daß wenigstens ein Teil derselben, doch nur in den ersten Jahrhunderten, die alte Begräbnisweise noch aus Gewohnheit beibehielt, obgleich die neue Lehre den Glauben an die Seelenwanderung aufgehoben hatte. Auf dieses Balsamieren der ersten ägyp-

---

[92] Ecclesiast. hist. Lib. VIII. Cap. 7. 8. 9. 10. 12. 17. 18.

tischen Christen machte unter den Ärzten Blumenbach aufmerksam, indem er sich dabei auf zwei von Winckelmann beschriebene Mumien berief, an welchen die Lage der Hände, das EYTYXI auf der Brustbinde, der Kelch mit rotem Wein in der einen und die fischähnliche Figur in der andern Hand die Gläubigen bezeichnen sollten. Diese Annahme wird durch einige Stellen aus den Kirchenvätern bestätigt; aber mit Sicherheit ist auch zu schließen, daß die Sitte des Balsamierens unter den ägyptischen Christen weder allgemein noch überhaupt von langer Dauer gewesen, da man weiß, wie streng und sorgfältig die christlichen Priester heidnische Gebräuche zu verhindern und abzuschaffen suchten, und mit welchem Nachdruck namentlich S. Antonius († 356) das Balsamieren der Leichen verwarf. Die Stimme dieses Lehrers war, wie sein Biograph, S. Athanasius, versichert, von so entscheidender Wirkung, daß die Neigung zu jener alten Begräbnisart sich gänzlich verlor. Es blieb also ohne Zweifel schon im zweiten Jahrhundert und noch mehr im dritten und vierten eine große Zahl von Leichnamen unbalsamiert, und vieles spricht dafür, daß zu diesen Zeiten die Sitte des Balsamierens selbst von den eingeborenen Heiden nicht mehr so streng und allgemein wie sonst beobachtet war. Die gänzliche Zerstörung der noch übrigen ägyptischen Tempel und Götzen erfolgte auf Befehl des Kaisers Theodosius um das Jahr 389, zur Strafe nach einem Aufruhr in Alexandria, wo sich der heidnische Pöbel gegen die Christen erhoben hatte.

Nimmt man nun mit Pariset an, daß die Pest zum erstenmal im Jahre 542 aus der Fäulnis der nicht balsamierten Leichen entstand, so ist nicht wohl einzusehen, warum Jahrhunderte vergehen mußten, ehe jene Fäulnis in ihren Wirkungen sich zu erkennen gab. Und wie ist dieses alles mit der Behauptung in Einklang zu bringen, daß vorzüglich die christlichen Herrscher an dem Unheil Schuld gewesen? Erst nach dem Tode des Kaisers Julian (363) geboten christliche Imperatoren über dieses berühmte Land, im Jahre 640 war es von mohammedanischen Despoten beherrscht und ist es bis auf den heutigen Tag. Die christliche Herrschaft hat mithin ungefähr zweihundertzweiundvierzig Jahre gedauert; die mohammedanische hingegen, die alles in Verfall kommen ließ, dauert fast durch zwölf Jahrhunderte fort.

Die Anhänger Parisets befinden sich nicht allein im Irrtum über das erste Erscheinen der Beulenpest, die schon nach dem Zeugnis des Aretaeus viel älter als dreizehnhundert Jahre ist; sie irren auch darin, daß sie die große Zahl von Leichen, welche einige hundert Jahre vor der Pelusischen Seuche nicht einbalsamiert wurden, keiner Beachtung unterziehen, und dann im sechsten Jahrhundert einer Religion, die schon im zweiten sehr verbreitet war, allein die Aufhebung des Balsamierens und hiermit die Entstehung der Pest in Rechnung stellen, als ob das Balsamieren bis zu jenem Zeitpunkt allgemein gebräuchlich gewesen, das Christentum erst kurz zuvor eingeführt und dadurch jener alte Gebrauch auf einmal wäre abgetan worden. Keine Religion ausschließlich hat diese Veränderung bewirkt; das Balsamieren aber war nicht länger fortzusetzen, und mußte notwendig nach und nach aufhören, als die alte religiöse und politische Verfassung aufgehört hatte, der Aberglaube an die Seelenwanderung verschwunden und das Land eine Beute fremder Eroberer geworden war. Die Unterlassung dieser Begräbnisweise ist daher nicht sowohl in dem Emporkommen irgendeiner neuen, sondern vielmehr in dem Verfall der alten Religion gegründet, und es ist unzulässig, für die vermeintlichen Folgen dieser Unterlassung das Christentum verantwortlich zu machen.

Wäre darüber noch der geringste Zweifel übrig, so müßte dieser völlig verschwinden vor der Entdeckung, die in unsern Tagen über das Alter der Beulenpest gemacht worden ist. Denn während man noch behauptet, daß diese erst im sechsten Jahrhundert entstanden sei, und eine neue Pathologie derselben hauptsächlich auf solche Zeitrechnung zu gründen sich Mühe gibt, vernichtet Angelo Mai mit einem Schlage alle daraus hergeleiteten Folgerungen, indem er ein verlorenes Fragment des Oribasius zu Tage bringt, aus welchem unwidersprechlich erhellet, daß die nämliche Krankheit schon im ersten Jahrhundert von Rufus dem Ephesier gekannt, noch früher in Libyen und Ägypten als Seuche beobachtet, und von Posidonius und Dioscorides zu einer Zeit beschrieben worden ist, in der das Balsamieren noch nicht aufgehoben war. – So vieles wird genügen zu der Überzeugung, daß auch die Hypothese Parisets und seiner Freunde, obgleich mit dem Schimmer der Genialität umgeben und mit vielem Aufwand verteidigt, im Grunde nichts weiter ist, als ein glänzendes Irrlicht, welches wohl einige Zeit die Augen blendet, bald aber vor der helleren Fackel der Geschichte wieder erbleichen muß.

Die bisher betrachteten nachteiligen Einflüsse, sie mögen nun ursprünglich der Atmosphäre, dem Wasser oder der Erdoberfläche angehören, oder aus organischen Körpern und deren Überresten entstanden sein, vermögen auf den Menschen nur durch das Medium der Luft zu wirken, und vereinigen sich darin, daß sie der Luft eine ungesunde Eigenschaft mitteilen, welche bald der epidemische Genius, bald die epidemische (in Bezug auf die Pest die pestilentielle) Konstitution oder Luftbeschaffenheit, bald auch schlechthin das Epidemische, oder auch Miasma im weitesten Sinn genannt worden ist, und verschieden nach den veranlassenden Momenten, nicht nur bei jeder Epidemie als wesentliche Bedingung zum Entstehen, sondern auch zum Fortpflanzen der Krankheit (zur Erzeugung und Wirksamkeit des Contagiums) betrachtet werden muß. Diese epidemische Luftbeschaffenheit oder Konstitution wird in Ägypten hauptsächlich von klimatischen Verhältnissen bedingt, sie ist alljährlich gegen den Frühling und besonders während der Herrschaft des Chamsins vorhanden, nach Verschiedenheit der Jahrgänge schwächer oder stärker, länger oder kürzer dauernd, immer jedoch erkennbar teils an den ihr vorhergehenden oder sie begleitenden Erscheinungen der unorganischen Natur, teils an den Wirkungen und Krankheiten, die während ihrer Dauer in den Organismen entstehen. Ist die Luft weniger oder nur in einzelnen Orten und Gegenden ungesund, so zeigen sich unter den Krankheiten auch nur kleine und isolierte Epidemien der milderen Pestform (des Beulenfiebers); ist aber das Ungesunde in der Luft mächtiger und weiter verbreitet, so wird auch die Pestseuche bösartiger und allgemeiner.

Aber auch in Europa, und überall außerhalb Ägypten ist in Pestzeiten das Dasein und der Einfluß einer epidemischen Luftbeschaffenheit nicht zu verkennen, und wenn auch diese hier durch keine beständigen oder klimatischen Verhältnisse, sondern nur durch vorübergehende und außerordentliche hervorgebracht wird, die Pest auch niemals hier ursprünglich entstanden ist, so lehrt doch die Geschichte, daß alle große Pestseuchen, stets und in jedem Weltteil von unregelmäßiger Witterung, von Überschwemmungen, Nässe oder Dürre, Mißwuchs und Verderbnis der Nahrungsmittel, auffallender Neigung zur Fäulnis, Vermehrung der Insekten, ungewöhnlichem Verhalten mancher Tiere, bösartigen Fiebern usw. mit einem Wort, von einer ungesunden Luftbeschaffenheit verkündet und begleitet worden sind. Freilich wird das Wesen dieser kränkenden Tätigkeit in der Atmosphäre als etwas Unbekanntes angesehen, und nur aus einigen Wirkungen desselben kann auf sein Dasein oder seine Abwesenheit geschlossen werden; wenn aber alle sinnigen Beobachter von dem Dasein dieser Tätigkeit sich wahrhaft überzeugt fühlen, und zugleich finden, daß durch die Voraussetzung derselben eine Reihe von Erscheinungen hinlänglich erklärt wird, und diese mit der gewöhnlichen Wirkungsweise, der ersteren übereinstimmen, so bleibt dem Verstande nichts übrig, als zwischen jener Tätigkeit und den Erscheinungen einen bestimmten Zusammenhang anzuerkennen. Die scharfsinnigsten Ärzte, Hippokrates an der Spitze, sind dieser Nötigung von jeher gefolgt, und vorzüglich die großen Meister und Lehrer der Kunst haben stets erkannt, daß alle Volkskrankheiten mit vor- und gleichzeitigen Veränderungen des allgemeinen Naturlebens in Beziehung stehen, und haben besonders in der Atmosphäre eine Macht erblickt, von deren Einfluß bei jeder Epidemie das Erkranken und Genesen mehr oder minder abhängig ist.

Bei der Pestseuche ist das Dasein und Walten sowie das Verschwinden dieser Macht an auffallenden Erscheinungen zu erkennen. Der Gang der Jahreszeiten und die davon bedingten Veränderungen, ein besonderes Verhalten der atmosphärischen Feuchtigkeit, der Temperatur und Luftströmung üben auf die Zu- und Abnahme der Seuche überall und vorzugsweise in Ägypten den deutlichsten Einfluß aus. Je mächtiger dieser ist, desto größer sind auch die Fortschritte des Übels, zumal wenn dessen Herrschaft durch keine strenge

Absonderung eingeschränkt wird. Und wo die Luft gesund ist, da vermag die Pest sich nicht als Seuche zu verbreiten und wirkt auch das Contagium, nicht. Daher bleiben Orte und Länder, die sich außer dem Bereich jenes pestbringenden Genius befinden, auch dann von der Seuche verschont, wenn sie den gefährlichen Verkehr mit verpesteten Orten fortsetzen und angesteckte Sachen und Personen aufgenommen haben. Daher ist oft in Gegenden mit pestilentieller Konstitution der kleinste Funke des Contagiums hinreichend, um Tod und Verderben zu verbreiten, während glücklichere Orte selbst bei der vielfachsten Gelegenheit zur Ansteckung verschont bleiben, wie z. B. in Frankreich, wo die zahlreichen Flüchtlinge und Sachen, welche 1720 trotz aller Hindernisse aus der Provence kamen und nach allen Richtungen sich zerstreuten, die Pest in keine andere Landschaft fortzupflanzen imstande waren. In Ägypten wird die Seuche während der Wärme des ungesunden Frühlings vermehrt, in Europa durch die Winterkälte vermindert oder ausgelöscht; überall hört sie wieder auf, wo immer sie erscheinen mag. Zuweilen verschwindet sie allmählich, zuweilen plötzlich und mit großer Schnelligkeit. Der Eintritt der Nordwinde, ein starker Frost, ein erfrischender Regen scheint im letzteren Fall das furchtbare Übel auf einmal hinwegzunehmen, und alle verpesteten Dinge unschädlich zu machen. Nicht selten werden auch schwer Pestkranke wieder gesund, sobald man sie aus der epidemischen Atmosphäre in eine reinere bringt. Bekannt ist in dieser Beziehung das Beispiel des französischen Generals Menou, mit welchem die Überreste der Armee des Orients nach Frankreich zurückgebracht wurden. Kurz vor der Einschiffung wurde dieser General zu Alexandria von der Pest befallen, und zeigte drei Karbunkel am linken Unterschenkel. Da der Chamsin bereits zu wehen anfing, und ein längeres Verweilen auch aus anderen Gründen nicht ratsam schien, so ließ Larrey den Kranken zu Schiffe bringen, in der Hoffnung, daß die Entfernung vom ägyptischen Boden und die Veränderung der Luft eine günstige Wendung in dem Verlaufe der Krankheit hervorbringen werden. Diese Hoffnung wurde nicht getäuscht; denn je weiter sich das Schiff von der afrikanischen Küste entfernte und je mehr es unter den Strich der Nordwinde kam, desto deutlicher zeigten sich an der Begrenzung der brandigen Karbunkel die Fortschritte der Genesung und ohne daß die Pest im Schiffe sich verbreitet hätte, erreichte Menou gesund den Hafen von Toulon, wo ihn die Quarantäne empfing.[93] Solche und ähnliche Tatsachen, von welchen einige schon früher angeführt wurden, andere noch bei der Betrachtung des Seuchenganges uns begegnen werden, mußten nächst der Erwägung der einzelnen Momente, die der Seuche vorhergehend oder sie begleitend die Atmosphäre zu verändern geeignet sind, die Überzeugung immer fester begründen, daß ohne eine eigen-

---

[93] Larrey, Relation etc. pag: 143 etc.

tümliche Konstitution oder Luftbeschaffenheit die Pest sich weder erzeugen, noch herrschen und fortdauern kann; eine Überzeugung, die von den erfahrensten Pestärzten aller Zeiten gehegt, vorzüglich aber von Sydenham, Mead und Russell begründet worden ist. Indes verhält sich die pestilentielle Konstitution nicht immer und überall gleich; sie ist schwächer oder stärker und auch verschieden nach der Beschaffenheit der Länder und nach den besonderen klimatischen oder außerordentlichen Umständen, durch welche sie hervorgerufen wird. In Ägypten ist sie fast alljährlich, in Europa seltener vorhanden, dort ist sie die notwendige Bedingung zum Entstehen, hier zum Fortpflanzen, überall zum Unterhalten der Pest. Ohne diese Bedingung ist also keine Empfänglichkeit zu erregen, und keine Wirksamkeit des Contagiums zu denken. In manchen Gegenden und zu gewissen Zeiten kann die pestilentielle Konstitution auch ohne Pest vorhanden sein, wenn nicht das letzte und höchste Moment der Schädlichkeit das Contagium hinzugebracht wird. Wo immer jedoch die Seuche erscheinen und sich fortpflanzen kann; da wird auch die Stärke und Verbreitung derselben: von der Macht und Ausdehnung der epidemischen Konstitution bedingt, die Abnahme und das Aufhören dieser führt auch den Nachlaß und das Ende von jener herbei. Dies sind die Folgerungen, welche aus der alten und bis jetzt noch nicht aufgegebenen Ansicht von der pestilentiellen Konstitution sich ebenso leicht als notwendig ergeben.

XX.
Miasma, Mephitis und Contagium.

WENN aber bei allen Untersuchungen der Naturerscheinungen heute die Regel. gilt, daß wir dabei nicht verborgene und bloß hypothetische Triebfedern annehmen, sondern nur die Weise der Entwicklung und die Eigentümlichkeit des Weges und Herganges, mit welcher die Natur dabei zu Werke geht, erforschen und bezeichnen sollen, so entsteht die Frage, ob es an der Zeit sei, diese Regel nach Maßgabe und vom Standpunkte unserer heutigen Naturwissenschaft auch bei der Erscheinung der Seuchen in Anwendung zu bringen.

Oder sind die Kenntnisse und Entdeckungen, durch welche seit ungefähr fünfzig Jahren die Gestalt der ganzen Erde gleichsam erneuert worden ist, für die Physiologie der gesunden und kranken Organismen so unfruchtbar und wertlos geblieben, daß wir den alten Meinungen hierin noch ferner anhangen und insbesondere bei jener sogenannten epidemischen Konstitution mit der bloßen Annahme vom Dasein eines dunklen Grundes uns schlechthin beruhigen müssen? – Sollen wir im neunzehnten Jahrhundert fortfahren, diesen Grund als einen geheimnisvollen Genius zu betrachten, ohne zu fragen, wer er sei und von wannen er komme? Und ist es ein wesentlicher Gewinn, wenn jener noch mit andern Namen belegt, als eine eigene, aber ganz unbekannte Luftbeschaffenheit angesehen wird? – Die Antwort auf diese Fragen kann vielleicht erst dann eine befriedigende sein, wenn nach Entfernung der Scheidewand, welche noch immer die einzelnen Gebiete der Naturwissenschaft trennt, der Arzt und Physiker in einer Person sich vereinigen wird. Bis dahin muß jeder, selbst der schwächste Versuch, der hier das rechte Erkennen vorbereiten möchte, mit großer Nachsicht aufgenommen werden, und eine solche ist es, welche daher auch für die folgende Darstellung, wie billig, in Anspruch genommen wird.

Wenn wir die epidemischen Krankheiten unbefangen nach dem ersten frischen Eindruck betrachten, so finden wir, daß unter ihnen verschiedene Reihen oder Sippschaften sich darstellen, je nachdem die Erscheinungen eine gewisse allgemeine Ähnlichkeit oder Verschiedenheit zeigen, und bei der Entstehung des Leidens, um in der einfachen Sprache der Alten zu reden, unter den vier Elementen entweder die Erde und das Wasser, oder die Luft und das Feuer von vorwaltendem Einfluß sind.

Die erste Reihe bilden die Sumpf- und Wechselfieber, die Ruhrfieber, das Gelbfieber und die Cholera; der Ursprung und die Verbreitung dieser Krankheiten ist offenbar von besonderen Verhältnissen des Erdbodens und des Wassers bedingt, ihr eigentliches Gebiet im Organismus ist die vegetative Sphäre, und alle kommen darin überein, daß sie die Energie des Lebens herabstimmen und mehr oder minder Vergiftungsprozessen ähnlich, mit krankhaften Ausleerungen des Darmkanals, meistens auch mit auffallender Veränderung des Blutes verbunden sind. Als Epidemien einer zweiten Reihe, die eine viel nähere Beziehung zur Luft und zum Feuer verraten, stellen sich die Influenza, der Keuchhusten, die Masern, der Scharlach, die Pocken und diesen verwandte dar, welche vorzüglich die irritable Sphäre ergreifen, und den Lebensprozeß erregend entzündliche Tendenzen hervorrufen, als deren sichtbare Produkte äußerlich verschiedene Absonderungen oder Ausschläge (Exantheme) in den Häuten erscheinen. In der Mitte zwischen den beiden Reihen steht noch als dritte die der Pesten, bei deren Entstehen nicht mehr einzelne Elemente vorherrschend sind, sondern alle fast gleichmäßig zusammenwirken, und die gesamten Systeme des Organismus zugleich in Aufruhr versetzen. Diese Krankheiten – die Pest des Orients, der wahre Typhus und die Rinderpest – sind eben deshalb die gewaltigsten und gleichsam der Inbegriff von allen andern, weil sie vorzugsweise nicht nur auf die vegetative und irritable, sondern auch auf die sensitive Sphäre sich erstrecken, die Lebenskräfte bald zum Übermaß erregen, bald auf das tiefste herabstimmen, durch die innere Oberfläche krankhafte Ausleerungen, auf der äußeren Exantheme, Beulen oder

Ausflüsse hervorbringen, und solchergestalt die Eigenschaften der ersten und zweiten Reihe in sich vereinigen.

Wie sehr aber auch die sinnvolle Naturanschauung von den vier Elementen sich durch ihre Einfachheit dem allgemeinen Gefühl empfiehlt, und deshalb nach ihrem wirklichen Werte selbst in unseren Tagen wieder gewürdigt worden ist, so kann doch dieselbe nur als erster Anfang und nächstes Ergebnis eines noch im kindlichen Zustande befindlichen Denkens über die Natur betrachtet, und muß mit den Entdeckungen und Resultaten der mündig gewordenen Wissenschaft entweder in Übereinstimmung gebracht oder aufgegeben werden.

Die Erde ist ein Organismus, dessen allgemeines Leben in fünf großen Momenten, in der Bildung der Luft, des Wassers, des Minerals, der Pflanze und des Tieres, sich gliedert und erscheint. Als Kern und Mittelpunkt, gewissermaßen als der Planet selbst erscheint das Mineral, so daß sich jenseits desselben die Regionen der Luft und des Wassers bilden, wie sich diesseits aus demselben das Pflanzen- und Tierreich erheben.

Auf der niedersten Stufe und zugleich auf der äußersten Grenze des Erdplaneten befindet sich die Luft, die als elastische Flüssigkeit von spezifischer Schwere in der Einheit des Planeten steht, und den Charakter des Organischen trägt, obwohl sie in dem Organismus, dem sie angehört, nur ein Gesondertes, wie etwa die Epidermis, aber noch kein Individuum ist. Zwischen der beweglichen Luft und dem festen tastbaren Mineral liegt das Wasser in der Mitte, gleich der ersteren noch flüssig, aber tropfbar flüssig, in der Tropfenbildung schon eine Hinneigung zum Individualisieren verratend und den Übergang von der Atmosphäre zur festen Körperlichkeit bildend, welche Vermittlung sich auch darin zeigt, daß Wasser einerseits in Dampf und andererseits in die Kristallgestalt überzugehen fähig ist. Im Mineral, dem Repräsentanten der Schwere, wird die Massen- und Körperbildung vollendet, und der Planet als Individuum in sich abgeschlossen. Über und auf dem Mineral (der Erde) erhebt sich durch gesteigerte Individualisierung das höhere oder sogenannte organische Leben; die Pflanze wurzelt auf dem Mineral, und deutet in der Blüte und in ihrem Zeugungsprozess das Tier an, sie zeigt schon organische Rundung, aber einfach, mehr an der Oberfläche und noch in der Form der Linie und der Spiral erscheinend; erst im Tier erreicht die Entsonderung und Intensität des Lebens stufenweise den höchsten Grad, und tritt die organische Rundung vollständig hervor. Das sogenannte Unorganische und das Organische sind also nur der polare Ausdruck eines und desselben Lebens, welches in der Bildung und Entwicklung des Erdorganismus niederer und höher, äußerlich und innerlich, negativ und positiv sein Ziel zu erreichen sucht. Wenn aber im Unorganischen das Leben noch gebunden ist in und durch die Materie, so steht im Organischen die Materie im Dienste des Lebens, und je höher die Energie des Lebens sich steigert, desto mehr individualisiert erscheint auch die Materie.

Als die eigentliche Lebensform der unorganischen Natur, als den hervorbrechenden Bildungs- und Entwicklungstrieb derselben kann und muß man den Chemismus betrachten, von welchem Elektrizität und Magnetismus nur Reflexe sind; wogegen in der organischen Natur der Chemismus in einer höheren und gleichsam vergeistigten Gestalt als Reproduktion und Zeugung erscheint, aus welcher die Irritabilität und Sensibilität wie Stamm und Blüte sich aus ihrer Wurzel erheben.

An die Stelle jener alten Elemente, die ehemals der Physik als Grundlagen dienten, sind nun eigentlich die in ihnen waltenden Tätigkeiten gekommen, welche heute als Chemismus, Elektrizität und Magnetismus, und in einer höheren Sphäre als Reproduktion, Irritabilität und Sensibilität bezeichnet, mit noch größerem Rechte die Elemente des Naturlebens genannt zu werden verdienen,

Unter diesen gehört die Elektrizität vorzugsweise der Region der Luft, der Magnetismus vorzugsweise der Region des Minerals, der Chemismus vorzugsweise der Region des Wassers an, und wie das Wasser zwischen Luft und Mineral in der Mitte liegt, so ist auch der Chemismus zwischen Elektrizität und Magnetismus das vermittelnde Moment. Es findet aber zwischen diesen Tätigkeiten, wie überhaupt zwischen allen Naturprozessen, ein unaufhörlicher Übergang und eine beständige Wechselwirkung statt; denn jedes Erregende in der Natur ist zugleich ein Erregtes, und jedes Erregte wieder zugleich ein Erregendes, so daß die Verwandtschaft zweier Substanzen nicht bloß in einer einseitigen Action besteht, vermöge welcher in der einen Substanz allein eine positive, in der andern bloß eine negative Erregung statt findet, sondern auch der Gegensatz auf jeder einzelnen Seite sich wiederholt, und jede derselben gegen die andere als ein Positives und Negatives, als ein Erregendes und Erregtes zugleich sich geltend macht. Dieses Verhältnis findet bei jedem chemischen Prozesse statt, am deutlichsten aber tritt dasselbe, dem universellen Naturleben gegenüber, in der geschlossenen galvanischen Kette hervor, welche als eine bis ins Innerste aufgeregte, in höchst lebendigen Schwingungen begriffene Masse anzusehen ist, und selbst nur einen chemischen Entwicklungsprozeß darstellt, wobei die Flüssigkeit und das Metall nicht nur den zur Gesamtwirkung wesentlich nötigen Gegensatz zeigen, sondern auch dieser in jeder einzelnen Substanz sich besonders wiederholt, und beide Tätigkeiten, die der Flüssigkeit und die des Metalls, als wechselseitig hervorgerufene Schwingungen zwischen einem in jedem Gliede der Kette alternierend hervortretenden erregenden und reagierenden Verhalten sich betrachten lassen. Der individuelle, in sich abgeschlossene Wirkungskreis der galvanischen Kette, in welchem chemische, magnetische und elektrische Erscheinungen zusammenfallen, ist daher als ein Kompendium, als eine in relativer Sonderung für sich bestehende Sphäre des Naturlebens zu betrachten, durch welche dieses vernehmlicher und vollständiger als sonst irgendwo sich ausspricht, und womit zugleich ein überaus lehrreicher Anhalt für das Verständnis der Naturerscheinungen überhaupt gegeben ist.

Wir wissen jetzt, daß Galvanismus und Chemismus dem Wesen nach keineswegs verschieden, sondern Begriffe von völlig gleichem Inhalt sind. In der galvanischen Sphäre ist, wie Pohl[94] so geistreich als einleuchtend dargetan hat, der chemische Prozeß das Hauptmoment, und die in die Erscheinung fallenden Reflexe der Elektrizität und des Magnetismus sind nur die äußersten Extreme seiner Wirksamkeit. An jedem dieser beiden Reflexe erscheint die polare Doppelseite des Chemismus als Glas- und Harzelektrizität, als Nord- und Südmagnetismus, während beide selbst auch im Ganzen sich als polare Extreme gegenüberstehen, die Elektrizität im Sinne des vorwaltenden Entwicklungstriebes, der Magnetismus im Sinne der vorwaltenden Reaktion. Außerhalb der Kette findet der chemische Prozeß unter demselben Typus statt, und enthält wie der galvanische Bedingungen, an welche die Erscheinung der Elektrizität und des Magnetismus geknüpft ist; nur treten die letzteren ohne zufällige Begünstigung von außen wegen der von allen Seiten sich durchkreuzenden polarischen Richtungen nicht so sichtbar als beim Prozeß der galvanischen Kette hervor. So oft indes Magnetismus und Elektrizität in scheinbarer Sonderung Gegenstände der Wahrnehmung werden, sind sie immer nur polarische Momente eines irgendwie und wo zum Grunde liegenden chemischen Prozesses, oder wenigstens einer auf chemischen Effekt gerichteten Tätigkeit. Die magnetischen Erscheinungen am Eisen, an der galvanischen und thermomagnetischen Kette sind Verkündiger von chemischen Tätigkeiten, welche bereits in einem mehr oder minder geschlossenen Kreise um einen bestimmten Mittelpunkt der Wirksamkeit nach verschiedenen Richtungen sich hinbewegen; so wie die elektrischen Erscheinungen in der Atmosphäre und beim chemischen Prozeß in und außer der Kette chemische Tätigkeiten darstellen, welche noch im Drange der Entwicklung, im Kampf mit Hindernissen begriffen sind, die der vollendeten Abgeschlossenheit ihrer Sphäre im Wege stehen.

Nur dadurch können verschiedene Substanzen im chemischen Prozeß zur Einigung gelangen, daß jede von ihnen im gegenseitigen Konflikt mit der andern eine wirkliche Umwandlung erleidet, die bei der einen progressiv in der Richtung auf Oxydation, bei der andern regressiv in der Richtung auf Desoxydation so lange fortwährt, bis beide auf gleicher Stufe sich begegnen, und so

---

[94] G. F. Pohl, Ansichten und Ergebnisse über Magnetismus, Elektricität und Chemismus. Berlin 1829. 8.

ein neues, von jedem einzelnen verschiedenes, homogenes Ganze bilden, ohne daß hierzu eine Versetzung oder räumliche Durchdringung kleiner Massenteile erforderlich wäre. Und dieses Umwandeln, dieses von Innen heraus durch polare Gegentätigkeit bewirkte Anderswerden, die Aufschließung der ursprünglich starren Masse zu immer mannigfaltigeren Formen und Prozessen, ist das eigentümliche Wesen des Chemismus, die in ununterbrochenen Metamorphosen sich äußernde Lebensform des Planeten, welche in großen und kleinen Kreisen durch den ganzen Erdorganismus fort und fort sich regt und bewegt, im Gegensatz von jenem allgemeineren, durch das Universum waltenden Entwicklungsdrange, dessen träger Fortschritt, nur an Jahrtausende gebunden, für den Maßstab unserer Wahrnehmung zu langsam ist, dessen polare Extreme aber im Licht und in der Schwere ebenso, wie die Extreme der chemischen Wirksamkeit in der Elektrizität und dem Magnetismus sich offenbaren. – Was immer jedoch aus einer allgemeineren Lebenssphäre mehr oder weniger entsondert, irgendeinem engeren individuellen Kreise von selbständiger Entwicklung angehört, vermag diesen nur durch eine Reaktion gegen die Ansprüche der Totalität zu behaupten, und wirkt erregend auf diese zurück, sowie es durch die Gegentätigkeit der Totalität in seinen eigenen Funktionen zu gesteigerter Wirksamkeit angeregt wird. Der Ausdruck dieses wechselseitigen Einflusses stellt sich auf der Seite der Totalität überwiegend im Lichte, auf der Seite der Individualität überwiegend in der Wärme dar. Licht und Wärme sind daher mehr oder weniger stets die Begleiter der Prozesse, in welchen die chemische und organische Lebenstätigkeit, dem allgemeinen kosmischen Leben gegenüber, ihre enger geschlossenen Kreise erfüllen und verfolgen.[95]

Was nun das nähere Verhältnis des Chemismus zur Organisation betrifft, so muß die Meinung, als ob die organische Tätigkeit mit der chemischen nicht das mindeste gemein habe, und zwischen beiden in jeder Beziehung eine wesentliche Verschiedenheit statt fände, eben sowohl als eine einseitige und falsche bezeichnet werden, als eine andere ihr entgegenstehende, welche den Organismus nur als die lebendige Werkstatt chemischer, elektrischer und magnetischer Erscheinungen betrachten möchte.

Denn der Chemismus ist zwar eigentlich die Lebensform der unorganischen Natur; diese Lebensform ist aber nichts anderes als der aus den Schranken der universellen Wirksamkeit hervorbrechende freiere Entwickelungstrieb des Naturlebens überhaupt, und hat als solcher die Tendenz, sich bis zur höchsten Sphäre der Lebenstätigkeit zu erheben; und dieses Ziel erreicht der Chemismus in der Pflanze und im Tier, wo er in veredelter Gestalt als Reproduktion und Zeugung sich erweist, so daß die Erscheinungen auf dem unorganischen

---

[95] Pohl a. a. 0. S. 69–74.

Gebiete der Tendenz nach identisch mit denen des organischen sind, und nur durch den Grad der Vollkommenheit und Lebendigkeit unterschiedene Erzeugnisse darstellen, nicht als ob jede niedere Sphäre nur eine Vorbereitungsstufe zu einer höheren wäre, sondern weil jede niedere nur der mißlungene Versuch einer höheren ist. Obgleich aber im allgemeinen der Tendenz nach identisch, so stehen doch Chemismus und Organisationsprozeß unter sich selbst in einem relativen Gegensatz, aus welchem sich ein wechselseitiger Kampf um so notwendiger ergibt, als der individuelle Organismus sein Leben nur durch beständige Reaktionen gegen die Totalität der Natur behaupten kann, und von dieser hinwiederum fortwährend in seiner Wirksamkeit sollicitirt werden muß.

Der organische Prozeß soll daher immer in seinem Wechselverhältnis mit dem chemischen betrachtet, nicht aber darf eingeräumt werden, daß die Organisation selbst nur ein Produkt des Chemismus ist; sie ist vielmehr nach ihrem wirklichen Bestande nur die Frucht eines beständigen siegreichen Kampfes gegen die unablässig drohende Einwirkung des Chemismus, und weit entfernt, diesem ihr Entstehen zu verdanken, ist sie vielmehr in jedem Augenblick gefährdet, von ihm überwältigt und vernichtet zu werden.

Als beständige Angriffspunkte, welche dem Chemismus dargeboten werden, sind die Organe der Respiration und der Verdauung anzusehen; das Atmen und die Ernährung entsprechen als polare Tätigkeiten diesem doppelten Angriff, indem sie ihn wechselseitig fordern, und zu gleicher Zeit fortwährend bekämpfen. Die Respiration verhält sich hierbei als die positive (offensive), die Verdauung dagegen als die negative (defensive) Tätigkeit, durch welche der Organisationsprozeß den in der Luft und in den Nahrungsmitteln feindlich auf ihn wirkenden Chemismus teils zu besiegen, teils zu vereiteln sucht. Die Nahrungsmittel dienen nicht allein zur Nahrung des Körpers, sondern auch zur Nahrung des ihn bedrohenden Chemismus; denn der Körper bedarf ihrer mittelbar, um sie gleichsam zwischen sich und seinen Zerstörer zu werfen, dem sie dargeboten werden, damit sie einer chemischen Zersetzung und Verarbeitung als Material dienen, welche sonst an ihrer Stelle den Körper selbst treffen würde. Deshalb ist auch die Verdauung dem Chemismus noch mehr als das Atmen verwandt; sie ist aber ein durch die lebendige Gegenwirkung in so hohem Grade modifizierter (vergeistigter) Chemismus, daß ihre Erscheinungen und Produkte dem gemeinen chemischen Prozeß und seinen Erzeugnissen bereits völlig unähnlich und enthoben sind; obgleich die Analogie nicht zu verkennen ist, nach welcher im Organisationsprozeß die Momente chemischer und organischer Wirksamkeit einander eben so, wie im galvanischen Prozeß die im Kontakt der Metalle gegebene Tätigkeitsrichtung und die von der Flüssigkeit ausgehende chemische sich gegenüber stehen.

Der allgemeine planetarische Chemismus, welcher in und auf der Erde alles Individuelle einschließend und sollicitirend in zahllosen größeren und kleineren Prozessen unaufhörliche Metamorphosen verursacht, und durch polare Gegentätigkeiten, die sich abwechselnd fliehen und suchen, im Ganzen wie im Besonderen beständige Oszillationen und Verwandlungen erzeugt, ist schon in den gewöhnlichsten und alltäglichen Erscheinungen sichtbar genug; am stärksten aber bricht derselbe in den gewaltsamen geognostischen und atmosphärischen Wirkungen hervor, die zu gewissen Zeiten gleichsam wie Paroxysmen auf einem weiteren oder engeren Gebiete die Natur in Aufruhr und Bewegung bringen. Von diesem Chemismus zeugt die ganze verwitterte Rinde des Planeten selbst, mit allen ihren mannigfaltig gelagerten und zusammengesetzten Gebirgsmassen, Höhlen und Petrefacten, so wie nicht minder eine große Anzahl meteorologischer Erscheinungen, sie mögen sich als Licht- und Wärme-, oder als Luft- und Wassermeteore offenbaren. Noch stärker zeugen von diesem Chemismus die heißen Mineralquellen, die Erdbeben und unterirdischen Explosionen, die Ausbrüche der Schlamm-, Gas- und Feuervulkane, der Solfataren und Funnechien, das mit diesen Vorgängen oft gleichzeitige Zurückweichen und Aufbrausen des Meeres, die Störungen der Ebbe und Flut, das plötzliche Hervorbrechen heißer Quellen und einzelner Flammen, die ungewöhnliche, mit auffallendem Farbenwechsel verbundene Trübung der Luft, die Gewitter, Überschwemmungen und Orkane, so wie noch viele andere durch Verbrennungsprozesse und Wasserzersetzungen bewirkte Produkte und Erscheinungen. Dergleichen heftige und öfters furchtbare Äußerungen des planetarischen Lebens dürfen allerdings nicht als gewöhnliche und normale betrachtet werden, sie sind vielmehr immer nur außerordentliche und in der Tat abnorme oder krankhafte Wirkungen eines irgendwie und wo in Unordnung geratenen, gehemmten, unterdrückten oder gesteigerten Entwicklungstriebes, welcher meistens in nicht genau bestimmbaren Zeiträumen sich verkündigt, und mit mehr oder weniger Stärke in einem ausgedehnteren oder beschränkteren Raume seine Entladung oder Befriedigung sucht. Wenn nun ein organisierter Körper, besonders der menschliche, den Angriffen des täglichen gemeinen Chemismus gegenüber seine Individualität beständig verteidigen muß, und ohne die Energie des höheren Lebens in diesem Kampfe sofort erliegen würde; wenn ein solcher Körper schon durch geringere Veränderungen in der Atmosphäre, z. B. durch Gewitterschwüle, schnellen Temperaturwechsel, Zunahme der Feuchtigkeit und dgl., afficirt wird und bald auch an sich selbst eine Veränderung erleidet, die sich von dem bloßen Gefühl der Unbehaglichkeit oft bis zum Übelbefinden und zur Krankheit steigert, so leuchtet ein, daß dieser Organismus von den großen und außerordentlichen Störungen der chemischen Naturtätigkeit, die wir als krankhafte Paroxysmen des Erdorganismus bezeichnet haben, nicht unberührt bleiben könne, vielmehr durch solche Einflüsse gleichfalls und noch leichter gewisse Störungen, d. i. Erkrankungen, erleiden werde. In Wahrheit lehrt auch die Geschichte, daß die großen Erkrankungen, die wir Seuchen nennen, allezeit von ungewöhnlichen vulkanischen oder meteorologischen Erscheinungen verkündigt und begleitet werden, mit denselben in einem offenbaren Zusammenhange stehen, und wieder verschwinden, wenn jene selbst wieder nachgelassen und aufgehört haben. Die Wirkung dieses abnormen Chemismus ist so allgemein, daß immer viele Menschen auf einem größeren oder kleineren Raume zugleich erkranken; sie ist aber nach Verschiedenheit der ihr zum Grunde liegenden Prozesse meistens auch so bestimmt und eigentümlich, daß diese Menschen sämtlich an einer und der nämlichen Krankheit leiden, während der Herrschaft einer Epidemie in der Regel keine andere aufkommen kann, und dann selbst die verschiedensten Krankheiten zu verschwinden pflegen, um dem einen Leiden Platz zu machen. In der Tier- und Pflanzenwelt treten als Folgen jener abnormen Naturtätigkeit nicht minder merkwürdige Erscheinungen hervor, und genugsam ist bekannt, wie oft bei großen Seuchen unter dem Menschengeschlecht auch manche Haustiere leiden, die Vögel entfliehen oder tot aus der Luft herabfallen, die unterirdischen Tiere hervorkommen, die Fische im Wasser sterben, andere Wassertiere das Trockene suchen, das Ungeziefer sich vermehrt, die nützlichen Pflanzen durch Mißwuchs oder Krankheit verkümmern, und alles Organische eine auffallende Neigung zum fauligen Verderben zeigt. Aber nicht allein zwischen den gewaltsamen Naturtätigkeiten und den großen Seuchen ist ein solcher Zusammenhang zu erkennen, sondern auch bei kleineren, auf einzelnen Gegenden beschränkten Epidemien und an weniger auffallenden isolierten Erscheinungen ist der Einfluß sichtbar, welchen örtliche und einer engeren Sphäre angehörige Prozesse auf die Organismen zu üben imstande sind. Ein Sumpf vermag unter den Anwohnern zu gewissen Zeiten Fieberepidemien zu veranlassen; die in Höhlen und Vertiefungen vorkommenden Gasarten, und die unter dem Namen der Mofetten bekannten, meistens kohlensauren Gase, welche häufig Monate lang nach beendetem Ausbruch der Vulkane noch an verschiedenen Orten aufsteigen, sind fähig, alle in ihre Nähe geratende lebende Wesen zu töten; ein Erdbeben beunruhigt und verscheucht die Tiere, und kann zuweilen auch bei Menschen eine besondere Übelkeit, Schwindel, Kopfschmerz usw. erregen; der Sirocco ruft Erstickungszufälle, der kalte und trockne Nordostwind Entzündungen hervor. Es bedarf nur einer Temperaturveränderung, um das Gleichgewicht in der Atmosphäre aufzuheben und Strömungen (Winde) zu bewirken; und wo diese Veränderungen häufig, stark oder anhaltend sind, da sehen wir nach Verschiedenheit des Wärmegrades, der Feuchtigkeit und der klimatischen Verhältnisse auch die verschiedensten Krankheiten entstehen. Eben so wird aber beobachtet, daß auch das Nachlassen und Aufhören der Seuchen von Vorgängen und Prozessen der chemischen Naturtätigkeit abhängig ist, die auf die Wiederherstellung des Gleichgewichts und der normalen Verhältnisse gerichtet sind; daher die Epidemien mit dem Eintritt gewisser Jahreszeiten, eines höheren oder niederen Wärmegrades, nach heftigen Gewittern, starken Regengüssen, Wechsel der Winde usw. verändert, gemindert und oft plötzlich ausgelöscht werden.

An den Erscheinungen der galvanischen Kette ist klar geworden, daß Elektrizität und Magnetismus nur die polaren Reflexe eines chemischen Prozesses sind, der beiden zur Grundlage dient. Und obgleich der Chemismus vorzugsweise dem Wasser, die Elektrizität der Luft und der Magnetismus dem Mineral entspricht, so kommen doch in der Erde und ihrer Atmosphäre, wie im Wasser beständig chemische Prozesse vor, weil in diesem wie in jenen die Bedingungen dazu in verschiedenen Verhältnissen vorhanden, und elektrische wie magnetische Erscheinungen, auch wo sie isoliert beobachtet werden, überall nur die Wirkungen des Chemismus sind.

Das Innere der Erde ist außer der starren Masse voll von Wasser- und Gasbehältern, und in der Atmosphäre sind außer den Bestandteilen, die man für ihre eigentümlichen hält, auch mineralische und wäßrige Teile, als Dunst und Dampf enthalten; durch das Gewässer, das eigentliche Medium des unorganischen Daseins, wird ein beständiger Übergang wie aus der Erde in die Atmosphäre, so aus dieser in jene bewirkt. Die durch das Wasser vermittelten chemischen Prozesse des Planeten gehen also ursprünglich und vorzugsweise entweder in der Erde oder in der Atmosphäre vor sich, und können daher nach diesem Ursprung und relativen Verhältnis in tellurische und atmosphärische unterschieden werden.

Betrachten wir ferner das Mineral, das Wasser und die Luft in ihrer Wirkung auf den Organismus ganz im allgemeinen, so zeigt sich, daß diese keine gleichmäßige und direkte, sondern eine stufenweise verschiedene und mehr oder weniger mittelbare ist. Das Mineral an sich, in seinem festen, noch unaufgeschlossenen Zustande, übt den entferntesten Einfluß aus, und auffallende Reaktionen darauf kommen nur bei einzelnen Menschen (Metallfühlern) als Ausnahmen oder in krankhaften Zuständen vor; viel bedeutender und sichtbarer dagegen ist die Einwirkung des Wassers, welches schon als Nahrungsmittel dem Organismus einverleibt wird, und eine unerläßliche Bedingung für den Prozeß der Verdauung und Ernährung ist; am nächsten aber und auf die unmittelbarste Weise wirkt die Luft, weil sie den Organismus beständig von allen Seiten umgibt, und für den Prozeß der Respiration das wesentliche, keinen Augenblick zu entbehrende Mittel ist. Die Luft ist aber auch der Weg, auf welchem die Wirkung des Minerals und des Wassers den Organismus erreichen kann, wenn diese Substanzen Verwandlungen eingehen, durch welche sie der Luft gewissermaßen ähnlich, und im expansiblen Zustande als Gase, Dunst und Dampf in die Atmosphäre selbst aufgenommen werden. In dieser vereinigen sich daher die chemischen Wirkungen aller Regionen, zugleich mit den entfernteren Einflüssen, welche der Planet von Seiten des

Universums empfängt; in derselben finden daher unaufhörlich die mannigfaltigsten Prozesse und Verwandlungen statt, die sich teils durch die Veränderung ihrer Pulse (Luftdruck), ihrer Wärme, Dunstsättigung und Strömung, teils durch wechselnde Aufnahmen und Niederschläge, versichtbare Elektrizität, Detonationen und unzählige andere Erscheinungen zu erkennen geben, wenngleich die analytische Chemie stets nur dieselben Bestandteile in ihr nachweisen kann. Mit Recht ist also dieses große und lebendige Luftmeer, in welchem alle höheren Geschöpfe atmen und sind, von jeher als das allgemeine Mittel und Menstruum betrachtet worden, durch welches nicht nur die eigentlich atmosphärischen, sondern auch die tellurischen, und selbst die kosmischen Einflüsse den Organismus erregen, heilsam oder schädlich, je nachdem sie selbst beschaffen sind.[96]

Die sogenannte epidemische Konstitution oder Luftbeschaffenheit ist nichts anderes, als ein abnormer, der Erde und der Atmosphäre angehöriger, chemischer Prozeß, der längere Zeit dauert und auf viele Organismen in einer bestimmten Weise krankmachend wirkt.

Diese Wirkung (die Seuche) gestaltet sich verschieden nach den Zeiten und Orten, je nachdem der sie veranlassende Prozeß selbst ein verschiedener ist. Der Arzt begnügt sich aber nicht, die Äußerungen der chemischen Naturtätigkeit bloß von dem Standpunkte der Physik oder nur im allgemeinen aufzufassen; für ihn ist das besondere Verhältnis dieses Chemismus zur Organisation, und die schädliche, wenn auch sonst zufällige Eigenschaft desselben für die Gesundheit das wichtigste Moment; und deshalb tritt das Bedürfnis ein, dieses schädlich Wirkende besonders hervorzuheben und mit einem eigenen Namen zu bezeichnen, um es dadurch von den allgemeinen Beziehungen und Produkten der chemischen Naturtätigkeit zu unterscheiden und für die nähere Betrachtung festzuhalten. Indem wir nun die in Beziehung auf den Organismus schädlichen Eigenschaften und Produkte des abnormen tellurisch-atmosphärischen Chemismus mit dem Namen Miasma belegen, schließen wir uns zwar einem Sprachgebrauch an, nach welchem schon früher einzelne Produkte dieser Art (z. B. das Sumpf- oder Fiebermiasma) so genannt worden sind, wir dehnen aber den Begriff des Miasmas auf alle schädliche Produkte und Eigenschaften sowohl tellurisch als atmosphärisch chemischer Prozesse aus, und

---

[96] Lancisi, von welchem unsere Pathologen noch manches lernen könnten, wenn sie wollten, hat dies zu seiner Zeit auf folgende Weise ausgedrückt: – Cum aér medius sit coelestia inter. et aqueo-terrestria corpora, utrorumque necessario pro varia conditione locorum particeps fit natura e; ac propterea, ut aetherem, motum lucem ignemque coelestem a superis aér pse mutuatur, ita multigenas particulas, aqueas potissimum, salinas, terreas, volatiles atque oleosas a terraqueo orbe passim admittit, quas ignis motusque vel externus elicit, vel internus pellit atque ertrudit: quibus fit, ut merito aér aliquibus dicatur spongia, chaos et abyssus etc. Denoxiis paludum effluviis Lib. I. Cap. II.

bezeichnen hiermit nicht bloß eine gewisse Luftbeschaffenheit, oder bloß einen der Erde entströmenden Dunst, sondern überhaupt ein für den Organismus schädliches Erzeugnis chemischer Prozesse, welche, einer universelleren Sphäre angehörend, entweder ursprünglich und vorzugsweise in der Erde, oder in der Atmosphäre, oder in beiden gleichmäßig stattfinden, und als abnorme Äußerungen des Planetenlebens zu betrachten sind. Aber nicht nur als ein fertiges, sich selbst überlassenes Erzeugnis – dieses würde von der reinen Atmosphäre bald absorbiert – sondern auch als einen längere Zeit fortwährenden Prozeß, der, so lange er dauert, auch sein Produkt beständig hervorbringt, muß man das Miasma betrachten. Dieses ist demnach kein fauler Dunst, kein sogenannter Seuchenstoff, und kein im Organismus selbst erzeugtes Ding; es ist ein krankhaft hervortretender Entwicklungstrieb des Naturlebens überhaupt, ein abnormer Prozeß des planetarischen Chemismus von mehr oder minder großer Ausdehnung und Dauer, mit einem Worte: das Miasma ist die epidemische Konstitution selbst, von deren Entstehen, Zunehmen und Verschwinden auch der Anfang, die Höhe und das Ende der Seuchen abhängig sind, und diese können mit Fug und Recht als Symptome oder Reflexe von Krankheitsprozessen des Erdorganismus angesehen werden.

Alle Epidemien haben daher ohne Ausnahme einen miasmatischen, d. i. einen auf chemischen Naturprozessen beruhenden, Ursprung, und wenn auch viele mit ihnen zusammentreffende Naturerscheinungen, z. B. die völlige Unwirksamkeit der Elektrisiermaschine während eines Gelbfiebers, die Zunahme der Pest während des Chamsins, das Erlöschen derselben bei dem Eintritt der Etesien, die Schwankungen der Magnetnadel während des Nordlichtes zur Zeit der Cholera, das Verschwinden mehrerer Epidemien nach heftigem Frost oder nach Gewittern u. dergl., so wenig wie die plötzlichen und starken Abweichungen der Magnetnadel und das schnelle Sinken des Barometers bei vulkanischen Ereignissen und Erdbeben auf eine ganze befriedigende Weise erklärt werden können, so ist doch nicht daran zu zweifeln, daß sie verschiedene, aber gemeinsame Wirkungen jenes Chemismus sind, den wir als die allgemeine Lebensform des Planeten, oder als den aus einer universelleren Sphäre hervorbrechenden Entwicklungstrieb des Naturlebens betrachten, und dessen Wirkungen und Folgen sich nicht bloß auf die unorganische Natur beschränken, sondern vermöge der zwischen den universellen und individuellen Naturtätigkeiten beständig stattfindenden Wechselwirkung sich auch auf die Organismen erstrecken müssen. Es folgt hieraus, daß alle Seuchen, weil miasmatisch, auch periodisch entspringen, so oft der ihnen entsprechende Prozeß sich wiederholt, daß jede nur mit diesem entstehen, wachsen und verschwinden kann, und ihr neues Erscheinen immer auch die Wiederkehr desselben Prozesses voraussetzt, so wie sich ohne denselben keine, auch nur kurze Zeit, geschweige denn Jahrhunderte zu erhalten imstande ist. Denn die Miasmen wie die ihnen zum Grunde liegenden abnormen Prozesse haben keine beständige Dauer, früher oder später stellen sich die normalen Verhältnisse wieder her, und im beständigen Kampfe mit der reinen Atmosphäre kann das Miasma in dieser nur so lange sich behaupten, als der ihm zum Grunde liegende Prozesses unterhält und fortwährend erzeugt; hört aber dieser auf, so wird das Miasma von der reinen Atmosphäre sofort überwältigt und vernichtet, und somit auch seine kränkende Wirkung auf den Organismus wieder aufgehoben. Und dieses periodische Dasein ist durchaus allen Miasmen und Seuchen gemein; selbst in den ungesundesten Gegenden bringt das Sumpfmiasma die Fieber nicht unausgesetzt, sondern nur zu gewissen Jahreszeiten und so lange hervor, als der es erzeugende Prozeß in Tätigkeit ist.[97]

---

[97] Auch diese einfache Wahrheit gehört zu den Gegenständen, die in Folge der unklare Ansichten über die Ansteckung auf eine merkwürdige Weise, besonders von deutschen Ärzten, verdunkelt, bezweifelt und geleugnet worden ist. Am wenigsten bestritten wird das periodische Entstehen der Wechsel- und Sumpffieber, des Gelbfiebers, der Ruhren und Choleraseuchen; allein auch die exanthematischen Fieber entstehen periodisch von neuem, obgleich man hier am längsten sich gesträubt hat, die öftere ursprüngliche Erzeugung anzuerkennen. Unter den älteren Ärzten fand darüber kein Zweifel statt; erst später führte die Art und Weise, auf welche man die Fortpflanzung der Krankheiten zu betrachten sich gewöhnte, zur Ungewißheit und zum Widerspruch.

So meinte S. G. Vogel, es lasse sich mit völliger Gewißheit nicht behaupten, ob die Pocken in einem Körper ohne Ansteckung entstehen, wenn gleich von mehreren Ärzten einer solchen Entstehung das Wort geredet werde. Reil sogar war unentschieden, ob man für den Scharlach einen Stammvater, wie für alle Menschen einen Adam, annehmen solle, oder ob der Scharlach erlösche, und später wieder von neuem geboren werde. Die Masern ließ derselbe Arzt allein von dem ansteckenden Gift, also durch ununterbrochene Fortpflanzung entstehen, und von einer „generatio equivoca" der Pocken versichert er, kein Beispiel zu kennen. Mit solcher Meinung schien auch noch Kieser einverstanden zu sein, obgleich er das Wesen und die Bedeutung der Exantheme in einen Prozeß der inneren Entwicklung des Menschen setzte. – Indessen spricht die neuere Erfahrung, besonders das plötzliche Erscheinen und Verschwinden dieser Exantheme, das sporadische Vorkommen derselben an Orten, wo der Vorgang einer Ansteckung unerweislich oder ganz unmöglich war, das gleichzeitige Vorkommen und die Vermischung verwandter Formen, selbst in demselben Individuum, zu deutlich für die sich wiederholende ursprüngliche Entstehung, als daß die entgegengesetzte Ansicht von einer ewig fortgehenden Ansteckung noch länger zulässig wäre. Allmählich beginnt man wieder dieses einzusehen: selbst C. W. Hufeland hat seine frühere, im System der Heilkunde noch behauptete Meinung über diesen Punkt zurückgenommen, und in dem Aufsatz über atmosphärische Krankheiten sich mit offener Wahrheitsliebe für die öftere Erzeugung der exanthematischen Fieber aus der Atmosphäre erklärt. Die Pesten folgen keinem anderen Gesetz. Wir sehen den Typhus zu gewissen Zeiten entstehen und verschwinden, und sind oft imstande, die äußeren Umstände deutlich zu erkennen, welche sein Dasein hervorgerufen haben. Die Rinderpest ist kein aus Asien hergebrachtes, und seit Jahrhunderten ohne Unterlaß fortgepflanztes Übel, sondern sie erzeugt sich im südöstlichen Europa periodisch, wie ich anderswo bewiesen habe. Und daß auch die Pest des Orients einen periodischen Ursprung habe, wird hoffentlich aus diesem ganzen Buche zur Genüge erhellen.

Je nachdem nun jene Prozesse entweder vorzugsweise der Erde oder der Atmosphäre angehören, oder zugleich in beiden stattfinden, lassen sich auch tellurische, atmosphärische und zusammengesetzte Miasmen unterscheiden, und diese Gattungen können, auf besondere Krankheiten bezogen, wieder als eigene Arten, z. B. als Ruhrmiasma, Scharlachmiasma, Pestmiasma usw., bezeichnet werden, wenn nur hierbei die allgemeine Bedeutung des Miasmas nicht verkannt und darunter nicht etwa, wie gewöhnlich, ein bloßes Produkt der faulen Gärung verstanden wird. Die Wirkung oder Angriffsweise aller Miasmen auf den Organismus ist wie die der Luft, die ihnen zum Mittel und Träger dient, im Allgemeinen eine chemische, obgleich durch den Konflikt mit organischen Tätigkeiten nicht mehr ein rein chemisches, sondern ein von diesem schon abweichendes chemisch-organisches Erzeugnis hervorgebracht wird.

Das Miasma sei ursprünglich in der Höhe oder in der Tiefe, oder gleichzeitig durch tellurische und atmosphärische Prozesse erzeugt, immer kann es vermöge seiner wesentlich chemischen Natur nur durch das Medium der den Organismus umgebenden Atmosphäre wirken, und diese kann als Träger und Vehikel des Miasmas wiederum nur dadurch die Reaktion des Organismus erregen, daß sie in demselben mit einer Flüssigkeit (vorzüglich mit dem Blut) in Wechselwirkung tritt. (*Corpora chemice non agunt nisi liquida.*) Der gegen alle chemische Tätigkeit sich stets verteidigende Organismus ist nun entweder imstande, dem Einflusse des Miasmas mit Erfolg zu widerstehen, und in solchem Falle seine Integrität (Gesundheit) zu wahren, oder er wird von diesem fremden Einfluß mehr oder weniger beeinträchtigt und zu einem Kampfe erregt, welcher als Krankheit erscheinend mit der Genesung oder dem Tode endet, je nachdem der Organismus gesiegt hat oder unterlegen ist. Das tellurische Miasma sammelt und verbreitet sich vorzüglich des Nachts, um welche Zeit die Dünste und Effluvien durch Licht und Wärme weniger verflüchtigt und in geringer Höhe über der Oberfläche der Erde erhalten werden; seine Wirkung auf den Organismus, die in der Tat häufig in der Nacht beginnt, gibt sich im allgemeinen durch die dunklere Färbung und veränderte Konsistenz des Blutes, zunächst auch durch Abnahme der Temperatur, Herabstimmung der Lebenskräfte, Neigung zur Auflösung (*Colliquation*) und mehr oder minder flüssige Ausleerungen der Verdauungsorgane zu erkennen. Dagegen scheint das atmosphärische Miasma vorzugsweise am Tage zu seiner vollen Entwicklung und Wirksamkeit zu gelangen, da die Atmosphäre am stärksten von Licht und Wärme erfüllt, und in derselben auch mehr Elektrizität vorhanden ist. Die Wirkung auf das Blut ist weniger in die Sinne fallend, obgleich man in den meisten Fällen eine rötere Färbung, größere Verdünnung und höhere Temperatur beobachten kann, und stets eine Neigung zur Entzündung bemerkt, die sich entweder in den Häuten der Luftwege, des

Schlundes, der Nase und der Augen durch eine vermehrte Absonderung, oder auf der äußeren Haut durch Exantheme offenbart. Hierbei ist sehr bemerkenswert, daß, gleichwie die Elektrizität sich bloß nach der Oberfläche der Körper richtet, und eine hohle Kugel die Elektrizität nur äußerlich, nicht aber inwendig zeigt, auch bei den durch atmosphärisches Miasma veranlaßten Krankheiten die auffallendsten Wirkungen auf der äußeren Oberfläche des Körpers zum Vorschein kommen; so wie bei den vom Blitz getroffenen Personen nicht selten rote Streifen und Flecke gefunden werden, die mit exanthematischen Erscheinungen Ähnlichkeit haben. In den Wirkungen des zusammengesetzten Miasmas sind die des tellurischen und atmosphärischen zur Einheit verbunden. Daher ist bei den Pesten eben sowohl eine Neigung zur Colliquation als zur Entzündung vorhanden; krankhafte Ausleerungen finden durch die innere, Absonderungen und eigentümliche Gebilde auf der äußeren Oberfläche statt; Erbrechen und Durchfall kommen mit Exanthemen, Schleimflüssen und Beulen vor; die Lebenskräfte verhalten sich steigend und fallend höchst verschieden, und die Krankheit breitet sich schnell über alle Systeme des Organismus aus. Im allgemeinen ergreift also das tellurische Miasma vorzugsweise die vegetative, das atmosphärische vorzugsweise die irritable Sphäre, und das zusammengesetzte dehnt seine Wirkung nicht bloß auf diese beiden, sondern noch vorzugsweise auch auf die sensitive Sphäre aus; abgesehen von einzelnen Ausnahmen und Modifikationen, die bei allen Seuchen beobachtet werden.

Wenn nun der allgemeine Chemismus, als Entwicklungstrieb des Naturlebens überhaupt, beständig sich zu individualisieren und bis zur höchsten Sphäre der Lebenstätigkeit zu erheben trachtet (ein Streben, welches im vegetativen Prozeß der Pflanzen und Tiere zur Erfüllung gelangt), so wird dieselbe Tendenz auch der besonderen Form des Chemismus nicht abzusprechen sein, durch welche das Miasma hervorgebracht und unterhalten wird. Auch dieses – seinem Wesen nach nichts anderes, als ein chemischer Prozeß, der auf den Organismus kränkend und schädlich wirkt – wird im Konflikt mit demselben die Tendenz entwickeln, sich der niederen allgemeineren Sphäre seiner Wirksamkeit zu entziehen, und zu einer höheren, mehr individuellen und besonderen Tätigkeit sich zu steigern und auszubilden.

Und da aller Lebensprozeß sowohl in der organischen als unorganischen Natur ein Assimilations-Streben ist, durch welches der höhere Faktor den niederen zu sich heranzubilden, ihn in sich aufzunehmen, in sich zu verwandeln trachtet, so nimmt auch der Organismus das mit ihm in Konflikt geratende Miasma in sich auf, und sucht dasselbe durch einen Assimilationsprozeß zu verwandeln, zu überwinden, und als ein Verwandeltes wieder auszuscheiden. Der Sieg des Organismus wird durch die Genesung, seine Niederlage durch den Tod verkündet. Jedenfalls muß aus dem Zusammentreffen der chemisch-miasmatischen und der organisch-reproduktiven Tätigkeit ein neues, mehr oder minder entwickeltes Produkt hervorgehen, welches eben sowohl von der Form und Intensität des chemischen Prozesses wie von der Beschaffenheit des Organismus bedingt, entweder noch den vorwaltenden chemisch-miasmatischen Charakter zeigen, oder bereits einen vorwaltenden organisch-reproduktiven gewonnen haben wird, je nachdem es eine niedere oder höhere Stufe der Entwicklung erreicht hat, mehr oder weniger assimiliert worden ist. – Das tellurische Miasma ist am wenigsten geeignet, zum Ziele seiner Tendenz zu gelangen; es bleibt davon am weitesten zurück, und wird, im Konflikt mit der Organisation, der organisch-reproduktiven Natur so wenig teilhaftig, daß es selbst nach der im Organismus erfahrenen Umwandlung fast ganz und gar noch in den Kreis der allgemeinen chemischen Tätigkeiten fällt. Dagegen vermag das atmosphärische Miasma sich ungleich leichter dem universelleren Chemismus zu entwinden, und im Kampfe mit der Organisation sich eine mehr individuelle und abgeschlossene Wirksamkeit anzueignen. Den höchsten Grad der Entwicklung (Individualisation) gewinnt jedoch das Miasma, welches gleichmäßig aus dem tellurischen und atmosphärischen zusammengesetzt ist, und deshalb auch die größte Intensität besitzt.

Diese Umwandlung der Miasmen im Organismus kann nur dadurch zustande kommen, daß sie diejenige Sphäre desselben suchen und ergreifen, zu der sie selbst die nächste Verwandtschaft haben, nämlich die Sphäre der die Verdauung und Blutbereitung umfassenden Reproduktion, deren Tätigkeit eigentlich nur ein modifizierter oder vergeistigter Chemismus ist. Indem der miasmatische Prozeß mit dem ihm verwandten reproduktiven in Wechselwirkung tritt, entwickelt jener ein Bestreben, diesem höheren Prozesse ähnlich zu werden, und im Kampfe mit demselben sich selbst ein reproduktives Leben zu erringen und anzueignen, während der organisch reproduktive als der höhere den niederen chemischen sich selbst zu unterwerfen und anzueignen trachtet; ein Kampf, aus welchem als Resultat ein chemisch-organisches Produkt hervorgeht, welches das unter dem Einfluß der Reproduktion verwandelte Miasma ist, minder oder mehr entwickelt, je nachdem die Tendenz des ursprünglichen Miasmas, sich zu individualisieren, entweder mißlungen oder befriedigt ist. Im ersten Falle vermag das neue Erzeugnis noch keine Wirksamkeit zu äußern, die weit über den Kreis der allgemeinen chemischen Tätigkeit hinausgehen könnte; es ist so wenig animalisiert, daß es eigentlich nur als ein verstärktes, obgleich schon verändertes Miasma erscheint, und in die Atmosphäre zurückkehrend zwar auf andere Organismen ebenfalls nachteilig wirken, aber in denselben kein individuelles vegetatives Dasein erlangen kann; im zweiten Falle hingegen stellt das neue Erzeugnis eine höhere Entwicklungsstufe des Miasmas dar, und hat die selbständigere Natur des vergeistigten Chemismus, d. i. den Charakter des reproduktiven Lebens, erhalten, daher es imstande ist, diesen Charakter im Konflikt mit andern Organismen geltend zu machen.

Das erste Erzeugnis wird füglich mit dem Namen Mephitis bezeichnet, das zweite heißt Contagium.

Jene ist der mißlungene und hinter der Tendenz zurückgebliebene Versuch von diesem, wie eine niedere Entwicklungsstufe nur als der mißlungene Versuch einer höheren, der allgemeine Chemismus nur als der mißlungene Zeugungsversuch der Organisation zu betrachten ist. In den tellurischen Miasmen ist der Entwicklungstrieb am schwächsten, und bringt es nur bis zur Bildung der Mephitis, auf welcher Stufe er stehen bleibt; stärker und lebendiger zeigt sich derselbe in den atmosphärischen Miasmen, besonders der exanthematischen Krankheiten, die deshalb auch so häufig ein Contagium erzeugen; am kräftigsten aber erweist sich dieser Trieb in den zusammengesetzten Miasmen der Pesten, welche daher vorzugsweise Contagionen genannt zu werden verdienen.

Alle Miasmen jedoch, sie mögen nun mehr oder minder bildungsfähig sein, müssen als Prozesse und Wirkungen des planetarischen Chemismus, und in diesem Sinne als Produkte eines Makrokosmus betrachtet werden, wogegen ihre aus dem Konflikt mit organischen Tätigkeiten hervorgegangenen Entwicklungszustände, Umwandlungen und neuen Erzeugnisse (Mephitis und Contagium) teilweise als Wirkungen des höheren vegetativen Chemismus, und zunächst als Produkte eines Mikrokosmus anzusehen sind. Der Unterschied zwischen Mephitis und Contagium besteht also wesentlich darin, daß jene als ein niederes Erzeugnis noch ganz oder größtenteils der universellen Sphäre chemischer Wirksamkeit anheimfällt, dieses hingegen als das höhere schon wirklich ein vegetatives Leben und somit auch ein mehr individualisiertes Dasein gewonnen hat. Die Mephitis bringt daher, ihrem vorwaltend chemischen Charakter gemäß, und hierin den chemisch wirkenden Giften ähnlich, hauptsächlich colliquative Erscheinungen (Ausleerungen nach oben oder unten) hervor, während das Contagium nach seiner vorwaltend organischen und reproduktiven Natur vorzugsweise Bildungsprozesse veranlaßt, als deren Produkte die Schleimflüsse, Exantheme, Beulen und Geschwüre erscheinen. Die schädliche Wirkung der Mephitis und des Contagiums wird indessen immer von dem in der Atmosphäre befindlichen Miasma bedingt, und nach Maßgabe desselben begünstigt, vermindert oder vernichtet, je nachdem dieses Miasma stärker oder schwächer vorhanden, oder gänzlich erloschen ist. Daher wirken beide Erzeugnisse viel kräftiger und länger in einer vom Miasma noch erfüllten, als in einer reineren Luft; durch die letztere werden sie vielmehr geschwächt und aufgehoben, weil Mephitis und Contagium noch die größte Verwandtschaft zu ihrer Grundlage und Mutter, d. h. zu dem Miasma, haben, aus welchem sie entsprungen sind, und nur mit dessen Hilfe und Vereinigung oder mit Hilfe eines diesem ähnlichen ihr Dasein außerhalb des Organismus fristen können, während sie sich zu der reinen Atmosphäre sowohl quantitativ als qualitativ höchst ungleich verhalten, und von dieser in kurzer Zeit überwältigt und verschlungen werden. Und hiernach wird einleuchtend sein, daß auch die Wirksamkeit des Pestcontagiums nur dauern kann, so lange dasselbe in der Luft das ihm entsprechende Miasma (die pestilentielle Konstitution oder den epidemischen Genius) findet, daß aber jene Wirksamkeit abnehmen und vernichtet werden muß, sobald die normalen Verhältnisse der Atmosphäre zurückkehren, und der das Miasma erzeugende Prozeß aufgehört hat.

Mit der Mephitis und dem Contagium darf die im eingeschlossenen Raume durch die gewöhnliche Ausdünstung verdorbene Luft nicht verwechselt werden, obgleich man sie auch zuweilen eine mephitische nennt. Dieses Verderben der eingeschlossenen Luft ist zwar ebenfalls ein chemisch-organisches Produkt, das durch den Zutritt der reineren Atmosphäre zerstreut und aufgehoben, und oft im hohen Grade schädlich wird; allein es geht nicht aus Prozessen des allgemeinen Naturlebens, d. i. aus keinem Miasma hervor, es kann wohl Krankheiten, aber keine Seuche veranlassen, und wird durch das bloße Beisammensein selbst gesunder Menschen im eingeschlossenen Raume hervorgebracht, wenn die durch Haut und Lungen ausgehauchten natürlichen Effluvien durch reinere Luftströme nicht entführt werden können, denn reine Luft ist eine wesentliche Bedingung des normalen Verhältnisses zwischen dem Organisationsprozeß und der chemischen Naturtätigkeit, und der Mensch kann ohne beständige Erneuerung der ihn umgebenden Atmosphäre nicht bestehen, ohne diese durch seine eigenen gewöhnlichen Effluvien zu vergiften, und ohne durch fortgesetztes Atmen derselben sich selber krank zu machen. Und wie das erneuerte Zuströmen reiner Luft das alltägliche Mittel ist zur Unterhaltung und Herstellung des normalen Gleichgewichtes zwischen dem äußeren Chemismus und dem Organisationsprozeß, und um die von letzterem ausgeschiedenen Schlacken unschädlich zu machen, eben so ist sie auch der größte Feind und Vertilger jener ungewöhnlichen, durch Miasmen veranlaßten Effluvien, die wir Mephitis und Contagium nennen.

Die Mephitis, als ein vorwaltend chemisches Erzeugnis, wird im Konflikt des miasmatischen und reproduktiven Prozesses viel schneller als das Contagium gebildet, und kann schon vorhanden sein, bevor noch die Krankheit zum vollen Ausbruch gelangt; wogegen das letztere als ein vorwaltend organisches Erzeugnis eine längere und innigere Metamorphose voraussetzt, den ganzen Prozeß der Reproduktion durchgemacht haben muß, und erst mit dem Ausbruch der Krankheit oder nach demselben zur vollständigen Entwicklung kommt. Jedes der beiden Erzeugnisse kann in andern Menschen unter den nötigen Bedingungen entweder ein Übelbefinden oder die nämliche Krankheit veranlassen, aus deren Prozeß es selbst hervorgegangen ist; häufiger jedoch wird im Allgemeinen diese nachteilige Wirkung auf gesunde Personen bei dem Contagium bemerkt, weil dieses ein intensiveres und mehr individualisiertes Erzeugnis als die Mephitis ist. Da beide sich mehr oder weniger gewissen susceptiblen oder zur Aufnahme geeigneten Gegenständen imprägnieren, und auch darin miteinander übereinkommen, daß sie im eingeschlossenen Raume an Intensität gewinnen und ihre Wirksamkeit länger bewahren, so sind sie mehr oder weniger transportabel, wenn jene Gegenstände (Leiter oder Träger) der Einwirkung der freien Luft entzogen, in andere Orte gebracht oder versendet werden. Je größer die Menge dieser Gegenstände und der ihnen anhängenden mephitischen und contagiösen Effluvien ist, und je verschlossener die Räume sind, in welchen sich diese befinden, desto gefährlicher ist der Transport in Gegenden, die sich unter dem Einfluß eines ähnlichen oder desselben Miasma befinden, durch welches die Effluvien ursprünglich veranlaßt worden sind.

Von diesen Bedingungen, so wie von den Verschiedenheiten der Mephitis, des Contagiums und der Empfänglichkeit der Organismen, hängen die Wirkungen ab, welche durch die Träger von solchen Schädlichkeiten auf andere Personen und Orte ausgeübt werden. Äußerst selten wird ein einzelner Gegenstand, welcher der Mephitis ausgesetzt, und dann der freien Luft mehr oder minder zugänglich, vertragen worden war, auf die Gesundheit eines Menschen eine nachteilige Wirkung hervorzubringen imstande sein. Nicht so gewiß läßt sich dies von Sachen behaupten, welche unmittelbar von den Kranken herrührend auf Gesunde übertragen oder in ein verschlossenes Behältnis gepackt zum ferneren Gebrauch versendet werden; es fehlt nicht an Beispielen, daß Menschen durch Benutzung ungereinigter Wäsche von Ruhr und Wechselfieberkranken sich dieselben Übel zugezogen haben. Ein Reisender, welcher in einem Orte verweilt, wo eben ein intensives Miasma herrscht, kann durch die bloße Einwirkung desselben, oder auch durch die bei Kranken geatmete Mephitis, bald nach der Abreise oder sogleich nach der Heimkehr erkranken, und hierdurch die von ihm ausgehende Mephitis die nämliche Krankheit um so leichter seinen Hausgenossen mitteilen, je mehr dieselben durch den gleichen miasmatischen Einfluß und durch andere Momente schon vorbereitet zum Erkranken sind. Am wenigsten ist die schädliche Einwirkung zu leugnen, wenn Menschen, die sich lange Zeit in einer miasmatischen Luft befinden und überdies im eingeschlossenen Raume eine starke Mephitis entwickeln, mit gesunden Personen entweder in demselben oder auch in einem andern verschlossenen Raume zusammengebracht werden, wie z. B. jene englischen Verbrecher, die, aus dem Gefängnis in eine Gerichtsstube geführt, auf viele hier anwesende Menschen tödlich wirkten, obgleich sie selbst an einer offenbaren Krankheit noch nicht zu leiden schienen. Nicht minder schädlich, wenn auch nicht so plötzlich, kann die Wirkung sein, wenn Schiffe, deren

Mannschaft, Ladung und Ballast sich längere Zeit unter dem Einfluß von Miasma und Mephitis befanden, in einem Hafen ankern, wo eben ein analoges Miasma herrscht. Durch das Zusammentreffen dieses letzteren mit dem aus der Fremde herbeigeführten Einfluß wird die Wirkung beider verstärkt, und in der Atmosphäre ein neuer miasmatischer Prozeß hervorgebracht, welcher auf der einheimischen Grundlage längere Zeit unterhalten, sich über einen mehr oder minder beträchtlichen Küstenstrich ausdehnen kann. Auf solche Weise scheint das Gelbfieber in Europa zu entstehen[98], so wie auch die Cholera durch Übertragung von Mephitis veranlaßt werden kann, obgleich sie häufiger in empfänglichen Personen durch unmittelbare Einwirkung des Miasmas unter dem Hinzutritt von zufälligen erregenden Momenten sich erzeugt. – Auf ähnliche, aber nicht auf gleiche Art, wie die Mephitis, wird auch das Contagium andern Personen oder Orten überbracht, und mehr oder weniger aufgenommen. Nicht häufig wird man beim Scharlach oder bei den Masern durch irgendeinen versendeten Gegenstand eine Übertragung der Krankheit erfolgen sehen, leichter wird diese durch die Kranken selbst und die sie zunächst umgebende eingeschlossene Luft vermittelt. Ungleich stärker, und daher auch im Allgemeinen transportabler ist das Contagium der Pocken, welches jedoch in allen diesen Beziehungen von den Pestcontagien noch übertroffen wird. Indessen ist der Nachteil der Versendung immer von dem Dasein einer miasmatischen Atmosphäre bedingt, und in dieser um so mehr zu besorgen, je mehr das Contagium auf dem Transport der vernichtenden Einwirkung der freien Luft entzogen war, wobei nicht übersehen werden darf, daß die Conta-

---

[98] Nach Reider's Behauptung wird das Gelbfieber durch das im höchsten Grade der Fäulnis sich befindende Grund- oder Kielwasser der großen und tiefen Seeschiffe veranlaßt, und kommt daher nur in solchen Schiffen und in der Nähe der Ankerplätze in der warmen Jahreszeit vor. Die ersten Krankheitsfälle ereignen sich jederzeit auf Schiffen, oder bei Menschen, welche solche Schiffe besuchten, dann in den zunächst gelegenen Wohnungen, Straßen und Orten, gemäß dem Zuge und der Ausdehnung der sich verbreitenden Dünste, meistens ohne alle Berührung und Kommunikation der Nachbarn miteinander. – Diese Ansicht gewinnt an Klarheit und Wahrscheinlichkeit, und läßt sich von manchen ihr gemachten Einwürfen befreien, wenn nach unserer Theorie angenommen wird, daß die Entstehung und Verbreitung des Gelbfiebers nicht allein durch miasmatischen Einfluß des faulenden Kielwassers und der aus demselben sich entwickelnden Dünste, sondern auch durch die Wirkung der Mephitis, und zwar nur in Zeiten und Orten erfolgt, wo die schädliche Wirksamkeit durch ein einheimisches Miasma gesteigert werden kann. Den Worten Miasma, Effluvium und Infektion werden zwar von Reider ganz andere Bedeutungen untergelegt; wer aber nur die Sachen ins Auge faßt, wird eine Ähnlichkeit und sogar eine gewisse Übereinstimmung der sich begegnenden Ansichten unschwer entdecken können.
Übrigens ist v. Reider in Wien bis jetzt vielleicht der erste und einzige deutsche Arzt, welcher zur Untersuchung des Gelbfiebers und der diesem verwandten Formen weite Reisen diesseits und jenseits des atlantischen Meeres unternommen hat. Schon aus diesem Grunde hätte seine Schrift (Untersuchung über die Sumpffieber etc. Leipzig 1829) von den deutschen Journalen nicht sekretiert oder so leicht abgefertigt werden sollen, als es meistens geschehen ist.

gien der exanthematischen Fieber, der Mephitis noch näher stehend, sich leichter in der Atmosphäre expandieren und verflüchtigen, als die Contagien der Pesten, welche vermöge ihrer mehr individualisierten Natur zu einer solchen Verflüchtigung weniger geneigt, daher auch intensiver und beharrlicher als jene sind. Und je mehr individualisiert die Contagien sind, desto sicherer ist man auch imstande, ihre Einwirkung durch Isolieren zu verhüten, was bei der expansibleren Mephitis viel schwieriger ist, und bei dem noch ganz der Atmosphäre und dem allgemeinen Chemismus angehörigen Miasma am wenigsten gelingt.

Nach den bisherigen Erörterungen wird also die Entstehung und Übertragung der Seuchen von tellurischem Ursprung entweder unmittelbar durch das tellurische Miasma selbst, oder durch die in demselben enthaltene Mephitis veranlaßt, wogegen die Seuchen von atmosphärischer Abkunft entweder unmittelbar durch atmosphärisches Miasma, oder durch das in einem solchen enthaltene Contagium hervorgebracht und übertragen werden; die Pesten aber werden ursprünglich durch ein zusammengesetztes tellurisch-atmosphärisches Miasma erzeugt, und außerhalb ihrer Bildungsstätte durch Mephitis und Contagium unter dem Einfluß des Miasmas weiter verbreitet. So oft jedoch von Übertragung der Seuchen durch Mephitis und Contagium die Rede ist, darf niemals außer acht gelassen werden, daß die Wirksamkeit dieser krankhaften Erzeugnisse sich stets nach dem Verhältnis des ihnen zur Grundlage dienenden Miasmas richtet, und daß mithin jene Erzeugnisse, wenn sie, auch noch so stark, in eine reine Atmosphäre gelangen, von dieser sofort geschwächt und aufgehoben werden, so wie dieselben im Gegenteil, wenn sie bereits geschwächt in eine sehr miasmatische Atmosphäre kommen und mit dieser sich verbinden, dadurch zu einer vermehrten Wirksamkeit wieder angefacht werden, und durch das Miasma selbst sich restaurieren können.[99]

---

[99] Die transportablen Gifte oder fixen Keime der Lustseuche, der Krätze, der Flechten, des Aussatzes usw. haben noch bis jetzt mit den Contagien den Namen gemein, sind aber von diesen dem Wesen nach himmelweit verschieden. Dergleichen vegetative Krankheiten können niemals Epidemien bilden; sie entstehen aus keinem Miasma des allgemeinen Naturlebens, sondern werden entweder durch ein inneres Verderben in der Sphäre der Reproduktion und Zeugung, oder durch eine wahre Fortpflanzung von einem Individuum auf das andere erzeugt. Sie sind krankhafte Vegetationsprozesse im Organismus, und beharren als solche wesentlich in dem Gebiet des reproduktiven Lebens, ohne die höhere Sphäre der Irritabilität und Sensibilität direkt zu berühren; sie bringen keine Contagien im oben erklärten Sinne, sondern sichtbare und träge Afterorganisationen hervor, von so eigentümlichem und individuellem Gepräge, daß diese sogar in der Krätze und wahrscheinlich auch in andern ähnlichen Krankheiten als abgesonderte Organismen (Milben) erscheinen, gleichwie die Tiere und Pflanzen ihre Parasiten erzeugen. Die reine Atmosphäre, welche alle Contagien zu vernichten imstande ist, hat auf die Zerstörung dieser Aftergebilde keinen Einfluß, vielmehr scheint sie oft geeignet zu sein, die Entwicklung derselben zu befördern. Die Contagien haben sämtlich das Vermögen, durch die Atmosphäre auf eine gewisse Entfernung zu wirken; den oben erwähnten Produkten muß alle Flüchtigkeit und

So erscheint mir der Gang, den die Natur in der Hervorbringung und Wirkung von Miasma, Mephitis und Contagium befolgt. Den Gegenstand hier noch weiter zu zergliedern, verbietet sowohl der Raum als der Zweck dieser Schrift; doch wird es in den folgenden Abschnitten an Gelegenheit zu ferneren Erläuterungen nicht fehlen, und viel wird schon gewonnen sein, sobald man sich nur gewöhnt, jene Erzeugnisse nach ihrer genetischen Bedeutung zu würdigen, und ihren Zusammenhang in der Einheit des Lebens zu suchen und anzuerkennen.

Denn die größte Quelle des Irrtums bei der Betrachtung dieser Dinge scheint eben darin zu liegen, daß der Zusammenhang, und die stufenweis erfolgende Entwicklung der Wirkungen, das Verhältnis des allgemeinen Naturlebens zum individuellen vegetativen Prozeß wenig oder gar nicht beachtet, jedes Erzeugnis vielmehr nur einzeln aufgefaßt, und der unterscheidende Charakter, vorzüglich des Contagiums, nicht sowohl nach der Bedeutung des Ursprungs und der Entwicklung bestimmt, sondern vielmehr nach dem bloß äußerlichen und in der Tat sehr zufälligen Akt der Ansteckung betrachtet worden ist. In letzterer Beziehung ist zu bemerken, daß überhaupt jedes der drei Erzeugnisse geeignet ist, den Organismus eines Menschen oder Tieres krank zu machen, nur mit dem Unterschiede, daß die Wirksamkeit des Miasmas oft für sich allein schon Krankheit erregt, während die Wirksamkeit der Mephitis und noch mehr die des Contagiums immer auch von der Mitwirkung des Miasmas abhängig ist.

Die Fortpflanzung einer Krankheit wie die ursprüngliche Entstehung derselben wird aber nicht nur von vielen äußeren und zufälligen Umständen, sondern zuerst und hauptsächlich von den innersten Verhältnissen des Menschen bedingt. Wäre der Mensch ein bloßes Naturwesen, so würde er freilich auch den Mächten der Natur mit unbedingter Notwendigkeit unterworfen, und ihnen ganz anheimgegeben und verfallen sein. Weil aber der Mensch eine Einheit ist von Geist und Natur, so läßt sich in einem vollkommen wahren Sinne behaupten, daß selten ein Gesunder und Erwachsener erkrankt, er habe sich denn die Krankheit angeeignet oder zugezogen, in so fern nämlich diese Aneignung nicht allein von äußern Einflüssen und organischen Reaktionen, sondern auch von dem, was oft viel mächtiger als diese ist, von dem Verhalten des Geistes abhängig ist. Es ist daher ein großer, aus der Überschätzung und Vergötterung der Natur hervorgegangener Irrtum, wenn man glaubt, daß die

---

alles Wirkungsvermögen in die Ferne abgesprochen werden. Jene machen den Organismus gewöhnlich unfähig, noch einmal von derselben Krankheit befallen zu werden, diese hingegen bringen nicht nur keine Verminderung der Empfänglichkeit hervor, sondern vielmehr das Gegenteil, wie z. B. das Gift der Lustseuche eine wiederholte Infektion immer mehr begünstigt, wenn es erst einmal dem Körper mitgeteilt worden. Dies wird genügen, um die völlige Ungleichheit dieser Dinge anzudeuten.

Seuchen, weil sie durch Naturprozesse veranlaßt werden, den Menschen schlechthin unterjochen, und eine Herrschaft ausüben müssen, welcher alles Organische notwendig untertan ist; ein Irrtum, womit eigentlich alle göttliche Fügung in der Natur und alle Macht des Geistes über dieselbe geleugnet, und eine wahre Knechtschaft gegen ein Ungeheuer festgesetzt wird. Je weiter diese trostlose Ansicht sich verbreitet hat, desto mehr tut es not, ihr diejenige entgegenzustellen, welche, seit Jahrtausenden, in der christlichen Welt sowohl als auch teilweise schon im heidnischen Altertum gültig, die Natur unter die Gewalt der Götter und Menschen setzt, den tiefsten Grund der Seuchen hauptsächlich in dem Mißbrauch des freien Willens findet, diese Erscheinungen daher als die Folgen eines solchen Mißbrauchs, d. h. als göttliche Strafen, erkennt, und die natürlichen Ursachen nur als vermittelnde oder sekundäre gelten läßt. – Darüber kann sich nur verwundern, wer von der Macht des menschlichen Willens und Verstandes eine viel zu geringe Meinung hegt. Der Wille ist eigentlich der Mensch selbst nach seiner höchsten Wesenheit, und schon für sich allein, noch mehr aber in Vereinigung mit dem göttlichen Willen fähig und stark genug, feindseligen Gewalten zu widerstehen, und über diese selbst den Sieg davon zu tragen. Denn ganz hat der Menschengeist seine Herrschaft über die Natur nicht eingebüßt, nicht sklavisch braucht er den verderblichen Einflüssen unterworfen zu sein, er kann das natürliche Übel verhüten, beschränken, unterdrücken, es unschädlicher machen, oft sogar überwinden, oder ihm entfliehen und sich retten. In die Wahl des freien Willens ist es gegeben, alle Krankheiten zu vermeiden, die aus Unmäßigkeit und ungeordneter Lust entspringen – ihre Zahl ist Legion – so wie es der verständigen Besonnenheit möglich ist, auch solchen Übeln auszuweichen, welche die Folgen der Unvorsichtigkeit und der Unwissenheit sind. Dies gilt nicht allein von einzelnen Leiden der Individuen, sondern auch von solchen, die einer allgemeinen Verbreitung fähig sind; durch Absonderung können die Pesten in ihrem Laufe gehemmt und abgewendet werden; die Austrocknung der Sümpfe, die Lichtung der Wälder und die Kultur des Bodens machen Fieber verschwinden, die von jeher in einer Gegend einheimisch waren; ein gutes diätetisches Verhalten, oft nur eine bessere Nahrung und größere Reinlichkeit, können ein Heer von Krankheiten verhüten, welche aus Fehlern der Ernährung entspringend das Leben von Millionen verkürzen. Selbst von den großen Erkrankungen, die man Weltseuchen genannt hat, ist noch keineswegs erwiesen, daß sie unabwendbar entstehen und sich verbreiten mußten, wohl aber wissen wir, daß ihre Schrecken gemildert werden, und nicht bloß Individuen, sondern ganze Völker davon verschont bleiben konnten.

Die meisten Krankheiten, welche der Mensch erduldet oder auf seine Nachkommen überträgt, sind also mehr oder weniger sein eigenes Werk. Und deshalb ist die alte Ansicht, welche den tiefsten Ursprung der Seuchen aus einer geistigen Verschuldung erklärt, nicht so beschränkt und grundlos, wie man jetzt wähnt, und weil der Freiheit günstig, ohne Zweifel viel wahrer und des Menschen würdiger, als die ihr gegenüber gestellte neuere Meinung, nach welcher die wilden zerstörenden Naturkräfte das unterjochte Geschlecht mit blinder Notwendigkeit beherrschen sollen. Dem Leben und der Wissenschaft kann dieser finstere Irrtum nur Gefahr und Schaden bringen, weil er konsequent bis auf die Spitze getrieben nicht nur die Pathogenie aufs äußerste verwirrt, sondern auch die aus dieser hervorgehende Hygiene zu vernichten droht, und die Sanitätspolizei in ihrer Wurzel erschütternd, einem barbarischen Fatalismus, offene Bahn bereitet. Solcher Richtung entgegen zu wirken, ist die Geschichte der Seuchen vorzüglich geeignet, wenn sie uns nicht allein erzählt, was der Mensch zu leiden hatte, sondern auch an Tatsachen zeigt, was er im Kampfe gegen das natürliche Übel zu leisten vermochte. Und diese Macht des Geistes, durch welche der Mensch auch über die Krankheit und den Tod als Sieger herrscht, hat selbst in der Pest sich oft und vielfach erwiesen, sowohl bei Nationen, welche die furchtbare Plage mit Kraft und Verstand von sich abgehalten, als auch bei einzelnen Personen, welche mit gutem und starkem Willen sich der Pflege und dem Besuche der Kranken furchtlos hingegeben haben, und obgleich dem Contagium von allen Seiten ausgesetzt und beständig „auf Schlangen und Basilisken wandelnd" dennoch unverletzt erhalten worden sind.

XXI.
Seuchengang der Pest in Ägypten.

DER Gang einer größeren sich selbst überlassenen Pestseuche, das Entstehen und Vergehen, das Steigen und Fallen, und die äußeren Umstände, von welchen solche Veränderungen abhängig sind, alles dieses verhält sich nirgends in der Welt auf eine so merkwürdige Weise, als in dem Lande Ägypten. Die Natur geht hier in dieser Beziehung mit einer gewissen Regelmäßigkeit zu Werke, die bei den Pestseuchen anderer Länder unvergleichbar geringer erscheint; der Einfluß der Jahreszeiten und mancher mit diesen zusammenhängender Ereignisse gibt sich auf die sichtbarste Weise kund, die wechselnden Verhältnisse des Seuchenganges treten viel bestimmter und bedeutender hervor, und deshalb ist man genötigt, um mit dem Gange der Pest überhaupt bekannt zu werden, denselben zunächst und vorzüglich in Ägypten zu betrachten.

Alpini war der Erste, welcher in Europa lehrte, daß die Pest zu Kairo und in ganz Ägypten nur von Anfang des Septembers bis zum Juni zu herrschen pflege, daß sie in den ersten Monaten am schlimmsten sei, im Juni aber, wenn die Sonne in das Zeichen des Krebses tritt, gänzlich und von selbst erlösche.

Dieses schnelle und regelmäßige Aufhören erschien ihm um so merkwürdiger und wunderbarer, da um dieselbe Zeit auch alle verpesteten Sachen ihre ansteckende Kraft verlieren, die während der Epidemie verschwundenen sporadischen Krankheiten wiederkehren, und in den Monaten Juni, Juli und August nach der Versicherung der Eingeborenen die Pest sich niemals aus einem früher betroffenen Orte zu verbreiten imstande ist. Alpini beobachtete aber auch, daß die Beendigung der Seuche mit dem Anfang des Nilschwellens, mit dem Aufhören des Chamsins, und mit dem Eintritt der Nordwinde (Etesien) zusammentrifft, und er schrieb das Erlöschen der Pest vorzüglich diesem Windwechsel und der in der zweiten Hälfte des ägyptischen Sommers herrschenden gleichmäßigen Hitze zu, nicht aber dem Nil, dessen Steigen im Monat Juni noch zu gering und unbedeutend ist, um einen so erheblichen Einfluß auszuüben. Nur auf die Entstehung der Seuche wird dem Nil eine mächtige Wirkung zugestanden, und darüber bemerkt, daß die Pest, so oft sie im Lande sich selbst erzeugt, allezeit nach großen Überschwemmungen erscheint, und wenn diese jedes Jahr statt fänden, jene auch alljährlich sich aus der verdorbenen Luft erzeugen würde.

Die Aussagen dieses berühmten Mannes über die Zeit des Erscheinens und Verschwindens der ägyptischen Pest sind von späteren Reisenden angefochten, ergänzt und berichtigt, in der Hauptsache aber bestätigt worden.

Die Pest erschien unter der französischen Armee des Orients zuerst im Monat September (1798), war aber nicht, wie Alpini behauptet, in den ersten Monaten am schlimmsten, sondern schien bis zum Januar weder sehr heftig, noch sehr ansteckend zu sein. Von dieser Zeit bis zum Monat April stieg dieselbe allmählich, nahm im Mai wieder ab, und brachte gegen den Juni nur noch sehr wenige Erkrankungen hervor. Nach dem Sommersolstitium zeigten sich Fieber, die weder ansteckend noch mit Beulen oder Ausschlägen verbunden waren. Ludwig Frank, der diesen Verlauf beobachtet, erwähnt hierbei, daß die häufigsten und schlimmsten Pestfälle sich zur Zeit des Neumonds und während der Herrschaft des Chamsins ereigneten; auf vielfache Erkundigungen in Betreff der Tage, an welchen die Krankheit zu verschwinden pflegt, versicherten Ärzte, Kaufleute und Konsuln, Europäer, Mohammedaner und Kopten völlig übereinstimmend, die Pest verschwinde in Kairo regelmäßig um den zweiundzwanzigsten Juni, an der nördlichen Seeküste hingegen, in den Städten Alexandria, Rosette und Damiette, höre sie gegen Johannis (24. Juni) und in manchen Jahren ausnahmsweise noch später auf. Man kann sich hierbei um Tage und Wochen streiten, weil höchstwahrscheinlich das merkwürdige Ereignis nach Verschiedenheit der Orte und Jahre bald etwas früher, bald später erfolgt; indessen steht im allgemeinen fest, und geht aus den Zeugnissen der Eingeborenen und Fremden als eine ausgemachte Wahrheit hervor, daß hier die Seuche in der Regel um die Zeit des Solstitiums von selbst erlischt.

Über die nach diesem Zeitpunkt eintretende Ohnmacht der Pest, wobei das Contagium zugleich mit der Empfänglichkeit dafür vernichtet wird, haben die Franzosen an sich selbst die wichtigsten Erfahrungen gemacht.

Als die siegende Armee in Kairo einzog, waren daselbst seit dem Aufhören des Übels kaum dreißig Tage vergangen; die von den fliehenden Mamelucken zurückgelassenen Bettgeräte, Sänften, Kissen und Kleidungsstücke wurden sogleich zur Einrichtung der französischen Hospitäler verwendet, und dennoch wurde hierauf ein ganzes Jahr unter den Soldaten und Einwohnern der Stadt nicht die geringste Spur der Pest bemerkt. Nach der Schlacht bei den Pyramiden verlegte Bonaparte sein Hauptquartier auf das westliche Ufer des Nils in einen Palast des Murat Bey, in welchem kurz vorher über sechzig Menschen an der Pest gestorben waren; dessen ungeachtet blieb der Feldherr mit allen seinen Gefährten gesund. Während der heftigen Pest des Ismael Bey, die so genannt wurde, weil sie zuerst in der Wohnung dieses Mamelucken zum Ausbruch kam, wurden zu Kairo dreihundert Häuser, in welchen sämtliche Bewohner gestorben waren, auf Befehl des Janitscharen-Aga vernagelt und, nachdem die Seuche um Johannis gänzlich aufgehört hatte, wieder geöffnet, ohne daß die darin enthaltenen Sachen und Geräte auch nur die geringste Ansteckung hervorgebracht hätten.[100] Sobald um die Zeit des Solstitiums die Pest in Kairo aufgehört hat, er öffnen die eingeschlossenen Europäer und Kopten ihre Wohnungen wieder, und viele Tage werden auf Besuche verwendet. Auch die Türken kommen häufig, teils um Glück zu wünschen, teils um ihre Handelsverhältnisse wieder anzuknüpfen und fortzusetzen. Die Europäer und die eingeborenen Christen statten in den Häusern der Mohammedaner ebenfalls ihre Besuche ab, bei welcher Gelegenheit sie sich ohne Scheu auf die mit baumwollenen Zeugen überzogenen und mit leinenen Tüchern bedeckten Sofas setzen, „was ihnen noch ein paar Tage früher unfehlbar die Pest zugezogen hätte, wogegen man nun von keinem solchen Unglücksfall etwas hört"[101]. Die von der Seuche heimgesuchten Häuser bleiben ungereinigt, die angesteckten Sachen werden ohne Vorsicht in Gebrauch genommen, Kleider und Geräte der Genesenen und Toten ungestraft berührt, am Leibe getragen, vertrödelt und gekauft; dennoch erkrankt niemand mehr, die Pest hat aufgehört zu sein und selbst ihren Tod gefunden.

Die Seuche von 1835, eine der tödlichsten, die seit langer Zeit in Ägyptens geherrscht, erstreckte sich bis nach Theben und Fajum hinauf, und raffte, durch den Chamsin im Monat April auf eine furchtbare Weise befördert, allein

[100] L. Frank, de peste etc. p. 29. 30.
[101] Wolmar. S. 174 u. f.

in Kairo nach den offiziellen Angaben 32.000, nach Privat-Berichten gegen 60.000 Menschen hinweg. Dennoch hörte sie in dieser Stadt bereits zu Anfang Juni wieder auf, obgleich die Erfahrenen sich vor Johannis nicht in Sicherheit glaubten, und bis dahin ihre Quarantäne hielten. Das Schlimmste war, daß jedermann während der Epidemie sich mehr oder minder unwohl fühlte. Da die Häuser der Europäer sowohl als der vornehmen Türken und die meisten öffentlichen Anstalten teils vollständig, teils mangelhaft gesperrt waren, so zeigte sich die Sterblichkeit unter ihnen sehr gering, stärker herrschte sie unter dem gemeinen Volke, am heftigsten unter den Negern, Abessiniern und den nicht verschlossenen Europäern, von welchen über 300, worunter sieben Ärzte und ebenso viele Apotheker, starben. Indessen sind viele Ärzte gesund geblieben, obgleich sie mehrere Monate lang Pestkranke behandelt und Tote zergliedert haben. Alle hielten die Pest für eine epidemische Krankheit, die aber auch zugleich mehr oder weniger ansteckend sei. Die in der letzten Periode angestellten Versuche, die Krankheit durch Einimpfung oder durch Tragen eines verpesteten Hemdes hervorzubringen, schlugen fehl, weil das Contagium um diese Zeit an Intensität schon viel verloren hatte (auf ähnliche Weise, wie bei der Rinderpest, in deren letzter Seuchenperiode die Einimpfung nur noch eine gelinde oder gar keine Krankheit mehr bewirkt), so wie die im Anfang der Seuche an Sträflingen gemachten Versuche ebenfalls mißlangen, weil das Contagium noch nicht hinlänglich stark entwickelt war.[102]

Die Erfahrungen über das Aufhören der Pest sind so entscheidend, und werden so oft und vielfach wiederholt, daß ihr Gewicht im Ganzen durch einzelne ihnen entgegenstehende Beobachtungen nur wenig vermindert werden kann. Es darf hierbei nicht übersehen werden, daß in Ägypten jedesmal nur von der Pest als herrschender Seuche die Rede ist, nicht aber von den Beulenfiebern, die einzeln oder gruppenweise in verschiedenen Jahreszeiten vorkommen, und noch nicht für die Pest gehalten werden, so lange sie nicht eine seuchenartige Verbreitung gewinnen. Die Beulenfieber sind aber ihrem Wesen nach nichts anders als die Pest, und müssen als solche nach europäischen Begriffen und im wissenschaftlichen Sinne anerkannt werden, wenn sie zuweilen auch außer der gewöhnlichen Pestzeit zum Vorschein kommen. Solche sporadischen Fälle wurden bald nach der Ankunft der französischen Expedition bemerkt, und schon am 27. Juli, so wie am 20. und 22. August 1798 sollen zu Alexandria verschiedene zur Armee gehörige Individuen am Beulenfieber erkrankt und gestorben sein. Ein zu Rosette wohnender Arzt war nach Alexandria gekommen, und daselbst ebenfalls ein Opfer dieser Krankheit geworden; seine Sachen schickte man in einer Kiste zurück, die von dem Vater und der Gattin des Verstorbenen geöffnet wurde. Nach wenigen Tagen er-

---

[102] Allg. Preuss. Staatszeitung 1835, No. 179 u. 210.

krankten nicht allein diese Personen, sondern späterhin auch noch zwei Kinder an der Pest, und so erschien diese Krankheit zu Rosette im Monat August, was sonst in Ägypten ganz ungewöhnlich ist. Dergleichen Fälle sollen, wie Ludwig Frank versichert, nur als seltene, durch die außerordentlichen Umstände des Krieges veranlaßte Ausnahmen anzusehen, keineswegs aber geeignet sein, eine allgemeine seit Jahrhunderten bestätigte Wahrheit zu entkräften – allein wie wenig auch solche einzelne Erkrankungen gegen den gewöhnlichen Gang der Seuche beweisen, so ist doch nicht nötig, bei der Erklärung derselben sich auf den Krieg zu berufen, wenn man weiß, daß die Beulenfieber des Deltas auch im hohen Sommer noch einzeln erscheinen, und die Europäer vermöge ihrer größeren Empfänglichkeit am leichtesten daran erkranken können. Die beständige Rücksicht auf diese ursprüngliche und endemische Pestform ist es auch, welche Pariset und seine Gefährten mit einiger Übertreibung behaupten läßt, daß in Ägypten kein Jahr und keine Jahreszeit, kein Monat, ja vielleicht kein Tag vergehe, da nicht die Pest in einzelnen Fällen und in den verschiedensten Graden vorhanden sei, von den flüchtigen, lebhaften und schneidenden Schmerzen in den Leisten und Achselhöhlen, welche Frank und andere Europäer fühlten, bis zu jener Gesamtheit von Symptomen, mit welchen sie in vollendeter Gestalt erscheint. Es unterliegt keinem Zweifel, daß diese Fälle zwar am häufigsten in der ungesunden Jahreszeit, aber auch außer derselben unter dem Volke statt finden und eine Reihe von Jahren sich wiederholen können, ohne eine Epidemie zu bilden, die nach den Begriffen der Einwohner als wirkliche Pest betrachtet werden könnte. Bleibt aber die Krankheit nur auf einzelne Individuen oder Ortschaften beschränkt, so kann sie auch nicht diejenigen Erscheinungen hervorbringen, durch welche der entschiedene und gewaltige Gang einer größeren Seuche ausgezeichnet ist. Von dieser hingegen muß selbst Pariset mit seinen Begleitern eingestehen, daß sie im unteren Delta gewöhnlich im Februar erscheint, im März und April allmählich steigt, im Mai ihren Höhe- und Wendepunkt erreicht, und gegen Ende Juni aufhört, obgleich sie zuweilen in den Monaten Juli, August und September noch einige Opfer fordert. Die letzteren aber gehören offenbar nicht mehr zur Epidemie, sondern müssen neuen, hier und da entstandenen Beulenfiebern zugeschrieben werden. So geschah es auch im Jahr 1835, daß die Pest, nachdem sie schon einige Wochen aufgehört hatte, noch im Monat Juli zu Alexandria und Damiette aufs neue erscheinend mehrere Menschen befiel, in kurzer Zeit jedoch, und ohne sich weiter auszubreiten, wieder zu Ende ging.

Alles wohl erwogen, darf man daher nicht anstehen, die von Alpini zuerst entdeckten Regeln des Seuchenganges der ägyptischen Pest auch nach den neueren Erfahrungen im allgemeinen als richtig und probehaltig anzusehen, wenngleich dieser Arzt, in Kairo lebend, von dem Beulenfieber im unteren Delta keine deutliche Kenntnis erlangt zu haben scheint, in der Bestimmung der Pest sich überhaupt zu sehr nach der Ansicht der Eingeborenen gerichtet, und auch wohl darin geirrt hat, daß er der Seuche in den ersten Monaten zu allgemein die größte Bösartigkeit beilegte, da doch das Übel in der Tat, wenigstens in neuerer Zeit, häufiger im Februar sich verschlimmert und erst im April und Mai auf seine Höhe kommt. Indessen bemerkt Alpini, daß die Pest vom September bis Januar vorzüglich dann am schlimmsten sei, wenn sie durch ein Contagium aus der Berberei nach Ägypten gelangt, und es ist nicht unwahrscheinlich, daß eine auf solche Art zurückgebrachte Seuche in ihrem Gange einige Abweichungen zeigen, und hierin zuweilen anders als die im Lande selbst entwickelte sich verhalten kann.

Die Vermutung, daß der Ausbruch der Seuche allezeit an einen regelmäßigen Typus gebunden sei, und jedesmal nach einer bestimmten Reihe von Jahren wiederkehren müsse, wird durch die Vergleichung der Intervalle, inwiefern dieselben bekannt sind, so wenig bestätigt, daß man sich versucht fühlt, jene angeblich regelmäßigen und notwendigen Zyklen für eingebildet zu halten. Die Seuche erscheint überhaupt nach sehr ungleichen Zwischenzeiten, und obgleich sie gemäß dem Zeugnis neuerer Beobachter jetzt häufiger als sonst in Ägypten herrschen soll, so vergehen doch zuweilen zehn bis zwanzig Jahre, ohne daß dieses Übel im Lande sich beträchtlich verbreitet und den Namen einer Pest erworben hätte, wogegen noch Alpini glaubte, daß schon alle sieben Jahre eine Wiederkehr zu befürchten sei. Der Ausbruch erfolgt in der Regel während der fruchtbaren Jahreszeit, d. i. von September bis Ende Februar, wenn die Vegetation am stärksten und der Wechsel der Temperatur sehr häufig ist. Die Seuche gewinnt aber selten vor dem Februar eine beträchtliche Ausdehnung und Stärke, erst in den folgenden drei Monaten und vorzüglich während des Chamsins im April und Mai erreicht sie ihren höchsten Grad. Sie verschwindet im Juni, und begnügt sich nun entweder mit der Herrschaft mehrerer Monate, oder bricht um die gewöhnliche Zeit auch im zweiten und dritten Jahre von neuem aus, worauf erst dann eine längere Ruhe folgt.

Sie ist nach der Intensität des Miasmas in manchem Jahre gelinder, in einem andern stärker, und zuweilen von der größten Heftigkeit und Verheerung begleitet. Ihre Verbreitung beschränkt sich entweder auf Unterägypten, und dies ist der häufigere Fall, oder sie reicht hinauf bis ins Sayd, bald nur auf das nächste Ufer des Nils, und auf die an den Armen und Mündungen desselben gelegenen Orte eingeengt, bald auch entferntere Gegenden oder den größten Teil des Landes überziehend, so weit sich die Wirksamkeit des Miasmas und des Contagiums erstreckt.

Wenn nun im Juni der schwüle und heiße Chamsin zu wehen aufgehört hat, so stellen sich gelind und allmählich stärker die ersehnten Nordwinde ein, sonst die Etesien und wegen ihrer erquickenden und heilsamen Wirkung noch heute in Ägypten die elisäischen genannt.

Die schweren Dünste werden durch den veränderten Luftstrom über die Wüste geführt, wo sie in Wolken verwandelt nach den abessinischen Hochlanden entweichen, um in Regengüsse aufgelöst dereinst mit dem Nil wieder zurückzukehren. Die Natur erwacht jetzt zu einem neuen Leben, der Glanz des Tages und die Heiterkeit der Luft scheinen überall Gesundheit zu verkünden, die Krankheiten fliehen, und die Felder werden des Nachts von jenem frischen und reichlichen Tau (Elthalim) getränkt, bei dessen Erscheinen, wie schon der Pater Boucher und von diesem van Helmont wußte und nun auch die Neueren behaupten, alle Pestkranke schnell genesen und alle Gesunde sicher vor der Seuche sind. Der wohltätige Einfluß der Etesien ist so augenscheinlich und schnell, daß sie deshalb, und zwar von Alpini bis auf die letzte Kommission der Franzosen, für das vornehmste Mittel gehalten worden sind, durch welches die Pest in Ägypten getilgt und eine allgemeine Umstimmung der Körper hervorgebracht wird, sei es nun, daß die veränderte Strömung der Atmosphäre mehr negativ durch bloße Vertreibung des Schädlichen sich heilsam erweist, oder daß, wie Kircher vermutet, der Nordwind aus den Wasserdämpfen des Mittelmeeres ein saures, dem Miasma geradezu entgegengesetztes Prinzip in sich aufzunehmen imstande ist. In jedem Fall ist diese veränderte Strömung, mit welcher zugleich eine gleichmäßigere hohe Temperatur und eine größere Trockenheit der Atmosphäre erscheint, nichts anderes als die Wirkung eines typischen, kosmisch-planetarischen Prozesses, ein zur bestimmten Zeit eintretendes Moment des allgemeinen als Chemismus sich äußernden Naturlebens, der ebenso notwendig erfolgende als geforderte Übergang eines Prozesses in einen andern, von so entschiedener Richtung und überwiegender Gewalt, daß dadurch auch die in einer engeren Sphäre stattfindende Wirksamkeit des Miasmas überwältigt und folglich die von dieser bedingte Wirksamkeit des Contagiums zugleich vernichtet werden muß. Dies ist die Ursache, warum die Monate Juni, Juli und August in Ägypten die gesundesten sind, und warum man in diesem Zeitraum, da die Etesien regieren, noch niemals eine Pestseuche unter den Eingeborenen sich verbreiten, und jede früher vorhandene immer schnell verschwinden sah.

Wie aber bei der Hervorbringung des Pestmiasmas die Feuchtigkeit und Wärme in einem bestimmten Verhältnis sich vereinigen und zusammenwirken müssen, so ist es auch eine wesentliche Bedingung zur Vernichtung dieses Miasmas, daß jenes Verhältnis aufgehoben werde, und einer der beiden Faktoren wieder ein entschiedenes Übergewicht über den andern erlange. In Europa ist daher die Pest am schlimmsten im Sommer oder zu Anfang des Herbstes, weil die gemeinsame und stärkere Wirkung der Feuchtigkeit und Wärme hier erst in dieser Zeit stattfinden kann, wogegen dieselbe Wirkung in

Ägypten schon im Frühjahr erfolgt, und dort auch die Pest im Frühjahr ihre Höhe erreicht. Die Seuche läßt nach und verschwindet, sobald eine Jahreszeit eintritt, welche den einen oder andern jener Faktoren entfernt, oder auch nur auf einen Grad vermindert, der zur Hervorbringung und Unterhaltung des Produktes nicht mehr hinreichend ist. In Ägypten geschieht dies im Sommer durch Entziehung der Feuchtigkeit, und in Europa im Winter durch Entziehung der Wärme. Und je entschiedener und stärker der vorhandene Faktor die Oberhand behält und zum Extrem gesteigert wird, desto kräftiger wird auch das früher entstandene abnorme Produkt – das Miasma und Contagium – zerstört. Daher ist von Alpini, van Helmont und anderen mit Recht behauptet worden, wie bei uns die Kälte, so vernichte in Ägypten die Hitze die Pest; daher können Regengüsse und das Fallen des Thermometers, die im Orient das Erwachen der Seuche verkündigen, in Europa die Vorboten ihres Aufhörens sein; daher wird der Sommer in Pestzeiten hier als verderblich gefürchtet, dort als heilsam herbeigewünscht.

Jede Seuche im allgemeinen, wie jede Krankheit im Individuum, ist ein besonderer Prozeß, in welchem Wachstum, Höhe und Abnahme, Anfang, Mitte und Ende notwendig aufeinander folgen müssen, obgleich diese drei Perioden des Seuchenganges von ungleicher Dauer sind, und die mittlere gewöhnlich die längste ist.

In dieser erreicht daher die Seuche intensiv und extensiv den höchsten Grad, während sie in der ersten oder Entwicklungsperiode sich noch nicht kräftig genug zeigt, und in der dritten oder Erlöschungsperiode ohnmächtiger wird. Daher erscheint die Seuche in ihrer ursprünglichen und in ihrer abnehmenden Form unter milderer Gestalt, als in der vollendeten Form; und wie im Anfange der Seuche weniger Menschen angesteckt werden, weil das Miasma und Contagium noch nicht zur vollen Wirksamkeit gediehen sind, so wird gegen das Ende der Seuche eine immer kleinere Anzahl und endlich niemand mehr angesteckt, weil das Miasma und Contagium geschwächt und aufgehoben sind.

In Ägypten pflegen jedoch die wechselnden Erscheinungen des Seuchenganges noch viel regelmäßiger und deutlicher als in Europa zu erfolgen, und nicht ohne Bewunderung mögen wir erkennen, wie die Natur zur Erreichung eines Zweckes in verschiedenen Weltteilen scheinbar entgegengesetzte, stets aber zureichende Mittel findet, und dieselben Kräfte unter veränderten Verhältnissen bald kränkend und zerstörend, bald wohltätig und belebend sich erweisen müssen.

XXII.
Seuchengang außerhalb Ägypten.

DER Seuchengang in Syrien und in Kleinasien ist von dem ägyptischen sehr verschieden und in mancher Beziehung vielmehr jenem ähnlich, welcher in Europa beobachtet wird. Während in Ägypten die Pest gewöhnlich im Winter, selten schon im Herbste sich zu zeigen beginnt, im Juni ihr Ende erreicht, und in den drei folgenden Monaten als Seuche niemals vorhanden ist, ja sogar dann, wenn sie zwei oder drei Jahre nacheinander herrscht, zur Zeit der Etesien immer eine lange Pause macht, läßt sich im allgemeinen von der syrischen Pest nur behaupten, daß sie im Sommer am stärksten, und im Winter am schwächsten ist. Nach den Bemerkungen Patrik Russells, dem wir darüber den meisten Aufschluß verdanken, scheint man das Übel in Aleppo nur dann zu erwarten, nachdem dasselbe bereits in Damaskus und in den Seestädten von Palästina und Syrien erschienen ist, und die auch in Europa gewöhnlichen Zeichen einer epidemischen Konstitution vorangegangen sind. Die Pest fängt überhaupt in Syrien zu verschiedenen Zeiten an, sie nimmt aber im Mai und Juni zu, erreicht ihren höchsten Grad im Juli oder August (also in den Monaten, in welchen Ägypten schon völlig frei von der Seuche ist), und geht dann meistens so schnell zu Ende, daß sie noch im August oder auch bereits mit Ende des Julis zu verschwinden pflegt. Zuweilen jedoch dauert sie in Syrien den ganzen Sommer und Winter, ja einige Jahre nacheinander fort, indem sie nach der Verschiedenheit der Jahreszeit bald mit größerer, bald mit geringerer Macht Gebirge und Ebenen, Städte und Dörfer abwechselnd überzieht.

In Kleinasien hört die Seuche wie in Syrien gewöhnlich zu Ende Juli oder im August zu herrschen auf, nachdem sie kurz vorher ihre größte Höhe erlangt, und entweder schon im Herbst oder erst im Frühjahre sich zu verbreiten angefangen hat. Sie kann auch hier unter dem Einfluß der Jahreszeiten steigend und fallend sich noch länger erhalten, kommt aber überhaupt schon seltener als in Syrien vor. Von Smyrna hat der Ritter Prokesch von Osten bemerkt, daß die Pest daselbst seit dem Jahr 1814, da sie binnen fünf Monaten gegen 35.000 Menschen wegnahm, nicht wieder erschienen ist; nur im Jahr 1828 fanden bei Fremden einige Erkrankungen statt, das Übel teilte sich aber nicht weiter mit. Im Frühjahr 1835 gelangte dasselbe aus Ägypten dahin, und zeigte sich besonders bei Griechen, Armeniern und Juden, vermochte jedoch hier so wenig wie in Magnesia, Ballikesser und einigen anderen Orten eine beträchtliche Verbreitung zu gewinnen. Der eben genannte Reisende erwähnt auch, daß in Smyrna die Pest, die aus Konstantinopel dorthin gelangt, für weit milder gehalten wird als die, so aus Ägypten oder Syrien kommt.[103] Die Seuche bricht in Kleinasien und Syrien überhaupt nicht so häufig aus, ihr Gang ist in jenen Gegenden zwar ebenfalls, doch nicht so streng als in Ägypten, an die Jahreszeit gebunden, von dem europäischen Gange aber immer noch darin abweichend, daß der Stillstand und das Ende meistens im Sommer, in Europa hingegen im Winter erfolgt.

Man weiß seit Jahrhunderten, daß die Pest ungemein häufig in Konstantinopel erscheint, und manche glauben, sie sei hier beständig zu finden, und werde allein durch einheimische Ursachen erzeugt. Es ist gewiß, daß die Krankheit außer Ägypten in keinem Orte so häufig beobachtet wird, als in dieser volkreichen Hauptstadt, welche ein Aufenthalt der verschiedensten Nationen, mit allen Provinzen des osmanischen Reiches beständig einen lebhaften Verkehr unterhält, und zugleich als der größte Sammelplatz für den levantischen Handel betrachtet werden muß. Volney hielt sich nach einer Vergleichung der gesunden Zwischenzeiten für berechtigt, im Durchschnitt anzunehmen, die Pest erscheine als Seuche in Ägypten alle fünf Jahre, in Konstantinopel alle neun Jahre und in Syrien alle fünfundzwanzig Jahre. Indessen mag außer den epidemischen Perioden, die in der Wirklichkeit nach ungleichen Zwischenzeiten eintreten, selten ein Jahr vergehen, in welchem zu Konstantinopel nicht einzelne oder mehrere Personen an der Pest erkranken, ohne dieselbe weiter zu verbreiten. Mit Erstaunen haben oft Reisende bemerkt, wie gefahrlos hier zu manchen Zeiten der Umgang mit verdächtigen Menschen und das Gedränge in den Straßen und Basaren für die Gesunden sei, und diese Beobachtung in einer Stadt, wo der Ansteckung keine polizeilichen Hindernisse im Wege stehen, müßte bei einzelnen Pestfällen die größte Sorglosigkeit selbst unter den Fremden erzeugen, wenn nicht die Erfahrung gelehrt hätte, daß solche Fälle zuweilen nur der Anfang und die Vorboten einer mörderischen Seuche sind. Der wahre Grund so ungleicher Erscheinungen und Wirkungen ist allein in dem Dasein oder in der Abwesenheit des Miasmas zu suchen, von welchem die Wirksamkeit des Contagiums hier wie überall bedingt ist, nicht aber dürfen jene sporadisch und fast alljährlich sich ereignenden Erkrankungen als ein Beweis für den einheimischen Ursprung des Übels angenommen werden. Denn abgesehen von der Unreinlichkeit der Straßen und Plätze, die in keinem Orte für sich allein die Pest zu erzeugen vermag, sind die Lage und das Klima von Konstantinopel die gesundesten, die es gibt; die Umgegend und die ganze nördliche, von Gebirgen durchschnittene Halbinsel bis gegen die Donau hin ist den Verheerungen der Seuchen sogar noch weniger als die sumpfige Ebene der Walachei und Moldau unterworfen, nirgends bieten der Boden und die Gewässer um die Hauptstadt jene Bedingungen dar, unter

---

[103] Jahrbücher der Literatur. Wien 1834. Quart. III. Anzeigeblatt.

welchen sich in Ägypten das Beulenfieber erzeugt, und ebensowenig war man bis jetzt imstande, andere Bedingungen nachzuweisen, welche geeignet wären, die ursprüngliche Entstehung der Pest in einer so blühenden Gegend wahrscheinlich zu machen. Bedenkt man ferner, daß um den ganzen Rand des Mittelmeeres sich keine andere Stadt befindet, die so bevölkert ist und einen so großen und ununterbrochenen Verkehr mit Ägypten, Syrien und Kleinasien unterhält, als Konstantinopel, und weiß man überdies, wie oft schon unzweifelhaft aus jenen Ländern das Contagium hierher gelangt ist, so wird man die Küste am Bosporus als einen Geburtsort der Pest zu erklären noch weniger geneigt, vielmehr sich wundern müssen, daß bei der vielfachen Zufuhr die Seuche in dieser Gegend nicht noch häufiger um sich greift, und nur in der gesunderen Luft wird man den wichtigsten Grund der verhältnismäßig seltenen Verbreitung des Übels in dieser Stadt entdecken, welche durch ihre Lage und Verbindungen wie fast kein anderer Ort geeignet ist, die Pest in verschiedenen Richtungen zu empfangen und weiter zu senden.

In Konstantinopel so wie in ganz Europa kann der Ausbruch der Pest zu jeder Jahreszeit und überall erfolgen, sobald nur das entsprechende Miasma (die epidemische Constitution) vorhanden und ein Contagium eingeführt ist. Sich selbst überlassen und in ihrem Gange nicht wirksam aufgehalten, breitet sich die Krankheit bei kalter und trockener Luft gewöhnlich langsam und schleichend, bei warmem und zumal auch feuchtem Wetter schnell und reißend aus. Findet der erste Ausbruch im Herbst statt, so schleicht das Übel mit geringerer Sterblichkeit während des Winters fort, und kommt erst im nächsten Sommer auf seinen Höhepunkt, wogegen die in der wärmeren Jahreszeit ausbrechende Seuche sich bald verheerend zeigt. Daher die Erfahrung: daß die Pest um so länger dauert, je geringer im Anfang die Sterblichkeit ist, und um so eher wieder erlischt, je rascher und tödlicher sie überhand genommen hat. Meistens bedarf sie bei unbeschränktem Gange bis zum gänzlichen Aufhören eines Zeitraums von sechs bis achtzehn Monaten, seltener dauert sie steigend und fallend zwei bis drei Jahre in einem Orte fort, jedoch mit auffallender Abnahme zur Winterszeit. In den kälteren Monaten oder bei starken Frösten wird auch gewöhnlich ihr Ende bemerkt, obgleich man in Gegenden, wo sie bereits viele Opfer gefordert und durch lange Dauer sich gleichsam erschöpft hat, ihr Erlöschen ausnahmsweise auch im Frühling oder Sommer, aber langsamer, erfolgen sieht. In ganz Europa gelangt sie im Juli, August und September zu ihrer größten Verbreitung und Heftigkeit, während Ägypten in derselben Zeit der besten Gesundheit genießt, und meistens die Erkrankungen auch in Syrien schon aufgehört haben.

Diese allgemeinen Regeln über den Seuchengang in Europa können durch einige Beispiele an Deutlichkeit gewinnen. – Die Pest zu Mailand fing mit dem November 1629 an, und machte den ganzen Winter hindurch so wenig auffallende Fortschritte, daß ihr Dasein von den meisten und selbst von Ärzten geleugnet wurde; im Frühjahr 1630 nahm sie stärker überhand, tötete zu Anfang Juli täglich mehr als 500, späterhin täglich 1200 bis 1500 Menschen, und hörte mit Ausgang des August nach einem starken und langen Gewitterregen plötzlich auf. In Neapel begann die Seuche mit dem Anfang des Sommers 1656, und nachdem sie daselbst mit unerhörter Wut gegen 200.000 Menschen getötet, erfolgte das völlige Ende schon nach sechs Monaten, während sie in Genua, wo der Ausbruch später geschah, den Winter hindurch sehr langsame Fortschritte machte, und erst im Sommer des folgenden Jahres 1657 auf ihre Höhe kam. In London sah Sydenham (1665–66) gegen das Herbstäquinoctium die Pest am stärksten sich verbreiten, im Winter kamen nur noch einzelne Kranke vor, im Frühling war die Seuche gänzlich beendigt. Das erste Erscheinen derselben zu Nym wegen wurde im November 1635 bemerkt, worauf sie während eines gelinden Winters langsam und schleichend einherging, am stärksten zwischen den Monaten März und Oktober 1636 sich behauptete, im Dezember nachließ, und im Februar 1637 ein Ende nahm. Die Stadt Marseille empfing das Übel zu Ende Mai 1720, die Zunahme fand im Juni und Juli statt, die höchste Stärke im August und September, das Nachlassen im Oktober und November, im Winter das Ende. Nach Moskau kam die Pest im November 1770, und wurde durch den ganzen Winter und das folgende Frühjahr nur wenig bemerkt, allein im Juli 1771 starben täglich schon ungefähr 200 Einwohner an derselben, im August wohl 600, im September täglich über 1000, worauf im Oktober die Abnahme und gegen den Jahresschluß das vollständige Erlöschen erfolgte.

Die von Chenot beschriebene siebenbürgische Pest erschien zuerst im Oktober 1755, tötete, bis zum April des folgenden Jahres verheimlicht, nicht mehr als dreißig Personen, wurde im August und September am heftigsten, und erlosch zu Ende des Monats Januar 1757.

In Syrmien, wo die Pest im Juli 1795 sich zu verbreiten anfing, konnte ihr Ende, ungeachtet aller angewandten Schutz- und Tilgungsmittel, ebenfalls nicht eher als im folgenden Winter beobachtet werden. Nur selten wird man von diesem gewöhnlichen Gange einige Abweichung bemerken, am ehesten noch in den Ebenen des südöstlichen Europa, wo Sümpfe und Überschwemmungen, große Temperaturwechsel und bösartige Fieber häufig sind. So geschah es, daß im Jahre 1813 die Pest in Bukarest, nachdem sie im Juni angefangen und im Sommer und Herbste zugenommen hatte, ihren höchsten Stand nicht eher als in den ersten feuchten Wintermonaten erreichte, erst im Februar und März bei kalter und trockener Witterung fiel, und im Frühjahr gänzlich erlosch.[104]

[104] Grohmann, Beobachtungen über die im J. 1813 herrschende Pest zu Bukarest. Wien 1816. 8.

In allen drei Weltteilen stimmen die Erfahrenen darin überein, daß zur Pestzeit alle anderen epidemischen und endemischen Krankheiten zu verschwinden, und erst mit dem Aufhören der Pest wieder zurückzukehren pflegen. Ebenso gleichmäßig lehrt die Erfahrung der verschiedensten Zeiten und Länder, daß der Anfang, die Mitte und das Ende einer Pestseuche gewöhnlich der Zunahme, Höhe und Abnahme ihrer Verbreitung und Stärke entsprechen, obgleich die Dauer dieser drei Perioden nicht immer gleich, die zweite meistens die längste ist. Endlich wird auch durch die Geschichte aller großen Seuchen bestätigt, daß die Pest früher oder später, höchstens nach zwei oder drei Jahren, überall von selbst und ohne Zutun der Menschen erlischt, und daß alsdann die angesteckten Sachen, wie viel deren auch vorhanden sein mögen, keine Erkrankungen mehr zu veranlassen imstande sind. In dieser Beziehung ist es überflüssig, Alpini, Fioravanti, Guastaldi, Diemerbroek, Chicoyneau, Mead, Hodges, Russell, Waldschmidt, Ferro, Samoilowitz und eine Menge anderer Schriftsteller als Zeugen aufzurufen, um zu erhärten, daß in der dritten Periode und gegen das Ende der Seuche die Gefahr und Heftigkeit der Ansteckung geringer werde; es ist unnötig, noch durch dieselben Schriftsteller an vielen Beispielen zu erläutern, wie unmittelbar nach dem Verschwinden der Seuche die verpesteten und ungereinigten Häuser und Zimmer ohne Nachteil wieder bewohnt, Handel und Verkehr wiederhergestellt, Kleidungsstücke angelegt und umhergetragen, und Betten, in welchen noch kurz vorher die Pestkranken gestorben waren, unbeschadet der Gesundheit benutzt worden sind; – jede Pest, die ihren Gang vollendet, liefert neue Beweise und Tatsachen für die vollständige Vernichtung des Contagiums. Der Grund dieser Erscheinungen liegt in der Abnahme und zuletzt in dem völligen Erlöschen des Pestmiasmas; denn in dem Masse, wie dasselbe an Stärke gewinnt und alle andern Miasmen überwältigt, muß auch die Pest, wenn die Ansteckung nicht verhindert wird, zu einer größeren Verbreitung und endlich zur Alleinherrschaft gelangen; wie aber jenes sich verliert oder aufgehoben wird, geht auch das Übel seinem Ende entgegen und kehren die gewöhnlichen Krankheiten zurück. Und ist zuletzt das Miasma gänzlich erloschen, so sind weder einzelne kranke Nachzügler, noch alle angesteckten Dinge fähig, die Seuche wieder anzufachen, das Contagium kann sich nicht länger behaupten, weil es sein Analogon nicht mehr in der Atmosphäre findet, und deshalb sofort von dieser überwältigt wird, die Seuche stirbt im eigentlichen Sinn ab, weil ihr Lebensprozeß aufgehört hat, und dann ist der Ort, wo sie gewütet, vollkommen sicher vor der Pest, so lange ihm nicht mit der Wiederkehr des Miasmas ein neues Contagium zugeführt wird.

Die Heilkunst teilt mit den andern Zweigen der Naturwissenschaft das gleiche Los, daß eine vollkommen richtige Erfahrung, so lange sie isoliert betrachtet wird, nicht nur von sehr geringem Wert und Nutzen, sondern auch durch voreilig darauf gebaute Schlüsse oft die Veranlassung zum größten Irrtum ist, wenn das wahre Verhältnis zu andern, dem Anschein nach widersprechenden Erfahrungen nicht näher ermittelt und festgestellt, und der Gegenstand immer nur von einer Seite her betrachtet wird. In der Lehre von der Ansteckung ist diese Einseitigkeit am entschiedensten hervorgetreten, und sind auch die Folgen davon am schädlichsten gewesen. Die Schnelligkeit und Wut, mit welcher die auf ihrer Höhe befindliche Pest durch das Contagium sich mitteilt und verbreitet wird, erzeugte den Wahn, daß dieses Übel auf keine andere Weise entstehe, und ohne Ende ansteckend sei; die Unschädlichkeit der verpesteten Sachen, nachdem die Seuche erloschen war, verführte zu der Behauptung, das Übel teile sich niemals und nirgends durch ein Contagium mit. Dieser zweite Irrtum scheint älter als der erste zu sein, denn schon von einer Pest im Jahre 1527 wird erzählt, daß sie aufgehört und nichts Giftiges hinterlassen habe, als man wieder anfing, Markt zu halten und Handel zu treiben, und Fioravanti[105] meint, es diene diese Tatsache zur Widerlegung des allgemeinen Glaubens, als bliebe das Pestgift an Tüchern, Betten und Gerätschaften hängen, und sei imstande, das Übel fortzupflanzen. Wäre dies gegründet, schließt er weiter, so würde die Seuche niemals ein Ende nehmen, das Gegenteil aber sehe man eben in Italien und noch häufiger im Orient, wo Handel und Verkehr nicht im geringsten gestört, und weder die Kranken geflohen, noch deren Sachen gemieden oder ausgerottet würden. Von einem Mann des sechzehnten Jahrhunderts mögen solche Folgerungen weniger befremden; was soll man aber von Ärzten denken, die im neunzehnten noch nicht aufgehört haben, dieselbe Sprache zu führen? – Die beständig und meistens sehr schnell und allgemein sich äußernde Unschädlichkeit aller von den Kranken herrührenden Gegenstände ist aber nicht nur überhaupt das wichtigste Argument gewesen, dessen man sich bediente, um die Ansteckung der Pest zu bestreiten, sondern hat auch in früheren Zeiten ohne Zweifel viel dazu beigetragen, um dieser Krankheit einen einheimischen, europäischen Ursprung anzudichten. Man wundert sich jetzt über die Verblendung, mit welcher selbst ein Foreest, Diemerbroek und andere sonst treffliche Beobachter die Pest für ein bloßes Erzeugnis inländischer Einflüsse halten konnten; allein diese Verwunderung schwindet, sobald man sich zurück in jene Zeit versetzt, und den damaligen Stand der Erfahrung und Wissenschaft vor Augen stellt. Der Seuchengang in Ägypten war weder allgemein noch vollständig bekannt, das Verhalten des Contagiums und Miasmas nur dunkel geahnt, die Aufmerksamkeit noch wenig und in den nördlichen Ländern am wenigsten auf eine Übertragung des Übels aus dem Orient gerichtet. Eine Seuche also, die jederzeit wieder vollkommen verschwand, die zuerst nur wenige befallend sich

---

[105] Leonardo Fioravanti, Regimento della peste. Venezia 1565. 8.

allmählich zu entwickeln schien, und bei deren Entstehung und Verbreitung ungesunde äußere Umstände offenbaren Anteil nahmen, konnte natürlich wie andere Seuchen als ein einheimisches, oder doch als ein europäisches Erzeugnis angesehen werden. In Italien aber mußten die Beobachtungen der seefahrenden Venezianer sich bald nach dem Orient wenden, und es wurde die Entdeckung der wahren Herkunft des Pestfunkens schon durch Victor de Bonagentibus, Alpini und Kircher vorbereitet, dann auch durch Bocangel in Spanien darauf hingedeutet, bis in Folge der vermehrten Erfahrungen Ägypten als das eigentliche Mutterland der Seuche, noch bestimmter durch Kanold und Mead bezeichnet werden konnte. In der Tat läßt sich von keiner einzigen Pestseuche beweisen, daß sie in Europa ursprünglich oder von selbst entstanden sei, da hingegen glaubwürdige Fälle schon in älteren Zeiten berichtet werden, wonach das Übel auf Schiffen aus der Levante eingebracht worden. Seitdem aber die Levante überhaupt als der Sitz der Seuche anerkannt ist, und in dieser Hinsicht Vorkehrungen getroffen sind, besonders seit der großen Pest zu Marseille im Jahre 1720, hat unter allen Invasionen keine stattgefunden, bei welcher die orientalische Herkunft mit Grund bezweifelt werden könnte. Freilich ist der historische Beweis, daß jede frühere Pest und namentlich der schwarze Tod im vierzehnten Jahrhundert, aus dem Orient nach Europa gekommen, noch lange nicht genügend geführt, und bei der dürftigen Beschaffenheit der Nachrichten auch wahrscheinlich nimmermehr aufzufinden; wer aber weiß, daß sowohl der europäische Ursprung jener, als aller anderen Pestseuchen noch weniger bewiesen werden kann, die Übertragung hingegen immer häufiger durch ausgemachte Tatsachen erhärtet worden ist, der würde einen großen Mangel an Logik verraten, wenn er, anstatt der Analogie zu folgen, die morgenländische Herkunft jener alten Seuchen bloß wegen Unzulänglichkeit der geschichtlichen Quellen leugnen oder auch nur bezweifeln wollte. Im Ganzen ist wenig daran gelegen, ob das Herkommen der einen oder andern Pest sich jetzt noch durch alte Chroniken und Arzneibücher bestimmen lasse oder nicht, nachdem die reifere Erfahrung schon länger als ein Jahrhundert lehrt, daß die Seuche nur allein aus dem Orient zu uns gelangt, und überdies auch bekannt ist, mit welcher geringen Aufmerksamkeit und mangelhaften Kenntnis selbst die vorzüglichsten Schriftsteller in früheren Jahrhunderten diesen Punkt behandelt haben. Der historische Beweis über den Ursprung und das Herkommen einer Krankheit wird aber auch in dem Maße entbehrlicher, in welchem der pathologische an Stärke gewinnt. Heute haben wir die endemische Urform der Pest in dem Beulenfieber gefunden; wir wissen, daß dieses sich nirgends als in Ägypten zeigt; der eigentümliche Gang sowie die äußeren Momente der Seuche in diesem Lande sind uns genauer bekannt, und alles dieses muß notwendig über die Entstehung und Übertragung derselben ein viel helleres Licht verbreiten, als jenes war, welches die Vorfahren mit unvollständigeren Einsichten und geringeren Hilfsmitteln erlangen konnten. Nach dem gegenwärtigen Stande der Sachen sind wir vollkommen berechtigt anzunehmen, daß in Europa die Pest nicht ohne Mitwirkung eines Contagiums aus der Levante entsteht. Es können in verschiedenen europäischen Gegenden, wo sich Miasmen erzeugen, bösartige Fieber und andere üble Folgen zum Vorschein kommen, und gewöhnlich werden dergleichen als Vorläufer der Pest bemerkt; aber niemals wird diese aus solchen Krankheiten sich entwickeln oder überhaupt entstehen, wenn nicht mit dem Miasma das fremde Contagium zusammentrifft. Und ebenso verhält es sich ohne Zweifel auch in der Berberei, in Kleinasien und in Syrien. Diese von Gebirgen und Wüsten durchschnittenen Länder liegen teils zu hoch, teils zu trocken, und zeigen im Klima, im Boden und der Witterung zu wenig hervorstechende allgemeine Nachteile, als daß sie allein aus sich selbst die Pest zu erzeugen vermöchten.

Vielmehr muß der wahre Geburtsort dieser Krankheit, wie schon Montesquieu bemerkte, eine große, heiße und feuchte, von faulenden Stoffen durchdrungene Ebene sein, und fast nirgends auf der ganzen Erde finden sich diese Bedingungen in so hohem Maße vereinigt, als im Delta von Ägyptenland.

XXIII.
Ansteckung, Verbreitung und Wanderung der Pest.

ES ist ein seltener Fall, daß irgendein Volk die Beschuldigung, bösartige Seuchen zu erzeugen, sich gefallen läßt. Als ob die Entstehung solcher Übel auf die Ehre des Landes einen Schatten werfe, wird in der Regel die angeschuldigte ungesunde Beschaffenheit von den Eingeborenen bestritten, und der Patriotismus auch in dieser Hinsicht zur Verteidigung aufgerufen. Daher die allgemeine Sucht, den Ursprung böser Seuchen auf andere Städte, Länder oder Weltteile zu schieben, die wiederum oft ihrerseits den Vorwurf zurück- oder weitergeben. Diese Beobachtung drängt sich in Amerika auf, sie wiederholt sich im Orient, und wird durch die Geschichte und die tägliche Erfahrung auch in Europa bestätigt. Vergebens wäre es, die große Menge darüber zu belehren, daß selbst bei den Krankheiten, die sich am weitesten verbreiten, die Schuld nicht einem Lande oder Weltteil allein zur Last zu legen ist, sondern in Wahrheit immer als eine geteilte erscheint, weil die Krankheit aus ihrer Heimat nicht hervorgegangen sein könnte, wenn sie nicht in dem angesteckten Lande die Bedingungen ihrer Verbreitung (vorzüglich das Miasma oder den epidemischen Genius) vorgefunden hätte, – die Mehrzahl des Volkes ist niemals geneigt, in diesem Punkte die Stimme der Belehrung zu hören und auf seinem Lande auch nur Hälfte des vermeintlichen Vorwurfes ruhen zu lassen. Die Rinderpest, der Typhus, das Gelbfieber und viele andere Übel wurden öfters selbst in den Gegenden, wo sie unzweifelhaft zuerst entstanden, als fremde Produkte angesehen, und häufig waren es die Ärzte selbst, durch welche der Irrtum Nahrung und Bestand erhielt.

Indessen ist der Grund dieser Widerrede nicht allein in patriotischen Gefühlen oder nationalen Vorurteilen, sondern auch in gewissen Tatsachen zu finden, die dem oberflächlichen Beobachter genügend, ja entscheidend zu sein scheinen, obgleich sie bei näherer Prüfung ganz etwas anderes, und zuweilen sogar das gerade Gegenteil von dem bedeuten, was die Meinung für das Wahre hält. So z. B kann die Tatsache, daß neue Ankömmlinge und Fremde zuerst und am leichtesten erkranken, bald zu dem falschen Schluß verleiten, als sei die Krankheit aus dem Auslande eingebracht worden; während die Erfahrung und Wissenschaft lehren, daß jene Personen oft nur deshalb so leicht und so schnell erkranken, weil sie als nicht Akklimatisierte eine höhere Empfänglichkeit für die ungewohnten schädlichen Einflüsse mitbringen, die in den neuen Aufenthaltsorten einheimisch sind. Bedenkt man ferner, daß Menschen, die von Jugend auf in einer ungesunden Gegend lebten, sich auch an die Nachteile des Klimas gewöhnen können, und deshalb denselben viel weniger als Fremde unterliegen, so leuchtet noch deutlicher ein, warum die Eingeborenen, selbst der ungesundesten Orte und Gegenden, ihre Heimat gewöhnlich als eine solche schildern, die in Hinsicht des Gesundheitszustandes entweder ebensogut, oder doch nur wenig schlechter als jede andere sei. Hierzu kommen noch die wirklichen Schwierigkeiten der Untersuchung und Beweisführung über den Ursprung der Seuchen überhaupt, Schwierigkeiten, die sich der empirischen sowohl wie der wissenschaftlichen Forschung entgegenstellen, und vornehmlich aus der mangelhaften oder unterbliebenen Beobachtung der ersten Kranken, so wie aus den über die Verbreitung der Seuchen im Schwange gehenden Meinungen und Mißverständnissen hervorzugehen pflegen.

Es kann nicht befremden, daß über die Pest des Orients auf gleiche Weise gestritten worden ist. Der Gang und die Form dieser Seuche, die äußeren veranlassenden Momente derselben, die geographischen und klimatischen Verhältnisse, die vergleichende Pathologie, die alte und die neue Geschichte, Alles vereinigt sich, um Ägypten als den wahren, die Pest ursprünglich erzeugenden Boden zu bezeichnen; dennoch hat es in diesem Lande selbst an Ärzten nicht gefehlt, welche die Krankheit beharrlich aus der Fremde, namentlich aus Konstantinopel hergeleitet haben. In neuester Zeit hat noch di Wolmar ein merkwürdiges Beispiel gegeben, wie wenig in dieser Hinsicht ein eingewurzeltes Vorurteil den stärksten Gründen und Tatsachen weicht. Dieser Arzt erfuhr in Ägypten von türkischen Ärzten und Bartscherern, daß öfters Pestkranke vorkommen, die nicht durch Berührung einer angesteckten Sache oder Person erkrankten, vorzüglich unter den Reisenden, welche zur Zeit des Sommer-Solstitiums in der brennenden Hitze die Wüsten durchziehen. Er will wissen, daß Leute, die von Suez oder Tor zu einer Zeit abgereist waren, da keine Pest daselbst vorhanden war, auf der Reise erkrankten und wahre Bubonen und Karbunkel bekamen, ohne die Krankheit den übrigen mit derselben Karawane Reisenden mitzuteilen; er erzählt sogar aus seiner eigenen Erfahrung die ausführliche Geschichte eines zu Kairo stattgefundenen ursprünglichen Pestfalles, der allein durch Einwirkung einer miasmatischen Atmosphäre entstanden war; er nimmt mit den französischen Ärzten als ausgemacht an, daß die Pest von 1799 weder aus Konstantinopel noch aus irgendeinem andern Teile des Orients ins Land gebracht sein konnte, weil um jene Zeit die sämtlichen Häfen Ägyptens von der englischen Seemacht die strengste Blockade auszuhalten hatten; er beschreibt endlich eine Epidemie, die von ihm selbst als eine im Land ursprünglich entstandene, modifizierte, oder nicht vollkommen ausgebildete Pest betrachtet worden ist; – dessen ungeachtet erklärt uns dieser Schriftsteller am Schlusse seines Buches, die Pest sei jedesmal von außerhalb nach Ägypten gelangt, und der einheimische Ursprung derselben könne nur „von Ignoranten" behauptet werden![106]

Was aber schon von Victor de Bonagentibus geahnt, von Alpini erkundet, von Kircher und Bocangel angedeutet, von Kanold und Mead behauptet, von allen Ärzten der französischen Armee außer Zweifel gesetzt, und von den Gefährten Parisets wiederholt beobachtet worden ist, das konnte auch durch die verheerende Seuche, die so eben (1835) in Ägypten geherrscht, und dem unglücklichen Lande nach den vielleicht übertriebenen Angaben öffentlicher Blätter gegen 200.000 Menschen gekostet hat, nur aufs neue wieder bestätigt werden – die Tatsache nämlich, daß die Pest in Ägypten eine endemische Krankheit ist, welche dort ursprünglich durch ein Miasma entsteht, und eben deshalb auch weniger ansteckend als in Europa erscheint.

In Alexandria erkrankten um diese Zeit Europäer, von denen versichert wird, daß sie die genaueste Quarantäne gehalten hatten, und in Kairo gingen im Anfange der Epidemie wieder mehrere Ärzte so weit, die Ansteckung gänzlich zu leugnen, weil sie fortwährend mit der Behandlung der Kranken sich beschäftigt, und bis dahin schon mehr als sechzig Leichen geöffnet hatten, ohne von der Seuche befallen zu werden. Der Vorstand der medizinischen Lehranstalt und des Gesundheitsrates zu Alexandria, Clot Bey aus Marseille, hat ohne Zweifel keine Unwahrheit berichtet, wenn er schreibt: „Einige Fälle, die wir beobachtet, sprechen für die Ansteckung (*transmission*), viele andere sind dieser Annahme entgegen. Wir sechs Ärzte z. B. berühren unsere Kranken, bringen mehrere Stunden an ihren Betten zu, machen in einem verschlossenen Orte die Leichenöffnungen u. dgl., und bis jetzt ist uns kein Unfall begegnet. Es

---

[106] di Wolmar, l c. S. 205–208, S. 272 S. 352–354.

gewährt keinen (vollkommenen) Schutz gegen das Übel, sich im Innern des Hauses abgeschlossen zu halten usw."[107]

Und in der Folge erfuhr man, daß Clot und andere, welche Pestbeulen sezierten, und am Krankenbett wie am Seziertisch nicht mehr Vorsicht gebrauchten als bei gewöhnlichen Krankheiten, lebendige Beweise für den miasmatischen Ursprung der Seuche geblieben sind, obgleich hinzugefügt wurde, daß bereits zwei Ärzte, ein Franzose und ein Pole, als Opfer ihrer Pflicht gestorben waren.[108] Schon früher fand der Ritter Prokesch in Kairo einen französischen Arzt, welcher, seit einigen dreißig Jahren dort ansässig und von gediegenem Charakter, die Pest wie jedes andere bösartige Fieber behandelte, die Beulen ohne Nachteil berührte, verband und reinigte, und überdies eine Menge Fälle anzuführen wußte, wo Gatten, die sich nicht sonderten, obgleich der eine Teil die Pest hatte, und Mütter, die bei pestkranken Kindern schliefen, unversehrt geblieben waren.[109]

Alles dieses beweist, daß in Ägypten vergleichungsweise weniger Menschen angesteckt werden, so lange hier die Seuche noch einen vorwaltend miasmatischen Charakter hat, und noch nicht zur reinen Contagion geworden ist.

In Europa hingegen und außerhalb Ägypten bleiben zwar auch zuweilen die Ärzte und andere Personen gesund, welche den Pestkranken dienen, aber gewöhnlich nur dann, wenn sie die nötige Vorsicht beobachten, oder die Krankheit aus Mangel an Miasma keine beträchtliche Verbreitung gewinnen kann; wollten sie aber während der größten Wut der Seuche sich hier ohne Rücksicht denselben Beschäftigungen wie ihre in Ägypten einheimischen oder dort akklimatisierten Kollegen überlassen, so bin ich gewiß, daß nur die allerwenigsten Zeit finden würden, sich ihrer Kühnheit zu rühmen.

Die Vergleichung der Krankheit mit der schon oft erwähnten Tierseuche läßt auch in diesen Punkten eine überraschende Ähnlichkeit erkennen; denn wie in den Tieren der Steppe die Rinderpest ursprünglich entsteht und durch das Contagium sich fortpflanzt, unsere Herden aber einzig und allein, und zwar viel leichter als jene, durch Ansteckung erkranken, so und nicht anders ist auch in Hinsicht der Menschenpest das Verhältnis zwischen den Bewohnern Ägyptens und Europas beschaffen. Beide Seuchen müssen daher, nach der Sprache der Schule, in ihrer Heimat als miasmatisch-contagiöse Epidemien, bei uns aber als reine Contagionen angesehen werden, immer jedoch bedingt von dem zu gewissen Zeiten und in gewissen Gegenden herrschen, den Miasma, ohne welches das Contagium sich nicht verbreiten kann. Die Pest der Menschen und Tiere erscheint nur in Jahrgängen, welche man wegen der Wirkungen des Miasmas die epidemischen nennt; sie erscheint auch am häufigs-

---

[107] Allg. Preuss. Staatszeitung. 1835. No. 171.
[108] Ebendaselbst. No. 179.
[109] Wiener Jahrbücher der Literatur. 1834. Drittes Heft. Anzeigeblatt.

ten oder richtet doch gewöhnlich die größte Verheerung in Orten und Ländern an, welche als miasmatisch verrufen sind. Es gibt allerdings Zeiten, wo eine so weite und allgemeine Verbreitung des Miasmas stattfindet, daß die Pesten in großer Ausdehnung fortschreiten können, selbst in Ländern, die sonst für sehr gesund gehalten werden; dies hindert aber nicht, daß Krankheiten, die in dem überschwemmt gewesenen Boden Ägyptens und in den sumpfigen Niederungen des südöstlichen Europas entsprungen sind, auch auf ihrer Wanderung eine gewisse Vorliebe für einen ähnlichen Boden zeigen, und am Gestade des Meeres und der Ströme oder in feuchten fiebererzeugenden Ebenen vorzugsweise verderblich sind. So überstieg die Verheerung, welche ehemals durch die Rinderpest in den Niederlanden, in Dänemark und in den russischen Ostseeprovinzen verursacht wurde, bei weitem diejenige, welche damals andere Länder durch die nämliche Seuche zu erdulden hatten; und von der Pest des Orients wissen wir, daß sie öfters in der sumpfigen Moldau und Walachei, und ehemals auch in Ungarn, in der Landschaft Tarnopol usw., eine mörderische Verbreitung gewann, während sie zu derselben Zeit die gebirgigen Provinzen der Türkei entweder ganz verschonte, oder hier nur in wenigen Orten ausgebrochen, und selbst in Konstantinopel von keiner beträchtlichen Ausdehnung und Dauer war.

Ist die Pest in Ägypten irgendwo ursprünglich unter der endemischen Form des Beulenfiebers zum Vorschein gekommen, so beschränkt sich dieselbe entweder auf einzelne Individuen und Gegenden, wo sie lokale und isolierte Epidemien veranlaßt, die wenig beachtet werden, oder sie bildet sich, wenn das Miasma stark und allgemein herrscht, zu einer größeren Seuche aus, und erzeugt sehr bald ein mehr oder weniger wirksames Contagium, durch welches sie auf andere Länder übertragen, und in der Folge sogar nach Ägypten wieder zurückgebracht werden kann, wenn hier der miasmatische Einfluß noch nicht aufgehört hat. Die Krankheit entsteht überhaupt in keinem Orte, wo kein Miasma vorhanden ist, würden auch noch so viele Menschen und Sachen aus verpesteten Gegenden dahin gebracht. In Europa und überall außerhalb Ägypten wird aber die Pest selbst dann nicht erzeugt, wenn zwar ein mächtiger miasmatischer Einfluß vorhanden, aber kein Contagium hinzugekommen ist. Hieraus muß man schließen, daß das Miasma, welches in Ägypten zur Erzeugung und Unterhaltung der Krankheit schon allein hinreichend, in Europa aber nur eine notwendige Bedingung zur Verbreitung ist, nach der Beschaffenheit der Gegenden in Grad und Weise sich verschieden verhalte. Es kann ein Miasma bei uns vorhanden sein, und all die üblen Wirkungen und Krankheiten veranlassen, welche gewöhnlich und mit Recht als Vorläufer der Pestseuchen angesehen wurden; niemals aber, und selbst unter den schlimmsten Umständen nicht, vermag das Miasma sich hier so hoch zu steigern, um für sich allein und ohne Mitwirkung des Funkens aus dem Morgenlande eine Pest hervorzubringen. Andererseits ist das Contagium nur wirksam in einer miasmatischen Luft, seine Tätigkeit ist von der Intensität, seine Verbreitung von der Ausdehnung des Miasmas bedingt. Wo letzteres nur schwach und in geringerer Ausdehnung herrscht, da werden auch die Folgen und Fortschritte des Contagiums vermindert und beschränkt, so wie das Gegenteil stattfindet, wo der miasmatische Einfluß mächtig und weit verbreitet ist.

Endlich wird mit dem gänzlichen Verschwinden des Miasmas auch die gänzliche Vernichtung des Contagiums herbeigeführt, weil dieses ohne jenes in sich selbst erstirbt, und seiner Basis beraubt nicht länger ein selbständiges Dasein zu behaupten imstande ist. Aus diesem Verhältnis der beiden äußeren Einflüsse, welche bei uns nur vereinigt, und wechselseitig sich bedingend und ergänzend die Krankheit veranlassen, dürfen wir auch folgern, daß ein durch reinere Luft geschwächtes, aber noch nicht völlig erloschenes Contagium, wenn es in eine sehr miasmatische Gegend gebracht wird, gleichsam zu neuer Tätigkeit erwachen, und durch das Miasma sich wieder verstärken und restaurieren kann; dagegen auch das heftigste Contagium in seiner Wirksamkeit geschwächt und vermindert wird, sobald es aus der von dem Miasma stark erfüllten Atmosphäre in eine reinere gelangt.

Diese Sätze sind als das logische Ergebnis von Tatsachen zu betrachten, und deshalb geeignet, manche bisher noch für rätselhaft gehaltenen Umstände bei der Verbreitung und Wanderung der Pest zu erklären. Wollte man solche Ergebnisse aber dennoch, weil sie durch Nachdenken gewonnen worden, als hypothetisch bezeichnen, so wäre hierauf nur zu erwidern, daß dergleichen Hypothesen hier nicht entbehrt werden können, und wenn sie nur echt sind, unbedenklich gelten müssen. Echt und annehmlich aber ist jede Hypothese, welche den Tatsachen, die ihr zugrunde liegen, nicht widerspricht, zumal wenn sie auch andere Tatsachen, die anfänglich mit den ersten keinen Zusammenhang zu haben schienen, einfach und genügend erklärt. Von solcher Art erscheint die Annahme, daß das Contagium nur in Verbindung mit dem Miasma wirksam ist, jederzeit im Verhältnis zur Intensität und räumlichen Verbreitung desselben steht, mithin auch bei einem stärkeren Miasma kräftiger, bei einem schwächeren schwächer, und in einer nicht miasmatischen Atmosphäre gar nicht wirkt. – Daher gehen den Pestseuchen überall, wo sie stattfinden, die sogenannten ungesunden Umstände, d. h. die Erscheinungen eines abnormen tellurisch-atmosphärischen Chemismus, vorher, von welchem das Miasma eine Folge ist; daher beschränkt sich die Wut der Seuche nur auf Gegenden und Länder, wo durch solche Ereignisse ein wirkliches Miasma unterhalten wird, während entferntere Gegenden, die außerhalb des miasmatischen Bereiches liegen, ungeachtet aller Gelegenheit zur Ansteckung, ihre Gesundheit bewahren. Und da ein schon geschwächtes Contagium, in ein fremdes von Miasmen erfülltes Land gebracht, sich verstärken und zu einem sehr bösartigen werden kann, sowie umgekehrt ein äußerst kräftiges Contagium, wenn es in eine reinere oder weniger miasmatische Atmosphäre gelangt, in demselben Verhältnis an Intensität verliert: so kann auf Schiffen und in Karawanen, die aus Gegenden kommen, wo die Pest schon nachgelassen oder in milderer Form geherrscht hat, der Ausbruch der heftigsten Seuche erfolgen, sobald dieselben in eine Atmosphäre gelangen, die reichlich mit Miasma geschwängert ist, so wie im Gegenteil selbst angesteckte und kranke Personen, welche einer höchst verpesteten Gegend entflohen sind, zuweilen genesen und nicht weiter anstecken, sobald sie, dem miasmatischen Einfluß entzogen, so glücklich sind, ein ganz gesundes Land zu erreichen. Daher bleibt die Mannschaft von Schiffen, die einen verpesteten Ort in der Levante verließen und Kranke am Bord hatten, zuweilen nach der Ankunft in einem europäischen Hafen vollkommen gesund, während andere Schiffe, aus wenig verdächtigen Orten kommend und sogar mit reinen Gesundheitspässen versehen, in Europa den Keim des Todes zu verbreiten imstande sind, wenn sie zufällig an einem Gestade landen, wo ein Miasma in voller Tätigkeit herrscht. Daher wird einerseits die Flucht aus der verpesteten Gegend nicht nur den Gesunden, sondern selbst den Erkrankten (nach dem schon angeführten Beispiel des Generals Menou) als ein Mittel zur Rettung empfohlen, während man andererseits behauptet, daß durch Veränderung der Luft die Entwicklung der Krankheit nur beschleunigt wird. Alle diese Tatsachen und anscheinen den Widersprüche finden ihre Erklärung in dem angegebenen Wechselverhältnis zwischen dem Miasma und Contagium, so wie auch hieraus allein erhellet, warum selbst die schrecklichsten Pestseuchen früher oder später aufhören müssen.

Die Ansteckung erfolgt entweder durch unmittelbare Berührung eines pestkranken Menschen, oder in geringer Entfernung von demselben durch die Luft im eingeschlossenen Raume, oder auch durch Zwischenkörper (Leiter, Träger), welche das Contagium, dessen sie auf irgendeine Weise teilhaftig geworden sind, gelegentlich auf Gesunde übertragen, wenn sie mit diesen in Berührung kommen. Nach aller Analogie und Beobachtung läßt sich vermuten, daß die Gefahr der Ansteckung im Anfang der Krankheit, so wie bei der schnell verlaufenden nervösen und plethorischen Form geringer ist, als im ferneren Verlauf und bei der mehr vegetativen oder gastrischen Form, wenngleich es nicht an Beispielen fehlt, daß Personen, die sich um einen Kranken befanden, schon am ersten oder zweiten Tage seiner Krankheit angesteckt wurden, was indes weniger befremden mag, wenn man erwägt, mit welcher Schnelligkeit die Pest zuweilen in einzelnen Individuen ihre Ausbildung erlangt. Wie leicht aber auch durch unmittelbares Berühren eines Kranken die Ansteckung vermittelt wird, so unterliegt doch keinem Zweifel, daß manche bloß durch das Verweilen im Krankenzimmer angesteckt werden, obgleich sie weder den

Kranken selbst, noch irgend eine Sache daselbst angerührt haben. Die Effluvien des Kranken vermischen sich nämlich mit dem ihn umgebenden Mittel,
und bilden eine mehr oder weniger verpestete Atmosphäre, welche mit einem
freien Luftstrom vereinigt, zwar bald zerstreut und unschädlich wird, im
eingeschlossenen Raume aber und in geringer Entfernung von ihrer Quelle
noch wahrhaft ansteckend ist. Daher erscheint die Seuche so verheerend in
den engen Wohnungen der Armen, während sie in den geräumigen und
luftigen Häusern der Wohlhabenden ungleich geringere Fortschritte macht.

Die Berührung des Kranken und das Atmen seiner Atmosphäre sind indessen
selten imstande, die Krankheit auf sehr beträchtliche Entfernungen weiter zu
verbreiten, vielmehr geschieht dieses fast immer durch jene Zwischenträger,
welche, den Kranken umgebend oder seiner nächsten Atmosphäre ausgesetzt,
das Contagium aufnehmen und eine Zeitlang bergen können. Alles nämlich,
was sich um und an einem Pestkranken befindet, ist fähig, von dem verderblichen Hauch befleckt zu werden, und eben dadurch die Krankheit weiter
zu verbreiten, vorzüglich Wäsche, Kleider, Decken, Bettgerät und solche
Gegenstände, die wegen ihrer weichen, porösen, haarigen und faltigen Beschaffenheit die verschiedensten Dünste im höheren Grade anzuziehen und
zurückzuhalten geeignet sind. Diese Leiter des Contagiums verhalten sich im
allgemeinen ebenso wie die verpestete Atmosphäre, d. h. sie verlieren durch
den Zutritt der freien Luft allmählich ihre ansteckende Kraft, und bewahren
dieselbe länger, wenn sie im verschlossenen Raume aufbewahrt werden, wie
dies besonders mit Kleidungsstücken und Waren am häufigsten geschieht. Auf
solche Weise kann das Contagium Wochen und Monate lang wirksam erhalten,
aus einem Ort in den andern gebracht und nahen und entfernten Ländern
zugetragen werden. Und deshalb sind die Kleider und Gepäcke, welche aus
pestverdächtigen Gegenden kommen, nach dem einstimmigen Urteil aller
Sachverständigen immer viel mehr zu fürchten, als die Reisenden selbst; diese
bleiben oft wohlbehalten, während ihre Sachen die Krankheit und den Tod
verbreiten; ja man hat beobachtet, daß Menschen, welche nach dem Besuch
eines angesteckten Hauses die Pest vermittelst der Kleider ihren Familien
zugebracht haben, dennoch selbst von derselben frei geblieben sind.

Manche wollen unmittelbar nach dem Empfang des Contagiums gewußt
oder empfunden haben, daß sie angesteckt seien; meistens ist ein solches
Vorgefühl nicht deutlich vorhanden, und das nach einigen Stunden oder Tagen
erscheinende Übelbefinden muß schon als der Anfang der Krankheit angesehen werden. Die Schmerzen und Stiche in den Achsel- und Leistendrüsen,
welche dem Ausbruch der Beulen vorangehen, finden sich zur Pestzeit im
geringeren Grade auch bei Personen, die nicht erkranken, mithin auch keine
Beulen bekommen, und scheinen in diesem Falle vielmehr die Folge des
miasmatischen Einflusses, als die Wirkung des Contagiums zu sein. Überhaupt

ist nicht zu übersehen, daß während großer Pestseuchen, vornehmlich in Ägypten, auch die Gesunden sich mehr oder weniger unwohl befinden, und daß dieser unbehagliche, keineswegs auf bloßer Einbildung beruhende Zustand Wochen und Monate lang fortdauern kann. Am schnellsten sieht man zuweilen die Ansteckung erfolgen und die Symptome der beginnenden Krankheit erscheinen bei jenen Menschen, welche, leicht erregbar und ohne feste Haltung des Gemüts, während eines Krankenbesuches oder gleich nach Berührung verdächtiger Sachen plötzlich von Furcht und Schrecken überwältigt werden. Denn obgleich die Besorgnis, angesteckt zu sein, häufig unbegründet ist, und keine schlimmen Folgen nach sich zieht, so werden doch nicht wenige Menschen, die, von dem Schauer der Furcht ergriffen, sich irgendwo den Gelegenheiten zur Ansteckung ausgesetzt haben, fast unmittelbar darauf von Schwindel, Eingenommenheit des Kopfes, Ekel und Drüsenschmerzen befallen, die sich in kurzer Zeit steigern und den vollständigen Ausbruch der Krankheit im Gefolge haben.[110] Aus solchen Beobachtungen schließen wir, daß das Pestcontagium, sobald es wirklich in den reproduktiven Prozeß des Organismus eingegangen ist, nicht lange verharren kann, ohne sich durch sichtbare Wirkungen zu äußern.

Der Moment, in welchem sich ein Mensch der Gelegenheit zur Ansteckung aussetzt, ist aber nicht immer auch der Moment der Ansteckung selbst; und deshalb muß die Frage, wie lange das empfangene und angeeignete Contagium im Organismus ohne sichtbare Symptome. verborgen sein kann, genau und sorgfältig unterschieden werden von der Frage, wie lange das Contagium den Kleidern und Umgebungen eines Menschen anhängen kann, bevor es sich in seinen Wirkungen verrät. Der Zeitraum von dem Augenblick der wirklich erfolgten Ansteckung bis zum Ausbruch der Krankheit ist in der Regel von kurzer Dauer; der Zeitraum aber, während dessen ein dem Menschen bloß anhängendes, aber den Lebensprozeß noch nicht erregendes Contagium unschädlich ist, kann kürzer oder länger sein. Wenn heute ein Mensch sich einer offenbaren Gefahr der Ansteckung hingibt, und übermorgen oder spätestens nach acht Tagen an der Pest zu erkranken beginnt, ohne sich einer neuen Gelegenheit ausgesetzt zu haben, so schließen wir, daß er das Contagium bei jener ersten Gelegenheit empfangen und bis zum Ausbruch der Krankheit in seinem Körper geborgen habe. Wir wissen dabei, daß die Wirksamkeit des Contagiums von der Stärke desselben, von der Art der Aufnahme, von dem Grade der Empfänglichkeit, und manchen anderen Umständen abhängig war. Wenn aber irgendein Gewand oder Kleidungsstück mit einem Pestkranken, oder mit einer verpesteten Sache in Berührung kommt, und nicht gereinigt wird, so sind wir nicht imstande, nach Tagen, Wochen oder Monaten im voraus

---

[110] Russell, B. I. S. 366.

zu bestimmen, wann und wie lange dieser Gegenstand für gesunde Personen ansteckend ist.

Die Wirksamkeit des Contagiums in einem solchen Träger hängt von der Empfänglichkeit, von der Art des Aufbewahrens, von dem Zugang der Luft, von dem Gebrauche der Sache, von der Gegend, in welche dieselbe versendet wird, vielleicht auch von dem Grade der Krankheit des Individuums, dem sie angehörte, überhaupt von zu vielen zufälligen Umständen ab, als daß über die Folgen auch nur mit Wahrscheinlichkeit geurteilt werden könnte. Indessen genügt es zu wissen, daß verpestete Sachen gereinigt werden können, und auch ohne besondere Reinigung wieder aufhören ansteckend zu sein, wenn dieselben entweder aus dem Bereich des Miasmas entfernt, über Land und Meer in eine reine Atmosphäre gelangen, oder auch wenn die Seuche selbst zugleich mit dem Miasma erlischt, was unausbleiblich früher oder später, und nicht immer allmählich, sondern zuweilen plötzlich geschieht.

Für die Pathogenie wie für die Hygiene ist es von äußerster Wichtigkeit, zu wissen und beständig festzuhalten, daß einem Menschen das Contagium äußerlich eine Zeit lang anhängen kann, ohne denselben anzustecken, daß aber sogleich nach erfolgter Ansteckung der Krankheitsprozeß beginnt, und bald auch an sichtbaren Symptomen sich erkennen läßt. Fast alle, welche diese Wahrheit übersehend zwischen dem bloß anhängenden und wirklich empfangenen Contagium nicht sorgfältig unterschieden, und in Gedanken die Wirkungen des einen und des andern entweder zusammenwarfen oder verwechselten, fielen in einen praktischen Irrtum von mehr oder minder nachteiligen Folgen, indem sie gewöhnlich dahin gelangten, den Körper des Menschen als eine Art von Hinterhalt zu betrachten, in welchem das Pestgift mehrere Wochen und Monate sich verstecken und dann unvermutet hervorbrechen könne. Indessen ist schon oft, und zuletzt noch von Joseph Bernt[III] gezeigt worden, wie schwach die Gründe und wie unzuverlässig die Tatsachen sind, auf welche sich diese unklare Ansicht meistens zu berufen pflegt; und da hierbei nicht ein besorgliches Raten und Dafürhalten, sondern allein die Erfahrung und eine genaue Prüfung der Tatsachen zur Kenntnis des Wahren führt, so hat man nicht erst nötig, sich auf die Widerlegung von Schriftstellern einzulassen, welche für jene Meinung auch nicht eine einzige Beobachtung angeführt haben. Gegen die Fälle aber, wo angeblich der Ausbruch der Krankheit viele Wochen und Monate verzögert worden, muß überhaupt erinnert werden, daß dabei die Ansteckung auch später möglich, und niemals sicher zu erweisen war, daß die erkrankten Personen von dem Tage der vermeintlichen Ansteckung bis zum Erscheinen der Krankheit allen andern Gelegenheiten zur Aufnahme des Contagiums unzugänglich geblieben waren. Dieser Einwand

---

[III] Über die Pestansteckung und deren Verhütung. Wien 1832. § 44–60.

trifft auch den Versuch des kühnen oder unbesonnenen v. Rosenfeld, welcher sich den Eiter aus Pestbeulen in beide Hände und Arme eingerieben hatte, und erst nach zweiundzwanzig Tagen von der Pest befallen wurde. – Außer solchen zweideutigen und sehr seltenen Beobachtungen wurde der Glaube an ein langes Verborgensein des Pestgiftes im Menschen auch durch die Quarantäne befördert, wenn bei gleichmäßig langer Prüfungszeit für Personen und Sachen zwischen beiden nicht aufmerksam unterschieden wurde. Man scheint dabei von jeher auf die geheiligte Zahl Vierzig (*Quaranta*) zu großen Wert gelegt, und nicht genau erwogen zu haben, daß Menschen und Sachen sich ungleich zum Contagium verhalten, und daß in Hinsicht der ersteren selbst die Venezianer, welche die Gesundheitsprobe eingeführt, die vierzig Tage eigentlich für die von der Pest Genesenen vorgeschrieben, für die Verdächtigen und anscheinend Gesunden aber eine Frist von zehn Tagen als hinreichend angesehen haben. In der Folge wurde zwar auch bei Personen der letzteren Art die Vorsicht bis auf vierzig Tage ausgedehnt, nirgends aber konnte diese Einrichtung sich dauernd erhalten, und durchgängig wurde sie nach den Umständen wieder herabgesetzt und abgeändert. Schon frühe hatten Mercurialis, Saracenus, Cisalpinus, Morelli, Mathias Untzer und im allgemeinen auch Diemerbroek die Annahme von dem langen Verweilen des Pestcontagiums in einem menschlichen Körper für unstatthaft erklärt; von Kraftheim wurde dieser Zeitraum auf einige Tage oder Wochen bestimmt, von Sennert höchstens zu acht und vierzehn Tagen angenommen, und mit diesem in dem Verlauf der Seuchen gewonnenen Ergebnis scheinen auch die Beobachtungen in den Quarantäne-Häusern übereinzustimmen. Nach der Meinung des Marsilius Ficinus können Menschen innerhalb vierzehn Tagen von allem Pestverdacht gereinigt werden.

Und um die Mitte des siebzehnten Jahrhunderts hatte eine mehr als zwanzigjährige Erfahrung den Pater Mauritius[112], Kapuziner zu Toulon, gelehrt, daß anstatt der vierzigtägigen eine Prüfungszeit von zwanzig Tagen vollkommen hinreichend sei, und ein angesteckter Mensch die Krankheit unfehlbar binnen fünfzehn Tagen zeigen müsse, daß aber diese nach dreißig und vierzig Tagen, ja noch später ausbrechen könne, wenn die mitgebrachten Kleider und Sachen nicht gereinigt oder gewechselt, und überhaupt in dieser Beziehung die nötigen Vorsichten unterlassen würden. Der berühmte Ludwig Settala zu Mailand hielt sogar eine Probezeit von fünfzehn bis zwanzig Tagen für Menschen zu lang, und erklärte zu diesem Behuf mit Rücksicht auf die schnelle Wirksamkeit des Pestcontagiums schon eine Frist von drei bis höchstens sieben Tagen für zureichend, wenn nur dabei die gehörige Reinigung nicht unterlassen werde.

---

[112] Tratato politico della Peste. Genova 1661. Murat ori del governo etc. L. I. C. II.

Mit diesem Arzte war auch Paul Zachias, der Archiater zu Rom, vollkommen einverstanden, obgleich er bei ganz armen und schmutzigen Personen (*extrema paupertatis miseria laborantes*) außer dem Waschen und Kleiderwechsel noch die Beibehaltung einer fünfzehntägigen Periode empfiehlt.[113] Nach Russells in Aleppo gemachten Beobachtungen bleibt das Contagium im Menschen nur wenige Tage untätig, und selten über zehn Tage versteckt; nach Howard kann die sichtbare Wirkung der Ansteckung in einer Person nicht über achtundvierzig Stunden zurückgehalten werden, nach Chenot sind alle Beobachtungen ungenau, aus welchen das lange Verweilen des Pestgiftes im Organismus, und die Notwendigkeit einer langwierigen Prüfungszeit gefolgert worden ist. Von Chenot, dem eine reiche Erfahrung zu Gebote stand, wurde die Zeit der Quarantäne auf zehn bis zwanzig Tage für Reisende bestimmt, und seit dem Jahr 1785 ist diese Frist an den österreichisch-türkischen Grenzen selbst in den gefährlichsten Zeiten nicht verlängert worden. Endlich hat Bernt die alten Einwendungen von neuem untersucht, und in der Pestgeschichte keinen einzigen Fall entdecken können, der imstande wäre zu beweisen, daß im lebenden Menschen das Pestcontagium über fünfzehn Tage verborgen sein kann, bevor es durch Erkrankung sich offenbart.

Hier ist noch zu erinnern, daß die meisten Schriftsteller bei diesen Zeitbestimmungen sich auf dem Standpunkt der Hygiene befunden, dabei die verspätete Wirkung eines bloß anhängenden Contagiums mehr oder weniger in Anschlag gebracht, und aus Rücksicht auf die öffentliche Sicherheit fast durchgängig einen längeren Termin angenommen haben, als nötig gewesen wäre, wenn sie allein nach pathologischen Gründen geurteilt hätten.

Und deshalb ist die von der Hygiene festgesetzte Probezeit für einen der Pest verdächtigen Menschen keineswegs gleichbedeutend mit dem gewöhnlich viel kürzeren pathologischen Zeitraum, welcher von dem Moment der wirklichen Ansteckung bis zum Ausbruch der Krankheit verstreicht. Denn während jene mit gutem Grund auf zehn bis zwanzig Tage bestimmt wird, kann aus der Analogie und aus der sorgfältigsten Prüfung der pathologischen Tatsachen gefolgert werden, daß ein wirklich angesteckter Mensch gewöhnlich schon nach zwei bis vier, und spätestens nach sieben Tagen sichtbar an der Pest erkrankt, und daß, wenn die Krankheit noch später erscheint, die Ansteckung auch durch eine spätere Veranlassung herbeigeführt ist. Letzteres geschieht am häufigsten durch Leiter, und besonders durch Kleidungsstücke, die für unverdächtig gehalten, und gelegentlich in Gebrauch genommen werden. Selten wird daher die Pest durch Kranke auf große Entfernungen verbreitet, weil ein angesteckter Mensch in kurzer Zeit unfähig wird, eine Reise zu unternehmen oder fortzusetzen; die verpesteten Kleider und Sachen aber

---

[113] Pauli Zachiae Quaestion. medico-legal. Lib. IX. Tit. V.

lassen sich weithin mitnehmen und verschicken, ohne immer so bald ihre gefährliche Eigenschaft zu verlieren, ja sie sind, wie Chenot mit allen Erfahrenen behauptet, das wahre und eigentliche Mittel, durch welches die Reisenden auf dem Kontinent die Pest aus einem Lande in ein anderes bringen, so wie auf Schiffen, die einen verpesteten Hafen verlassen haben, der Ausbruch der Krankheit zuweilen erst nach mehreren Wochen in Folge des Gebrauches oder der zufälligen Berührung der mitgenommenen Sachen und Waren erfolgt, wenn nicht schon bei der Abreise angesteckte oder kranke Menschen sich an Bord befanden.

In Europa bricht die Krankheit immer zuerst in irgendeinem Ort unfern der Meeresküste aus, nachdem sie durch Schiffe aus der Levante eingeführt worden; dasselbe ist auch in Syrien, Kleinasien und der Berberei der Fall, wenn das Contagium nicht auf dem Landwege durch Karawanen mitgebracht wird. Die Länder des europäischen Nordens, Großbritannien und Irland, Schweden, Norwegen und Dänemark, die deutschen und russischen Ostseeprovinzen sind wegen der weiteren Entfernung und niedrigeren Temperatur am wenigsten gefährdet, die Pest unmittelbar zur See zu empfangen.

Spanien und Portugal befinden sich mit dem gegenüberliegenden Teil von Afrika zu weit westlich, und sind auch vielleicht zu trocken, als daß sie oft an dieser Plage leiden könnten; weswegen schon van Helmont bemerkt hat, daß die Pest in Spanien eine seltene Erscheinung ist. Ungünstiger ist wegen des näheren und lebhafteren Seeverkehrs die Lage von Italien und dem südlichen Frankreich; noch größeren Gefahren aber sind die Provinzen des südlichen Rußlands, die Moldau und Walachei, Siebenbürgen und Ungarn mit seinen Nebenländern unterworfen. Am häufigsten wird von der Pest die Türkei befallen, weil diese unter allen europäischen Reichen dem Mutterlande der Krankheit am nächsten liegt, mit demselben einen beständigen und unmittelbaren Verkehr unterhält, und bis jetzt sich am wenigsten zu schützen verstand. Der Archipelagus mit seinen zahlreichen Inseln und Seestädten, sowohl auf der europäischen als asiatischen Seite, ist die große und schlecht bewachte Pforte, durch welche die Pest meistens in unsern Erdteil gelangt; von hier aus findet sie entweder durch die Meerenge von Konstantinopel einen Weg nach den Häfen des schwarzen Meeres, oder sie geht landeinwärts und gewöhnlich den großen Straßen folgend bis in die sumpfigen Ebenen der Walachei und Moldau fort, wo sie mit besonderer Vorliebe zu weilen scheint und fast immer ein Miasma findet. Je weiter sich schon im Anfange das Übel auf der Küste ausgedehnt hat, je mehrere voneinander entfernte Punkte zu gleicher Zeit oder bald nacheinander davon betroffen werden, und je volkreicher diese sind, desto vielfacher sind auch die Richtungen, in welchen dasselbe fortschreiten und in die zivilisierten Staaten des Festlandes eindringen kann, vorzüglich im Sommer und Herbste während des Wachstums und der Höhe der Seuche, weniger im Winter, der gewöhnlich durch die Kälte wie durch die Abnahme des Verkehrs einen Stillstand oder eine Beschränkung herbeiführt, nicht selten auch die Seuche ganz zu ertöten vermag. Von den ersten Kranken teilt sich das Übel den Hausgenossen und solchen mit, die mit jenen Umgang gepflogen, ihnen Beistand geleistet, und deren Kleider, Betten und Gerät berührt oder sich zugeeignet haben. In der Türkei besonders, wo von wertvollem und schlechterem Gewand oft große Mengen zurückbleiben, eignen sich die Überlebenden diesen verpesteten Nachlaß zu, und suchen sich desselben teils aus Besorgnis vor einer Ansteckung, teils aus Gewinnsucht zu entledigen, und wie sie immer können zu verkaufen, oft an Trödler und Reisende, die von der Gefahr keine Ahnung haben. So geht die Krankheit, wenn ihr Fortschreiten nicht durch die Natur oder durch menschliche Vorkehrungen gehindert wird, von Menschen, Häusern, Ortschaften und Provinzen auf andere über, und die verschiedenartige Mitteilung läßt es zu, daß nicht immer in allmählicher Folge die benachbarten Häuser, Orte und Länder, sondern häufig auch sehr entfernte gleichsam sprungweise angesteckt werden, während die dem ersten Herd der Ansteckung nahe liegenden noch verschont bleiben können. So wurde die Pest in früheren Jahrhunderten, durch Mangel an Schutzwehren und durch ungesunde Umstände begünstigt, vermittelst des Handels, des Krieges und der Reisen allmählich über viele Länder und Reiche fortgepflanzt, und durch dieselben Mittel konnte sie, eine rückgängige Bewegung nehmend, zuweilen wiederholt in Orten und Gegenden erscheinen, wo sie früher schon gewesen, und selbst in das Land wieder zurückgebracht werden, aus dessen Schoße sie ursprünglich hervorgegangen war.

XXIV.
Falscher Gegensatz, und natürliches Verhältnis der Seuchen.

WER den bisherigen Untersuchungen aufmerksam gefolgt ist, dem wird nicht entgangen sein, daß sogar die erste aller ansteckenden Krankheiten in vielen Punkten Ähnlichkeit und Übereinstimmung mit den Eigenheiten derjenigen Seuchen zeigt, die man vorzugsweise als epidemische oder miasmatische zu bezeichnen liebt, obgleich der Ausdruck Epidemie seiner wahren Bedeutung gemäß für jede fieberhafte Seuche ohne Unterschied des Ursprungs und der Fortpflanzung gebraucht werden muß, und ein Miasma bei allen Seuchen vorauszusetzen ist. In Wahrheit: gibt es irgendeine Krankheit, die wegen ihrer lehrreichen Beziehungen mehr als jede andere geeignet ist, heilsame Zweifel gegen die Weisheit der Katheder hervorzurufen, und die noch geltenden Satzungen über den Unterschied und die Eigentümlichkeit der sogenannten einfachen oder miasmatischen und der contagiösen Epidemien zu erschüttern, und über das Verhältnis dieser Übel Licht zu verbreiten, so ist es unstreitig die Pest des Orients. Schon was bisher über die Entstehung und den Gang derselben erklärt worden, mag den Gedanken erweckt haben, daß in der Natur die Seuchen nicht so streng wie in den Büchern voneinander geschieden, und keineswegs unter sich so entgegengesetzt sind, wie man in neuerer Zeit fast überall, besonders aber in Deutschland, dafür gehalten hat. Dieser Gedanke, der vielleicht bei vielen schon als eine leise Vermutung entstanden und im Grunde eine Empfindung des Sinnes für die Wahrheit ist, kann sich in wirkliche Überzeugung verwandeln, sobald man, mißtrauisch gegen die für untrüglich gehaltene und gläubig angenommene Doktrin, Gelegenheit findet und die Mühe nicht scheut, dem Gange verschiedener Seuchen nachzugehen, und hierbei mit vergleichender Kritik vielmehr der Natur und den Tatsachen, als den Meinungen der Schriftsteller folgt. Auf diesem Wege gelangt man zu dem Ergebnis, daß manche Eigenschaften, welche bisher als bezeichnend für nicht contagiöse Seuchen hervorgehoben wurden, auch bei contagiösen sich wiederfinden, und umgekehrt; daß selbst die Frage, ob eine Krankheit ansteckend sei oder nicht, durch die bloße Beobachtung äußerlich erscheinender Wirkungen oft so wenig wie durch dialektische Künste zu entscheiden ist, und daß ohne Einsicht in die Bedeutung des Miasma und seiner Entwicklungszustände keine Untersuchung zum Ziele führt.

Denn wie klar und folgerichtig die unterscheidenden Merkmale der Seuchen überhaupt auch immer angegeben werden, so dürfen wir deshalb solchen Darstellungen, die nach den abgezogenen Begriffen logisch wahr erscheinen können, noch keine reale Wahrheit unterlegen, und auch die scharfsinnigsten Kombinationen und Schlüsse müssen als gehaltlos zurückgewiesen werden, sobald der Grund und die Voraussetzungen, auf welchen jene beruhen, entweder falsch oder unsicher sind. Der eigentliche Grund und Boden aber, auf welchem hier alle Begriffe und Schlußfolgen beruhen, sollten, wäre ohne Zweifel in der Bedeutung des Miasmas und dessen Verhältnis zum Contagium zu suchen gewesen, und doch sind diese Hauptpunkte von jeher entweder zu wenig beachtet, oder als bereits erledigte angesehen, und meistens nur nach den äußeren und zufälligen Wirkungen, vorzüglich nach der Ansteckung, betrachtet worden.

Infolge dieses Mangels an fester Begründung ist es hauptsächlich geschehen, daß ziemlich allgemein Voraussetzungen sich gebildet, die als wahre Vorurteile den Stand der ganzen Sache verrückt und dadurch fast allen Ansichten von derselben ein falsches Licht und eine gewisse Schiefheit mitgeteilt haben. Man setzte voraus, daß der Übergang einer seuchenhaften Krankheit von einem Menschen auf den andern einzig nur durch ein Contagium geschehen könne, daher sogar Krankheiten, die es niemals zur Entwicklung eines wahren Contagiums bringen, bloß wegen eines hier und da bemerkten Überganges ohne Weiteres für contagiös gehalten wurden. Man glaubte, daß der Mangel oder das Vorhandensein eines solchen Überganges den wichtigsten Unterschied unter den Seuchen begründe, und diesem jede andere aus dem verschiedenen Ursprung und Charakter der Seuchen sich ergebende Eigenheit unterzuordnen sei. Und weil man gewöhnlich auch dafürhielt, daß die einzelnen Seuchen, ähnlich verschiedenen Tier- und Pflanzenarten, stets auf eine unabänderlich bestimmte Weise sich erzeugen und verbreiten müssen, einige Arten allein durch miasmatischen Einfluß, andere aber ausschließlich nur durch ein Contagium entstehen und herrschen können, so kam die Einteilung in nicht ansteckende und ansteckende Seuchen (Epidemien und Contagionen) noch leichter zustande, eine Einteilung, die nur im sehr relativen Sinne eine wahre ist, in der angenommenen absoluten Weise aber um so mehr zum Irrtum verleiten mußte, je weniger man über den Begriff der Ansteckung übereingekommen war. Endlich suchte man diese Scheidung noch durch andere von der Entstehung und dem Gange der Seuchen hergenommenen Gründe zu rechtfertigen, und stellte die sogenannten einfachen Epidemien den Contagionen so geradezu entgegen, daß zwischen beiden ein vollkommener Gegensatz obzuwalten schien, der selbst durch die jeweilige Annahme von einigen gleichsam in der Mitte liegenden epidemisch contagiösen Seuchen nicht aufgehoben wurde; wobei besonders merkwürdig ist, daß eine Untersuchung über die ursprüngliche Entstehung der Seuchen aus allgemeinen und besonderen Naturverhältnissen nur bei den nicht ansteckenden für nötig oder zulässig erachtet, bei den ansteckenden hingegen für überflüssig und untunlich gehalten, ja hier ein solcher Ursprung eigentlich geleugnet, und alles auf unsterbliche, in der Welt beständig umherziehende Contagien zurückgeführt wurde.

Der Unterschied zwischen den Seuchen, die man miasmatische (oder einfach epidemische) und contagiöse zu nennen pflegt, beruht aber keineswegs auf einem wahren Gegensatz derselben, sondern ist allein in den Verhältnissen einer verschiedenen Entwicklung zu suchen.

Wäre ein wirklicher Gegensatz vorhanden, so müßte derselbe, der Pest gegenüber, am entschiedensten hervortreten, weil eben diese es ist, die man von jeher und mit Recht für die am meisten ansteckende Seuche unter dem Menschengeschlecht gehalten hat. Wenn indes die Eigenschaften derselben, durch welche jener Gegensatz begründet sein soll, mit denen der sogenannten miasmatischen Epidemien genau verglichen werden, so findet man, daß nur die wenigsten dieser Eigenschaften ausschließlich der einen oder anderen Ordnung angehören, die meisten aber mehr oder weniger auf beiden Seiten vorhanden sind. Als Kennzeichen einer miasmatischen Seuche nimmt man gewöhnlich folgende an: Die Krankheit entsteht nur in Orten und Gegenden, wo Feuchtigkeit mit einem hohen Wärmegrade zusammentrifft, und der Zustand der Atmosphäre übt einen offenbaren Einfluß auf die Entwicklung und Verbreitung aus.

Der Umgang mit Kranken oder die Berührung ihrer Sachen hat keine Ansteckung zur Folge, und die entfliehen, erkranken weder selbst, noch teilen sie das Leiden anderer Menschen mit. Es ist kein Zusammenhang unter den ersten Kranken zu entdecken; die Fremden und die Neuankömmlinge werden vorzugsweise und am leichtesten krank. Das Individuum kann mehr als einmal von der nämlichen Krankheit befallen werden, und viele, welche nicht eigentlich erkranken, werden doch zur Zeit der Epidemie von einem Übelbefinden heimgesucht. Nicht selten erscheint die Krankheit sporadisch, ohne sich weiter auszudehnen, und niemals wird die Verbreitung derselben durch Absperrung gehemmt.[114]

Nach diesen Merkmalen, welche den Angaben sehr achtbarer Schriftsteller entnommen sind, sollte man erwarten, bei den Contagionen und vorzüglich bei der am meisten ansteckenden Krankheit auf das gerade Gegenteil zu stoßen. Dies ist aber so wenig der Fall, daß bei genauer Vergleichung fast in allen Punkten eine Ähnlichkeit und hier und da sogar ein ziemlich gleiches Verhalten wahrgenommen wird. Denn auch die Pest entsteht in einem Lande, wo Feuchtigkeit und Wärme nicht nur im hohen, sondern im höchsten Grade vorhanden sind; ihr Ursprung ist, wie ihre Verbreitung, aller Orten von einem besonderen Zustande der Atmosphäre bedingt; der Umgang mit Kranken, das Öffnen der Toten, und die Berührung verdächtiger Sachen findet oft ohne Nachteil, besonders im Orient, statt; und die aus der Gegend entfliehen, bleiben nicht nur so häufig unversehrt, daß man die Flucht als eines der sichersten Rettungsmittel empfiehlt, sondern werden sogar, wenn sie bereits erkrankt sich auf die Reise begaben, zuweilen in einer andern Gegend wieder gesund, ohne ihre Krankheit weiter zu verbreiten. Ein Zusammenhang der ersten Kranken ist wenigstens in Ägypten schwerlich oder niemals nachzuweisen, und fremde Ankömmlinge werden auch hier am schnellsten und am leichtesten krank. Es ist so selten nicht, daß Menschen mehr als einmal von der Pest befallen werden, und viele gibt es, die zwar verschont bleiben, dennoch aber während der Herrschaft der Seuche an einem gewissen Übelbefinden, an Schwindel, Kopfschmerz und ziehenden Schmerzen oder leichten Stichen in den Drüsen leiden. In Ägypten kommen sporadische Pestfälle und kleine isolierte Epidemien vor, die ungeachtet des Mangels aller Vorkehrungen keine Ausbreitung gewinnen; auch ist man nach den Berichten der dortigen Beobachter zu der Annahme gezwungen, daß in diesem Lande selbst die strengste Absperrung nicht immer gegen die Krankheit schützt.

---

[114] Eine ausführliche Zusammenstellung dieser Eigenschaften findet man in Matthaei's Unters. über das gelbe Fieber. Tl. I. §. 139-194.

Es bleibt mithin von jenen angeblich charakteristischen Merkmalen miasmatischer Seuchen kein einziges übrig, welches nicht mehr oder weniger auch bei der Pest gefunden würde.

Wenn nun ferner behauptet wird, daß contagiöse Seuchen nur in großen Zwischenzeiten wiederkehren, miasmatische hingegen wegen der konstanteren Verhältnisse des Bodens und der Witterung in einer Gegend alljährlich vorzukommen pflegen, so ist fürs Erste zu bedenken, daß die Pest nur in Europa als reine Contagion und in größeren Intervallen erscheint, in Ägypten aber endemisch herrscht, und einzeln in ihrer ursprünglichen Form wohl jedes Jahr daselbst beobachtet wird; dann aber ist zu erinnern, daß auch miasmatische Krankheiten, z. B. die Wechselfieber-Epidemien, in manchen Ländern zehn bis zwanzig Jahre vermißt werden, und hierauf wieder eine Reihe von Jahren allgemein herrschen. Ebensowenig ist das allmähliche oder schnelle Erlöschen einer Epidemie für etwas Eigentümliches und Beständiges zu halten, weil contagiöse und miasmatische Seuchen bald langsam nachlassen, bald plötzlich verschwinden, je nachdem die Miasmen allmählich oder schnell vernichtet werden.

Es ist unglaublich, welche schwachen, oft sogar für das Gegenteil sprechenden Gründe aufgesucht und zu Hilfe genommen wurden, um uns zu überreden, daß irgendeine Seuche miasmatisch oder contagiös gewesen.

Man ist so weit gegangen, ohne Einschränkung zu behaupten, es sei eine Eigenheit der Contagionen, daß sie meistens das folgende Jahr in der sie begünstigenden Jahreszeit zurückzukehren pflegen, obgleich eine solche Rückkehr ungleich häufiger bei miasmatischen Übeln, namentlich bei dem Wechselfieber, dem Gelbfieber und der Cholera beobachtet wird. Das Contagium, hat man gesagt, soll in dem ersten Jahre nicht völlig zerstört, sondern nur ein halbes oder ganzes Jahr verborgen, und von der zurückkehrenden Wärme des zweiten Sommers aufs neue in Tätigkeit gesetzt werden, und jetzt die noch Empfänglichen, vorzüglich aber die Fremden ergreifen. (Oben wurde das leichtere Erkranken, der Fremden dem miasmatischen Einfluß zugeschrieben, und hier wird derselbe Umstand wieder zu Gunsten der Ansteckung herbeigezogen.) Die Erfahrung aber lehrt, daß die Pest, der Typhus und die Viehseuche, wenn seit drei oder vier Wochen, oder höchstens seit einigen Monaten keine Erkrankungen mehr stattgefunden haben, aus den ehemaligen Trägern des Contagiums nach Verlauf eines halben oder ganzen Jahres durch keine Macht der Erde wieder zu erwecken sind, weil das Contagium seine Wirksamkeit verliert, sobald das Miasma verschwunden ist, und einmal abgestorben, durch nichts wieder vom Tode zum Leben gebracht werden kann. Es bleibt daher der Ort so lange von der nämlichen Krankheit verschont, bis etwa in Zukunft ein neu entstandenes Miasma mit einem neu herbeigebrachten Contagium sich wieder verbinden kann. Ganz anders verhält es sich mit Seuchen, die man als rein miasmatische betrachtet; diese können in der sie begünstigenden Jahreszeit das zweite Jahr und noch öfter und leichter wiederkehren, weil eben diese Jahreszeit es ist, die gewöhnlich das entsprechende Miasma und dadurch die Seuche selbst von neuem hervorbringt, während die fremden Contagionen durch die Wärme des Sommers wohl in ihrer Ausbreitung befördert, aber nicht erzeugt und wiedererweckt werden können.

Das größte Gewicht bei der Vergleichung der Seuchen ruhte jedoch stets auf der Frage, ob die Krankheit von einem Menschen auf den andern übergehe oder nicht.

Wo eine solche Mitteilung erwiesen oder wahrscheinlich war, da wurde auch das Dasein eines Contagiums vorausgesetzt, und diesem nicht allein die Fortpflanzung, sondern häufig auch die Entstehung der Seuche zugeschrieben; wo aber jener Übergang fehlte oder nicht zu beobachten war, da sollte das Übel allein aus den sogenannten epidemischen Schädlichkeiten, d. i. aus einem Miasma hervorgegangen sein. Gegen diese Ansicht ist im allgemeinen zu erinnern, daß in dem bereits erklärten Sinne alle Seuchen ohne Ausnahme einen miasmatischen Ursprung haben, und nur im weiteren Gange derselben vom Dasein oder Mangel eines Contagiums die Rede sein kann, daß überhaupt die contagiöse Verbreitung nur bei den Pesten und einigen exanthematischen Fiebern ziemlich allgemein erwiesen und angenommen ist, bei andern Seuchen aber wegen Unzulänglichkeit der Beweisführung noch immer vielfach bezweifelt und geleugnet wird, und endlich, daß aus dem bloßen Übergange einer Krankheit von Menschen auf Menschen nicht immer auf das Vorhandensein eines Contagiums geschlossen werden darf, weil die Mitteilung einer Krankheit auch auf andere und verschiedene Weise erfolgen kann.

Es ist schon gezeigt worden, wie alle Seuchen entweder aus tellurischen, oder aus atmosphärischen, oder aus zusammengesetzten Miasmen ihren Ursprung nehmen, und jede derselben als ein besonderer krankhafter Lebensprozeß betrachtet werden muß, in dessen Verlauf, gemäß den drei Perioden des Entstehens, Wachsens und Vergehens, auch ein Anfang, eine Mitte und ein Ende zu unterscheiden sind. Und ist einmal die grundlose Idee von immerwährenden, seit Erschaffung der Welt oder seit Jahrhunderten beständig umherreisenden Contagien aufgegeben, so kann auch dem blödesten Verstande nicht entgehen, daß die contagiösen ebenso wie die miasmatischen Seuchen, sich heute noch ursprünglich neu erzeugen, und daß ein Contagium wohl das mächtigste Mittel zur Verbreitung, immer jedoch nur ein Produkt der Seuche und niemals deren primitive Ursache ist. Weil (in Deutschland) die Pest und einige andere Krankheiten allezeit durch Ansteckung entstanden, und die ursprüngliche (miasmatische) Entwicklung derselben nicht beobachtet werden konnte, wurde man durch einen Trugschluß zu der Annahme verleitet, daß diese Krankheiten immer und überall allein durch ein Contagium hervorgebracht werden, ohne sich jemals mehr aufs neue zu erzeugen; eine Ansicht, die, auch auf andere Erscheinungen, z. B. auf die meisten exanthematischen Fieber angewendet, zuletzt nur wenige Seuchen übrig ließ, die man als miasmatische zu bezeichnen sich noch erlauben durfte. Indessen fehlte es doch nicht an Ärzten, welche, mit Natursinn begabt und durch die Wahrheit bezwungen, nicht wenigstens erkannt, und auch von Zeit zu Zeit behauptet hätten, daß ursprünglich miasmatische Seuchen sich unter gewissen Umständen in contagiöse verwandeln können. Und war auch dieser Einspruch zunächst nur aus äußerlichen Wahrnehmungen hervorgegangen, und in keiner Einsicht des Verhältnisses zwischen Miasma und Contagium begründet, so trug derselbe doch dazu bei, auf dieses relative Verhältnis aufmerksam zu machen, und kann als ein Protest gegen den viel allgemeineren, den absoluten Gegensatz behauptenden Irrtum angesehen werden.

Nirgends zeigten sich die falschen, mangelhaften und mißverstandenen Begriffe vom Miasma und Contagium so bloß und offenbar, als bei der Betrachtung der Seuchen, deren Weise sich auszubreiten im hohen Grade zweifelhaft erschien. Die Folge war ein unablässiger, und höchst verwirrter Streit, bei welchem gewöhnlich stillschweigend vorausgesetzt wurde, daß er ohne feste und wissenschaftliche Prinzipien beendigt werden könne, und zur Entscheidung schon die äußerliche Beobachtung und Zusammenstellung der erscheinenden Tatsachen hinreichend sei. In den Meinungen über das Gelbfieber und die Cholera ist die Verwirrung bekanntlich am größten gewesen. Die Wahrheit aber, um welche man hier streitet, dürfte friedestiftend wohl erst dann in der Mitte der Parteien erscheinen, wenn zuvörderst jene irrige Annahme von einem absoluten Gegensatz zwischen contagiösen und miasmatischen Seuchen aufgegeben, und dabei erkannt würde, daß Miasma, Mephitis und Contagium nur verschiedene Erzeugnisse und Entwicklungsstufen eines abnormen Chemismus sind, der die Tendenz hat, aus dem Kreise der allgemeinen chemischen Tätigkeiten sich bis zu einer besonderen und individuellen Sphäre organisch-reproduktiver Wirksamkeit auszubilden. Würde überdies noch klarer eingesehen, daß die Mitteilung der Krankheiten überhaupt nicht bloß durch Contagien, sondern auch auf andere und verschiedene Weisen erfolgen kann, so müßte schon dadurch der Stoff und die Veranlassung zum Widerspruch beträchtlich vermindert, und teilweise gänzlich beseitigt werden.

Die Mitteilung von Krankheiten überhaupt verhält sich nämlich zur contagiösen Übertragung (Ansteckung im engeren Sinn) eben so, wie sich das Allgemeine zum Besonderen, die Gattung zur Art verhält. Deshalb sollte in der Pathologie unter „Ansteckung" immer nur der Übergang der Krankheit vermittelst eines Contagium verstanden werden, obgleich der Sprachgebrauch mit jenem Worte einen allgemeinen und figürlichen Sinn verbindet, in welchem dasselbe überhaupt die Mitteilung und Aneignung nicht nur von physischen, sondern auch von moralischen Übeln bedeutet. In dieser weiteren Bedeutung wird der Begriff der Ansteckung auch häufig von den Ärzten genommen, und wenig würde dagegen einzuwenden sein, wenn man dabei die contagiöse Ansteckung als eine eigentümliche nur immer genau von andern Arten der Ansteckung oder Mitteilung gesondert und unterschieden hätte. Unzulässig ist es aber, überall ein Contagium anzunehmen, wo der Kranke einem Gesunden das nämliche Leiden mitteilt, mit welchem er selbst behaftet ist. So wenig ist die bloße Mitteilung der Krankheit ein Beweis für das Contagium, daß diese noch jetzt sehr Vielen annehmlich scheinende Meinung, wenn man sie konsequent verfolgt, am Ende zu den ungereimtesten Folgerungen führt. Dann müßte man auch bei den Menschen, welche aus verschlossenen, mit schädlichen Gasarten oder Mephitis erfüllten Räumen herausgebracht werden, und andere in ihre Nähe kommende Menschen zuweilen gleichfalls erkranken machen, ein Contagium voraussetzen; dasselbe würde nicht selten auch beim Wechselfieber und allen durch tellurisches Miasma veranlaßten Krankheiten anzunehmen sein; man müßte die Erscheinung, daß jemand bei dem Anblick eines sich erbrechenden Menschen selbst Erbrechen bekommt, so wie die Verbreitung mancher Nervenübel und Suchten, wobei der Paroxysmus eines Kranken auf viele Gesunde überging und in diesen sich wiederholte, endlich auch alle erbliche und manche Geisteskrankheiten durch ein Contagium, d. i. durch ein vegetatives Krankheitsprodukt, erklären. Solche Schlußfolge ist unvermeidlich, so lange das Contagium nicht seiner ursprünglichen Bedeutung gemäß erkannt, sondern oberflächlich nur als das Vehikel der Übertragung angesehen wird.

Betrachten wir die Krankheiten, insofern sie überhaupt von einem Subjekt auf ein anderes übergehen können, so zeigt sich, daß dieses im allgemeinen auf eine dreifach verschiedene Weise geschieht, die der Natur der Krankheit selbst und der eigentümlichen Wirksamkeit desjenigen organischen Systems entspricht, welches vorzugsweise leidend ist.

Die Krankheiten, welche aus tellurischen Miasmen entstehen und im Menschen vorzüglich die Sphäre der Reproduktion in Anspruch nehmen, werden nicht selten durch das Ausscheiden und Aufnehmen (Egestion und Ingestion) der Mephitis übertragen, welche jedoch über den beschränkten Wirkungskreis der allgemeinen chemischen Tätigkeit sich nicht hinaus erstreckt. Auf dieser Art von Mitteilung, wo die mephitische Atmosphäre eines Kranken auf Gesunde gleichsam als ein verstärktes und mehr oder minder animalisiertes Miasma wirkt, beruht oft die sogenannte Ansteckung der Ruhr, der Sumpf- und Wechselfieber, des Gelbfiebers und der Cholera. So geht das Wechselfieber nicht nur von der Mutter auf den Säugling über, sondern wird nach Meibom, Bianchi und Reil besonders dann übertragen, wenn der Gesunde die von Schweiß getränkte Wäsche und Bekleidung eines Kranken anzieht, oder auch mit diesem unter einer Decke schläft; wogegen bei der Ruhr und Cholera und wahrscheinlich auch beim Gelbfieber die Mephitis weniger durch den Schweiß, sondern vielmehr vermittelst der durch Darm oder Magen ausgeleerten Stoffe auf andere Menschen krankmachend wirkt. Immer jedoch ist die Wirkung der Mephitis bei allen diesen Krankheiten eine vorwaltend chemische, den Wirkungen der Gifte analoge, weswegen sich das Blut, als das eigentliche Medium des organischen Chemismus, sehr verändert zeigt, wie dieses auch bei den durch Einatmen giftiger Gase entstandenen Krankheits- und Todesfällen am häufigsten beobachtet wird.

Der vorwaltend chemischen Wirkung ist es ferner entsprechend, wenn wir beständig sehen, daß die tellurischen Miasmen und die daraus gebildete Mephitis, hierin den Giften ähnlich, vor allen die niedere Region der Verdauungsorgane angreifen, und in diesen ein Bestreben hervorbringen, welches mit Ausleerungen, Erbrechen oder Durchfall das Feindliche auszustoßen und den Organismus zu verteidigen sucht.

Die Krankheiten, welche, durch atmosphärische Miasmen veranlaßt, vorzüglich die Sphäre der Irritabilität betreffen, und noch mehr diejenigen, welche aus zusammengesetzten Miasmen entstanden, gleichmäßig auch die Sphäre der Sensibilität ergreifen, werden seltener oder häufiger von einem Subjekt auf ein anderes durch Contagium übertragen, ein Übergang, der nicht mehr durch ein bloßes gewissermaßen chemisches Ausscheiden und Aufnehmen wie bei der noch vorwaltend chemisch tätigen Mephitis geschieht, sondern durch die innersten Funktionen des reproduktiven Lebens, durch wahre Sekretion und Assimilation zustande kommt.

Und weil das Contagium die höchste Stufe der Entwicklung darstellt, die das Miasma im Konflikt mit der organisch reproduktiven Tätigkeit erreichen kann, und dem gemeinen chemischen Wirkungskreis enthoben, schon ein mehr individuelles und vegetatives Erzeugnis des Organismus ist, so kann dasselbe vermöge seines mehr abgeschlossenen Wirkungskreises zwar leichter vermieden, aber auch wegen seiner intensiveren Beschaffenheit und längeren Dauer um so öfter und weiter als die Mephitis übertragen werden. In Folge dieses lebendig vegetativen Charakters geschieht es, daß jedes Contagium, nachdem es durch Atmen, Berühren, Einimpfen oder auf irgendeine Weise von dem Organismus empfangen worden ist, in diesem bald entzündliche Tendenzen und krankhafte Absonderungen und Gebilde erzeugt, welche äußerlich als Schleimflüsse, Hautausschläge, Beulen, Geschwüre und Karbunkel zum Vorschein kommen, und die Wirkungen eines Sekretionsprozesses sind, durch welchen sich der Organismus des aufgenommenen und reproduzierten Contagiums zu entledigen trachtet und seine Integrität wiederherzustellen sucht. Nur die auf solche Art durch ein Contagium bewirkte Übertragung und Entwicklung einer Krankheit verdient im engeren und pathologischen Sinne

Ansteckung zu heißen, obgleich auch hier noch zwischen den Krankheiten von atmosphärischem und denen von zusammengesetztem Ursprung ein Unterschied in Grad und Weise nicht zu verkennen ist.

Endlich muß, wenn von der Mitteilung der Krankheiten die Rede ist, immer berücksichtigt werden, daß bei vielen und sehr verschiedenen Leiden, besonders bei Gemüts- und Nervenkrankheiten, ein Übergang von einem Menschen auf andere auch durch die Macht der Phantasie und der sinnlichen Eindrücke erfolgen kann, und zwar allein vermittelst der dem sensitiven Leben eigentümlichen Reaktion und Perzeption. Der Veitstanz im Mittelalter, die Züge der Geißelbrüder, die Kindfahrten nach St. Michael, die Zitterer in den Cevennen, die Convulsionairs von St. Medard, die Nonnen von Loudun, die Bewohner der Shetländischen Inseln, und in neuester Zeit die Versammlungen der Jumpers und Methodisten beweisen mehr als hinlänglich, daß Gemüts- und Nervenkrankheiten eine seuchenhafte Verbreitung gewinnen, und die Paroxysmen eines oder weniger Menschen auf viele andere sich fortpflanzen können; so wie in kleineren Kreisen der Übergang verschiedener, namentlich epileptischer Krämpfe in dem Armenhause zu Haarlem, in einer englischen Spinnerei, in der Charité zu Berlin und in andern Orten beobachtet worden ist.[115] Aber auch andere und sogar fieberhafte Krankheiten werden auf solche Weise nicht selten Personen mitgeteilt, die sich in der Umgebung des Kranken befinden, besonders wenn diese dabei dem Ekel und Schrecken, der Furcht und Angst unterworfen sind.

Wenn nun die Seuchen nach der schon oben gegebenen Erklärung im Grunde sämtlich von miasmatischer Abkunft sind, auch zwischen den aus tellurischen, atmosphärischen und gemischten Miasmen entstandenen Arten kein absoluter und beständiger Unterschied in Hinsicht ihres Ganges wahrzunehmen ist, und selbst die Mitteilung derselben weder ausschließlich der einen oder andern Reihe zuerkannt werden darf, noch bei jeder einzelnen Reihe nur auf eine und dieselbe Weise erfolgt, so ist auch zwischen miasmatischen und contagiösen Seuchen (Epidemien und Contagionen) in dem bisher gebräuchlichen Sinne kein wahrer Gegensatz vorhanden, wohl aber muß beachtet und unterschieden werden, ob das Miasma irgendeiner Seuche, auf einer niederen Entwicklungsstufe verharrend, im Organismus nur Mephitis erzeugt, oder höher sich entwickelnd es bis zur Bildung des Contagiums bringt. Im ersten Fall ist die Krankheit vermöge der noch vorwaltend chemischen und gleichsam auflösenden Wirksamkeit des Miasmas und der Mephitis einem Vergiftungsprozeß ähnlich, und in der Regel mit einer Herabstimmung der Lebenskräfte verbunden, während im zweiten Falle vermöge der plasti-

---

[115] Man vergleiche hier: Hecker, über die Tanzwut. S. 63 bis 80. Bertrand, du magnetisme animal en France. p. 320–397. Schnurrer's Chronik der Seuchen. Bd. I. S. 366 u. ff. S. 373. Zimmermann, von der Erfahrung, Bd. II. S. 445 u. ff.

schen, die Erzeugung von Aftergebilden bezweckenden Tendenz des Contagiums die Krankheit einem abnormen Bildungs- oder Organisationsprozeß verglichen werden kann, und gewöhnlich in den Lebenskräften eine höhere Erregung stattzufinden pflegt. Dort erfolgen allemal Bestrebungen, durch welche der Leib das giftig wirkende und deshalb nicht zu assimilierende Miasma durch die innere Oberfläche auszustoßen trachtet; hier dagegen sind die Ausleerungen, wenn sie vorkommen, nur untergeordnete und zufällige Erscheinungen, vielmehr bestrebt sich der Organismus, das ihm näher verwandte Contagium zu assimilieren, und zuletzt durch Sekretion und Afterbildung auf der äußeren Oberfläche auszuscheiden. Bei dem Miasma und der Mephitis zeigt sich das Bestreben zu Ausleerungen meistens bald und oft unmittelbar nach der ersten Einwirkung auf die Lungen und den Darmkanal; bei dem Contagium aber, welches einmal empfangen im Organismus alle Verwandlungen des reproduktiven Prozesses durchzugehen hat, kann eben deshalb die Sekretion und Afterbildung auf der Haut und in den Drüsen erst später, gewöhnlich erst nach drei bis sieben Tagen erfolgen. Und weil das Miasma als Produkt der Außenwelt und meistens auch die Mephitis in einem größeren Raume die Luft erfüllt, und die Eigenschaft derselben teilend, meistens auch im höheren Grade expansibel ist, hingegen das Contagium als ein vegetatives Erzeugnis des Organismus nur auf den Kranken selbst und dessen nächste Atmosphäre eingeschränkt bleibt, so folgt hieraus, daß niemand von einer wahrhaft contagiösen Seuche ergriffen wird, der nicht mit Kranken oder angesteckten Sachen in irgendeine nahe Gemeinschaft oder Berührung geraten ist, bei nicht contagiösen Seuchen aber viele erkranken, die nie zuvor einen Kranken gesehen oder auch nur eine von diesem herkommende Sache angerührt haben. Deshalb kann die Verbreitung einer Contagion durch Absonderung der Kranken, und durch Entfernung, Reinigung oder Vernichtung der befleckten Gegenstände gehemmt und verhütet werden, während dieselben Vorkehrungen bei anderen Seuchen im Ganzen für diese Absicht unzureichend sind, weil wir gegen die Prozesse, die in der freien Atmosphäre vorgehen, wenig oder nichts vermögen. In der Praxis und für die sinnliche Wahrnehmung kommt also bei der Unterscheidung reiner Contagionen alles darauf an, daß man erfahre, ob der Umgang mit Kranken oder die Berührung ihrer Sachen eine unerläßliche Bedingung des Erkrankens ist, und ob die Verbreitung der Seuche durch Absperrung gehemmt werden kann, oder nicht.

Dieses zu ermitteln, ist überall möglich, wenn man von keinem Vorurteil eingenommen sich Mühe gibt, die Herkunft und den Gang der Seuche mit Aufmerksamkeit zu verfolgen, vorzüglich die in jedem Orte zuerst Erkrankten in Hinsicht jener äußeren Bedingung mit Sorgfalt untersucht, und nicht so lange wartet, bis das Übel allgemein herrschend und die Prüfung entweder schwer oder unmöglich geworden ist.

Anstatt also, wie bisher geschehen, einen unwahren Gegensatz anzunehmen, und demgemäß die Seuchen in zwei für völlig verschieden gehaltene Reihen zu teilen, möchte es der Natur und Logik viel besser entsprechen, wenn diese Übel nach ihrem dreifachen Ursprung aus tellurischen, atmosphärischen und zusammengesetzten Miasmen unter eben so vielen Ordnungen betrachtet würden, von welchen die erste nur Mephitis hervorbringt, die zweite oft schon ein wirksames, aber noch ziemlich expansibles (flüchtiges) Contagium erzeugen kann, und der dritten das vollkommenste und intensivste, am wenigsten sich expandierende Contagium eigen ist. Es dürften aber diese Ordnungen nicht als durchaus verschieden betrachtet oder wieder schroff einander gegenüber gestellt, sondern nur als Hauptmomente der Entwicklung des Miasmas angesehen werden, so daß nicht nur zwischen ihnen selber, sondern auch an den zu jeder einzelnen Ordnung gehörigen Krankheiten die stufenweise sich steigernde Entwicklung des Miasma zu erkennen wäre. Denn von dem rohen Miasma der Gruben und unterirdischen Räume bis zu dem feinen, fast geistig gewordenen Contagium der Pesten gibt es zahlreiche Verwandlungen und Abstufungen, von welchen jede als der mißlungene Versuch einer höheren betrachtet werden darf, weil das Miasma überhaupt, sobald es auf den Organismus wirken kann, vermöge des auch in der unorganischen Natur sich regenden Entwicklungstriebes (Chemismus) sich zu verwandeln trachtet, und im Konflikt mit dem Organismus die Tendenz hat, ein Contagium zu werden.

Bei den tellurischen Miasmen werden die Stufen der Entwicklung vornehmlich an der zunehmenden Expansibilität, und an der damit in Verhältnis stehen den Ausbreitung erkannt. Das Grubenmiasma hat als das trägste unter allen die geringste Fähigkeit, sich auszudehnen, es bleibt in Gasform immer auf einen engen Raum beschränkt, und kann deshalb nur einzelnen Menschen schädlich werden. So verhält es sich besonders mit dem kohlensauren und Schwefelwasserstoffgas, welche den Miasmen dieser Ordnung unbedenklich beizuzählen sind, und ebenfalls im Menschen, wahre Vergiftungsprozesse herbeiführend, die Lebenskräfte herabstimmen, Betäubung und Störungen der Respiration mit kleinem häufigen Pulse, Neigung zum Erbrechen, zur Auflösung und Fäulnis, und eine auffallende Schwärze des Blutes hervorzubringen pflegen. Mit diesen Erscheinungen stimmt der Befund nach dem Tode überein, besonders bei den durch Schwefelwasserstoffgas verursachten Sterbefällen.

Selbst ein Übergang der Krankheit auf andre Menschen, durch Mephitis vermittelt, scheint dabei nicht unmöglich zu sein; wenigstens bezeugt Dupuytren, daß mehrere Personen, die einer solchen Leichenöffnung beiwohnten, sich dadurch Betäubung, allgemeine Hinfälligkeit, Schlafsucht und mehr oder weniger heftige Koliken zugezogen haben. Das Gas wird nach Orfila im Organismus absorbiert, ohne die geringste Zersetzung zu erfahren, und bringt unmittelbar eine Veränderung der Mischung im Blute hervor, in welchem es höchst auflöslich ist.[116] Zunächst an diese Gasarten schließt, sich das Miasma und die Mephitis der tiefen und besonders der unterirdischen Gefängnisse an, wo man zuweilen beobachtet hat, daß die in solchen Räumen eingeschlossenen Menschen durch längeren Aufenthalt an den allmählich zunehmenden schädlichen Einfluß sich allmählich gewöhnen können, während gesunde und dieser verdorbenen Luftart ungewohnte Menschen auf das heftigste davon ergriffen werden. So geschah es an den sogenannten schwarzen Gerichtstagen zu Oxford, Taunton und London, wo über Gefangene Gericht gehalten wurde, welche eine so starke Mephitis verbreiteten, daß die im Zimmer anwesenden Richter und Zuhörer, in Oxford gegen dreihundert Personen, plötzlich starben, als wenn sie ein tödliches Gas eingeatmet hätten.[117] Expansibler, aber meistens noch an die Nähe der Gewässer und Sümpfe, oder eines austrocknenden Bodens gebunden, und wenig über die Oberfläche desselben sich erhebend, ist das Miasma der Ruhren und Wechselfieber, wogegen das des Gelbfiebers und der Cholera von noch feinerer Art, und einer größeren Verdünnung und Ausdehnung fähig, schon mehr der Atmosphäre, als der Erde mit ihren Gewässern anzugehören scheint, obgleich es eigentlich aus dieser seinen Ursprung nimmt.

Die Entwicklung der mit elektrischen Prozessen und Strömungen der Luft verflochtenen atmosphärischen Miasmen steigert sich in dem Verhältnis, in welchem die entsprechenden Contagien intensiver und weniger expansibel werden. Als die niedersten und expansibelsten Stufen dieser Miasmen dürften die der Influenza und des Keuchhustens zu betrachten sein, welche, zunächst an die höchsten der vorigen Ordnung sich anreihend, meistens noch nicht imstande sind, im Organismus sich zu einer abgeschlossenen Wirksamkeit zu individualisieren, aber doch schon zuweilen dieses Ziel erreichen, und in den Schleimhäuten, wo sie eine vermehrte Absonderung hervorrufen, ein wirkliches, wenn auch noch unvollkommenes Contagium erzeugen können. Öfter und vollkommener gelingt dieses bei den fieberhaften Hautausschlägen, besonders bei den Masern und dem Scharlach, am häufigsten aber bei den Pocken, die in dieser Reihe das bildungsfähigste Miasma und das am wenigsten flüchtige Contagium habend, schon in mancher Beziehung eine nahe Verwandtschaft zu den Pesten verraten, und zu diesen den Übergang bilden. Der flüchtigen und sehr expansiblen Natur der atmosphärischen Miasmen entspricht hier auch eine feinere und weniger wahrnehmbare Mephitis, die meistens von der vorwaltenden Tätigkeit des Contagiums übertroffen wird; nur bei den Pocken, besonders den bösartigen, findet eine starke Entwicklung von Mephitis statt,

---

[116] Toxicologie. T. II. Du gaz acide hydro-sulphurique.
[117] Zimmermann, von der Erfahrung. Tl. II. S. 190 u. ff

durch welche die Wirkung des Contagiums nicht wenig erhöht und unterhalten wird.[118]

In den Pesten endlich erlangt das zusammengesetzte (tellurisch-atmosphärische) Miasma den höchsten Grad der Entwicklung, deren es fähig ist, und bildet sich zu einem Contagium von so individuellem und selbständigem Charakter aus, daß diese Krankheiten außerhalb ihrer ursprünglichen Bildungsstätte als reine Contagionen erscheinen, und bloß durch Ansteckung so lange sich erhalten können, als der miasmatische Einfluß fortdauert, von welchem die Wirksamkeit des Contagiums abhängig ist. Ein solcher Gang kommt nur der Kriegspest, der Pest des Orients, und der Rinderpest zu, die unter allen Seuchen das intensivste und deshalb am wenigsten expansible Contagium besitzen, und unter sich nicht allein in dieser, sondern auch in anderer Hinsicht eine merkwürdige Ähnlichkeit und Verwandtschaft zeigen, und schon wegen ihrer großen Verheerung und Tödlichkeit die gewaltigsten Übel, aber auch diejenigen sind, gegen welche, wenn sie rein contagiös geworden, in dem Verhüten der Ansteckung ein sicherer Schutz zu finden ist, während dieselbe Vorsicht gegen Seuchen von atmosphärischem Ursprung ungleich weniger, und, bei den aus tellurischen Miasmen hervorgegangenen Übeln am wenigsten nützt. Daß übrigens bei den Pesten außer dem vorherrschenden Contagium auch eine starke Entwicklung von Mephitis stattfindet, ist um so weniger zu bezweifeln, da das tellurische Miasma im Men-

---

[118] Es ist bei keiner Seuche unbedingt ein fremder Ursprung anzunehmen, weil das Miasma (die epidemische Konstitution), ohne welches das Contagium sich nicht verbreiten kann, allezeit ein einheimisches ist. Beziehungsweise nennt man jedoch fremde Seuchen diejenigen, deren Ausbruch bei uns durch den Verkehr mit auswärtigen Ländern veranlaßt wird. Um aber den Pocken einen fremden (exotischen) Ursprung auch nur in solchem relativen Sinne beizulegen, müßte man das Mutterland dieser Krankheit nachweisen, und zeigen können, daß sie irgendwo ursprünglich und noch heute entsteht, und ebenso von dieser Gegend aus verbreitet wird, wie z. B. die Pest aus Ägypten, das Gelbfieber aus Amerika kommt. Ein solches Mutterland der Pocken ist aber noch unentdeckt, und wird auch niemals gefunden werden, weil diese Krankheit heutzutage fast auf der ganzen Erde einheimisch ist. Selbst die Frage, wann und wo die Pocken zum erstenmal in der Welt erschienen sind, läßt sich nach den vorhandenen Nachrichten mit Bestimmtheit nicht mehr beantworten. Gesetzt auch, die Krankheit wäre im sechsten Jahrhundert zuerst im Orient erschienen, darf man sie bloß deshalb eine orientalische oder exotische nennen, und kann ihr Miasma späterhin nicht auch in Europa usw. entstanden sein? Mußten nicht auch die Masern und der Scharlach irgendwo zuerst, und dann auch in andern Gegenden sich erzeugen? Und hat man neuerlich nicht zugeben müssen, daß die Pocken in vielen Fällen ohne Contagium, d. h. ursprünglich und allein durch miasmatischen Einfluß entstehen? – Es ist hier nicht der Ort, die allmähliche Verbreitung der Pocken über den Erdkreis zu erklären; nur so viel sei bemerkt, daß über diesen Punkt die Pathogenie und Geschichte der Krankheit um so geringere Aufschlüsse gewähren kann, je weniger man imstande ist, von der hergebrachten Ansicht über die Ansteckung und insbesondere von der Idee eines permanenten Contagiums sich loszumachen.

schen am häufigsten zur Mephitis wird, und bei der Entstehung der Pesten sowohl tellurisches als atmosphärisches Miasma zusammenwirken.

Wenn demnach die Miasmen, wie hier nur mit wenigen Zügen angedeutet werden konnte, unter sich eine gewisse Stufenfolge haben, in welcher der Zustand der Entwicklung des einzelnen, und der Verwandtschaftsgrad zu andern zu bemerken ist, wenn jedes Miasma auf seiner besonderen Stufe nicht immer sich gleich und beständig verhält, sondern nach Maßgabe der ihm zugrunde liegenden Prozesse gewisse Modifikationen erfahren oder neue Verbindungen eingehen kann, so werden auch in den Wirkungen und Folgen der Miasmen, nämlich in den Seuchen und den entsprechenden Produkten derselben (Mephitis und Contagium), die verschiedenen Entwicklungszustände und Veränderungen sich abspiegeln und kundgeben müssen, und von diesen wird auf die verschiedenen Eigenschaften der Miasmen wieder zurückzuschließen sein. Hier wie dort sind mannigfache Stufen, Verwandlungen und Übergangsformen möglich, und jede Seuche stellt einen besonderen Entwicklungszustand des kranken Lebens dar, der mehr oder weniger einem andern verwandt und ähnlich ist; ja fast keine kehrt zurück, ohne in ihrem Charakter und Verlauf einige Abweichung zu zeigen. Deshalb dürfen auch die Seuchen in der Natur nicht als völlig geschiedene und unabänderlich feststehende Arten und Normen betrachtet werden, sondern vielmehr als eigentümliche, aber innerhalb gewisser Grenzen veränderliche Prozesse und Formen, die sich von ihrem allgemeinen Typus mehr oder weniger entfernen, verwandten Formen sich nähern, und zuweilen sogar eine wirkliche Umwandlung erleiden können; weswegen es oft so schwierig ist, eine Epidemie nach bestimmten Merkmalen von einer andern zu unterscheiden, oder die Grenze anzugeben, wo die eine aufhört und die andere ihren Anfang nimmt. Wer könnte sich rühmen, wahrhaft unterscheidende und haltbare Kennzeichen zwischen dem tropischen oder remittierenden Gallenfieber und zwischen dem Gelbfieber entdeckt zu haben? Wie nahe steht eine Form des Wechselfiebers der Cholera, das gewöhnliche Sumpffieber dem Gallenfieber, und wie häufig haben sich diese nicht dem Typhus genähert? Nicht selten findet zwischen der Ruhr, dem Gallenfieber und dem Typhus eine Verbindung oder ein Übergang statt, und zahlreiche Mittelformen werden auch unter den exanthematischen Fiebern bemerkt.

Wo ist die Grenze und der Unterschied zwischen dem ursprünglichen Typhus und der Kriegspest, zwischen der Magenseuche und der Rinderpest, zwischen dem Beulenfieber und der Pest des Orients?

Wenn wir daher auch zur näheren Erkenntnis und Bezeichnung der Seuchen es nicht vermeiden können, gewisse Ordnungen und Arten derselben nach den vorwaltenden Eigenschaften und Merkmalen zu unterscheiden, so dürfen doch die Begriffe darüber nicht zu streng und eng gegeben, am wenigsten für die

Sachen selbst gehalten und als schlechthin geltende und unabänderliche Charaktere hingestellt werden, da die Pathologie eine andere Methode als die hier oft als Vorbild aufgestellte Naturgeschichte erfordert, die Seuchen keinen stehenden, beständig sich treu bleibenden Typus haben, sondern Erscheinungen des organischen Lebens darstellen, die mehr oder weniger ebenso wandelbar sind, wie die Prozesse der unorganischen Natur, durch welche sie hervorgerufen werden. Mögen die alles zerspaltenden Formalisten und Systematiker immerhin sich beschweren, daß durch solche Ansicht ihre toten Register in Unordnung geraten, mögen sie fortfahren, ihre erfundenen Namen für die Sachen zu halten, und abzugrenzen und festzusetzen, was immer sich ihren Blicken zeigt – die Natur verspottet dieses Bemühen, und hört nicht auf, ihr relatives Leben in endloser Mannigfaltigkeit und in beständigen Verwandlungen uns vorzuhalten.

––––––––––

Die Pest des Orients.

Drittes Buch.

XXV.
Läßt sich die Pest ausrotten? Ist sie von Europa abzuhalten?

OB es möglich sei, die ursprüngliche Entwicklung der Pest in Ägypten zu verhüten, und dadurch die Menschheit auf immer von einer der furchtbarsten Geißeln zu befreien – diese Frage wird ohne Bedenken von Ärzten bejaht, welche in einzelnen, bestimmten und schwer oder leicht zu beseitigenden Einflüssen die erste und zureichende Ursache der Seuche erblicken. Nach der Meinung Parisets und seiner Anhänger würde die aus Vernachlässigung des Balsamierens entstehende Fäulnis und Pest von der Erde verschwinden, sobald die Ägypter durch Güte oder Gewalt dahin gebracht werden könnten, alle menschlichen und tierischen Leichen mit Natron einzusalzen, und entweder wie ehemals in trockenen Felsenhöhlen beizusetzen, oder in den Sand der Wüste zu verscharren; dann würde für Ägypten eine neue Ära der Gesundheit und des Glücks beginnen, Europa würde ohne Furcht und Gefahr mit dem Orient verkehren, und die kostspielige und lästige Quarantäne könnte als Überrest barbarischer Zeiten aufgehoben werden. So glänzenden Erfolg verkünden uns jene französischen Ärzte mit nicht geringer Hoffnung und Zuversicht, indem sie dabei zu verstehen geben, daß die Welt dereinst diese unermeßlichen Wohltaten nicht den europäischen Herrschern, sondern dem reformierenden Pascha Mehemed Ali werde zu danken haben.[119]

Wäre die Pest durch irgendeine Vorkehrung mit Gewißheit und auf immer zu tilgen, so müßten alle gebildete Völker sich aufgefordert finden, zur Erreichung eines so heilsamen Zweckes ihre Kräfte und ihren Einfluß darzubieten. Bevor aber diese Mitwirkung stattfinden könnte, müßte erwiesen sein, daß das Übel aus einem besonderen Einfluß entspringe, welchen entweder unschädlich zu machen, oder zu beseitigen möglich sei.

Bis jetzt aber ist eine bestimmte und vertilgbare Sache als zureichender Grund der Pest noch niemals auf überzeugende Weise nachgewiesen worden, vielmehr ergeben unsere Untersuchungen, daß alle Seuchen die Folgen allgemeinerer, in vielfacher Richtung sich offenbarender Naturprozesse sind. Die Einführung einer zweckmäßigeren Art des Begrabens würde wohl in Ägypten

---

[119] Lagasquie a. a. O. § XI.

ohne Zweifel von manchem Nutzen sein, zumal wenn dabei auch andere Veranlassungen zur Fäulnis sich vermindern ließen; kein Sterblicher aber kann Bürgschaft leisten, daß die Pest nicht wiederkehre, so lange hier die eigentümlichen Verhältnisse des Bodens und der Atmosphäre, der Nil, der Chamsin usw., fortbestehen, d. h. so lange Ägypten nicht aufhört, Ägypten zu sein.

Wenn aber auch zur gänzlichen Vertilgung der Pest noch irgendeine Möglichkeit übrig zu sein schiene, so müßte die darauf beruhende Hoffnung erbleichen bei der Betrachtung des unglücklichen Zustandes, aus welchem dieses altertümliche Land seit Jahrtausenden nicht herausgekommen ist. In religiöser, wie in politischer und physischer Hinsicht stellt Ägypten eine Ruine oder vielmehr einen Leichnam dar, in welchem nur noch die Verwesung ein Leben zu unterhalten scheint. Noch immer ruht der Fluch des Verderbens auf diesem unglücklichen Reiche, dem einst der Untergang und Tod von Juden und Heiden, von Propheten und Philosophen mit der merkwürdigsten Übereinstimmung geweissagt worden ist.

„Die Zeit wird kommen – so heißt es in den Werken des Apuleius[120] – wo die Gottheit von der Erde zum Himmel zurückkehrt, wo Ägypten verwaist und der Gegenwart seiner Götter beraubt ist; dann wird dieses Land, die heilige Stätte der Tempel, voll Gräber und Leichen sein. Von Deiner Religion, o Ägypten, werden bloß die Fabeln übrig bleiben, und Deinen Nachkommen eben so unglaublich, von Deinen Taten nur die in Stein gehauenen Worte zeugen; Fremdlinge werden herrschen über Dich; der heilige Strom wird seine göttlichen Fluten von Blut entweiht über die Ufer wälzen, und der Begrabenen werden mehr als der Lebenden sein!"

„Ägypten [sagt de Maistre[121]] ist in jeder Beziehung und ohne Widerrede das Land der Erde, welches am meisten geeignet ist, nur von sich selbst abhängig zu sein. Dessen ungeachtet erklärte ihm Ezechiel (XXIX. 13, XXX. 13) vor mehr denn zweitausend Jahren, daß Ägypten niemals einem ägyptischen Zepter gehorchen werde, und von Cambyses bis auf die Mamelucken hat die Prophezeiung nicht aufgehört, in Erfüllung zu gehen. Misraim büßt ohne Zweifel noch unter unseren Augen die Laster und Verbrechen, die einst aus den Tempeln von Memphis und Tentyra hervorgingen, deren tiefe und geheimnisvolle Schlupfwinkel den Irrtum über das Menschengeschlecht ergossen. Für diese lange Giftlieferung ist Ägypten zur Todesstrafe der Nationen verurteilt; der Engel der Souveränität hat dieses berühmte Land verlassen, vielleicht um nie wieder zu ihm zurückzukehren." – Über diesen Ausspruch würden vielleicht vor kurzer Zeit noch viele gelächelt haben, die in Mehemed Ali schon voreilig den Wiederhersteller Ägyptens und den Gründer einer Dynastie erblickten, unter

---

[120] Ed. Elmenh. p. 90–91. Hermes Trism. ad Asclepium.
[121] Werke des Grafen J. de Maistre. A. d. Franz. übers. v. M. Lieber. Frankfurt 1823. Bd. II. S. 238.

welcher unfehlbar Gesundheit, Wohlstand und Zivilisation emporblühen sollten. Jetzt aber, nachdem man erfahren, wie und zu welchen Zwecken der
Pascha die Kultur betreibt, und nachdem man die Berichte von Augenzeugen
vergleichen kann, welche niemand einer Vorliebe zu Prophezeiungen beschul-
digen wird, jetzt scheint es nicht mehr zweifelhaft zu sein, was von den
sanguinischen Hoffnungen für Ägyptens Restauration zu halten sei. So traurig
ist sein gegenwärtiger Zustand, daß die Betrachtung desselben in dem neuen
Reisenden Leon de Laborde[122] nur die Erinnerung an den alten Fluch zu erwecken vermochte. „Selbst die Wiedergeburt (so äußert sich dieser Schriftsteller), welche man in diesem Lande hervorbringen wollte, hat seine Dörfer
entvölkert und seine Felder dezimiert; Ägypten stößt in seinem heutigen
(scheinbaren) Reichtum einen Schrei des Schmerzes aus, und scheint die
schrecklichen Worte des Propheten zu hören: „Ich will die Ägypter übergeben
in die Hand grausamer Herren, und ein harter König soll über sie herrschen,"
(Ezechiel XXI. 12) und wieder: „denn ich will Ägypten verwüsten, und seine
Grenze und seine Städte wüste liegen lassen."

Die erste dieser Weissagungen ist erfüllt, wird man vor der Erfüllung der
andern stehen bleiben? wird eine bessere Verwaltung dieser unglücklichen
Bevölkerung den Wohlstand und die Ruhe wiedergeben?" – So wenig Aussicht
zur Verwirklichung dieses Wunsches vorhanden ist, eben so wenig ist man
berechtigt, eine Verbesserung des Gesundheitszustandes zu erwarten; in letzterer Beziehung möchte vielmehr noch heute den Worten zu glauben sein, die
in einer längst vergangenen Zeit prophetisch über dieses Land ergingen:
„Jungfrau, Tochter Ägyptens! umsonst häufest Du Heilmittel, Heil ist nicht für
Dich!"[123] – Genug – die Ursachen, durch welche hier die Pest hervorgebracht
wird, sind so vielfach verwickelt und zugleich so tief gewurzelt, daß ihre
Vertilgung schon aus wissenschaftlichen Gründen nicht zu hoffen ist. Und
wäre es möglich, einige jener Schädlichkeiten durch irgendeine große Maßregel der Sanitätspolizei zu beseitigen, so verschwindet doch die Wahrschein-
lichkeit eines glücklichen Erfolges, sobald man, den gewöhnlichen Lauf der
Dinge beachtend und kein Wunder erwartend, von der Vergangenheit und
Gegenwart dieses Landes einen Schluß auf seine Zukunft macht.

Europa wird also fürs Erste noch der Hoffnung entsagen müssen, in Ägypten
die Wurzel der Pest getötet zu sehen, und sein Heil vielmehr von der Verbesserung der Schutzwehren gegen dieses Übel als von den despotischen
Unternehmungen eines Ali zu erwarten haben.

Eine andere Frage ist, ob nicht die Pest sich bereits am Ende ihrer Laufbahn
befinde, und wie der morgenländische Aussatz absterbend und immer seltener

[122] Voyage de l'Arabie petrée, par Léon de Laborde et Linant. Paris 1830. f.
[123] Jeremias C. 46. V. 11. Die Vulgata übersetzt: Virgo, filia Ägypti: frustra multiplicas medicamina,
sanitas non erit tibi.

und schwächer erscheinend, allmählich auf ein engeres Gebiet sich zurück-
ziehen werde, so daß bald ihr gänzliches Verschwinden zu hoffen und dann
auch alle Vorsicht gegen dieselbe aufzuheben sei. Die solcher Meinung zuge-
tan sind, berufen sich gewöhnlich und mit anscheinend guten Gründen auf
geschichtliche Tatsachen, indem sie daran erinnern, daß die Pest bis in die
erste Hälfte des achtzehnten Jahrhunderts Europa ungemein häufig verheerte,
später aber die Mitte unsers Erdteils nicht mehr zu erreichen vermochte. Ohne
jedoch hier in Anschlag zu bringen, daß erst seit demselben Zeitpunkt die
allgemeine Verbesserung der Schutzwehren begonnen hat, so läßt sich erweisen, daß die Gewalt der Krankheit in den Individuen noch heute wie vor
dreihundert Jahren ungeschwächt dieselbe ist, und daß auch bis auf die
neueste Zeit in Europa nicht wenige Ausbrüche des Übels stattgefunden
haben, obgleich dieselben zum Teil nur von kurzer Dauer und geringer Ausdehnung gewesen, und deshalb wenig bekannt worden sind.

Wenn es aber selbst Ärzte gibt, die schon jetzt von der Pest wie von einer
veralteten Seltenheit reden und sie in Beziehung auf Europa fast als erloschen
betrachten, so scheint der Grund dieser Sorglosigkeit nicht allein in der langen
Ruhe, deren wir uns zu erfreuen hatten, und in der Unkenntnis jener neueren
und nahen Ausbrüche zu liegen, sondern auch darin, daß das Studium der Pest
überhaupt immer mehr in Vergessenheit geraten, und die Zahl derjenigen
äußerst gering geworden ist, welche ihre Aufmerksamkeit auf diesen Gegenstand zu richten Zeit und Neigung hätten. Um solche Gleichgültigkeit wo
möglich zu vermindern und das noch immer fortdauernde Leben der Pest zu
beweisen, ist es nützlich in Erinnerung zu bringen, wie oft die Seuche noch in
den letzten hundert Jahren auf europäischem Boden erschienen ist, wobei wir
von dem türkischen Gebiet, wo sie am häufigsten vorgekommen, ganz hinweg-
sehen, und nur die christlichen Staaten beachten wollen.

Vom Jahr 1737 bis 1739 herrschte die Pest in Volhynien und der Ukraine, von
Braclow bis Kiew, und von Konstantinow bis an den Dnjepr hin; sie breitete
sich 1738 aus Siebenbürgen in das Temeswarer Banat und durch Ungern bis an
die österreichische Grenze aus, und hörte hier erst 1744 gänzlich auf. In
diesem Jahre wurde auch Sizilien und namentlich Messina betroffen. Von 1755
bis 1757 war Siebenbürgen, von 1769 bis 1771 abermals Siebenbürgen, Podolien,
Kiew, Moskau und die Zempliner Gespannschaft von Ungarn der Schauplatz
der Verheerung. In den Jahren 1780 und 1781 war die Pest aufs neue in Podolien und in den angrenzenden Kreisen (Zloczow und Tarnopol) von Galizien
verbreitet. Im Jahr 1783/4, erschien sie in Dalmatien, 1786 in Siebenbürgen,
1787 und 1788 zwischen Mohilow und Jampol in Podolien, wo einzelne Erkrankungen noch 1789 beobachtet wurden. Dieselbe Gegend war 1792 wiederum
gefährdet, und in den Jahren 1795 und 1796 herrschte in Syrmien eine Pest,

welche Sprengel noch in einem 1828 gedruckten Buche[124] als die letzte Invasion zu bezeichnen keinen Anstand nahm.

Im November 1797 wurde die Seuche in der Bukowina und in mehreren Orten des Zalesscziker Kreises von Galizien verbreitet. Durch ein Schiff aus Alexandria gelangte sie 1812 nach Malta und in den folgenden Jahren 1813 und 1814 (merkwürdig durch die Verheerung von Bukarest) drohte sie ihren Weg nach Norden zu nehmen, indem sie längs der Linie der österreichischen Schutzwehren auf verschiedenen Punkten in Siebenbürgen, im Banat, in Slavonien und Kroatien (zu Cronstadt, Ostrowa, Racza und bei Kostanitza) zum Vorschein kam. Im Jahr 1815 wurde die Pest nach Semlin, 1816 auf die Inseln Korfu und Malta, so wie nach Noja ins Königreich Neapel gebracht, und wiederum in Kroatien gesehen. Gegen das Ende des Jahres 1824 bis zum März 1825 war sie in Tuczkow an der Donau und in der Kolonie Barth in Bessarabien, und 1828 zu Cronstadt in Siebenbürgen; 1829 und 1830 erschien sie auf verschiedenen Punkten desselben Landes und herrschte in Odessa sowie auf dem an die Moldau grenzenden Russischen Gebiet. Seit dem Anfang des jetzigen Jahrhunderts ist sie dreimal im Lazarett zu Marseille ausgebrochen[125], sie hat sich wiederholt auch in den Contumazen zu Semlin und Tömös gezeigt und ist im letzteren Orte seit 1813 nicht weniger als fünfmal gewesen.

Die Aufzählung dieser Ereignisse, wobei die Türkei absichtlich ausgeschlossen wurde, ist im hohen Grade lehrreich und bedeutungsvoll. Zuerst ersehen wir hieraus, daß es der Pest auch in den letzten hundert Jahren nicht an vielfacher Gelegenheit gefehlt hat in Europa einzudringen, daß sie in diesem Zeitraum wenigstens zwanzig Invasionen bewirkt, von welchen die kürzeste mehrere Monate, die längste einige Jahre gedauert hat.

Wir erfahren, daß noch jetzt wie ehedem die südöstlichen Länder, namentlich das russisch-österreichische Gebiet, die größten und häufigsten Gefahren bestehen, und Deutschland von dieser Seite her noch immer am meisten zu besorgen hat. Wir entnehmen aber auch, daß seit der im Jahre 1755 erfolgten Einführung einer strengeren Quarantäneverfassung an den österreichisch-türkischen Grenzen alle diesseitigen Pestausbrüche nur auf die Grenzbezirke, meistens nur auf einzelne Orte beschränkt geblieben und früher oder später unterdrückt worden sind, und daß auch auf russischem Gebiet nach der unglücklichen Pest von Moskau (1771) und seit der Anwendung ähnlicher Vorsichten derselbe glückliche Erfolg stattgefunden hat. Bedenkt man dabei, wie äußerst bösartig, bei mehreren jener Invasionen, die Seuche in den Individuen erschien, welche Maßregeln überall gegen das Übel angewendet wurden, und welche Wirkung ihnen folgte, so fühlt man sich gezwungen, anzuerkennen,

---

[124] Geschichte d. A. K. Th. V. Zweite Abteil. Halle 1828.
[125] F. E. Foderé, Leçons sur les Epidemies T. IV. Paris 1824. 8. pag. 186.

daß, wenn Europa so lange Zeit von großen Pestseuchen verschont geblieben, dieses Glück nicht immer der Abwesenheit eines Miasma, oder andern zufälligen Umständen, sondern in vielen oder in den meisten Fällen den Maßregeln selbst zu danken ist, die man dem Übel entgegengestellt hat. In dieser Beziehung sind die vereinzelten und kleinen Pestausbrüche, obgleich sie gewöhnlich um so weniger bekannt werden, je glücklicher der Erfolg und je geringer dabei die Sterblichkeit war, für die Hygiene von außerordentlich hohem Interesse, weil sie am deutlichsten zeigen, nicht nur daß und wie die Seuche allein durch Ansteckung verbreitet, sondern auch allein durch Sperrung und Zerstörung des Contagiums gehemmt und ausgerottet wird. Solche isolierten Ausbrüche, die sich überhaupt nicht so selten ereignen, als man zu glauben scheint, lassen über die Herkunft und Verbreitung des Übels sowie über die Wirksamkeit der dagegen ergriffenen Maßregeln ein viel zuverlässigeres Urteil zu, als die von mehr oder weniger Verwirrung begleiteten großen Seuchen, indem sie auf unwidersprechliche Weise zeigen, welche mächtige Hilfe gegen ein so furchtbares Übel in zweckmäßigen Anstalten und Einrichtungen zu finden sei, wenn man dasselbe nicht wachsen läßt, sondern im Anfange und schnell mit den rechten Waffen bekämpft. Denn nicht in dem Tumult und Elend schon völlig verpesteter Länder und großer Städte, und nicht erst dann, wenn die Seuche schon lange Zeit fortgedauert und Tausende von Opfern gefordert hat, sondern bei dem ersten Erscheinen derselben im Lande, in einzelnen Orten, bei einer verhältnismäßig geringeren Anzahl von Kranken kann man lernen und erfahren, was menschliche Vorsicht und Tätigkeit unter Gottes Beistand gegen ein Übel vermögen, welches ehemals für unbezwinglich gehalten und dann so lange Zeit entweder zu spät oder zu kraftlos behandelt worden ist. Wenn auch in neuerer Zeit das Eindringen der Pest in die russischen und österreichischen Grenzbezirke nicht überall verhindert wurde, und vielleicht niemals ganz zu verhüten sein wird, so steht doch fest, daß diese Seuche hier seit vielen Jahren jedesmal in ihrem Fortschreiten gehemmt, mit verhältnismäßig geringem Verlust getilgt und von den Staaten abgewendet worden.

Und da dieser Erfolg durch Mittel herbeigeführt wurde, die in mancher Hinsicht einer Vervollkommnung fähig sind, so läßt sich noch in der Folge eine Verminderung der bisherigen Gefahren und Verluste erwarten, wenn die Pestpolizei sich bemüht, ihr Verfahren immer mehr den wahren Grundsätzen der Pathogenie und Hygiene gemäß zu regeln und einzurichten. Ja wie die Rinderpest, die noch im vorigen Jahrhundert von vielen für unabwendbar angesehen wurde, heute durch die rechten Vorkehrungen unfehlbar zu vermeiden ist, eben so, wenn auch mit größerem Aufwande, ist die ihr in vieler Beziehung verwandte Menschenpest, und zwar durch ähnliche Mittel, zu hemmen und zu tilgen. Diese der neuen Zeit angehörige Erfahrung, durch welche wir gelehrt werden, zwei der schrecklichsten Übel von uns fernzuhalten, läßt sich nach ihrem Werte nur mit den wenigsten Entdeckungen in der Heilkunde vergleichen; sie rechtfertigt die Behauptung, daß, wenn Europa jemals noch einmal so allgemeine Verwüstungen wie in früherer Zeit erfahren sollte, dies entweder nur durch eine große Nachlässigkeit oder durch ein Zurücksinken in Barbarei und Unwissenheit geschehen kann.

XXVI.
Neue Erfahrungen über den Ausbruch und die Beschränkung der Pest.

DA alle Lehren und Regeln der Pestpolizei auf der Voraussetzung beruhen, daß es möglich sei, die Pest in ihren Fortschritten aufzuhalten und durch Isolieren und Zerstören ihres Contagiums zum Erlöschen zu bringen, so ist wohl erforderlich, diese Möglichkeit zuerst für die vielleicht noch vorhandenen Zweifler an einigen Beispielen nachzuweisen, bevor jene allgemeinen Vorschriften entwickelt und die darauf gegründeten Einrichtungen beschrieben werden. Zu diesem Behuf soll hier die kurze Geschichte einiger Pestausbrüche folgen, die erst in neuerer Zeit stattgefunden haben, bis jetzt aber, wenigstens in Deutschland, fast unbekannt geblieben sind. Solche auch in pathologischer Hinsicht lehrreiche Ereignisse verdienen um so mehr beachtet zu werden, da sie uns zugleich mit der jetzigen polizeilichen Behandlung der Pest auf eine anschauliche Weise bekannt machen, und die Tilgung eines Übels nicht besser gelehrt werden kann, als indem man zeigt, wie dasselbe wirklich getilgt worden ist.

Zuerst sei hier der Pest gedacht, welche im Winter 1824/25 in der russischen Provinz Bessarabien erschien, und aus der benachbarten Moldau, wahrscheinlich durch Schleichhandel, eingebracht war. – Zwischen dem neunten und dreizehnten November alten Stils starben in der bei der Festung Ismail neu angelegten Stadt Tuczkow an der Donau in einer armen Familie vier Personen an einer Krankheit, die bei drei gleichzeitig Erkrankten nicht über drei Tage, bei einem nur zweiundzwanzig Stunden gedauert hatte. Obgleich von keinem Arzte beobachtet, schienen doch die Erscheinungen an diesen Kranken und Toten so gefahrvoll und der Pest verdächtig zu sein, daß sie in der Stadt Besorgnis und Furcht erregten, und der Polizeimeister sich bewogen fand, nicht nur das Haus jener Familie auf das strengste abzusperren, sondern zugleich auch bei dreizehn anderen Häusern, deren Bewohner mit jenem teils unmittelbar, teils mittelbar in Verbindung gewesen, dieselbe Maßregel anzuwenden. Von zwei Ärzten, welche die Leichen besichtigt und über den Verlauf der Krankheit Erkundigung eingezogen hatten, wurde der ausgesprochene Verdacht bestätigt, worauf man den Vorfall schleunigst der Landesbehörde anzeigte, und schon am folgenden Tage der Gouverneur von Bessarabien mit mehreren Medizinalpersonen in Ismail erschien. Von den letzteren wurden neue Untersuchungen an zwei wieder ausgegrabenen Leichen veranstaltet, und an der einen Petechien und Striemen, an der andern außerdem noch brandige Leistenbeulen vorgefunden. Man beschloß, die Sache vorläufig ganz nach den Grundsätzen der Pestpolizei zu behandeln, und übrigens abzuwarten, ob das in Hinsicht der Diagnose entstandene Bedenken durch ferneres Beobachten entweder zu widerlegen oder zu bestätigen sei.

Die Gelegenheit zu Beobachtungen blieb nicht lange aus; denn schon nach drei Tagen kamen in neun Häusern, die sämtlich zur Zahl der schon abgesperrten gehörten, neue Erkrankungen vor, welche den in der ersten Familie stattgefundenen ähnlich waren und über die Natur des Übels keinen Zweifel mehr übrig ließen. Wie zweckmäßig und heilsam die bereits im Anfange an vierzehn Häusern vollzogene Absperrung gewesen, zeigte sich jetzt offenbar, denn kein einziges dieser Häuser blieb in der Folge von der Pest verschont, obgleich der Verkehr unter denselben seit Einführung der Sperre mit aller Sorgfalt verhütet worden war. Auf diese Häuser würde auch das Übel beschränkt geblieben sein, wenn nicht durch einen jener unvorhergesehenen Zufälle, die oft die sichersten Berechnungen stören, die Zahl der verpesteten Gebäude noch um ein neues und sehr wichtiges vermehrt worden wäre. Ein Soldat vermochte dem mahnenden Bedürfnis nach Speise nicht zu widerstehen, und war in einer Nacht so kühn oder so schwach, bei den Bewohnern des gesperrten Hauses, das er bewachen sollte, Nahrung zu suchen. Am folgenden Morgen erkrankt dieser Mensch, und wird, da sein Vergehen noch unbekannt war, ins Militärhospital gebracht, wo seine Krankheit, bald als Pest entwickelt, nicht nur den meisten Kranken der betreffenden Abteilung, sondern durch die Wärter auch der zweiten Abteilung mitgeteilt wird, und nur wenige verschonend in kurzer Zeit vierunddreißig Soldaten ergreift. – Die Angesteckten werden plötzlich von großer Mattigkeit befallen, die oft in wenigen Stunden den Gang schwankend und unsicher oder die aufrechte Haltung unmöglich macht, und von Betäubung, Schwindel, Kopfschmerz, Ekel, schleimigem oder galligem Erbrechen, nicht selten von Durchfall und gewöhnlich auch von heftigem Brennen in der Herzgrube begleitet wird. Nach Verlauf eines Tages und zuweilen schon nach wenigen Stunden entwickelt sich unter Schauer und Hitze ein Fieber, welches dem höheren Grade eines nervösen gleicht, jedoch nicht bei allen Kranken deutlich zu bemerken ist. Bald sieht man bei einigen blauschwarze, linsengroße Petechien, meistens am Halse, an der Brust, auf dem Unterleib und Rücken, oder auch über den ganzen Körper verbreitet. Häufiger jedoch und als die beständigsten Symptome entstehen Pestbeulen in der Leistengegend, unter den Achseln, unter dem Kinn und hinter den Ohren, seltener an andern Orten.

Diese Drüsengeschwülste, im Anfange von der Größe einer Bohne, und ein dumpfes Ziehen oder auch heftig reißende Schmerzen erregend, pflegen sich in den günstigeren Fällen schnell zu erheben, gehen in Entzündung und Eiterung über, und bringen dann gewöhnlich ein Nachlassen der Krankheit hervor. Die Karbunkel, zuweilen schon am ersten Tage, meistens erst später, immer aber plötzlich ausbrechend, zeigen sich als rote über der Haut erhabene Flecke, die einen entzündlichen Hof im Umkreise, und schon beim Entstehen einen brandigen Mittelpunkt haben, der sich schnell über die härtliche Geschwulst verbreitet, während der entzündete Rand an Umfang gewinnt; sie halten ausgebildet zwei bis sechs Zoll im Durchmesser, sind von einer glänzend dunkelblauen oder schwarzen Farbe, und sickern zuweilen nach dem Aufspringen der Oberhaut eine brandige Flüssigkeit aus, die in einem Tage das Zellgewebe auf mehrere Zoll im Umfange zerstört. Während und nach dem Erscheinen dieser verschiedenen Ausschläge wird an den Kranken eine große Mannigfaltigkeit von Symptomen bemerkt. Die trüben und rot unterlaufenen Augen zeigen den wilden, fast trotzigen Blick der Wahnsinnigen, die feuchte Zunge ist weiß oder schmutzig gelb belegt, der Durst nicht übermäßig, der Harn oft vom gewöhnlichen nicht verschieden, zuweilen sparsamer, trüber und dunkler gefärbt, die Haut trocken und die Temperatur derselben unbeständig. Einige Kranke bekommen zu dem Schwindel noch Ohrensausen und Ohnmachten, andere fallen in Stumpfsinn und Delirium mit Sehnenspringen und Flockenlesen. Manche leiden an schwerem Atem, Druck und Schmerzen auf der Brust, wobei mit heftigem Husten ein zäher häßlicher Schleim, zuweilen auch ein hellrotes schäumendes Blut herausgefördert wird; andere werden von heftigen Schmerzen in den Gedärmen ergriffen, und ein dunkelrotes, halb geronnenes Blut wird dann durch Erbrechen oder Diarrhöe entleert. Alle diese Zufälle nehmen ohne Ordnung und in ungleichem Verhältnis an Heftigkeit zu, erreichen zuweilen schon am ersten, öfters am zweiten und dritten Tage ihren höchsten Grad, und enden in den meisten Fällen mit dem Tode. Die Genesung findet nach einer mäßigen Hautausdünstung zwischen dem zweiten und fünften Tage, jedoch nur bei wenigen statt; diese haben das Ansehen von Menschen, die lange am viertägigen Fieber gelitten, und werden nach dem vorwaltenden Leiden einzelner Organe noch längere Zeit von großer Schwäche, Fehlern der Verdauung, Husten usw. geplagt. Der Tod erfolgt bei einzelnen Kranken schon innerhalb der ersten zwölf Stunden, bei andern am zweiten, dritten oder vierten, niemals nach dem fünften Tage, unter den Zeichen von Lähmung und Nervenschlag, oft während der größten Heftigkeit der Krankheit, zuweilen aber auch bei wenigen und anscheinend milden Symptomen auf fast unerklärbare und gleichsam verräterische Weise. An den Leichen findet man Gesicht und Hals, und meistens auch die Brust mit Blut unterlaufen, und außer den Spuren der Beulen und Karbunkel zuweilen den ganzen Körper mit schwarzblauen Striemen, Flecken und Petechien bedeckt, die Gliedmaßen welk und gelenkig, und eine so schnell überhand nehmende Fäulnis, als hätte dieselbe schon in der letzten Zeit des Lebens begonnen.

Einige Leichen zeigen Petechien und Bubonen, andere Bubonen und Karbunkel, einige bloß Bubonen, andere bloß Karbunkel, noch andere bloß Petechien und manche gar keinen Ausschlag. – So war die Krankheit beschaffen, welche in Tuczkow vom 9ten November 1824 bis zum 3ten Februar 1825 allmählich 49 Zivil-Einwohner und 34 Soldaten, im Ganzen 83 Personen, befiel, von welchen 75 starben und nur 8 dem Tode entgingen. Unter den Gestorbenen befanden sich 54 männliche und 21 weibliche Individuen, 14 Kinder unter zwölf Jahren, 60 Erwachsene und ein fünfundsiebzigjähriger Greis. Die schnelle und tödliche Gewalt des Übels, wobei der an Mehreren beobachtete Husten und Blutauswurf besonders merkwürdig ist, und an die grausamen Pesten der alten Zeit erinnert, mußte alle Kraft und Einsicht auffordern, um der ferneren Verbreitung des Contagiums Schranken zu setzen. – Im Umkreise der nach dem Ausbruche der Pest gesperrten Häuser, welche glücklicherweise an einem Ende der Stadt und sämtlich nahe beisammen lagen, wurde von der Besatzung sogleich ein sechs Fuß tiefer und drei Fuß breiter Graben gezogen, an dessen äußerem Rande Militärwachen, deren jede von der andern nur zehn Schritt entfernt war, mit scharf geladenem Gewehr alle Gemeinschaft der eingeschlossenen Häuser sowohl mit der Stadt als unter sich selbst verhinderten. Die Gebäude innerhalb dieses Grabens wurden mit Chlordampf durchräuchert, alles Holz derselben mit Lauge gewaschen, das Bettzeug, Lagerstroh und die in den letzten Tagen benutzten Kleidungsstücke der Bewohner im Freien verbrannt, die übrigen Sachen gelüftet und gereinigt, die Haustiere getötet, und die Menschen, nachdem sie mit stark verdünnter Schwefelsäure gewaschen waren, mit neuen Kleidern versehen. Alle von der Krankheit bereits Befallenen wurden in ein geräumiges und freistehendes Haus gebracht, welches zum Pestlazarett eingerichtet, und nach den Geschlechtern in zwei Abteilungen gesondert, gleichfalls mit einem Graben umzogen und mit Wachtposten umgeben war. Zwei Ärzte und eine hinlängliche Anzahl ganz in gegerbtes Leder gekleideter Wärter, die sich freiwillig zu dem Geschäft erboten hatten, besorgten hier die Krankenpflege. So oft ein neu Erkrankter ins Lazarett gelangte, wurde in dem Hause, das er verlassen, die eben erwähnte Reinigung wiederholt. Die Genesenen mußten, nachdem sie mit verdünnter Schwefelsäure gewaschen und mit neuen Kleidern angetan waren, ein Quarantänehaus beziehen, wo sie noch vierundzwanzig bis vierzig Tage beobachtet, und dann nach einer nochmals vorgenommenen Reinigung als unverdächtig entlassen wurden. Die Toten begrub man auf einem entfernteren Felde, nackt, aber unten und oben mit einer dicken Lage von ungelöschtem Kalk umgeben. Die Einschließung des verdächtigen Stadtteils schien jedoch zum Schutz der

Umgebung noch keine volle Sicherheit zu gewähren, daher auf Veranlassung des Gouverneurs schon im Anfange nicht nur die nahe Festung Ismail gesperrt, sondern außerdem noch um die Stadt Tuczkow, so weit dieselbe nicht von der Donau umflossen ist, ein tiefer Graben gezogen und an demselben ein Cordon von dreihundertundfünfzig Militärposten aufgestellt wurde, so daß jeder Soldat von dem andern nur dreißig Schritt entfernt war. Diese alle zwei Stunden abgelösten, Tag und Nacht auf und nieder gehenden Wachen hatten den strengsten Befehl, jedes Überschreiten der Sperrungslinie zu verhüten, und waren befugt, im Fall einer gewaltsamen Widersetzlichkeit von ihren Waffen Gebrauch zu machen. An der einzigen zum Aus- und Eingang offen gelassenen Stelle dieser Sperrungslinie war unter stärkerer Bewachung eine provisorische, aus sechs Hütten bestehende und doppelt umzäunte Quarantäneanstalt eingerichtet, wo solche Personen, die aus besonders wichtigen Gründen die Stadt verlassen mußten, eine Gesundheitsprobe von sechzehn Tagen zu bestehen hatten, und Briefe, Gelder usw. vorschriftsmäßig gereinigt wurden. Es war aber im Voraus beschlossen, den Eintritt in die Quarantäne unbedingt zu verbieten, wenn noch außerhalb der gesperrten Häuser verdächtige Erkrankungen vorkommen sollten. Zur Aufrechthaltung der Ordnung waren innerhalb der Stadt vier Bezirksvorsteher und ebenso viele Ärzte bestellt, welche täglich zur bestimmten Zeit die sämtlichen Häuser des ihrer Sorgfalt angewiesenen Stadtviertels besuchen, den Gesundheitszustand eines jeden Bewohners genau beobachten, und zugleich die Totenschau besorgen mußten. Ein Zivilbeamter leitete die Polizei außerhalb der Stadt, und sorgte dafür, daß den städtischen Armen und allen, deren Erwerb durch die Sperre gehindert war, auf Kosten der Krone die nötigen Lebens- und Brennmittel zugeführt wurden; ein Oberst war dem Militärcordon vorgesetzt, und selbst der Gouverneur der Provinz, dem das ausschließliche Vorrecht zustand, sich täglich in die Stadt zu begeben und überall die Oberaufsicht zu führen, hatte seinen Wohnsitz zur Zeit der größten Gefahr unmittelbar an der Sperrungslinie und später in einem nahen Dorfe genommen. Alle diese mit pünktlicher Strenge ausgeführten Maßregeln hatten den Erfolg, daß die Pest in Tuczkow, einer Handelsstadt von ungefähr fünftausend Einwohnern, auf dreiundachtzig Personen beschränkt, von der Umgegend abgehalten und, nachdem seit dem 3ten Februar a. St. keine Erkrankung mehr vorgefallen, auch eine allgemeine Reinigung beendigt war, am 15ten März die Sperre aufgehoben und das „Herr Gott, dich loben wir" angestimmt wurde.

Am elften Januar 1825 starben in der 24 Werst von Tuczkow entfernten und ebenfalls an der moldauschen Grenze gelegenen Kolonie Barth ein Mann von fünfzig, und ein Kind von elf Jahren, nachdem jener nur 21 Stunden, und dieses 30 Stunden krank gewesen.

Die Schilderung der vorausgegangenen Symptome und die bei der Leichenschau wahrgenommenen Petechien und Striemen bestimmten die zur Untersuchung berufenen Ärzte, sich einstimmig für den Pestverdacht auszusprechen. Beide Verstorbene gehörten einer Familie an, die in drei verschiedenen Häusern wohnend, aus neunzehn Mitgliedern bestand. Mit diesen Häusern hatten, wie die nähere Nachforschung lehrte, zwölf andere teils unmittelbaren, teils mittelbaren Verkehr gehabt; daher mußten fünfzehn Häuser, auf dieselbe Art, wie dies in Tuczkow geschehen, abgesperrt, und außerdem nicht nur das ganze Dorf, sondern auch sechs andere benachbarte Kolonien, die mit jenem in täglicher Verbindung gestanden, der militärischen Sperre unterworfen werden. Unter denselben schon oben erwähnten Erscheinungen wurden von der Krankheit allmählich alle neunzehn Glieder der zuerst erkrankten Familie, und in fünf Häusern aus der Zahl der abgesperrten noch elf andere Individuen, überhaupt also dreißig Personen (Männer, Weiber und Kinder) ergriffen, von welchen acht genasen, und zweiundzwanzig das Leben verloren. Der letzte Sterbefall ereignete sich am 20sten Februar a. St. Im Allgemeinen fand hier dasselbe Verfahren, wie in Tuczkow, statt, nur mit dem Unterschiede, daß die Kranken und die sämtlichen Bewohner der fünfzehn verdächtigen Häuser in eine zuvor geräumte, aus zwölf Gebäuden bestehende, in der Nachbarschaft gelegene Ansiedlung (Packow) verlegt, und hier die Kranken in einem zum Pestlazarett bestimmten Hause, die Verdächtigen aber in den übrigen elf Gebäuden untergebracht und abgesperrt, die verlassenen Häuser in Barth dagegen mit allem, was sie enthielten, den Flammen übergeben wurden. Sämtliche Einwohner der sieben verdächtigen und gesperrten Ortschaften wurden täglich in Hinsicht ihrer Gesundheit ärztlich, und zuweilen am entblößten Körper untersucht, alle ihre Wohnungen auch einer allgemeinen Reinigung unterworfen, und Truppen standen bereit, um einen die Provinz quer durchschneidenden Cordon vom Dniester bis zum Pruth zu bilden, im Fall die Krankheit sich außerhalb der Sperrungslinie von Tuczkow und Barth noch weiter verbreitet hätte. Dies geschah aber nicht, und im Frühjahr 1825 war Bessarabien von der Pest, und das ganze südliche Rußland von der Gefahr befreit.

Wenige Jahre nach diesen Ereignissen verflossen, als das nämliche Übel zu Cronstadt in Siebenbürgen erschien. – In den ersten Tagen des Oktober 1828 langte hier, aus Bukarest kommend, ein gewisser Andreas Geréb mit seiner Frau und einem zehnjährigen Stiefsohn an, um einen Besuch bei Verwandten zu machen, und dann nach seiner Vaterstadt Maros-Vasarhely weiter zu gehen. Die Reisenden führten eine Kiste mit Pelzen und Kleidungsstücken bei sich, welche sie in der Walachei aus dem Nachlaß einer reichen an der Pest verstorbenen Person erhalten, und in der Contumazanstalt, wie man sagte, der Reinigung zu entziehen gewußt hatten. Nachdem sie einige Tage in Cronstadt verweilt, setzten diese Leute ihre Reise fort, allein schon in Rothbach, einem ungefähr drei Stunden von der Stadt entfernten Dorf, erkrankte die Frau und starb daselbst den 17. Oktober, worauf der Vater und Sohn die Leiche nach Cronstadt brachten, um sie hier auf dem katholischen Friedhofe beerdigen zu lassen. Der für die Totenschau bestellte Wundarzt bemerkte zwar an dem Leichnam einige Petechien, erteilte jedoch, da diese ihm nicht verdächtig zu sein schienen, die Erlaubnis zum Begraben, ohne von dem Vorfall weitere Anzeige zu machen.

Neben dem Friedhofe steht ein Gebäude, in welchem sich eine Versorgungsanstalt für gebrechliche Menschen, die Wohnung des Totengräbers und eine Totenkammer befinden. In der letzteren wurde auch die Leiche der verstorbenen Geréb untergebracht, gewaschen und eingesargt. Das Geschäft verrichteten einige Weiber der Versorgungsanstalt, welche dafür zum Lohn zwei Frauenkleider und Pelze von dem Witwer erhielten. Dieser reiste den 18. allein nach Maros-Vasarhely ab, und ließ seinen Knaben in der Familie des Totengräbers Engaddi zurück, der gleichfalls ein Kleid, und außerdem noch eine der Verstorbenen angehörige Decke empfangen hatte, auf welcher die Kinder öfters zu spielen pflegten. Hierauf erkrankte am 29. Oktober mit Durchfall und Schmerzen im Unterleibe die zehnjährige Tochter Anna Engaddi, und starb den dritten Tag. Am 30sten wurde der neunjährige Sohn Joseph von Kopfschmerz befallen, und verschied wie die Schwester ohne äußere Kennzeichen der Pest den 1. November. An diesem Tage stellten sich bei dem Vater Engaddi, einem Mann von achtunddreißig Jahren, anhaltendes Frösteln, Kopfweh mit Betäubung, große Mattigkeit und bei belegter Zunge Neigung zum Erbrechen ein. Den 3. November wurde Ferdinand Engaddi, ein Knabe von sechs Jahren, krank und beklagte sich über ziehende Schmerzen in der Achselhöhle. Am Körper dieses, den 6. November gestorbenen Kindes fanden sich Petechien, und in der Gegend der linken falschen Rippe ein schwarzer Fleck von einem halben Zoll im Durchmesser, mit rotem Rande, und in der Mitte mit einem Bläschen versehen; zwei ähnliche Flecke wurden an der linken Brust und Schulter wahrgenommen.

Inzwischen war auch Therese Binder, eines jener Weiber erkrankt, die den Leichnam der Geréb gewaschen hatten. Am linken Schenkel dieser Kranken wurden große blaue und schwarze Petechien und in der linken Leistengegend eine glänzende, schmerzhafte Geschwulst bemerkt, die vier Zoll im Umkreise haltend, von einem roten Rand umgeben, kurz vor dem Tod aber völlig wieder verschwunden war. Zu gleicher Zeit zeigte sich die Krankheit in der Wohnung eines Musselinwebers nahe am Versorgungshause bei einem Dienstmädchen und einem neunjährigen Lehrjungen, welcher ein Enkel der Therese Binder und von derselben beschenkt worden war. Nach diesen Vorgängen erklärte die am 7. November zusammengerufene ärztliche Kommission, daß in Cronstadt die orientalische Pest ausgebrochen sei, und begründete dieses Urteil durch den eigentümlichen Verlauf, die Ansteckung und Tödlichkeit der Krankheit, sowie nicht minder durch die wahrgenommenen Symptome, Petechien, Karbunkel und Bubonen. Bald erkrankten noch mehrere Personen, die sich sämtlich innerhalb der beiden schon gesperrten Häuser befanden. Der Totengräber, welcher sich nach dem ersten Fieberanfall zu erholen schien, wurde am 12. November von großer Mattigkeit, Schwindel, Spannung und Schmerz in der rechten Achsel befallen; am 13. zeigte sich eine ausgebildete Pestbeule, am 14. kamen Petechien hinzu und am 20. erfolgte der Tod. Ein anderer Mann, Georg Türkösi, hatte am 14. eine Pestbeule in der rechten Leistengegend, einen Karbunkel an der linken Hüfte, einen noch größeren von 2 Zoll im Durchmesser am untern Teil des Gesäßmuskels, und zwei kleinere am rechten Unterschenkel. Seine gleichzeitig mit ihm erkrankte Frau bekam eine Beule in der rechten Leistengegend, und Anna Engaddi, des Totengräbers Frau, einen Karbunkel am rechten Oberschenkel. (Die Letztere und Türkösi sind dem Verfasser als Genesene vorgestellt worden.) Von acht Personen, welche sich im Hause des Musselinwebers befanden, erkrankten fünf an der Pest, und drei blieben gesund; zwei Kranke, mit Beulen und Striemen behaftet, genasen, und drei mit Petechien und Beulen fielen dem Tod anheim.

Mittlerweile waren von den Behörden Vorkehrungen getroffen, um der Ausbreitung des Übels Einhalt zu tun. Die Kranken wurden mit einem Wundarzt und mehreren zur Pflege bestimmten Personen in das bei Cronstadt immer disponible und gut eingerichtete Pestspital gebracht, die Verdächtigen in die Zitadelle abgeführt, um daselbst Quarantäne zu halten. Fünf Ärzte, welche mit den Kranken in unmittelbare Berührung gekommen, mußten in ihren eigenen Wohnungen sich einer zwanzigtägigen Sperre unterwerfen. In den Vorstädten wurden, mit Ausnahme zweier Hauptstraßen, alle Nebengassen durch hohe Zäune abgesperrt und mit Militärwachen besetzt, kein Fremder durfte ohne Gesundheitspaß aufgenommen werden; die Häuser, in welchen Andreas Geréb gewesen, wurden gleichfalls gesperrt, alle übrige aber in der Stadt und den Vorstädten durch die Zehntmänner in Hinsicht des Gesundheitszustandes täglich untersucht, in den verpesteten Häusern die Reinigung vorgenommen und die Zerstörung des Contagiums bewirkt. Ein kräftiger junger Mann, der über die Reinigung die Aufsicht führte, wurde bei dieser Gelegenheit noch ein Opfer der Pest. Er hatte unvorsichtig einen, wahrscheinlich als Verbandstück gebrauchten Leinwandlappen vom Boden aufgehoben, und starb nach achtundvierzig Stunden mit einer Pestbeule in der rechten Leistengegend. Als auch in der Stadt und oberen Vorstadt noch zwei höchst verdächtige Krankheitsfälle sich ereignet, wurde Cronstadt am ersten Dezember gänzlich gesperrt und mit einem starken Militär-Cordon umgeben, nachdem aber dreißig Tage ohne neue Erkrankungen verflossen waren, am ersten Januar 1829 von der Sperre wieder befreit. Es sind im Ganzen siebenundzwanzig Personen an der Pest erkrankt, von welchen achtzehn, meistens am dritten Tage, Opfer der Krankheit wurden, neun aber ihre Gesundheit wieder erlangten. Und als auch diese letzteren, sowie deren Pfleger und Wärter und all jene, welche mit der Reinigung der angesteckten Gebäude sich beschäftigt, eine Quarantäne von vierzig Tagen überstanden hatten, wurden die Pestanstalten zu Ende des Monats März 1829 wieder aufgehoben.

Viel größere Gefahren entstanden im Herbst dieses Jahres, als die siegreichen russischen Truppen nach dem Frieden von Adrianopel die Türkei verlassen, und in ihre Heimat zurückkehren sollten. Um diese Zeit hatte die Pest in der Moldau und Walachei über mehrere hundert und in Bessarabien über einige zwanzig Ortschaften (worunter Jassy, Kischenew und Biltzi) sich verbreitet, sie war auch in Odessa und in der Krim ausgebrochen, und hier und da in Siebenbürgen zum Vorschein gekommen. Zu ihrer Abwehr war von Seiten Österreichs ein provisorischer Militär-Cordon in Galizien aufgestellt, welcher, an den permanenten der Bukowina sich anschließend, bis an die Grenze des Königreiches Polen reichte, und zwei Contumazen (zu Brody und Hussyatin) in sich schloß. Rußland wurde durch seine doppelte Quarantänelinie am Pruth und Dniester, und außerdem noch durch eine dritte provisorische beschützt, die sich von der am Dniester gelegenen Stadt Jaorlik über Balta nach Osten zog und die Gouvernements Kiew und Podolien von Odessa schied. Während hier die Dauer der Quarantäne für Reisende auf ein und zwanzig Tage, für Waren und Effekten auf längere Zeit festgesetzt war, sollten die rückkehrenden Abteilungen der Armee überhaupt eine Gesundheitsprobe von sechs Wochen halten und zu diesem Zweck so lange am Dniester stehen bleiben. Gleichzeitig war man bemüht, die Krankheit überall, und auch in den Fürstentümern zu beschränken und auszurotten, was durch die angewandten energischen Maßregeln (unter welchen das Verbrennen der verpesteten Hütten nicht die letzte war) und bei der günstigen Mitwirkung des harten Winters mit solchem Erfolge geschah, daß die Pest schon gegen das Frühjahr 1830 größtenteils zu Ende ging. Eine ausführliche Geschichte dieser Seuche und aller dagegen getroffenen Vorkehrungen, so wichtig und lehrreich sie auch wäre, würde allein ein ganzes Buch erfüllen und hier selbst im Auszuge kaum mitzuteilen sein; für unsern Zweck genügt aber schon das allgemeine Resultat zu wissen, und den Hergang in einigen Orten zu beschreiben, welche, weil sie von dem Herde des Übels am weitesten entfernt gelegen, die Aufmerksamkeit des mittleren Europas vorzugsweise verdient haben, und deshalb auch zu jener Zeit von dem Verfasser besucht worden sind.

Der äußerste Punkt, welchen damals die Pest im Norden erreichte, und zugleich derjenige, von welchem sie zunächst das Königreich Galizien bedrohte, war das auf der Grenze von Bessarabien und der Bukowina liegende, drei Meilen von Czernowitz entfernte Dorf Nowoselice, welches durch einen Bach in zwei Hälften geteilt ist, wovon die größere zum Russischen, die andere zum österreichischen Gebiet gehört. Durch diesen Ort führt eine Hauptstraße, daher sich auf beiden Seiten Zollämter mit Militärgrenzposten befinden, und diesseits auch die Contumazanstalt Bojan in der Nähe ist. In dem zum russischen Anteil gehörigen, dicht an der Grenze liegenden Hause eines Zollbeamten waren im Oktober 1829 nacheinander zwei Dienstjungen und eine sechzigjährige Frau gestorben und ohne Besorgnis begraben worden. Hierauf wurde am 14ten Oktober a. St. in demselben Hause wiederum ein Dienstmädchen krank, weshalb der im Orte wohnende Arzt, Verdacht schöpfend, sich zu der Wohnung begab und, vor derselben stehen bleibend, die Kranke durch einen in der Stube befindlichen Knecht bis ans Fenster tragen ließ, um sie genauer untersuchen zu können. Eine ausgebildete Pestbeule in den Weichen und ein Karbunkel am Knie setzten das Dasein der Pest außer Zweifel, zumal da man wußte, daß der Beamte, welcher das Haus bewohnte, früher beim Pestcordon an der Donau gedient und von dorther wahrscheinlich mehrere mit Contagium befleckte Sachen zurückgebracht hatte. Nach dieser Entdeckung sperrte man sogleich das Haus, und drei Tage später wurde der Knecht, welcher die eben erwähnte Kranke auf den Armen zum Fenster getragen, ein Opfer seiner Bereitwilligkeit, und starb mit unverkennbaren Zeichen der Pest, während jene Kranke ihrer Genesung entgegen ging, und die übrigen in ein besonderes Zimmer eingeschlossenen Hausgenossen unversehrt blieben. Nach vierzehn Tagen, als die Gefahr schon beseitigt schien, erkrankte und starb in demselben Hause noch ein zweiter Knecht, der wahrscheinlich mit den Sachen des zuvor Gestorbenen in Berührung gekommen war. Auf diese sechs Fälle, von welchen fünf tödlich abliefen, beschränkte sich die Krankheit in Nowoselice, welche damals in Galizien nicht geringe Besorgnisse erregt und hier die Aufstellung eines Pestcordons hauptsächlich veranlaßt hat. Im Orte selbst wurde die Anordnung und Aufsicht der nötigen Maßregeln einem erfahrenen Arzt übertragen, dem zur Hilfe noch ein zweiter und mehrere Soldaten beigesellt waren. Am 14. Oktober a. St. wurde das verpestete Haus, am 24. der ganze Ort gesperrt, und am 12. Dezember nach vollzogener Reinigung die Sperre wieder aufgehoben. Das genesene Mädchen mußte in einem abgesonderten und mit Wache versehenen Hause noch längere Zeit Quarantäne halten. Von österreichischer Seite war die Bewachung der Grenze verstärkt und längs derselben ein tiefer Graben gezogen worden, zumal da das Übel auch in der nur sieben Meilen entfernten Stadt Biltzi und selbst in Kischenew noch seine Opfer forderte. In polizeilicher Hinsicht ist das Ereignis zu Nowoselice deshalb merkwürdig, weil hier die Kranken nicht aus dem verpesteten Hause entfernt wurden, das Übel aber dennoch auf dieses eine Haus eingeschränkt blieb, und in demselben sogar mehrere Personen, die sich in einem besonderen Zimmer eingeschlossen befanden, glücklich der Gefahr entgingen.

In dem zur Kämmerei von Cronstadt in Siebenbürgen gehörigen Dorfe Türkös war den 25. November 1829 ein Kolonist unter sehr verdächtigen Erscheinungen gestorben, und den 12. Dezember auch dessen achtjähriger Sohn unter ähnlichen Zufällen krank geworden.

Dieser, ein blühender, bis dahin völlig gesunder Knabe, wurde plötzlich vom Schwindel, Kopfschmerz und tödlicher Schwäche befallen, worauf sich anhaltende Betäubung und Durchfall einstellten und am fünften Tage der Tod erfolgte. Die Leiche, von erdfahler Farbe, hatte äußerst biegsame schlaffe Gliedmaßen, und war mit vielen, teils roten, teils schwarzen Petechien bedeckt.

In der Nacht vom 16. zum 17. Dezember wurde auch die Mutter krank und am Morgen schon so schwach, daß sie ohne Hilfe sich nicht mehr aufrecht zu erhalten vermochte. Die Züge ihres blaß gelben Gesichtes waren entstellt, die Augen trüb und gläsern, die Sprache undeutlich und stammelnd, der Kopf von Betäubung und Ohrensausen eingenommen. Auf dem Rücken zeigten sich mehrere rote Flecke von einem halben Zoll im Durchmesser, deren einer, in der Mitte mit einem Bläschen versehen, sich zum Karbunkel zu entwickeln schien. Allein schon nach vierzig Stunden endigte die Krankheit mit dem Tode, und auch an dieser Leiche wurden erdfahle Farbe, große Biegsamkeit der Glieder, und am ganzen Körper rote, blaue und schwarze Petechien, zum Teil von ungewöhnlicher Größe, wahrgenommen. Die noch während des Lebens bemerkten Flecke auf dem Rücken erschienen dunkelblau, und das auf einem bemerkte Bläschen zeigte sich faltig und eingesunken. – Die zur Untersuchung dieser drei Todesfälle berufenen Ärzte erklärten zwar die vorausgegangene Krankheit nur im hohen Grade der Pest verdächtig, allein dieser Verdacht wurde zur Gewißheit, als eine Tochter des Ehepaars das Bekenntnis ablegte, daß ihr verstorbener Vater heimlich in der Walachei gewesen und drei Tage vor seinem Erkranken aus Vallengi di Munte, wo notorisch die Pest herrschte, auf Schleichwegen zurückgekehrt sei. Die Sperre und Reinigung des Hauses, die sorgfältige Beerdigung der beiden zuletzt gestorbenen Leichen, das Verbrennen aller von den Kranken herrührenden Sachen, die Anstellung eines Wundarztes und Pestdieners, und andere auf Befehl der Behörden ausgeführte Maßregeln, hatten den glücklichen Erfolg, daß sich die Pest auch hier auf ein einziges Haus beschränkte, und zwei noch in demselben befindliche Menschen, unversehrt blieben. Letztere wurden nach achtundzwanzig Tagen mit dem ihnen zugesellten Pestdiener, nachdem sie zuvor gebadet und mit neuer Kleidung versehen waren, in die nahe Contumazanstalt Tömös abgeführt, um daselbst noch zwanzig Tage beobachtet zu werden.

Diese Contumazanstalt ist in demselben Jahre wiederholt in Gefahr gesetzt worden. An ihren Toren hat man mit Karbunkeln und Beulen behaftete Leichen gefunden, welche Reisenden angehörten, die entweder vom Tode überrascht oder von den jenseitigen Einwohnern fortgeschafft und hier niedergelegt waren. Durch das Begraben einer solchen Leiche mußte ein Contumazdiener die Ansteckung und den Tod erleiden. Ein andermal erfolgte der Ausbruch der Pest in einer Separation oder Quarantänestube, worin sich zweiunddreißig Menschen eingeschlossen befanden. Von diesen wurden ein junger Grieche und eine aus fünf Personen bestehende Judenfamilie Opfer der Pest, und die Übrigen hätten größtenteils dasselbe Los teilen müssen, wenn sie nicht, sogleich nach der ersten Entdeckung der Krankheit an einem Mädchen, abgesondert worden wären.

Wenn nun in allen hier angeführten Fällen die Pest in ihrer Verbreitung gehemmt und verhältnismäßig bald getilgt worden ist, wenn damals selbst in Siebenbürgen außer den erwähnten keine andere Erkrankungen sich ereignet haben, obgleich das Übel in der benachbarten Walachei und längs der siebenbürgenschen Grenze, z. B. in den Orten Brosa, Kimpina, Vallengi di Munte, Drosna, Krajowa und Bitescht, weit verbreitet war, so wird man bei so auffallendem Erfolge den dazu angewandten Mitteln und Vorkehrungen, ungeachtet des vielfach über ihre Unvollkommenheit ausgesprochenen Tadels, eine große und entscheidende Wirksamkeit nicht abzusprechen wagen, und eine der nützlichsten Aufgaben wird es sein, diese Mittel und Vorkehrungen selbst, so wie die Verbesserungen, deren sie entweder bedürftig oder fähig sind, noch näher kennenzulernen.

XXVII.
Vorkehrungen im Orient.

ES gab eine Zeit, da öffentliche Vorkehrungen zur Abwehr der Pest so unbekannt waren, daß ganz Europa der Seuche offen stand, und gegen die häufigen Invasionen derselben nur die Vorsicht einzelner Menschen und Familien einen unsicheren Schutz gewährte, der überdies bei den Meisten noch durch Armut oder Unwissenheit vereitelt wurde. Nach unermeßlichem Elend begann man erst im fünfzehnten Jahrhundert einzusehen, daß die Pest zur See aus dem Orient nach Europa gelange, und deshalb wurde, zuerst in den Häfen Italiens, für levantische Schiffe die See-Quarantäne eingeführt.

Fast dreihundert Jahre mußten dann noch vorübergehen, bevor gegen das Gebiet der europäischen Türkei von Seiten Österreichs und Rußlands die Land-Quarantäne zustande kam, und im Orient selbst einige Vorsichtsmaßregeln wegen der nach Europa segelnden Schiffe angeordnet wurden. In dem Maße, wie alle diese Schutzanstalten sich entwickelt und vervollkommnet haben, sind bei uns die Verheerungen der Pestseuchen seltener und geringer geworden, und die Erfahrung hat unwidersprechlich bewiesen, daß dieses Übel durch die geeigneten Mittel abzuwenden und in seinem Fortgange zu hemmen ist.

Indessen wird die Pest in dem heißen und feuchten Schlamm Ägyptens fortwährend neu erzeugt, und zu ihrer gänzlichen Vertilgung in diesem Lande ist keine naheliegende Aussicht vorhanden; noch immer zeigt sich die Krankheit, wo sie auch erscheinen mag, in ihrer alten Gestalt, sie kann aus ihrer Heimat auf vielfachen Wegen ausgebracht werden, sie umlagert uns wie ein furchtbares Raubtier, sowohl zu Wasser als zu Lande, und lauert vorzüglich an den Grenzen des türkischen Gebietes auf Gelegenheit, hervorzubrechen und wieder wie sonst über Europa herzufallen. Ein solcher Feind erfordert unausgesetzte Vorsicht und Wachsamkeit, und es genügt nicht, daß man für den Fall eines Angriffs auf europäischem Boden zur Abwehr und Verteidigung vorbereitet sei, sondern die Vorsichtsmaßregeln müssen bis zu dem Lager des Feindes selbst, d. h. bis in die Levante, ausgedehnt werden, damit dieser verhindert werde, auf neue Verheerungen auszuziehen.

Die Maßregeln, welche die europäischen Mächte durch ihre Geschäftsträger und Konsuln im Orient vollziehen lassen, um das Absegeln verdächtiger und angesteckter Schiffe nach Europa entweder zu verhüten oder minder gefahrvoll zu machen, sind unter allen im Laufe der Zeiten gegen die Pest entstandenen Einrichtungen die letzten gewesen; sie verdienen aber die ersten zu heißen, insofern sie, der Quelle des Übels am nächsten, unmittelbar gegen die Überschiffung desselben gerichtet sind, und wenn sie vollkommen zweckmäßig und zuverlässig sein könnten, die in Europa bestehenden Vorkehrungen, wenn auch nicht entbehrlich, doch viel weniger lästig und umständlich machen würden. Alle jene Maßregeln beruhen eigentlich auf dem Grundsatz, daß kein levantisches Schiff in einem europäischen Hafen ohne Gesundheitspaß zugelassen wird, weshalb die Führer der Schiffe genötigt sind, vor der Abfahrt bei dem Konsul derjenigen Nation, für welche die Ladung bestimmt ist, oder in Ermangelung eines solchen bei einer andern bevollmächtigten Person, einen solchen Paß nachzusuchen. Nur die Kriegsschiffe sind dieser Vorschrift nicht unterworfen, ohne jedoch der Quarantäne deshalb überhoben zu sein. Mit Ausnahme der Türken haben alle seefahrenden Nationen Europas diese Grundsätze angenommen, wenn auch in einigen Ländern, die keine Quarantäneanstalten besitzen, wie z. B. in England, nur Schiffe mit reinen Gesundheitspässen zugelassen werden, andere Länder hingegen, die mit Einrichtungen zur Gesundheitsprobe versehen sind, auch verdächtigen und selbst verpesteten Fahrzeugen die Aufnahme gestatten. In Großbritannien und anderen nordischen Ländern dürfen Güter und Waren, welche das Pestgift in sich bergen können und aus der Levante ohne einen reinen Gesundheitspaß kommen, nirgends an Land gebracht werden, wenn nicht bewiesen werden kann, daß die Ladung, das Schiff und die Mannschaft in irgendeiner Quarantäneanstalt die Gesundheitsprobe ausgehalten hat.

Unstreitig würde für uns die möglichste Sicherheit erzielt und das Einführen der Pest am wirksamsten gehindert werden können, wenn die europäischen Konsuln in der Levante den Gesundheitspaß nur völlig unverdächtigen Schiffen erteilen, allen andern aber ein solches Zeugnis schlechthin verweigern dürften. Allein die Rücksicht auf die großen Verluste, die bei solcher Einrichtung der Handel erleiden würde, sowie nicht minder auf die Gefahr, die nicht selten für die Mannschaft europäischer Schiffe in einem levantischen von der Seuche bedrohten oder schon betroffenen Hafen entsteht, zuweilen auch kriegerische und andere außerordentliche Umstände bringen es mit sich, daß öfters Schiffe mit verdächtigen und selbst mit unreinen Pässen abgesendet werden. In jedem Falle soll aber der Paß den Gesundheitszustand des Ortes, von welchem das Schiff absegelt, wahrhaft und zuverlässig bezeichnen und eine Richtschnur enthalten, nach welcher dasselbe bei seiner Ankunft in Europa zu behandeln ist. Hieraus erhellet, daß nach dem verschiedenen Grade der Pestgefahr auch der Gesundheitspaß und mithin auch die Art und Dauer der Quarantäne verschieden sein muß.

In den meisten Häfen Italiens heißt der Gesundheitspaß frei (*Patente libera*), wenn das Schiff aus unverdächtigen und bekanntlich gesunden Orten kommt: rein (*Patente netta*), wenn der Ort, von welchem das Schiff abgesegelt, als ein durchaus gesunder bezeichnet ist, obgleich derselbe in der Regel als verdächtig angesehen wird; verdächtig (*Patente sospetta e tocca*), wenn das Schiff einen Ort verlassen hat, wo entweder ein anderes Schiff aus einem angesteckten Ort angelangt, oder ein Verdacht entstanden, oder auch schon eine Spur der Pest bemerkt worden ist; unrein (*Patente brutta*), wenn das Schiff aus einem Ort abgesegelt, wo wirkliche Pestfälle stattgefunden haben.

In Frankreich werden zwar ebenfalls vier verschiedene Arten von Gesundheitspässen anerkannt, allein die Bedeutung derselben weicht in mehreren Punkten von den italienischen ab. Der Paß ist rein (*Patente nette*), wenn der Gesundheitszustand als vollkommen günstig, ohne das mindeste Anzeichen von Pest oder irgendeiner andern ansteckenden Krankheit angegeben wird; wenig verdächtig (*Patente touchée*), wenn zwar dasselbe versichert, aber hinzugefügt wird, daß Schiffe aus verdächtigen Orten, obgleich noch ohne Kranke, dort angekommen sind; verdächtig (*Patente soupçonnée*), wenn erklärt wird, daß dort eine bösartige epidemische Krankheit herrscht, oder Verkehr mit Karawanen stattfindet, die aus verpesteten Gegenden kommen; unrein endlich (*Patente brute*), wenn ausdrücklich angegeben ist, daß die Pest in dem Orte selbst oder in der Nachbarschaft herrscht, und Waren aus diesen Plätzen an Bord des Schiffes gebracht worden sind.

Wie zweckmäßig diese Unterschiede auch erscheinen mögen, so reichen sie doch nicht immer hin, um darauf ein richtiges Urteil über den Gesundheitszustand der aus der Levante kommenden Schiffe zu gründen.

Denn abgesehen davon, daß Pässe verfälscht und untergeschoben werden können, so hat die Erfahrung gelehrt, daß ein Konsul im Orient zuweilen bei dem redlichsten Willen über den Gesundheitszustand getäuscht wird, zuweilen aber auch aus Mangel an zweckmäßigen Instruktionen Pässe ausfertigt, die den obwaltenden Umständen nicht entsprechend sind, und dann zur Folge haben, daß die Quarantäne-Anstalten, die sich mit strenger Genauigkeit an die Patente halten, dergleichen Schiffe entweder mit unnötiger Strenge oder mit gefahrbringender Milde behandeln.

Um solche Irrtümer und Gefahren zu vermeiden, ist die erste und wesentliche Bedingung, daß der Konsul in den Stand gesetzt werde, über die Gesundheit seines Ortes ein richtiges Zeugnis abzulegen. Diese Aufgabe ist in der Türkei und in den Handelsstädten der Levante, wo List und Trug und alle nur erdenklichen Ränke dem Eigennutz und der Gewinnsucht dienen, oft ungemein schwer zu erfüllen, weil es einerseits im Interesse der Kaufleute und fast aller Einwohner liegt, das Dasein der Pest so lange als möglich zu verheimlichen und zu leugnen, andererseits aber auch bei der heutigen Einrichtung der europäischen Niederlassungen noch nicht jeder Konsul die Mittel besitzt, um allezeit und besonders bei entstehendem Verdacht der Wahrheit auf den Grund zu kommen. Bedenkt man überdies, daß den Handel zu schützen und zu befördern, die vorzüglichste Bestimmung eines Konsuls ist, und daß, wenn dieser anfängt, Pässe zu verweigern, allgemeine Unzufriedenheit und Bestürzung die gewöhnliche Folge ist, so läßt sich leicht ermessen, wie schwierig und verantwortlich bei so entgegengesetzten Interessen, wie das Gesundheitswohl und der Handelsverkehr sind, die Stellung eines solchen Beamten wird, und welche peinliche Verlegenheiten entstehen müssen, wenn ihm überdies noch die Hilfsmittel fehlen, um über den Gesundheitszustand sich Gewißheit zu verschaffen und sein Verfahren auf triftige Gründe zu stützen. Nur durch zuverlässige Kundschafter und Dolmetscher, und durch den Beistand eines Arztes ist es möglich, in solchen zweifelhaften Fällen zu einem richtigen Urteil zu gelangen, und je nachdem sich hieraus entweder die Widerlegung oder die Bestätigung des Verdachtes ergibt, ein sicheres Prinzip bei der Erteilung der Pässe zu gewinnen.

Die Anstellung von Ärzten bei den levantischen Konsulaten und Faktoreien ist lange schon zur Einziehung zuverlässiger Nachrichten als ein Haupterfordernis angesehen, bis jetzt aber nur selten verwirklicht worden. Schon Patrick Russell, der bei der englischen Faktorei in Aleppo eine genaue Kenntnis von den Verhältnissen des Orients erworben, hat die Unterlassung dieser Maßregel als einen der größten Mängel der dort bestehenden Einrichtung gerügt, und insbesondere dabei auf Aleppo, Smyrna und Konstantinopel Rücksicht genommen. In jeder wichtigen Handelsstadt der Levante, vorzüglich aber in Ägypten, sollte sich im Dienste des Konsulats ein Arzt oder Wundarzt befinden, der den

Gesundheitszustand des Ortes und der Umgegend beobachten und dem Konsul darüber den frühesten und sichersten Aufschluß gewähren müßte. Ein solcher Arzt hat mit der größten Wachsamkeit allen Pestgerüchten nachzuforschen, und wenn die Krankheit sich zu äußern beginnt, verdächtige oder kranke Personen auf Verlangen des Konsuls zu untersuchen und darüber Bericht zu erstatten. Bei der Abnahme oder am Ende der Seuche muß er die zweifelhaften Fälle prüfen, durch welche die Rechnung des Konsuls unterbrochen und vielleicht ohne Not die Ausfertigung der Pässe gehindert werden kann.

Er ist verpflichtet, sich eine möglichst genaue Kenntnis von allem zu erwerben, was die Pest überhaupt, insbesondere aber die veranlassenden Momente, die Vorzeichen und Symptome, und den Seuchengang betrifft; er muß auch den allgemeinen Gesundheitszustand der Gegend, den Einfluß des Klimas, der Witterung und der Lebensweise, der herrschenden Krankheiten, und alles, was zur medizinischen Topographie gehört, zum Gegenstande seiner Beobachtung machen, und über das Ergebnis seiner vorgesetzten Behörde zu gewissen Zeiten schriftliche Rechenschaft geben. Um diesen Aufgaben noch besser zu entsprechen, muß er unter den Eingeborenen die Heilkunst üben, und seine Dienste sowohl den Reichen als den Armen widmen. Nur junge Männer von Talent und festem Charakter sollten zu diesen Stellen auserwählt werden, und heute würde es nicht schwer sein, solche zu finden, die aus wahrer Neigung selbst gegen mäßigen Lohn zu diesem Dienst bereitwillig wären, zumal wenn ihnen die Aussicht gewährt würde, nach einigen Jahren abgelöst und dann bei den Quarantäne-Anstalten in Europa versorgt zu werden. Auf diese Weise würden die Vorkehrungen im Orient gegen die verdächtigen und angesteckten Schiffe zweckmäßiger und die Gesundheitspässe glaubwürdiger werden, sowohl über die Pest wie über alle Krankheiten des Morgenlandes wäre auch in wissenschaftlicher Hinsicht eine genauere Kunde zu erlangen, und die Quarantänen hätten den unschätzbaren Vorteil, erfahrene Pestärzte zu erwerben, während sich jetzt in diesen Anstalten und in ganzen Ländern selten ein Arzt befindet, welcher die Krankheit aus eigener Anschauung kennt, und deshalb bei einem Ausbruch des Übels die kostbare und unersetzliche Zeit gewöhnlich mit langwierigem Hin- und Herschreiben, Untersuchungen, Gutachten, Bedenken und Kommissionen verloren werden muß. Der bisherige Mangel an pestkundigen Ärzten reichte für sich allein schon hin, um Ludwig Frank[126] zu dem Vorschlage zu bewegen, daß von Seiten Rußlands und Österreichs eine ärztliche Pflanzschule im Orient errichtet werde, in welcher sich junge Männer mit der Beobachtung und Behandlung der Pest beschäftigen sollten, um später ihrem Vaterlande durch die erworbenen Kenntnisse und Erfahrungen zu dienen. Indessen ist dieser wohlgemeinte

---

[126] De peste etc. p. 120 sqq.

Vorschlag unter den von Frank gemachten vielen Bedingungen wohlbeachtet, aber nirgends ausgeführt worden; auch läßt sich einwenden, daß dabei zu viel Gewicht auf die Therapie der Pest gelegt, die viel wichtigere Hygiene hingegen zu wenig berücksichtigt ist; wogegen die oben vorgeschlagene Einrichtung beiden Zwecken entsprechen könnte, zum Teil auch schon wirklich besteht, nur weiter ausgedehnt werden dürfte, und schon wegen des Nutzens, den sie den Konsuln in der Levante und den Quarantäne-Anstalten in Europa verspricht, viel leichter und dauerhafter zu begründen sein möchte. Selbst in den Städten der europäischen Türkei, wo sich Agenten oder Konsuln befinden, würde die Anstellung eines Arztes das wirksamste Mittel sein, um in den angrenzenden österreichischen und russischen Ländern gewissere Nachrichten über die Pest zu erhalten, und den oft in ganz verschiedener Absicht geschmiedeten und absichtlich verbreiteten Gerüchten, von welchen die Quarantäne mehr oder weniger abhängig ist, näher auf die Spur zu kommen, und den hier so leicht gefährlichen Täuschungen zu entgehen.[127]

Was die Gesundheitspässe betrifft, so genügt es, anstatt vier verschiedener Arten nur reine, verdächtige und unreine zu unterscheiden. Die Pässe wären frei oder rein zu nennen, wenn in dem Orte und der Provinz, wo die Fahrzeuge zur Abreise bereit liegen, seit drei Monaten oder noch länger keine Pest geherrscht hat und die Mannschaft und Ladung mit Karawanen oder Schiffen aus verdächtigen Gegenden auf keinerlei Weise in Berührung geraten ist. – Gewöhnlich ist zwar in der Levante schon ein pestfreier Zeitraum von vierzig Tagen zur Ausfertigung eines reinen Passes für zureichend gehalten worden; diese Frist erscheint aber zu kurz, wenn man bedenkt, wie schwierig oft die Zeit, da die Pest in einer größeren Stadt aufgehört hat, zu bestimmen ist, und wie leicht auch zuweilen nach vierzig Tagen das Contagium noch an verpackten oder verschlossenen Gegenständen haften kann. Als verdächtig würden daher die Pässe zu betrachten sein, wenn seit dem Aufhören der Pest in dem Orte oder in der Provinz noch keine drei Monate verflossen, die Waren während dieser Zeit nicht gelüftet worden, und aus verpesteten Gegenden Schiffe oder Karawanen angelangt sind. Für unrein endlich würden alle Pässe gelten, die aus Orten oder Provinzen kommen, wo die Seuche offenbar ausgebrochen oder herrschend ist. Diese Unterscheidungen reichen aber selbst bei der genauesten Beachtung nicht immer hin, um hiernach die wahre Beschaffenheit des Gesundheitszustandes der ankommenden Schiffe zu beurteilen, und die Dauer und Art der Quarantäne richtig zu bestimmen, welche die Mannschaft und Ladung bei ihrer Ankunft in Europa zu bestehen hat. Denn die

---

[127] Die falschen Pestgerüchte, welche besonders in der Moldau und Walachei verbreitet werden, und schon von Ferro gerügt worden sind, haben noch neuerlich die Provinzialbehörde der Bukowina wiederholt veranlaßt, auf die Anstellung eines österreichischen Arztes bei dem Agenten in Jassy zu dringen.

Erfahrung hat gelehrt, daß reine Pässe zuweilen eine größere Gefahr als verdächtige, und diese eine geringere als unreine mitgebracht haben. Und deshalb ist notwendig, daß den Pässen nicht bloß nach den gesetzmäßigen Erfordernissen das Prädikat rein, verdächtig oder unrein gegeben, sondern eine kurze und deutliche Bezeichnung der näheren Umstände des Gesundheitszustandes beigefügt werde, wenn denn die Quarantäneanstalt nicht getäuscht und jedes Fahrzeug wirklich der ihm zukommenden Probe unterworfen werden soll. Insonderheit sollte unter jenen Umständen angeführt werden, wie lange schon die Krankheit den Ort und die Gegend verschont habe, um welche Zeit sie daselbst erschienen sei, welchen Ursprung und Gang sie genommen, wie große Sterblichkeit sie verursacht, welche Fortschritte sie im Orte selbst und in den benachbarten Orten und Provinzen bis zur Ausfertigung des Passes gemacht, ob und welche Vorsicht für das Schiff sowohl in Hinsicht der Mannschaft als der Waren stattgefunden, wie lange das Fahrzeug in dem Hafen verweilt, welche Gemeinschaft es gehabt, und wie sich die Gesundheit der Mannschaft vor der Abfahrt verhalten habe, oder, wenn der Ort noch frei von der Seuche war, ob nicht andere bösartige Krankheiten und solche Naturereignisse beobachtet worden, die im Morgenlande als Vorläufer und Begleiter der Pest betrachtet werden, ob und wo die Seuche sich in den benachbarten Provinzen gezeigt, ob Waren und Reisende aus denselben angelangt oder bereits nach Europa unter Segel gegangen u. dgl. m. Solche und noch andere, den Verdacht bald erhöhende, bald vermindernde Umstände, die der Konsul größtenteils nur mit ärztlichem Beistand zu erforschen und richtig zu bezeugen imstande ist, werden für die Behandlung der Schiffe bei ihrer Ankunft in Europa einen ungleich gewisseren Maßstab gewähren, als wenn der Paß nur mit wenigen Worten enthält, daß einige verdächtige Erkrankungen stattgefunden haben, oder wenn nach der gewöhnlichen Formel behauptet wird – *qualmente in questa citta si vive, per la Iddio grazia, con ottima salute e senza sospetto alcun di mal contagioso* – ohne Erwähnung irgendeines Umstandes, welcher das Zeugnis zu begründen oder zu bestätigen geeignet wäre. Dürfte der Konsul mit Rücksicht auf die obwaltenden Umstände und nicht allein nach dem Buchstaben der hergebrachten Bestimmungen verfahren, so würde er vielleicht in manchen Fällen Pässe erteilen, die nach dem bisherigen Sprachgebrauch als unrein bezeichnet werden, dagegen wäre er aber auch befugt, zuweilen die Geleitsbriefe auch da zu verweigern, wo dieselben nach den gewöhnlichen Bedingungen entweder als verdächtige oder als freie ohne Hindernis erteilt werden dürften. Das ganze, bisher auf sehr wenigen und beschränkten Vorschriften beruhende Verfahren, durch welches oft nur der bloßen Form genügt und die Verantwortlichkeit beseitigt worden ist, würde sich auf sorgfältige Prüfung und Überzeugung gründen müssen; eine zu große, obgleich nach dem Buchstaben erlaubte Nachsicht würde ebenso wie eine pedantische und unnütze Strenge leichter zu vermeiden sein, und als Haupt-regel würde nur der Grundsatz gelten, daß im gewöhnlichen Laufe der Dinge, und wo nicht außerordentliche Umstände es rechtfertigen, keinem Schiffe, welches die Pest an Bord hat, oder derselben aus gewissen Gründen verdächtig ist, ein Paß erteilt werden darf. –

Daß übrigens jeder Geleitsbrief ausdrücklich die Zahl der sämtlichen auf dem Schiffe befindlichen Mannschaften und Reisenden nachweisen, auch überall, wo der Führer unterwegs anzulegen genötigt ist, visiert werden, und über den Gesundheitszustand solcher Zwischenstationen gleichfalls die nötigen Erklärungen enthalten müsse, versteht sich von selbst, und ist schon immer gebräuchlich gewesen. Noch größere Sicherheit wäre zu erlangen, wenn den Schiffen, was Howard schon wollte, verboten würde, unterwegs Handel zu treiben. Wird jeder Konsul überdies verpflichtet, von allen in seiner Gegend entstehenden verdächtigen oder wirklichen Pestfällen die benachbarten Kon-suln sogleich in Kenntnis zu setzen, und so oft als möglich entweder durch die Briefpost von Konstantinopel oder auf anderem Wege auch der Behörde seiner Nation oder unmittelbar der Quarantäneanstalt über den Gang der Seuche Nachricht zu geben, so kann in Europa die Verbreitung und der Umfang der Seuche viel schneller und richtiger übersehen, und deshalb auch die Vorsicht für die ankommenden Schiffe viel zweckmäßiger geregelt werden, als wenn man, wie es noch häufig der Fall ist, hierbei nur die unvollständigen und unzuverlässigen Mitteilungen von Privatpersonen zugrunde legt und die Briefe der Kaufleute berücksichtigt, in welchen gewöhnlich von der Pest entweder absichtlich geschwiegen, oder nur sehr Weniges und Zweideutiges angeführt wird.

Bei aller Sorgfalt aber, welche die Konsuln der Levante auf die Einziehung und Mitteilung der Nachrichten und auf die Erteilung der Geleitsbriefe verwenden mögen, wird immer noch zu wenig geschehen, wenn sie nicht zugleich bemüht sind, die nach Europa bestimmten Schiffe und Waren vor dem Pestcontagium möglichst zu bewahren, oder von diesem Einfluß zu reinigen. In dieser Beziehung hat Patrick Russell mit vieler Sachkenntnis ge-zeigt, wie vorteilhaft hierbei sowohl für die Gesundheit als für den Handel gesorgt werden kann. Vor allem ist ratsam und zweckmäßig, bei Annäherung der Seuche die bereits eingepackten Waren in eine gemeinschaftliche, wo möglich vom Ort entfernte oder abgesonderte Niederlage zu bringen und da-selbst unter Siegel zu legen, damit sie gelegentlich als unverdächtig, jedoch unter gehöriger Vorsicht, eingeschifft und ausgeführt werden können. Zu gleicher Zeit wäre den Kaufleuten zu empfehlen, alle nach Europa bestimmten Waren, sie mögen verpackt sein oder nicht, sogleich beiseite zu legen, und bis nach dem Ende der Pest verschlossen zu halten. Während und unmittelbar nach der Seuche müßten der Handel und die Aufnahme, das Zubereiten und

Verpacken der Waren, vorzüglich der Seide, der Ziegenhaare und ähnlicher Giftleiter, streng verboten sein, und diese Gegenstände müßten schon im Anfang von den minder verdächtigen abgesondert werden. In der Folge sollte das Zubereiten und Verpacken der pestempfänglichen Gegenstände erst dann gestattet werden, wenn seit dem letzten Pestfalle mindestens vierzig Tage verflossen wären, damit nicht diese Sachen durch die Arbeiter noch verunreinigt werden.

Von den Seidenreinigern, Lastträgern und Packknechten ist besonders im Anfange und während der Herrschaft der Pest das Meiste zu fürchten, und Russell hat gesehen, daß dergleichen Leute, obgleich ihre Familien an der Seuche litten, täglich in den Niederlagen der Europäer dienten, und wieder an die Arbeit gingen, bevor noch ihre Pestbeulen geheilt waren. Solcher Gefahr ist nur dadurch zu begegnen, daß man zu jener Zeit entweder alle Arbeiten dieser Art einstellen, oder im Notfall die dazu erforderlichen Personen in einem abgesonderten Orte zuvor eine strenge zehn- bis zwanzigtägige Quarantäne halten und dann erst ihre Geschäfte unter fortwährender Sperre beginnen läßt. Endlich dürften alle Waren, welche erst vierzig Tage nach dem letzten Pestfall gekauft und eingepackt sind, den verdächtigen für gleich geachtet und wie diese nicht eher eingeschifft werden, bevor sie nicht auf einem abgesonderten und wohl verwahrten Platze noch zwanzig bis dreißig Tage gelüftet worden wären. Kurz vor der Einschiffung müßte der Arzt des Konsuls sich an Bord begeben, und mit der genauesten Sorgfalt die Gesundheit der ganzen Mannschaft und der Passagiere untersuchen. Fände sich im Schiffe eine Krankheit, deren Symptome irgend verdächtig oder zweideutig erscheinen, so dürften die Waren in keinem Fall eingeschifft und das Fahrzeug müßte isoliert und streng beobachtet werden. Ist aber ein Mensch unzweifelhaft an der Pest erkrankt oder gestorben, so tritt die Notwendigkeit ein, auf das Fahrzeug Beschlag zu legen, und die Behandlung ganz nach den Grundsätzen des Quarantänesystems einzurichten. Nach diesen Vorschriften würde ein Schiff, auf welchem die Pest, oder auch nur eine verdächtige Krankheit ausgebrochen ist, in Zeiten der Ordnung und des Friedens niemals nach Europa entsendet werden dürfen, bis die davon zu besorgende Gefahr vollkommen beseitigt worden.

Die besonderen, aus diesen Regeln sich ergebenden Anweisungen müssen den verschiedenen örtlichen Verhältnissen entsprechen, und lassen sich eben deshalb im allgemeinen nicht ein- für allemal festsetzen oder zu unabänderlicher Richtschnur empfehlen. Wenn man aber überall die gegebenen Verhältnisse zuerst berücksichtigen und hiernach hauptsächlich die Ausführbarkeit jedes Vorschlages von praktischer Art prüfen und vor Augen haben muß, so kann und soll doch auch ohne Unterlaß auf eine günstigere Gestaltung jener äußeren Verhältnisse hingewirkt und dadurch allmählich eine bessere Einrichtung selbst herbeigeführt werden. Die Vorkehrungen gegen die Pest im Orient bedürfen einer großen Vervollkommnung, und werden um so heilsamer sein, je strenger dort überhaupt, und besonders in Bezug auf die nach Europa bestimmten Waren und Schiffe, das europäische Quarantänesystem eingeführt und beobachtet wird. So lange freilich, wie noch im Jahr 1835 in Alexandria geschah, zur Pestzeit die Verschiffung der Baumwolle und anderer vielleicht noch gefährlicherer Waren ungehindert erfolgen und die Gewinnsucht zum Nachteil der öffentlichen Sicherheit hantieren darf, so lange ist auch für Europa der höchste Grad der Pestgefahr nicht abgewandt. Und wenn jetzt, wie öffentliche Blätter melden, der Pascha von Ägypten endlich zu der Einsicht von der Notwendigkeit eines besseren Quarantänesystems gekommen ist, ein großes Lazarett erbaut, und eine aus den fremden Konsuln und einigen türkischen Beamten bestehende Gesundheitsbehörde unter dem Vorsitz des Generalkonsuls von England eingesetzt hat, so dürfen wir zwar fürs Erste auf diese neue Anordnung eines morgenländischen Herrschers noch kein großes Vertrauen setzen, aber doch die Hoffnung hegen, daß künftig das Heil Europas durch seine Vertreter im Orient besser als bisher werde geschützt und verteidigt werden.

XXVIII.
Vorkehrungen an den Küsten Europas.

JE weniger genügend und sicher bisher die Vorkehrungen gegen die Pest in der Levante waren, desto lästiger und strenger mußten sie an den Küsten von Europa sein. Eine sorgfältigere Erfüllung der Quarantänevorschriften im Orient würde auch eine Milderung derselben in Europa gestatten, niemals aber werden die hier errichteten Schutzwehren zu entbehren sein, so lange dort noch die Seuche immer neu erzeugt und durch die Schiffahrt übertragen werden kann. Denn daß auch bei der größten Vorsicht im Orient die Herkunft der Pest nicht ganz zu verhindern sein werde, ist einleuchtend genug, sobald man nur erwägt, auf welche vielfache und verschiedene Weise eine Ansteckung der Sachen und Personen durch Zufall und Unwissenheit veranlaßt werden kann, wie oft die Schiffe noch unterwegs zur Aufnahme des Contagiums Gelegenheit finden, und wie leicht zuweilen die Gesundheitsvorschriften durch Gewinnsucht und Betrug zu umgehen und zu vereiteln sind, von Menschen zumal, die dem Fatalismus ergeben, oder nur ihren persönlichen Vorteil im Auge, und von den Folgen ihrer strafbaren Handlungen kaum eine Ahnung haben.

Es ist nach den vorhergegangenen pathologischen Untersuchungen kaum der Mühe wert, noch einmal auf die schon oft vernommenen Stimmen zu antworten, welche gegen die See-Quarantäne zugunsten des Handels erhoben worden sind, und eben sowohl die Herkunft der Seuche aus dem Orient in Zweifel gezogen, als den Nutzen der europäischen Schutzanstalten geleugnet haben.

Das bloße Dasein dieser Anstalten, die seit der Mitte des fünfzehnten Jahrhunderts längs der Küste des Mittelmeers allmählich entstanden sind, wäre für sich allein schon geeignet zu bezeugen, daß Europa die Pest von jeher aus der Levante empfing, und die mit der Vermehrung und Vervollkommnung jener Anstalten immer zunehmende Seltenheit der Pestseuchen spricht mehr als scheinbar dafür, daß diese Schutzwehren nicht nutzlos und vergeblich gewesen. Die Stadt Marseille hat im sechzehnten Jahrhundert nicht weniger als elf Pestseuchen erfahren, im siebenzehnten zwei, im achtzehnten nur eine, und im neunzehnten bis jetzt noch keine. Die Geschichte gibt in dieser Beziehung so warnende Lehren, und das Andenken an die furchtbaren Seuchen der früheren Zeit ist noch so wenig erloschen, daß selbst die Regierungen, welche den Handel über alles zu setzen pflegen, und sonst den Neuerungen nicht abgeneigt sind, bis jetzt nicht gewagt haben, die Beschränkungen aufzuheben, welche zuerst die handeltreibenden Venezianer sich selber auferlegten. Zwar hat eine Abkürzung der Quarantäne stattgefunden, nachdem man immer mehr zu der Gewißheit gelangt, daß in Hinsicht der Menschen ein Zeitraum von vierzig Tagen zu lang und überflüssig ist; allein weder die lockenden Gewinne, welche sich für den Handel eröffneten, noch die scheinbaren Gründe, mit denen selbst einige Ärzte sich vernehmen ließen, vermochten eine Einrichtung zu zerstören, deren wahrer Grund im Laufe der Zeiten nicht nur nicht erschüttert, sondern vielmehr durch die Erfahrung und Wissenschaft befestigt worden ist. Und deshalb werden auch die Einwendungen, welche sich neuerlich wieder in Frankreich gegen die Quarantänen erheben, und das Contagium der Pest zu leugnen suchen, ungehört verhallen, und jene Anstalten werden, nachdem sie den größten Stürmen der politischen Revolution widerstanden haben, auch die Verwirrung im Gebiete der Heilkunde überdauern.

Damit ist aber nicht behauptet, daß die Einrichtung der See-Quarantänen, wie sie gegenwärtig besteht, auch beständig so verbleiben müsse. Denn Einrichtungen dieser Art können ihrer Natur nach keine unabänderlich feststehenden sein, sondern müssen sich mehr oder weniger nach dem Maße der zunehmenden Einsichten und Erfahrungen richten, welche von Zeit zu Zeit über die Sache selbst gewonnen oder erweitert und berichtigt werden. Wie früher die Erfahrung lehrte, daß die Gesundheitsprobe für Personen um die Hälfte abzukürzen sei, so können jetzt vielleicht neu aufgefundene Reinigungsmittel auch eine Abkürzung der Prüfungszeit für Sachen zulässig machen, und mancher alte Gebrauch kann sich vorteilhaft mit einem neuen vertauschen lassen, wobei es sich freilich von selbst versteht, daß in einer so wichtigen Angelegenheit überall mit großer Vorsicht verfahren, keine Neuerung ohne triftige Gründe unternommen, und nur Bewährtes und wahrhaft Nützliches eingeführt werden darf. Das Tun und Treiben in den Quarantäneanstalten muß überhaupt von dem Geiste der wahren Hygiene geregelt, und mit den Ergebnissen derselben in Übereinstimmung gebracht werden, wenn es nicht, was überall leicht geschieht, ein toter und veralteter Mechanismus werden soll, der gewöhnlich um so pedantischer erscheint, je pünktlicher hier auch die kleinsten Regeln beobachtet werden müssen.

Die wichtigsten See-Quarantäneplätze (*Lazaretti*) befinden sich dermalen zu Malta, Messina, Zante, Otschakow (jetzt auf der Landzunge von Kinburn), Odessa, Triest, Venedig, Ancona, Neapel, Livorno, Genua, Toulon und Marseille, und zu Mahon auf der Insel Menorca.

In Frankreich ist neuerlich (Januar 1836) festgesetzt, daß die aus der Levante und von den Küsten der Berberei kommenden Kauffahrteischiffe künftig auf der Insel Saint-Michel bei Lorient Quarantäne halten sollen, wogegen den Schiffen der Königlichen Marine, gleichviel woher sie kommen, zu demselben Zweck auf der Rhede von Brest die Quarantäne-Anstalt zu Trébéron angewiesen ist. Diese Verordnung, durch welche die Küste des atlantischen Ozeans zum Prüfungsort bestimmt worden, mag zunächst durch die bestehenden Handelsverhältnisse, sowie durch die zunehmende Wichtigkeit von Brest veranlaßt sein; sie verspricht aber auch Vorteile für das Gesundheitswohl, insofern die Schiffe einen längeren Weg zurücklegen und unter einer nördlicheren Breite ankern müssen. Zum Schutz der Donau-Mündungen, und um den Schiffen, welche aus den Häfen des schwarzen und Asoff'schen Meeres nach Ismail und Reni bestimmt sind, eine Erleichterung zu gewähren, wird in Folge des Tractats von Adrianopel jetzt (1836) an der Sulina-Mündung noch eine aus zwei Abteilungen bestehende Quarantäne-Anstalt auf den Inseln Leti und St. Georg errichtet, von welchen die erstere für minder verdächtige, die andere für solche Fahrzeuge bestimmt ist, die eine strengere Beobachtung erfordern.

Das rechte Ufer der Sulina-Mündung ist für das Anlanden der zur ersteren, das linke für die zur zweiten Abteilung gehörigen Schiffe bestimmt.

Da die See-Quarantänen mehr oder weniger Nachahmungen der ersten Anstalt zu Venedig sind, so ist auch bei allen, ungeachtet der im Verlaufe der Zeit entstandenen und durch örtliche Verschiedenheit bedingten Abweichungen und Verbesserungen, im allgemeinen eine gewisse Ähnlichkeit und Übereinstimmung des Planes nicht zu verkennen. Entweder in der Nähe einer Hafenstadt des festen Landes, oder auf einer nahen Insel, in jedem Fall unmittelbar am Meer gelegen, besteht die Anstalt aus einem geräumigen, mit einer einfachen oder doppelten Mauer umgebenen und mit Quellwasser versehenen Bezirk, in welchem sich die zur Aufnahme der Menschen und Waren bestimmten Gebäude und die Wohnungen der Beamten und Diener befinden. Das Ganze muß eine abgesonderte, trockene, gesunde und luftige Lage, ein Landtor und zwei Wassertore haben.

Durch das eine dieser Wassertore werden die Ladungen und Ankömmlinge hinein- und durch das andere nach vollendeter Quarantäne wieder herausgeschafft; vor jedem muß sich daher zum Aus- oder Einladen ein besonderer Vorplatz (*Quay*) befinden, und die hierzu bestimmten Boote dürfen unter sich keine Gemeinschaft haben. Durch das Landtor werden ausschließlich nur unverdächtige oder vollkommen gereinigte Personen und Sachen aus- und eingelassen.

Das Innere der Anstalt ist gewöhnlich in zwei große Abteilungen getrennt, wovon die eine die mutmaßlich reinen, die andere die verdächtigen Waren und Personen aufzunehmen hat, und jede mit einem ausgedehnten freien Platz oder Hof versehen ist, in dessen Mitte man auch eine Kapelle für den Gottesdienst einzurichten pflegt. Selten findet sich noch eine dritte Abteilung, welche, kleiner als jene beiden, zur Aufnahme von Menschen und Sachen dient, die mit unreinen Pässen angelangt sind. In jeder dieser Abteilungen sollen die Warenlager von Steinen erbaut, zur Lüftung geeignet, bequem und so nebeneinander gestellt sein, daß die Ladung eines Schiffes für sich allein und vollkommen abgesondert bleibt, gleichwie auch die Diener (*Fanti, Facchini*), welche mit einer Schiffsladung zu tun und mit derselben die Quarantäne durchzumachen haben, mit andern Dienern und Personen durchaus in keine Berührung kommen dürfen. Größere und den Nachteilen der Witterung wenig unterworfene Warenballen werden auch auf dem Hofe im Freien gelüftet.

Die Gebäude für die Reisenden oder eingeschlossenen Personen (Contumazisten, *Persone comtumaci, Quarantenaires*) müssen außer einem geräumigen Korridor und den nötigen Gemächern oder Klausen (*Loges, Loggie*), deren jede einen besonderen Eingang hat, auch Räucher- und Badekammern und hinlänglichen Raum zur Lüftung der Kleider und Effekten enthalten. Jeder in die Quarantäne Eingetretene bekommt seinen Wächter (*Guardia di sanita, Garde*), welcher zugleich zur Aufsicht und Aufwartung dient, die Nahrungsmittel bringt, Briefe bestellt und die ganze Quarantäne mitmachen muß.

Vorzüglich haben diese Wächter darauf zu achten, daß weder sie selbst, noch die ihnen überwiesenen Personen mit solchen in Berührung geraten, welche nicht mit demselben Schiffe angelangt, oder nicht zu gleicher Zeit eingetreten sind. Gewöhnlich soll jeder Reisende sein eigenes Gemach und seinen eigenen Wächter erhalten, zuweilen werden aber auch zwei oder drei Personen in einem gemeinsamen Zimmer untergebracht, und dann mit einem oder zwei Wächtern versehen. Wenn kein besonderer oder starker Verdacht obwaltet, wird den Eingeschlossenen gestattet, unter beständiger Aufsicht ihrer Wächter entweder zu bestimmten Stunden im Korridor oder im Hofe der betreffenden Abteilung umherzugehen, und ihre Freunde und Bekannten am Sprachgitter zu sehen. Dieses (*Parlatorio, Parloir*) befindet sich meistens in der Nähe des Landtors, und besteht aus zwei schmalen Galerien, welche mit starken Holz- oder Drahtgittern versehen, durch einen mehrere Fuß breiten Zwischenraum oder Graben getrennt sind, so daß die Eingeschlossenen die innere, die Besuchenden die äußere Galerie einnehmen, und sich wechselseitig sehen und besprechen, aber nicht berühren und noch weniger sich etwas zuwerfen können. In Triest ist den Besuchenden erlaubt, unter Aufsicht eines Wächters sogar in die Kammer der Eingeschlossenen einzutreten, wobei jedoch die Wächter mit ihren Stöcken zu verhindern haben, daß während des Besuches keine Berührung erfolge.

Ist noch außer den beiden Hauptabteilungen des ganzen Bezirks eine eigene und abgesonderte Kranken-Anstalt vorhanden, so soll dieselbe aus drei verschiedenen und voneinander abgesonderten Teilen oder Gebäuden bestehen, je nachdem die Kranken an zweideutigen Symptomen leiden, oder offenbar angesteckt, oder von der Pest genesen sind. Fehlt es aber an einem solchen Hospital, so müssen in der Abteilung für die verdächtigen Personen und Sachen so viele Gemächer zu Gebote stehen, daß bei Krankheitsfällen jene dreifache Rücksicht hier ohne Gefahr und Schwierigkeit befolgt werden kann.

Die Wohnung des Quarantäne-Vorstehers (*Priore, Capitaine du Lazaret*) und seiner Gehilfen ist entweder, wie in Marseille, in der Mitte der Abteilung für die mit reinen Pässen angekommenen Waren und Personen, oder in der Nähe eines Haupteingangs befindlich; sie soll mit Schranken umgeben und so hoch sein, daß von derselben womöglich die ganze Anstalt übersehen werden kann. Außerdem sind innerhalb der Mauern noch abgesonderte Wohnungen für den Arzt und Wundarzt, ein Waschhaus, eine Speise-Anstalt und ein Begräbnisplatz anzutreffen. Den mit der Reinigung der Waren beschäftigten Dienern werden die verschiedenen Warenlager, den Wächtern der Reisenden die für diese letzteren bestimmten Gebäude zum Aufenthalt angewiesen.

An jedem Tor und Eingang sind innerhalb der Anstalt noch Wohnungen für die Pförtner (*Portinajo, Concierge*) befindlich, und außerhalb sind alle Seiten der Mauer mit Wachtposten besetzt, die jede Entweichung oder unbefugte Annäherung zu verhindern, mit dem Innern aber keine Gemeinschaft haben. In Triest jedoch und in anderen Orten ist das Militärkommando im Lazarett mit eingeschlossen.

Ganz abgesondert von der Quarantäne-Anstalt für Personen und Waren, und in einiger Entfernung von derselben, soll sich gleichfalls am Meere das Gesundheitsamt oder Pestbüro (*Casino di sanita, Consigne*) befinden, ein Gebäude, welches an der Wasserseite mit einem eingeschlossenen Vorplatz (*Quay*), einem Sprachgitter und mehreren Booten versehen ist. Hier wird von dem Gesundheitsamt der Paß jedes ankommenden Schiffes untersucht, der Ankerplatz bestimmt, das Ausladen und Landen der Waren und Personen geleitet, und die unmittelbare Aufsicht über die Quarantäne der Schiffe geführt. Sobald ein größeres Fahrzeug ankommt und zu erblicken ist, sendet das Gesundheitsamt ein Boot mit einem Quarantänebeamten entgegen. Dieser erkundigt sich in einiger Entfernung vom Schiffe nach dessen Herkunft und Paß, sowie nach dem Gesundheitszustand der Mannschaft, und läßt dasselbe nach der Beschaffenheit der Antworten entweder bei anderen Schiffen mit reinen Pässen, oder an einer entfernteren Stelle Anker werfen. Nachdem dies geschehen, muß der Schiffer auf seinem eigenen Boot, welches von dem Quarantäneboot mittelst geteerter Stricke ins Schlepptau genommen wird, sich nach dem Gesundheitsamt verfügen, wo er am Sprachgitter den Paß, das Logbuch und die Briefe übergibt (die sogleich in Essig getaucht und geräuchert werden), und sich durch einen Eid verpflichtet, die Wahrheit zu sagen. Dann wird nochmals und ausführlicher gefragt, woher das Schiff komme, welchen Weg es genommen, welche Hafen es berührt habe, ob es auf der Fahrt mit andern Schiffen in Verkehr geraten und von welcher Nation diese gewesen, wie stark die Mannschaft sei, und ob auch Passagiere sich an Bord befinden, ob alle während der Reise gesund geblieben, ob einige erkrankt oder gestorben und an welchen Zufällen, worin die Ladung bestehe, ob dieselbe in einem oder mehreren Hafen eingenommen worden usw. Die Aussagen werden niedergeschrieben und mit dem Inhalt der mitgebrachten Papiere verglichen, worauf der Schiffer wieder zurückgeschickt und das Schiff bei unverdächtigem Passe von Quarantänewächtern besetzt, bei verdächtigem oder gefährlichen Anzeichen von Wachtbooten beaufsichtigt wird, welche zuvörderst ein genaues Verzeichnis der Mannschaft anfertigen und dieses zur Vergleichung der Aussagen des Kapitäns an das Gesundheitsamt senden, dann aber dafür sorgen müssen, daß alles Schiffsvolk und diejenigen Reisenden, die sich nicht ins Lazarett begeben wollen, ihre Quarantäne an Bord beendigen, und die Lüftung und Reinigung des Schiffes vorschriftsmäßig vollzogen werde.

Ist der Paß von reiner Beschaffenheit und sonst kein verdächtiger Umstand vorhanden, so dürfen die Waren unverzüglich ausgeladen, und durch das zum Einlaß bestimmte Wassertor ins Lazarett geschafft werden, wo sie in den Niederlagen für mutmaßlich reine Güter ihre Stelle finden. Zu dieser Arbeit werden Lastboote gebraucht, die entweder dem Lazarett oder Privatpersonen gehören, und für die Dauer des Geschäfts von den Matrosen und Arbeitern des Schiffes in Besitz genommen werden. Diese müssen das Ausladen und Fortschaffen der Waren sowie alles kleineren Gepäcks bis zum Wassertor selbst besorgen. Ist die Ladung mit den Reisenden am Lande und sind die Arbeiter wieder an Bord zurückgekehrt, so fängt die Quarantäne der Waren sowohl als auch des Schiffes an, und die Lastboote dürfen nicht eher wieder in Gebrauch genommen werden, bevor sie nicht einige Tage gelüftet und gereinigt worden sind. Das Schiff selbst ist nun in eine Quarantäne-Anstalt verwandelt, der Mannschaft wird nur die notwendigste Wäsche und Kleidung gelassen, die Lüftung und Reinigung geschieht unter fortwährender Aufsicht der an Bord befindlichen Quarantänewächter, und die Fortdauer der Gesundheit gilt als Beweis, daß das Fahrzeug von dem Pestcontagium entweder frei gewesen, oder davon gereinigt worden ist.

Bei verdächtigen und unreinen Pässen oder Anzeichen ist die Erkundigung ausführlicher, die Aufsicht strenger und die Waren dürfen nicht eher gelandet werden, bevor nicht am Bord eine vorhergehende Lüftung derselben stattgefunden hat, die in Marseille bei geringerem Verdachte neun bis vierzehn Tage (*petite Sereine*), bei größerem aber vierzehn bis ein und zwanzig Tage (*grande Sereine*) dauern muß. Zu diesem Behuf wird das Schiff vorerst zwischen den Verdecken gereinigt, die Kleider und Hängematten der Seeleute werden daselbst geräuchert, gewaschen und der freien Luft ausgesetzt, und dann die Türen des Kielraums und alle Luken geöffnet. Ist auf diese Weise die vorhergehende Lüftung beendigt, so läßt man die Ladung nach Maßgabe der Umstände entweder ganz und auf einmal, oder nur teilweise und in Zwischenzeiten von einigen Tagen ins Lazarett bringen, bis das Schiff allmählich ausgeladen ist. Den Reisenden wird jedoch der Eintritt in die Quarantäne des Lazaretts gestattet, ohne daß sie nötig hätten, zuvor noch längere Zeit an Bord zu verweilen.

Bei der Ankunft eines Schiffes, auf welchem die Pest offenbar ausgebrochen ist, muß die Vorsicht und Strenge noch höher gesteigert werden. In Triest sowie in einigen anderen Quarantäneorten wird ein Pestschiff nicht einmal aufgenommen, vielmehr soll dasselbe nach dem bis jetzt noch nicht aufgehobenen Regulativ verjagt, begleitet oder auch den Flammen übergeben werden. In Marseille hingegen, sowie in den russischen Quarantänehäfen (und ehemals auch in Venedig) werden erklärte Pestschiffe ohne Schwierigkeit zugelassen, auf einem besonderen und entfernteren Platz vor Anker gelegt, und mit doppelten Wachtbooten umgeben. Nachdem man die Kranken ans Land geschafft und entweder im Pesthospital oder in der für verdächtige Personen bestimmten Abteilung eingeschlossen hat, wird an beiden Seiten des Fahrzeuges eine Bohlenreihe aufgerissen und an jeder Luke ein Ventilator angebracht. Nicht nur das ganze Schiff, sondern auch die Kleider, Hängematten und übrigen Effekten der Mannschaft werden täglich geräuchert, die letzteren auch wohl, wenn es die Witterung erlaubt, alle vierundzwanzig Stunden ins Meer getaucht und dann auf dem Verdeck an der freien Luft getrocknet, die Mannschaft selbst wird angehalten, sich sorgfältig zu waschen und zu reinigen. Was aber die Waren betrifft, so werden dieselben unter solchen Umständen noch zwanzig Tage an Bord gelassen, hierauf noch eben so lange auf einem andern dazu bestimmten Fahrzeuge der Lüftung unterworfen, und dann erst in die verdächtigste Abteilung des Lazaretts gebracht. Nur im äußersten Notfall, wenn nämlich unter dem Schiffsvolk und den mit der Reinigung beschäftigten Lazarettdienern in Zwischenzeiten wiederholte Krankheits- und Sterbefälle sich ereignen, und die Zerstörung des Contagiums mit zu großem Zeitverlust und fortwährender Gefahr verbunden ist, soll das Verbrennen sowohl des Schiffes als der Waren gestattet sein.

Die Art und Dauer der Quarantäne ist verschieden, je nachdem sie überhaupt die Reisenden, die Ladung und das Schiff betrifft, sie wird aber außerdem noch bestimmt und verändert von dem Charakter der Gesundheitspässe, der Beschaffenheit der Waren, von den Küsten und Häfen, welche das Schiff verlassen hat, und von besonderen Vorfällen, die sich entweder auf der See, oder im Lazarett selbst ereignet haben.

Die Reisenden werden mit einer Räucherung und einem Bad empfangen, und ihre Kleider und Sachen entweder ebenfalls geräuchert, oder gewaschen, ausgeklopft und dem Luftzug unterworfen. Die mit reinen Pässen Eingetretenen dürfen unter Aufsicht ihres Wächters den Korridor, den Hofraum, oder das Sprachgitter besuchen; die mit verdächtigen Pässen hingegen müssen eine geraume Zeit (in Marseille sechzehn Tage) eingeschlossen bleiben, bevor ihnen jene Gunst wiederfährt. Ein Reisender, welcher beim Eintritt in die Klause alle seine Kleider und Sachen zurückgelassen, geräuchert, gebadet, und durchaus mit neuer Wäsche und Bekleidung versehen worden, kann bei anhaltender Gesundheit und günstigen Umständen schon nach neun oder zehn Tagen ohne Gefahr entlassen werden; wer aber die mitgebrachten Kleider behält, muß deshalb wenigstens eine doppelt so lange, und bei verdächtigen Pässen eine noch längere Probezeit bestehen. Zeigt sich während derselben das geringste Fiebersymptom (was bei der täglichen Untersuchung leicht zu entdecken ist), so wird der Kranke sogleich auf das strengste isoliert, und mit den nötigen arzneilichen Bedürfnissen auf Anordnung des Arztes durch seinen Wächter versehen. Wünscht der Kranke sein Testament zu machen, so wird dasselbe vor der Tür der Klause in Gegenwart des Lazarett-Vorstehers niedergeschrieben. Dem Geistlichen ist der Eintritt ins Zimmer erlaubt, er muß aber die laut zu sprechende Beichte an der entferntesten Stelle anhören, und dann darauf schwören, daß er den Kranken nicht angerührt habe. Die Leichname der an der Pest Verstorbenen werden vermittelst langer Esparto-Stricke von dem Lager aufgenommen, in die mit einem Deckel versehene Rollbahre gelegt, und des Nachts auf dem Lazarett-Kirchhofe still beerdigt, nachdem sie zuvor noch mit ungelöschtem Kalk überschüttet worden sind. Die angesteckten Kleider, Decken, Betten, Abfälle usw. werden den Flammen übergeben. Das Zimmer, in welchem der Kranke sich befand, wird lange Zeit gelüftet, gereinigt und gleichsam umgeschaffen, und sowohl der Wächter, als alle übrige Personen, welche mit dem Kranken oder Toten zu tun hatten, müssen sich jetzt als höchst Verdächtige dieselbe strenge Absonderung gefallen lassen.

Kommt der Kranke mit dem Leben davon, so wird ihm nach erlangter Genesung noch eine Reinigungsfrist von zwanzig bis vierzig Tagen in einem besonderen Raum auferlegt.

Die Ladungen und Schiffe, welche aus irgend einem Teile des türkischen Gebietes kamen, mußten sonst in Venedig unvermeidlich eine volle Quarantäne von vierzig Tagen halten, und für die Schiffe von Zante, Cephalonia und andern venezianischen Inseln waren einundzwanzig bis dreißig Tage vorgeschrieben. In neuerer Zeit ist jedoch hierbei auch auf andere Verhältnisse geachtet, und ziemlich allgemein der Grundsatz angenommen worden, daß gewöhnlich die Reisenden, die Mannschaft und das Schiff eine gleiche Zahl von Quarantänetagen auszuhalten haben, die Quarantäne der Ladung hingegen noch fünf bis zehn Tage länger fortdauern muß.

Die letztere Bestimmung erscheint aber nur insofern gerechtfertigt, als sie auf die gefährlichsten Träger des Contagiums, besonders auf die Kleider und Effekten der Menschen und auf solche Gegenstände sich bezieht, an welchen das Contagium am leichtesten haften und am längsten sich erhalten kann. Besteht die Ladung ganz oder zum Teil aus Sachen, die zum Aufnehmen und Bergen des Pestgiftes wenig oder nicht geeignet, und der unmittelbaren Berührung durch Menschenhände kaum unterworfen sind, so werden dieselben auch keiner größeren Vorsicht und längeren Quarantäne als die Mannschaft und das Schiff bedürfen, und die Reinigung wird sich hauptsächlich nur auf die Umhüllung (Emballage) beschränken können. Daher unterscheidet man überall in Hinsicht der Waren und Effekten sogenannte giftfangende oder empfängliche und nicht giftfangende oder unempfängliche Sachen (*Generi e Merci suscettibili e non suscettibili*), und beide Gattungen müssen auf verschiedene Weise behandelt werden.

Zu den nicht giftfangenden Sachen werden gezählt alle Metalle, Steine, Erden, Salze und Alkalien, Glas, Porzellan und Perlen, alle Gewürze, Nahrungsmittel und Getränke, Reis und Getreide, Korallen, Pech, Talg und geteertes Tauwerk, Elephantenzähne, Horn und Hornspäne, Holz, Mastix, Weihrauch, Bernstein, Fischbein, Öl, Seife, Asche, Esparto, Opium, Aloe, Asafoetida, Rhabarber, Tamarinden, Kampher, Moschus, Ambra, Zibeth und Cassienrinde, Knoppern, Eicheln und Galläpfel, Blättertabak, rohes Wachs usw. Die meisten dieser Gegenstände können an Bord des Schiffes verbleiben, und dort oder beim Ausladen gelüftet, zum Teil auch ins Meer getaucht werden. Sie halten oft nur die Hälfte, ein Drittel oder Viertel der Schiffs-Quarantäne aus. Einige Artikel, z. B. arabischer Kaffee Tabak, Gewürze, Farbewaren und dergleichen, müssen wegen der Säcke, in denen sie enthalten sind, ins Lazarett gebracht werden. Diese Umhüllung, so wie die Stricke, Bindfaden u. a. werden entweder abgenommen und verbrannt, oder müssen die volle Quarantäne der giftfangenden Sachen überstehen.

Als giftfangend werden nämlich betrachtet alle Kleider, Teppiche, Bettdecken und Matratzen, Wolle, Hanf, Baumwolle, Seide und Flachs, und die aus diesen Stoffen bereiteten Waren und Sachen ohne Unterschied, Federn, Pelzwerk, tierische Haare und Häute, besonders Ziegen-, Kamel- und Biberhaare, Corduan, Schaf- und Geißfelle, ferner alle Arten von Papieren, Bücher, Pergament u. dgl. Alle diese Gegenstände müssen ins Lazarett gebracht und nach Beschaffenheit der Pässe und Umstände entweder in dem für mutmaßlich reine oder in dem für verdächtige Sachen bestimmten Raum aufbewahrt und dort gereinigt werden. Die Einteilung der Sachen in giftfangende und solche, die es nicht sind, ist aber falsch und ohne Wert, sobald sie, von der wahren ihr zugrunde liegenden Idee gelöst, im absoluten Sinn und buchstäblich angenommen wird. Im allgemeinen soll durch diese Einteilung nur angedeutet werden, daß es Dinge gibt, an welchen das Pest-Contagium öfter und länger haftet, als an anderen, und daß die Beschaffenheit der Dinge mehr oder weniger Vorsicht erfordert; nicht aber soll damit gesagt sein, daß nur die eine Reihe gefährlich werden könne, und die andere unfähig sei, von dem Contagium befleckt zu werden.

Denn mit Ausnahme weniger Substanzen, welche als Desinfektionsmittel gebraucht werden können, ist jeder lebende und leblose Körper minder oder mehr zur Annahme des Pestcontagiums geeignet und dadurch auch fähig, ein Träger desselben und ein Mittel zur Ansteckung zu sein. Dies gilt von Natur- und Kunstprodukten, von Menschen, Tieren der verschiedensten Art, von Pflanzen, Metallen und Steinen sogar, wenn gleich die Empfänglichkeit dieser Gegenstände für die Annahme des Pestgiftes, so wie die Fähigkeit, dasselbe zu bewahren und zu übertragen, höchst verschieden sind. Es gibt daher, mit Ausnahme der Desinfektionsmittel, keine Ware oder Sache, die man im strengen Sinne für nicht giftfangend erklären dürfte, und diese Wahrheit bestätigen die Quarantäne-Anstalten durch die Tat, indem sie auch bei solchen Gegenständen, die in dem Verzeichnis der nicht giftfangenden stehen, z. B. bei Metallen, Kleinodien, Münzen u. dgl., die Reinigung nicht unterlassen. Als giftfangend aber kann die Praxis, will sie nicht ins Reich der bloßen Möglichkeit sich verirren, sondern das Wahrscheinliche und Wirkliche vor Augen haben, nur solche Dinge betrachten, durch welche nach der Erfahrung das Pestcontagium am häufigsten zugebracht und ausgebreitet wird. Wenn daher bei der Quarantäne und Reinigung der verschiedenen Sachen nicht sowohl die hergebrachten Kategorien und Verzeichnisse zugrunde gelegt werden, sondern vielmehr von der Wahrscheinlichkeit der Ansteckung ausgegangen wird, so lassen sich füglich die Sachen in dreierlei Reihen bringen, von welchen die erste und am meisten verdächtige die Kleider, Betten, Geräte und alles umfaßt, was irgend von kranken Menschen herrühren kann, oder diesen nahe gewesen ist, die zweite viel weniger gefahrdrohende die bisher als giftfangend betrachteten Kaufmannsgüter begreift, und die dritte am wenigsten verdächtige aus den Nahrungsmitteln und den übrigen Waren besteht. Es folgt hieraus, daß alle zum täglichen Gebrauch der Menschen bestimmte Geräte, auch wenn sie aus sogenannten nicht giftfangenden Stoffen, z. B. aus Holz, bestehen, im allgemeinen gefährlicher erscheinen und vorsichtiger behandelt werden müssen, als manche sogenannte giftfangenden Waren, z. B. Baumwolle, Seide usw., und daß die lange Quarantäne der letzteren nicht auf einem größeren Verdacht beruht, sondern in der Schwierigkeit der Desinfektion begründet ist, wogegen Sachen aus Holz, Metall usw., auch wenn sie arg befleckt sind, schnell und mit leichter Mühe gereinigt werden können. Unterliegt es auch keinem Zweifel, daß Wolle, Baumwolle u. dgl. in der Nähe der Kranken leicht von dem Contagium durchdrungen werden können, so haben doch dieselben Gegenstände als Handelswaren sich in der Wirklichkeit fast immer so unschädlich gezeigt, daß selbst erfahrene Pestärzte, wie Chenot, keinen Anstand nahmen zu behaupten, das Contagium werde immer nur durch kranke Menschen und deren Kleider und Geräte, niemals aber durch Handelswaren aus der Levante gebracht. Und da diese Behauptung noch bis jetzt nicht hinlänglich widerlegt werden kann, andererseits aber doch die Vorsicht gebietet, sie noch einstweilen als unerwiesen anzusehen, so erscheint es um so nötiger und wünschenswerter, ein Verfahren aufzusuchen, durch welches die oben erwähnten Waren schneller als bisher gereinigt werden könnten, und den Klagen des Handelstandes über die langwierige Lüftung zu entsprechen wäre.

So lange aber die Quarantäne-Anstalten sich nicht im Besitz einer solchen Methode befinden, wird auch die Anwendung der bisherigen Desinfektion- oder Reinigungsmittel fortdauern müssen.

Unter diesen ist das erste, allgemeinste und anwendbarste die Luft, durch welche jedes Contagium zwar nicht immer schnell, aber sicher vernichtet wird. Von der Lüftung der Kleider und Effekten ist oben schon die Rede gewesen. Die Warenballen werden nach dem verschiedenen Grade der Pestgefahr entweder ganz oder teilweise geöffnet, die Umhüllung wird bald an dieser, bald an jener Stelle zurückgeschlagen, oder vollständig entfernt, der Inhalt umgerührt, und das Eindringen der Luft auf allen Seiten befördert. In Triest wird jeder Ballen mit Baumwolle, Flachs, Wolle u. dgl. zuerst an dem einen und später an dem andern Ende aufgeschnitten, worauf ein Diener öfters seinen entblößten Arm hineinsteckt, und durch die auf solche Weise entstandene Höhlung der Luft den Zugang verschafft. In Marseille werden bei größerem Verdacht die Säcke und Ballen vollständig geöffnet und so oft gewendet und bearbeitet, daß alles von der Luft durchstrichen werden kann. Noch vorsichtiger verfuhr man sonst in Venedig, wo Seide, Flachs, Wolle, Federn und ähnliche Waren völlig aus den

Säcken und Ballen herausgenommen, in Haufen gelegt, und diese durch vierzig Tage zweimal täglich umgewendet, und von den Dienern mit entblößten Armen gemengt werden mußten. Allein die Ballen mit Baumwolle, Garn, Kamel- und Biberhaaren wurden auch hier nur an der Seite aufgetrennt und mit dem Arm bearbeitet. Zeuge, Tücher, Schals und ähnliche Waren, sie mögen aus Seide, Wolle, Leinen oder Baumwolle bestehen, läßt man einzeln durch die Hände der Diener gehen und in Haufen übereinander legen, die täglich verändert werden müssen. Ebenso werden auch die Häute aufgestapelt und öfters einzeln umgewendet. Die Menschen, welche alle diese Arbeiten verrichten, sind dabei zugleich als Reagentien gegen das Contagium zu betrachten. Erkrankt daher ein solcher Diener während der Quarantäne an der Pest, so wird er nicht nur selbst wie jeder pestkranke Ankömmling behandelt, sondern es tritt auch für die sämtliche Ware, mit welcher er zu tun hatte, eine neue und längere Quarantäne ein, und das Handtieren (die Manipulation) mit dieser Ware wird einige Zeit ausgesetzt, bevor sich ein anderer Mensch demselben Geschäft unterzieht. – Ein noch wirksameres Mittel zur Desinfektion ist das Feuer, welches jedoch nur bei dem Verbrennen wirklich verpesteter Sachen und bei dem Versengen verdächtiger Briefe und Papiere angewendet wird, obgleich auch verpestete Räume, wenn sie feuerfest und sicher sind, durch starke und bald wieder erlöschende Flammen zweckmäßig gereinigt werden können. Schnell und einfach wären verdächtige Sachen zu reinigen, wenn sie in einen stark erhitzten Backofen geschoben und mehrere Stunden einem hohen Wärmegrad ausgesetzt würden, ein Verfahren, welches mindestens den gewöhnlichen Räucherungen vorzuziehen, und von dem Volke nach anstekkenden Krankheiten überhaupt schon längst zur Reinigung der Betten und Kleidungsstücke angewendet ist. Auf ähnliche Weise, wie Luft und Feuer, wirkt das Chlor, welches in dreifacher Gestalt (als Chlorgas, Chlorwasser und Chlorkalk) zu benutzen ist, und zur Reinigung der Luft sowie als Waschmittel die vielfache Empfehlung, die ihm in neuerer Zeit zuteil geworden, wirklich verdient, obgleich dasselbe bis jetzt, so viel bekannt, nur in den russischen Quarantäne-Anstalten eingeführt worden. Nach den im Jahr 1826 zu Marseille gemachten Versuchen wird empfohlen, die Krankenzimmer mit einer Auflösung von einem Teil Chlorkalk in vierzig Teilen Wasser zu besprengen und zu waschen, außerdem noch einige mit dieser Auflösung angefüllte Gefäße aufzustellen, um eine fortdauernde Chlorin-Entwicklung zu bewirken, alle Geräte, Kleidungsstücke usw. oft und lange diesen Dämpfen auszusetzen, und andere Gegenstände, insofern sie nicht Schaden leiden, mit jener Auflösung zu waschen. Den Ärzten wie den Krankenwärtern wird geraten, sich selbst und wenigstens die Hände vor und nach dem Krankenbesuch mit Kalk- oder Natron-Chlorinwasser zu waschen und sich häufig auch der Riechfläschchen zu bedienen, die mit einem jener Salze angefüllt sind. Es greift aber das Chlor die meisten Metalle, selbst das Gold, und alle Pflanzenfarben an, und darf deshalb zum Reinigen gefärbter Zeuge nicht verwendet werden. Durch dieselbe nachteilige Einwirkung auf die Farben, so wie durch die Reizung der Atemwerkzeuge wird auch die Anwendung der sonst mit Recht gerühmten Schwefeldämpfe und der salpetersauren und salzsauren Räucherung beschränkt, daher von diesen Mitteln nur Gebrauch zu machen, wo keiner der erwähnten Nachteile zu besorgen ist. Der Essig wird heute fast nur noch hier und da zum Durchziehen der Briefe und zur Reinigung des Geldes gebraucht, in Marseille aber auch den Bädern für verdächtige oder genesene Personen beigemischt.

Die Seife kommt bloß als Zusatz zu dem gewöhnlichen Waschwasser in Betracht, und der gebrannte Kalk wird zum Übertünchen der Wände und zur Beförderung des Verwesens der Leichname am besten benutzt.

Das Wasser endlich ist von jeher und fast überall für eines der wirksamsten Reinigungsmittel angesehen worden, und wird als solches auch heute noch mehr oder weniger in den Quarantäne-Anstalten angewendet. Es scheint auf das Pestcontagium nicht sowohl zerstörend, sondern nur auflösend und abspülend zu wirken. Von dem Contagium der Rinderpest ist bekannt, daß es durch Wasser, welches von krankem Vieh verunreinigt worden, auf gesunde Tiere übertragen werden kann. Ob aber die morgenländische Pest auf ähnliche Weise mitzuteilen sei, läßt sich nach den bisherigen Erfahrungen mit Gewißheit weder leugnen noch behaupten, wenngleich das Waschen der Kleider nicht für gefahrlos gehalten und in Triest keineswegs gestattet wird. Das öftere Eintauchen gewisser Waren, so wie der Segeltücher, Tonnen und Kisten in die See, mag ebenso nützlich als unschädlich sein; nicht so sicher erscheint dagegen das Walken der Wäsche und das Abspülen anderer Gegenstände mit einer geringen Menge Flüssigkeit, z. B. wenn Geldmünzen in ein kleines mit Wasser gefülltes Gefäß geworfen und bald darauf wieder herausgenommen werden. Indessen fehlt es, wie gesagt, noch an bestimmten Beobachtungen, durch welche die Schädlichkeit dieses Verfahrens zu erweisen wäre, und andererseits darf nicht übersehen werden, daß dem Wasser selbst in neuester Zeit eine ungemein heilsame und wahrhaft desinfizierende Wirkung beigemessen ist. Nach russischen Berichten wurde die Pest, welche in den Jahren 1828 und 1829 unter den Truppen jenseits des Kaukasus wiederholt zum Vorschein kam, hauptsächlich dadurch beschränkt und jedesmal schnell unterdrückt, weil alle bei der Armee befindlichen Personen, Pferde und andere Tiere täglich und ohne Rücksicht auf die Witterung mit kaltem Wasser gewaschen oder im Flusse gebadet wurden, so wie auch alles, was ins Lager gelangte, mit Ausnahme des Brotes und auflöslicher Dinge, ins Wasser getaucht und abgewaschen wurde. Obgleich dabei auch andere Vorkehrungen nicht unterlassen waren, so erschien doch der Erfolg jenes Verfahrens um so auffallender, je weniger im Lager und auf den Märschen der Truppen die Vorschriften der

Quarantäne-Reglements, und insbesondere auch die Räucherungen im vollen Umfange anzuwenden möglich war. Durch diesen Erfolg wurden sowohl Ärzte als Offiziere bestimmt, das Wasser für eines der ersten und sichersten Schutzmittel gegen die Pest zu halten.[128]

Was nun zuletzt die Quarantäne des Schiffes und seiner Mannschaft betrifft, so beginnt dieselbe von dem Tage, an welchem die letzten pestempfänglichen Waren an Land geschafft sind, bei nicht empfänglicher Ladung aber von dem Tage, an welchem der Gesundheitswächter an Bord gekommen ist. Die Reinigung wird bei geöffneten Luken durch Lüften, Räuchern und Waschen unter Aufsicht des Wächters bewirkt, das Entweichen von Menschen durch die naheliegenden Wachtboote verhindert. Diejenigen Reisenden, welche nicht das Lazarett beziehen, sondern am Bord bleiben wollen, müssen die ganze Quarantäne des Schiffes zurücklegen, in Triest aber werden ihnen so wie dem Kapitän und den Offizieren, fünf Tage davon erlassen, wenn sie sich vollständig entkleiden und durchaus mit neuen und reinen Kleidern versehen. Tiere sind gleicher Quarantäne mit dem Schiff unterworfen. Die letzten Tage läßt man das Fahrzeug auch wohl näher an Land kommen und nicht fern von dem Gesundheitsamt (*Consigne*) vor Anker gehen.

Übrigens ist die Dauer der Quarantäne nach den Umständen und örtlichen Gebräuchen so verschieden und ungleich, daß allgemein gültige Regeln darüber bis jetzt noch nicht angenommen sind. In Venedig war ehemals, wie schon erwähnt, für alle Schiffe, welche aus türkischen Häfen kamen, eine gleichmäßige Frist von vierzig Tagen vorgeschrieben. Das Regulativ von Triest begnügt sich mit der Bestimmung, daß die mit reinem oder verdächtigem Passe anlangenden Schiffe nach den mehr oder minder verdächtigen Anzeigen des Passes und mit Rücksicht auf die Orte, woher sie kommen, eine Quarantäne von sieben bis vierzig Tagen, die mit unreinem Passe aber keine kürzere als vierzehntägige Quarantäne auszuhalten haben. In Marseille und in andern Orten halten die Schiffe nach dem Unterschied der Pässe, Waren und Häfen eine Quarantäne von achtzehn, zwanzig, fünfundzwanzig, dreißig, fünfunddreißig oder vierzig Tagen, und bei schlimmeren Umständen muß derselben noch eine Lüftung am Bord von neun, vierzehn bis einundzwanzig Tagen vorhergehen, wobei alle Schiffe aus Konstantinopel, dem Kanal, Smyrna und den Häfen des schwarzen Meeres, so wie alle diejenigen, welche erst sechzig Tage nach dem Aufhören der Pest abgesegelt sind, ohne Unterschied für unrein angenommen werden.[129] Die Schiffe aus der Berberei müssen länger verweilen als die aus Syrien, weil die Fahrt von Algier oder Tunis nur kurze Zeit

---

[128] Kurzer historischer Überblick des Auftritts, Verlaufs und der Tilgung der Pest unter den Truppen jenseits des Kaukasus in den Jahren 1828 und 1829. Aus dem Russischen von Dr. Goedechen, im Magazin der ausländ. Lit. der ges. Heilk. von Gerson und Julius. 1835. Heft I.
[129] C. A. Fischer, über die Quarantäne-Anstalten zu Marseille. Leipzig 1805. 8.

dauert. Hat ein Schiff mit einem Passe irgendeinen Menschen auf der Fahrt verloren, oder findet noch am Bord eine Erkrankung statt, so wird das Fahrzeug ohne Rücksicht auf den Gesundheitspaß so lange für verdächtig angesehen, bis alle Umstände sorgfältig untersucht worden sind. Erkrankungen unter den Reisenden, Wächtern oder Dienern im Lazarett wirken auch auf die Quarantäne des betreffenden Schiffes zurück, so wie durch Krankheitsfälle am Bord die Quarantäne der bereits im Lazarett befindlichen Reisenden und Waren verlängert werden kann. Bei erklärten Pestschiffen muß die Reinigungsfrist auf achtzig bis hundert Tage und in manchem Fall auf mehrere Monate ausgedehnt werden. Am Schluß der Frist, es möge diese kürzer oder länger gedauert haben, werden die Reisenden im Lazarett und ihre Sachen nochmals geräuchert, auf dem Schiffe die Mannschaften und Geräte untersucht, und in den Niederlagen die Waren mit den Verzeichnissen verglichen, worauf die Entlassung der nunmehr als gereinigt angesehenen Personen, Sachen und Fahrzeuge mit der Vorsicht erfolgt, daß bei dem Austritt jede Berührung mit noch verdächtigen Menschen und Dingen sorgfältig vermieden wird.

Es leuchtet ein, daß der Zweck der See-Quarantäneplätze mehr oder minder verfehlt werden müßte, wenn den Schiffen verstattet wäre, in Häfen einzulaufen, wo keine Gesundheitsprobe gehalten wird. Daher sind längs der Meeresküste noch Maßregeln erforderlich, durch welche der Verkehr mit fremden Fahrzeugen, sowie die Aufnahme derselben verhindert, und im Notfall die Sicherheit des Landes erhalten werden kann. So besteht im österreichischen Littorale seit dem Jahr 1764 die Vorschrift, daß die kleineren Häfen (*Porti subalterni*) nur völlig unverdächtige Schiffe, die unbesuchten Häfen aber und die abgelegenen Buchten (*Porti morti*) durchaus keine fremde Fahrzeuge aufnehmen, sondern sogleich in die Häfen ersten Ranges (*Porti prinzipali*) schicken sollen, wo man die Führer und Kapitäne, wenn es erforderlich scheint, zum nächsten Lazarett verweist.

Nur bei Sturm und Gefahr ist den Fahrzeugen erlaubt, in den kleineren und Nebenhäfen Schutz zu suchen und Lebensmittel einzunehmen, wobei der Schiffer zuerst das Geld dafür in einem Gefäß mit Seewasser ans Ufer stellen, und dann die hier niedergelegten Sachen abholen und an Bord bringen soll, ohne mit irgendeinem Menschen am Lande in Berührung zu geraten.

Im Fall eines Schiffbruchs muß das Wrack, die Ladung und die Mannschaft bewacht, und jede Entwendung oder Berührung von Sachen und Personen so lange auf das strengste verhütet werden, bis der Gesundheitsrat die nötigen Vorkehrungen angeordnet hat. Die von den Wellen ausgeworfenen unbekannten Leichen werden mittelst eiserner Haken an den Strand gezogen, und hier entweder sechs Fuß tief mit ungelöschtem Kalk vergraben oder verbrannt und die Asche davon ins Meer gestreut. Auch in den Häfen, wo noch unverdächtigen Fahrzeugen das Einlaufen gestattet ist, soll zuvor ein jedes derselben, sowie die Mannschaft und Ladung untersucht, der Gesundheitspaß geprüft und die nötige Erkundigung eingezogen werden. Damit aber alles genau befolgt und ausgeführt werde, ist in jedem der kleineren Häfen ein Aufseher (*Deputato di Sanita*) und ein Pestdiener (*Fante*) angestellt, die dem Gesundheitsrate der Provinz (*Consesso di Sanita*) untergeordnet sind, diesem von allen Vorfällen Anzeige machen und in der Ausübung ihres Amtes von den Ortsbehörden unterstützt werden müssen. In gefährlichen Zeiten, und besonders wenn die Pest in einem benachbarten Lande herrscht, wird die Strenge der Aufsicht noch verschärft, selbst auf die Fischerboote ausgedehnt, und die Küste mit bewaffneten Wächtern besetzt, welche jede Annäherung eines Fahrzeuges mit Zuruf, Drohung und Gewalt zu verhindern und im Notfall mittelst bestimmter Signale durch Flintenschüsse, Feuer und Sturmgeläut sich wechselseitig Beistand zu leisten haben.

Die vorstehende Beschreibung wird von der gegenwärtigen Einrichtung der Quarantäne- und Schutzanstalten an den Meeresküsten ein allgemeines Bild gewähren, und sowohl die Vorzüge dieser Einrichtung, als auch manche der noch vorhandenen schwachen Seiten und Gebrechen erkennen lassen. Zur Verbesserung oder Beseitigung der letzteren wäre zu wünschen, daß ein zweiter Howard, wo möglich ein Arzt, sich entschließen könnte, die wichtigsten See-Quarantäneplätze zu besuchen, das Verfahren in denselben bis in die kleinsten Einzelheiten kennen zu lernen, und dann die Ergebnisse seiner Untersuchung so vollständig als möglich darzulegen. Eine solche vergleichende Prüfung scheint um so nötiger zu sein, da seit der Zeit, in welcher Howard, Russell und Fischer ihre Berichte schrieben, äußerst wenig über jene Anstalten bekannt geworden ist, auch manches in denselben sich verändert hat. Diese Untersuchung würde jetzt noch sicherer angestellt werden können, nachdem das Geheimnis, in welches man ehemals die Quarantäne-Verfassung einzuhüllen pflegte, immer mehr verschwunden und die Überzeugung allgemeiner geworden ist, daß die dem ganzen Europa gemeinsame Pestgefahr auch übereinstimmende Mittel und offenen wechselseitigen Beistand erfordert. Zu wünschen ist überhaupt, daß das ganze Quarantänewesen den Ärzten und Naturforschern immer bekannter und nicht mehr wie sonst, als ein fremdes Feld gemieden und verborgen werde, wenn anders ein regerer Eifer dafür erwachen, und von den Anstalten nicht auch die Ergebnisse und Fortschritte der neueren Erfahrung und Wissenschaft ausgeschlossen bleiben sollen. Ein lebhafteres Interesse für diesen Gegenstand wird auch allein dahin führen können, daß die hergebrachten, teilweise auf bloßer Tradition beruhenden und blind befolgten Maximen und Gewohnheiten der Schutzanstalten kritisch geprüft, neue Beobachtungen und Versuche gemacht, und die noch unentschiedenen Fragen beantwortet werden, ob und durch welche Mittel die

Reinigungsfrist für Menschen und Sachen ohne Gefahr verkürzt werden kann. Endlich läßt sich erwarten, daß die Sorgfalt, welche man heute auf die äußere Verbesserung der Hospitäler und Kerker verwendet, auch auf die Quarantäne-Anstalten werde ausgedehnt werden, damit dieselben einen möglichst bequemen und reinlichen Aufenthalt den Reisenden gewähren, das hier und da noch vorherrschende gefängnismäßige Ansehen verlieren und auch äußerlich ihrer Bestimmung entsprechen, als ehrwürdige Anstalten zum öffentlichen Wohl, als Denkmale europäischer Weisheit und Menschenliebe.

XXIX.
Vorkehrungen auf dem europäischen Festlande.

DIE Maßregeln und Einrichtungen, welche getroffen sind, um in der Levante die Ausfuhr, und in Europa das Einbringen und Verbreiten des Pestcontagiums zu verhindern, erklären zum Teil, warum in neuerer Zeit die Pest auf dem Seewege so selten unmittelbar aus dem Orient zu uns gelangt. Ganz anders verhält es sich in der europäischen Türkei, die nicht nur dem Heimatlande dieser Seuche näher liegt und mit demselben einen beständigen Verkehr unterhält, sondern auch zur Verhütung und Abwehr des Übels weder jenseits noch diesseits des Meeres Sorge trägt, vielmehr dem Contagium bis heute einen ungehinderten Aus- und Eingang gestattet. Daher ist das ungemein häufige und beinahe jährliche Erscheinen der Pest in diesem Reiche, besonders in Konstantinopel, die unvermeidliche Folge der Nachlässigkeit, mit welcher hier verfahren wird; daher ist Europa auf dieser Landseite noch ungleich größeren Gefahren als auf den Seeseiten ausgesetzt, und Österreich und Rußland sind genötigt, ihre Grenzen gegen den gemeinsamen Feind durch Schutzwehren zu verteidigen, die sich zu Lande vom schwarzen Meer bis zum adriatischen erstrecken. Von zwanzig Invasionen, welche die Pest in die christlichen Staaten Europas während der letzten hundert Jahre gemacht, haben sich nicht weniger als fünfzehn aus der Türkei zu Lande in die russisch-österreichischen Länder verbreitet, wogegen auf den Seeküsten und Inseln von Frankreich und Italien in demselben Zeitraum die Seuche nur fünf bis sechs Mal erschienen ist. Hieraus erhellet, daß die Landgrenzen noch heute wie sonst die Hauptpforte sind, durch welche die Pest ins Innere unsers Kontinentes einzudringen droht, und daß die hier befindlichen Schutzwehren die See-Lazarette an Wichtigkeit noch übertreffen.

In der russischen Grenzprovinz Bessarabien, die von der Moldau durch den Pruth und von Bulgarien durch die Donau geschieden wird, ist längs dieser Flußgrenze ein Pestcordon aufgestellt, welcher als Durchgangspunkte die Quarantäne-Anstalten zu Kilia, Ismail und Reni an der Donau, und die zu Leowa, Skuliani und Liptschani am Pruth enthält. Weil aber Bessarabien der Pestgefahr zunächst und am häufigsten unterliegt, so wird diese Provinz von den übrigen russischen Ländern zur größeren Sicherheit noch durch einen eigenen Cordon abgesondert, welcher, dem Laufe des Dniester folgend, die Quarantäne-Anstalten zu Owidiopol, Majaki, Parkani bei Bender, Dubozari, Mohilow und Isakowski in sich schließt, so daß Rußland durch eine doppelte Quarantänelinie verteidigt ist. Nach dem Friedensschluß von Adrianopel ist durch die preiswürdige Fürsorge der siegreichen Macht seit dem Jahr 1830 noch ein neuer Cordon zustande gekommen, der an die russsische Linie der Donau sich anschließend längs dieses Stromes ungefähr hundert Meilen weit an der ganzen südlichen Grenze der Walachei sich hinzieht und zwölf Quarantänen umfaßt, unter welchen die zu Braila, Kalarosch und Giurgewo die bedeutendsten sind. Die österreichischen Staaten stellen der Pest gegen das türkische Gebiet eine Schutzlinie entgegen, welche sich über zweihundert Meilen lang von den Grenzen Galiziens bis nach Kroatien erstreckt. Auf dieser Linie befinden sich in der Bukowina die Quarantänen Bojan und Posantsche; in Siebenbürgen Tölgyes, Czik-Gimes, Oitos, Bozau, Tömös, Törzburg und Rotenturm; im Banat Zsupanek und Panczowa; in Slavonien Semlin und Brood; in Kroatien Kostanitza, Maljevatz und Zavalje. Diesen Anstalten sind noch gewisse Nebenpunkte (*Rastelli*) untergeordnet. Die Dampfschiffe, welche von Konstantinopel zurückkehrend auf der Donau heraufkommen, müssen in der Nähe von Zsupanek bei Orsowa Quarantäne halten.

Zur Abwehr der Pest auf dem Festland ist die Besetzung der Grenze durch bewaffnete Macht das erste Erfordernis, ohne welches alle anderen Vorkehrungen ihrem Zwecke nicht genügen. Der Pestcordon hat überhaupt darüber zu wachen, daß Menschen, Sachen und Vieh aus dem verdächtigen Lande auf keinem andern Wege als durch die Quarantäne-Anstalten in die diesseitigen Staaten gelangen, eine mehr oder minder schwierige Aufgabe, die nirgends vollständig zu erfüllen und dennoch unerläßlich ist. - Die russischen Linien haben überall den Vorteil, an Flußgrenzen zu wachen, wo Übertretungen ungleich leichter als in trockenen, waldigen und gebirgigen Gegenden zu verhüten sind.

Gewöhnlich geschieht die Bewachung durch Kosaken, die bei Tag und Nacht an der Grenze streifen, und in möglichst hoch gelegenen Wachthäusern verteilt sind, deren jedes von dem andern ein Werst entfernt ist. In gefährlichen Zeiten verstärkt man diese Mannschaft durch Infanterie, und dann sind zwischen zwei Wachthäusern immer vier bis sechs Posten ausgestellt. In der Walachei wird der Cordon an der Donau durch eine einheimische Landmiliz gebildet. - Von eigentümlicher, jedoch nicht überall von gleicher Art ist der Cordon, welchem die Bewachung der weit ausgedehnten österreichischen Grenzen anvertraut ist. In der Bukowina, die gegen Bessarabien und die Moldau eine schwer zu übersehende, trockene und gebirgige Grenze hat, müssen bei dem ersten Grade der Pestgefahr, d. h. wenn mutmaßlich in der Türkei keine Seuche herrscht, die gewöhnlichen Grenzsoldaten den Dienst versehen, bei dem zweiten Grade, wenn die Pest in einer entfernten türkischen Provinz zum Ausbruch gelangt, wird die Besetzung der Grenze durch Linientruppen aus der Nähe vermehrt, und im dritten Grade, wenn die Pest in einem benachbarten Lande erscheint, werden auch aus anderen Provinzen Truppen herangezogen. Im letzteren Falle gehören zu jedem Wachthause zwei bis drei Posten, die Tag und Nacht auf und nieder gehen und so gestellt werden, daß einer den andern sehen kann. Auf dem Kamm des Gebirges, welches die Bukowina von Siebenbürgen scheidet, beginnt am Borgo-Pass das Gebiet der eigentlichen Militärgrenze, deren Wachtposten in ununterbrochener Folge von hier bis nach Kroatien fortlaufen. Bekanntlich wird in diesem langen, durch verschiedene Provinzen sich hinziehenden Landstrich jeder männliche Einwohner als geborener Soldat betrachtet, die Verwaltung wie die Gesetzgebung sind militärisch, die ganze Bevölkerung ist in Regimenter eingeteilt, und die Bestimmung der waffenfähigen Mannschaft besteht eigentlich darin, ein Bollwerk gegen die Türkei und insbesondere auch eine Schutzwehr gegen die Pest und den Schleichhandel zu sein. Die zum Wachtdienst kommandierten Einwohner werden in bestimmten Fristen durch andere abgelöst, und wo die Bevölkerung zahlreich ist, hat jeder im Jahr nur einige Wochen Dienste zu leisten, mit Ausnahme der Offiziere, die längere Zeit beschäftigt sind und öfter an die Reihe kommen. Bei dieser Einrichtung kann immer der größte Teil der Mannschaft zur Besorgung der Haushaltung und Feldarbeit zu Hause bleiben. Auf der Donau werden auch Wachtschiffe unterhalten. Die längs der Grenze befindlichen Wachthäuser (*Czartaken*) sind in der Regel eine Viertelstunde voneinander entfernt, und in den der Überschwemmung ausgesetzten Niederungen, wie bei Semlin, auf sieben bis zehn Fuß hohen Pfählen erbaut. Zu jedem Wachthause gehören einige Nebenposten, auf welchen die Soldaten sich wechselseitig erblicken können; jedes ist in pestfreien Zeiten mit drei Mann und einem Gefreiten, in gefährlichen Zeiten doppelt besetzt. Sobald der dritte Grad der Pestgefahr vorhanden ist, gehen die Streifwachen Tag und Nacht auf und nieder, und dann tritt auch das Standrecht für die Übertreter in Kraft. Durch Lärmstangen und Mörser, die sich gewöhnlich an den Offizierstationen befinden, können Signale zur Alarmierung der Grenze gegeben werden. Die Wachen führen beständig scharf geladenes Gewehr, und haben Befehl, gegen jeden, der den Cordon überschreitet und auf Zurufen nicht zurückweicht oder Gewalt braucht, auf der Stelle Feuer zu geben. Die Offiziere sind sämtlich beritten, und die Grenzkommandanten ermächtigt, bei größerer Gefahr die Grenze und ganze Ortschaften ohne weitere Anfrage provisorisch zu sperren, und im Notfall zu diesem Behuf auch Linientruppen heranzuziehen. Die Regimenter sind in

Brigaden vereinigt, deren immer mehrere zu einem der sechs Generalkommandos gehören, die unmittelbar dem Hofkriegsrat untergeordnet sind. In Siebenbürgen so wie in der Bukowina ist jedoch der Zivilbehörde (dem Gubernium) die ökonomische Verwaltung der Contumazanstalten vorbehalten, und derselben fällt hier auch die oberste Leitung der Sanitätspolizei anheim, sobald die Pest sich außerhalb der Contumazen zeigt, wogegen im Banat, in Slavonien und Kroatien die ganze Verwaltung von den Generalkommandos ausgeht, die hier zugleich die Stelle der Gubernien vertreten.

Man begreift, daß eine den wechselseitigen Verkehr zwischen verschiedenen Ländern so sehr erschwerende und einschränkende Maßregel, wie der Pestcordon, unzählige Tadler und Widersacher findet, und die nicht immer zu verhütenden, mehr oder weniger häufigen Umgehungen und Überschreitungen des Cordons gern als Beweise angeführt werden, um die ganze Maßregel als unnütz, zwecklos und überflüssig darzustellen. Es ist physisch unmöglich, sagen die Gegner, eine Grenzlinie von so langer Ausdehnung dergestalt zu bewachen, daß alle unerlaubten Übertretungen (Prävaricationen) verhindert werden. Die unter den beiderseitigen Grenzbewohnern stattfindende Freundschaft und Verwandtschaft, der ökonomische Verkehr, die kostspielige und lange Quarantänefrist und vor allem der Schleichhandel sind nicht zu beseitigende, allgemeine und mächtige Motive zur heimlichen Übertretung, die überdies in vielen Gegenden durch örtliche Vorteile oder auch durch die Bestechlichkeit der Wächter sehr erleichtert wird. An den Strömen geben die Fischerei, die vielen Schiffmühlen und die dichten Rohrfelder häufige Gelegenheit zum Unterschleif, und an der trockenen Grenze gewähren Häuser, Wälder und Gebüsche einen Hinterhalt, um ungesehen, zumal bei Nacht, die Linie zu überschreiten. Noch schwieriger ist die Bewachung im Gebirge, wo unzählige Schluchten und Schleichwege vorkommen, und streckenweise ungebahnte Wildnisse angetroffen werden, in welchen die einzelnen Wachthäuser zwei bis drei Stunden weit voneinander entlegen sind. Welche Sicherheit kann überdies ein Cordon gewähren, wenn an fremde Reisende, freilich nur ausnahmsweise, Freipässe erteilt werden dürfen, und außerdem auch diesseitige Einwohner selbst bei naher Pestgefahr mittelst eines sogenannten Passierzettels auf vierundzwanzig Stunden die Erlaubnis erhalten, im jenseitigen Gebiete Holz zu fällen und andere Geschäfte vorzunehmen, ohne deshalb bei ihrer Rückkehr der Quarantäne zu unterliegen? Wie unsicher muß nicht die Gesundheitsprobe sein, wenn die Schäfer und Hirten, welche alljährlich mit ihren langhaarigen Schafen in die Walachei auf die Weiden ziehen, und zu gewissen Zeiten nach Siebenbürgen zurückkehren, scharenweise mit ihren Herden und Wollvorräten im Gebirge unter freiem Himmel Quarantäne halten, und nur von wenigen Menschen beobachtet werden? Und was kann in andern Gegenden eine Bewachung nützen, wo der Schleichhandel so lebhaft ist, daß im Geheimen fast täglich Salz und Vieh, das letztere oft herdenweise, über die Grenze gelangt?

Solche Tatsachen, die wir zu leugnen weit entfernt sind, beweisen indessen nur die Unvollkommenheit und den Mißbrauch, nicht aber die Entbehrlichkeit einer Maßregel, welche überall mit Schwierigkeiten durchzuführen ist.

Der Pestcordon gehört überhaupt zu denjenigen menschlichen Einrichtungen, die ihren Zweck selten vollkommen, sondern fast immer nur mehr oder weniger erreichen; er ist nicht geeignet, alle Übertretungen unmöglich zu machen, wohl aber kann und soll er dieselben möglichst vermindern und erschweren. Dieser Gesichtspunkt ist festzuhalten, und so wenig irgendein Gesetz bloß deshalb als unzweckmäßig aufgehoben werden darf, weil es in vielen Fällen übertreten wird, ebensowenig kann die Nutzlosigkeit des Pestcordons durch die häufig stattfindenden Überschreitungen desselben nachgewiesen werden. Bedenkt man überdies, daß der Cordon keine bloß physische Schutzwehr, sondern unleugbar auch von großer moralischer Wirkung ist, durch welche in der Regel alle ehrlichen und furchtsamen Menschen von Übertretungen abgehalten werden, daß hier überhaupt der Menschen- und Warenverkehr lange nicht so bedeutend wie in andern Ländern Europas ist, und daß die heimlichen Übertreter der Linie fast immer Grenzbewohner sind, die nur zufällig und zu gewissen Zeiten mit verpesteten Personen oder Sachen in Berührung geraten können, so wird man den Schutz des Cordons nicht zu gering schätzen dürfen, und die Gefahren, welche anscheinend aus den häufigen Übertretungen hervorgehen können, werden selbst bei einer unvollkommenen Bewachung sich in der Wirklichkeit ganz anders verhalten und mit geringerer Besorgnis betrachten lassen. Diese Gefahren vermindern sich noch durch die Anordnungen, welche längs der Grenzlinie im Rücken des Cordons getroffen sind, und zum Zwecke haben, verdächtige Personen und Sachen unschädlich zu machen, besonders aber jeden Ausbruch der Pest sogleich zu entdecken und durch die strengste Isolierung abzuschneiden.

Daher sind die Orts- und Militär-Behörden angewiesen, alle Reisenden, Fremden und verdächtigen Personen beständig unter sorgfältiger Aufsicht zu halten, zu welchem Behuf auch in manchen Gegenden, wie im Cronstädter Distrikt, noch eigene Wächter von den Gemeinden unterhalten und bei naher Gefahr die Ein- und Ausgänge aller unfern der Grenze gelegenen Ortschaften gleichfalls mit Wachen versehen werden. Als eine der wichtigsten und nützlichsten Maßregeln muß man besonders die allgemeine Totenschau betrachten, welche längs der Grenze in der Breite von einigen Meilen eingeführt, und wobei nur zu bedauern ist, daß sie nicht überall von Medizinalpersonen und mit gleicher Strenge abgehalten wird.

In Siebenbürgen waren (1829) in den zunächst bedrohten Orten die Zehntmänner und Geschworenen beauftragt, von Tag zu Tag Hausbesuche zu machen, von dem Gesundheitszustande der Bewohner sich zu überzeugen, und alle Leichen ohne Unterschied zu besichtigen; in Galizien sollte dieses Geschäft von den Land-Wundärzten, in Slavonien von den Wundärzten der Grenz-Regimenter vorgenommen werden. Zur Anleitung diente eine gedruckte Instruktion, in welcher die äußerlichen Merkmale der Pestleichen kurz und faßlich angegeben sind.

Durch solche Anordnungen, die wesentlich mit dem Cordon zusammenhängen, ist es möglich, von allen verdächtigen sich diesseits ereignenden Krankheits- und Sterbefällen beizeiten die nötige Kunde zu erhalten, die sichtbaren Folgen der heimlichen Grenz-Übertretung zu beschränken, und oft schon im Entstehen zu unterdrücken, zumal wenn überall hierbei mit gleichmäßiger Aufmerksamkeit verfahren, und besonders bei Annäherung der Seuche die in jedem Hause befindliche Menschenzahl durch bestellte Revisoren täglich untersucht und nachgezählt wird. Findet sich irgendeine verdächtige Erscheinung an Lebenden oder Toten, so müssen die Revisoren oder Leichenbeschauer ungesäumt davon Anzeige machen, damit die Gesundheitsbehörde des Ortes oder Bezirkes sofort eine nähere Untersuchung und alle durch Not und Vorsicht gebotene Maßregeln anordnen kann. Diese Vorkehrungen sind es, durch welche namentlich in den österreichischen Staaten beinahe seit einem Jahrhundert alle hier und da erfolgten Pestausbrüche in den Grenzbezirken festgehalten, zuweilen nur auf einen einzigen Ort oder auf wenige Orte beschränkt, und verhältnismäßig mit geringem Menschenverlust früher oder später glücklich unterdrückt worden sind. Gestützt auf diese Erfahrung und die Eigenschaften des Pestcontagiums berücksichtigend, nehmen wir daher auch keinen Anstand zu behaupten, daß ein wohl organisierter Pestcordon zwar nicht alle gefährliche Übertretungen verhüten kann, immer aber imstande ist, durch sorgfältige Handhabung der Pestpolizei den ersten Ausbruch des Übels im Grenzbezirk zeitig zu entdecken und auszulöschen, und dies wird um so wirksamer und sicherer geschehen, je mehr die etwa noch vorhandenen Unvollkommenheiten und Mißbräuche beseitigt werden.

Dagegen würde die Aufhebung des Cordons und der damit zusammenhängenden Einrichtungen die größere Ausbreitung der Seuche unfehlbar zur Folge haben, und dieses ist um so notwendiger jetzt in Erinnerung zu bringen, je mehr man sich nach dem mißlungenen Versuch mit der Cholera, gegen welche ein Cordon nicht schützen konnte, geneigt gefühlt hat, alle Gesundheitscordons ohne Unterschied für unzulänglich und nutzlos zu erklären.

Die Quarantäne-Anstalten des Russischen Reiches sind meistens nach einem gleichmäßigen Plan erbaut und eingerichtet; sie werden nach ihrem Umfange, sowie nach der Größe des dabei angestellten Personals in drei verschiedene Klassen geteilt. Jede Anstalt ist unmittelbar am Grenzfluß gelegen, und bildet mit ihren Gebäuden und Hofräumen ein großes regelmäßiges

Viereck, welches durch hohe Planken eingeschlossen und von einem tiefen und breiten Graben umgeben ist. Am Ein- und Ausgange und an jeder der vier Seiten sind Militärwachen aufgestellt. Über den Graben führt an der Flußseite eine Zugbrücke zum Eingang, wo sich außer der Wohnung für den Torwart ein kleines Gebäude befindet, welches halb aus der Bewehrung hervorspringend, das Zimmer zur Aufnahme und Untersuchung der ankommenden Fremden enthält. Dieses Zimmer wird durch ein bis an die Decke reichendes Holzgitter in zwei gleiche Hälften geschieden, von welchen die innere für die untersuchenden Beamten bestimmt ist, die äußere zum Eintritt der Reisenden dient. Die letzteren werden hier bei entblößtem Körper von dem Arzte untersucht, dürfen jedoch auch dann, wenn sie mit verdächtigen oder wirklichen Pestsymptomen behaftet sind, unter keinem Vorwande zurückgewiesen werden. Über die Aufnahme und den dabei sich ergebenden Befund wird ein genaues Protokoll geführt, und zur Reinigung der mitgebrachten Papiere und Briefe ist eine anstoßende Räucherkammer vorhanden. Im inneren Hofraum liegen nach der Reihe mehrere (in den Anstalten erster Klasse gewöhnlich sechs) kleine Häuser, in welchen die Aufgenommenen entweder einzeln, oder mehrere zu gleicher Zeit und gemeinschaftlich ihre Quarantäne abzuhalten haben. Jedes solches Haus ist von den andern getrennt, mit einem besonders umzäunten und geschlossenen Platz umgeben, und mit einem oder zwei Wohnzimmern, einem Hausflur, einer kleinen Küche und den nötigsten Gerätschaften versehen. Alle Reisenden müssen sich beim Eintritt einer Räucherung mit Chlor unterwerfen, auch sogleich die mitgebrachten Kleidungsstücke ablegen, und entweder neue im Inlande verfertigte sich selbst anschaffen, oder sich, wenn sie arm sind, der Contumazkleider bedienen, die jedem auf Verlangen neu und unentgeltlich dargeboten werden. In Hinsicht der Nahrung, Arznei und anderer Bedürfnisse werden vermögende Personen auf ihre eigenen Kosten durch die zur Wartung und Aufsicht bestimmten Quarantäne-Diener verpflegt, die Armen aber auf Kosten der Krone unterhalten. Alle werden von dem Arzte der Anstalt täglich des Morgens und sonst auch zu unbestimmten Zeiten besucht. Ihren Wohnhäusern gegenüber sind auf der andern Seite des großen Hofraumes die zum Räuchern und Lüften der Kleider, Effekten und Waren bestimmten Gebäude aufgeführt. In einer Räucherkammer werden die auf Stangen oder ausgespannten Seilen hängenden Kleider und andere Sachen, welche eine Räucherung zulassen, mit Chlordämpfen geräuchert, und später auf den Lüftungsboden gebracht, welcher auf allen vier Seiten hölzerne Gitterwände, am Dache leicht von außen zu eröffnende und zu schließende Luken hat, und auf Pfählen dergestalt über dem Erdboden erbaut ist, daß die Luft auch von unten in denselben einströmen kann. In dem entlegensten Teile der Anstalt befindet sich das mit hohen Planken umgebene Pestlazarett, in welchem alle von der Krankheit etwa befallene Personen untergebracht, von eigenen Dienern gepflegt und ärztlich behandelt werden. Die zwei geräumigen und reinlichen Zimmer dieses Gebäudes haben große Fenster, welche von außen geöffnet werden können, und den inneren Raum vollständig übersehen lassen; ebenso sind auch die Türstöcke ungewöhnlich breit, damit das Anstreifen leichter vermieden werden kann.

Sowohl am Eingang als auch an dem nach dem Inlande gerichteten Ausgang der Quarantäne-Anstalt sind Sprachgitter errichtet, wo die Bewohner, durch einen Zwischenraum von den außerhalb befindlichen Personen getrennt, mit diesen sich ohne Berührung besprechen können.

Die Dauer der Quarantäne war früher in den russischen Anstalten, wenn im benachbarten Auslande keine Pestseuche herrschte, für Menschen auf sechzehn Tage bestimmt. In gefährlichen Zeiten wurde diese Frist um das Doppelte verlängert, und für Kleider und giftfangende Waren auf zweiundvierzig Tage ausgedehnt.

Und bei großer und naher Gefahr durften aus der verpesteten Gegend keinerlei giftfangenden Kaufmannswaren in die Quarantäne-Anstalt aufgenommen werden. In den Jahren 1829 und 1830, als die Pest in der Moldau und Walachei sich weit verbreitet hatte, wurde für Menschen eine Quarantäne von einundzwanzig Tagen als hinlänglich angesehen, die für Waren aber nach der verschiedenen Beschaffenheit der Stoffe eingerichtet. Personen, welche bereits am Pruth Quarantäne gehalten hatten, durften bei ihrer Weiterreise am Dniester nur einige Tage verweilen. Wenn ein Reisender während der Quarantäne an der Pest erkrankt, so muß er bis zum Tode oder bis zur Genesung in dem für diesen Fall mit Militärwachen besetzten Lazarett verbleiben, und dann werden alle während der Krankheit von ihm gebrauchten Kleidungsstücke, Betten und Geräte den Flammen übergeben. Der Tote wird unter den gewöhnlichen Vorsichten beerdigt; der Genesene muß, nachdem eine Räucherung und eine Waschung des ganzen Körpers mit stark verdünnter Schwefelsäure vorangegangen, in neuen Kleidern noch zweiundvierzig Tage beobachtet werden: Kein Reisender wird entlassen, bevor er nicht am Schluß der Beobachtungszeit eine nochmalige Räucherung empfangen, und durch einen Eid beschworen hat, die Quarantänegesetze auf keinerlei Weise übertreten zu haben. Übrigens bedarf es kaum der Erwähnung, daß auch die Ärzte und Diener, welche mit Pestkranken zu tun haben, ebenso wie Angesteckte behandelt und abgesondert werden. Die Erteilung von Freipässen, welche einzelne Reisende von Haltung der Quarantäne entbinden, ist unter allen Umständen verboten.

Zahlreich ist das bei den russischen Quarantäne-Anstalten angestellte Dienstpersonal. Außer einem Ober-Inspektor, dem die Aufsicht über die ganze Linie anvertraut ist, hat eine Quarantäne-Anstalt erster Klasse einen Inspektor (Director) und drei Kommissaren, von welchen einer die Aufnahme der Reisenden, ein zweiter die Aufnahme der Waren besorgt, und der dritte über die Hausordnung der Quarantäne haltenden Personen die Aufsicht führt. Jedem dieser Kommissare werden nach Erfordernis der Umstände noch ein oder zwei Gehilfen zugeteilt. Dem Arzte der Anstalt stehen einige Wundärzte und chirurgische Gehilfen zur Seite, und außerdem sind sechs bis zwanzig Quarantäne-Diener vorhanden, zu welchen gewöhnlich zuverlässige und wohlverdiente Soldaten ausgewählt werden. In den Anstalten zweiter und dritter Klasse ist nur ein Inspektor, ein Commissarius, ein Arzt und die erforderliche Dienerzahl angestellt. Durch alle diese zweckmäßigen Einrichtungen verdienen die russischen Quarantäne-Anstalten in der Tat den Beifall, mit welchem sie gerechter Weise von allen Sachverständigen betrachtet werden; besonders aber müssen dabei die gleichmäßige Bauart, die sichere Bewehrung, die regelmäßige Oberaufsicht, der zulängliche Personalstand, die Sorgfalt, mit welcher die Reinigung geschieht, der eingeführte Kleiderwechsel, die keine Ausnahme gestattende Ordnung, und die Freigebigkeit, mit welcher auch für arme Reisende gesorgt wird, als wesentliche Vorzüge anerkannt werden.

Wenn dagegen die österreichischen Quarantäne-Anstalten (Contumazen) in mancher Beziehung sich anders verhalten, so ist es billig, daß man bei der Betrachtung derselben manche erheblichen Rücksichten nicht aus dem Auge verliere. Diese Anstalten, die ersten und ältesten auf dem Festlande, sind nicht auf einmal, sondern zu verschiedenen Zeiten entstanden, und nach den wachsenden Bedürfnissen und Einsichten allmählich vermehrt, erweitert und verändert worden, woraus sich ergibt, daß ihrer baulichen Einrichtung kein gemeinsamer und gleichmäßiger Plan zugrunde liegen kann. Sie befinden sich zum Teil in gebirgigen Engpässen, wo die Gleichförmigkeit der Bauart durch örtliche Schwierigkeiten bedingt, und selbst unmöglich wird. Sie gehören zu einer Linie, deren Länge vom Pruth bis zur Bocca di Cattaro mehr als zweihundert Meilen beträgt, und nur mit großem Aufwand unterhalten werden kann, wozu noch in Erwägung kommt, daß die langwierig geführten Kriege einer Vervollkommnung so kostspieliger Einrichtungen überall nicht günstig waren.

Die größte, und zugleich auch die vollkommenste unter allen österreichischen Contumazen ist die zu Semlin in Slavonien, welche seit dem Jahr 1754 besteht.

Sie bildet ein großes mit einer zwölf Fuß hohen Mauer umschlossenes längliches Viereck, von welchem zwei Seiten mit dem südöstlichen Ende der Stadt zusammenhängen, und zwei von sumpfigen Wiesen umgeben sind.

Der an der östlichen Seite befindliche Eingang steht mit dem noch eine Achtelmeile entfernten Donaustrome durch einen schmalen Damm (den sogenannten Sanitätsdamm) in Verbindung, welcher in einer Krümmung zu einem mit Wache besetzten Landungsplatze führt, wo die aus dem jenseitigen

Gebiet ankommenden Schiffe ausladen, und zu diesem Behuf mit Stricken von Bast oder wilden Reben versehen sein müssen. Weiter unten befindet sich an der durch den Zusammenfluß der Save und Donau gebildeten Landspitze noch ein zweiter Landungsplatz an der Save, vorzüglich zur Aufnahme für die aus der gegenüber liegenden Stadt Belgrad kommenden Personen und Sachen bestimmt. Diese örtlichen Verhältnisse veranlassen die Unbequemlichkeit, daß die gelandeten und zur Quarantäne verpflichteten Menschen und Sachen noch eine weite Strecke mit Wache begleitet werden, und besonders die aus Belgrad kommenden längs des Flusses eine halbe Meile zu Lande zurücklegen müssen, bevor sie den Sanitätsdamm und die Contumaz erreichen. Zu solchem Behuf muß diese auch eigene Pferde und Wagen unterhalten. Nahe bei der Einfahrt der Anstalt ist außerhalb der Mauer das Militärwachthaus, innerhalb derselben ein großes Sprachgitter (*Parlatorio*) und noch ein Gebäude befindlich, in welchem die ankommenden Reisenden nicht nur mit einer Räucherung aus Schwefel, Salpeter und Kleie empfangen, und zu Protokoll vernommen werden, sondern auch ein genaues Verzeichnis von den hier abzugebenden in Koffern, Mantelsäcken usw. enthaltenen Effekten angefertigt, und die mitgebrachte klingende Münze in Essig gewaschen, das Papiergeld aber geräuchert wird. Hierauf wird dem Reisenden und denen, mit welchen er zugleich in die Quarantäne tritt, ein Contumaz- oder Reinigungsdiener zugeteilt, die Verhaltungsregel bekannt gemacht, und dann die ihm zum Aufenthalt bestimmte Klause (Separation) angewiesen. Findet sich bei jener ersten Untersuchung an einem Menschen irgendein Pestsymptom, so wird derselbe mit allen, welche in seiner Gesellschaft angekommen sind, sofort zurückgewiesen und wieder unter strenger Bewachung über die Grenze gebracht. Zur Wohnung der Aufgenommenen sind sechs in einer Reihe liegende einstöckige Häuser (*Koliben*) vorhanden, von welchen jedes vier Klausen enthaltend, mit einem besonders umzäunten Hofe rings umgeben und durch eine Mauer in zwei gleiche Hälften geteilt ist, so daß innerhalb eines solchen Hauses in vier verschiedenen Teilen zwei Parteien wohnen, welche vollständig voneinander abgesondert sind. Jede Klause besteht aus einer Küche und einem Zimmer, in welchem außer der an der Wand hinlaufenden Pritsche kein anderes Gerät gefunden wird. Die Nahrungsmittel werden aus der Stadt gebracht oder aus dem zur Anstalt gehörigen Speisehause von den Contumazisten unter Aufsicht des Dieners oder von diesem allein abgeholt. Derselbe besorgt auch gegen eine Entschädigung Möbel und Betten, wenn der Reisende mit der einfachen Einrichtung sich nicht begnügen will. Inquisiten und Verbrecher werden in einem völlig abgesonderten Contumaz-Gefängnis untergebracht. Ein eigenes Zimmer wird nur Personen aus den höheren oder gebildeten Ständen eingeräumt, andere müssen zu sechs bis zehn und ohne Unterschied des Geschlechts, mit dem Diener eine gemeinsame Klause beziehen. Um nicht täglich Neueintretende zu haben, und jedem ein besonderes Lokal und einen eigenen Diener zuweisen zu müssen, ist zur Aufnahme der Personen nur der zweite, dritte oder vierte Tag bestimmt; will man aber dennoch zu einer andern Zeit eingelassen sein, und ist die Zahl der Einlaß Begehrenden zu gering, so wird die Zeit vom Eintritt bis zum festgesetzten Tage nicht in Anschlag gebracht, und die Rechnung beginnt für die in einer Separation versammelten Menschen erst von dem Tage, an welchem der letzte Mensch hinzugekommen ist. Die mitgebrachte Wäsche wird bald nach der Ankunft vierundzwanzig Stunden in Wasser eingeweicht, die Kleider und Gepäcke werden auf dem Hausboden, und wenn es die Witterung erlaubt, auf dem umzäunten Hofe im Freien gelüftet und ausgeklopft. Die Kleidungsstücke, welche ein Mensch am Leibe trägt, und die Decken, worauf er schläft, werden als gereinigt angesehen, wenn dabei die Quarantäne gesund beendigt wird. Jeden Morgen werden in den Zimmern salzsaure Räucherungen angestellt, und die Eingeschlossenen von dem Contumaz-Arzt besucht. Zu bestimmten Tageszeiten dürfen die letzteren ihre Häuser verlassen und unter Aufsicht des Dieners im großen Hof auf und nieder gehen, oder das Sprachgitter besuchen, wobei jede Berührung (Vermischung) mit früher oder später eingetretenen, oder nicht in Quarantäne befindlichen Personen sorgfältig vermieden werden und jeder Contumazist sich hüten muß, irgend etwas fallen zu lassen, oder an jemanden auch nur anzustreifen, weil dann der Berührte, wenn er früher unverdächtig war, der Contumaz verfällt, und der ältere Contumazist in die Separation des Neueren gebracht wird, mithin eine Verlängerung der Quarantäne sich gefallen lassen muß. Erst am letzten Morgen wird dem Reisenden zum Zeichen der Rein- und Freisprechung von dem Contumaz-Arzt die Hand gereicht und das Gepäck zurückgestellt. Selbst die aus Konstantinopel kommenden Kuriere sind von der Quarantäne nicht ausgenommen, doch werden ihre Depeschen sogleich gereinigt, und durch andere Kuriere weiter befördert, welche entweder die Quarantäne schon überstanden, oder die Ankommenden zu erwarten haben. So verweilten im Jahr 1829 und 1830, da die diplomatischen Mitteilungen sehr häufig waren, fast beständig englische Kuriere in Semlin, um die aus der Türkei kommenden Depeschen ohne Verzug nach London zu bringen.

Den Häusern der Contumazisten gegenüber befinden sich unter freiem Himmel die Lagerstätten für die Ballen der Wolle und Baumwolle und zwei große Warenmagazine (*Hambars, Hangards*), welche von Holz erbaut und einige Stockwerke hoch, in viele abgesonderte Räume geteilt sind, worin die aus der Türkei gebrachten giftfangenden Waren, Felle, Pelzwerk, Seide, Garn, Corduan, Meerschaum in Baumwolle, Oliven in Häuten usw., gehandhabt (manipuliert) und gelüftet werden. Für Gegenstände von Wert, Perlenschnüre, Handschriften, Schals usw., ist eine eigene massiv erbaute Separation bestimmt. Der Verkehr ist so bedeutend, daß selbst im Jahr 1829, da wegen der herrschenden Pest der längste Contumaztermin eingeführt war, die nach der Taxe erhobenen mäßigen Reinigungsgebühren mehr als 80.000 Silbergulden betrugen. Sobald die giftfangenden Waren, deren Einfuhr wie der Eintritt der Personen nur an bestimmten Wochentagen erfolgt, von den Landungsplätzen unter Aufsicht in die Magazine oder auf die Lagerstätten der Anstalt gebracht und zuvörderst gezählt oder gewogen und aufgezeichnet sind, wird jede bestimmte und abgesonderte Menge derselben zur Reinigung einem Diener überwiesen, welcher von dem Warenaufseher, Schließer und Arzt beobachtet, die Quarantäne mit den Waren durchmachen, und diese täglich nach der Vorschrift behandeln und lüften muß. Zuweilen wird ein und derselbe Diener für Waren und Personen bestimmt, wenn diese wie jene zu gleicher Zeit und nicht in zu großer Anzahl eingetreten sind. Diejenigen Waren, welche gezählt werden können, wie Häute, Bälge u. dgl., werden von dem Diener täglich auf einen andern Platz verlegt, und Stück für Stück durch die Hände gezogen, die wägbaren und in Ballen enthaltenen Sachen, Seide, Garn usw., von der äußeren Umhüllung befreit, hierauf an beiden Seiten der inneren geöffnet, und täglich nicht nur umgekehrt, sondern auch mit bloßem Arm so weit und tief als möglich angebohrt.

Ebenso wird bei den im Freien gelagerten Säcken mit Geißhaaren, Wolle und Baumwolle verfahren und überdies in den Magazinen täglich bei verschlossenen Türen und Luken eine Stunde lang mit mineralischen Dämpfen geräuchert. In gefährlichen Zeiten, und wenn Verdacht oder Gewißheit vorhanden ist, daß die Waren von pestkranken Menschen berührt worden, soll der Reinigungsdiener angehalten werden, auf den verdächtigen Ballen oder Haufen die nächtliche Ruhe zu halten, damit man um so sicherer erfahre, ob die Sachen rein oder angesteckt sind. Nach Ablauf der Quarantänefrist wird jeder Diener (in Pestzeiten am entblößten Körper) von dem Contumazarzt untersucht. Zeigt sich hierbei, daß der Mensch vollkommen gesund geblieben, so wird auch die von ihm behandelte Ware als rein erkannt; findet sich aber an jenem irgendein verdächtiges Symptom, so muß er selbst, wie auch die Ware unter Aufsicht eines gesunden Menschen von neuem Quarantäne halten. Die für rein erklärte Ware wird von unverdächtigen (unvermischten, nicht exponierten) Dienern wieder gehörig verpackt, nach einer durch die Contumaz- und Zollbehörde abgehaltenen Revision aufgeladen, und durch das Tor des Ausgangs auf unverdächtigem Wege aus der Anstalt geschafft. Alle nicht giftfangenden und in hölzernen oder metallenen Gefäßen ankommenden Handelsartikel sind von der Quarantäne ausgenommen, doch müssen die Gefäße mit Wasser abgewaschen und das Getreide, so wie die Hülsenfrüchte mittelst einer besonders dazu eingerichteten Rinne (*Traverso*) gesichtet, und von allem Staub, Federn u. dgl. gereinigt werden.

Die Briefpost aus Konstantinopel, welche früher nur dann über Semlin ging, wenn sie wegen kriegerischer Unruhen ihren Weg nicht durch die Walachei und Siebenbürgen nehmen konnte, hat jetzt hier ihren regelmäßigen Lauf. Die Tartaren, welche monatlich zweimal (seit einiger Zeit öfter) die Felleisen aus Konstantinopel bringen, müssen ihre Reitpferde in Belgrad zurücklassen, und werden mit Contumaz-Pferden und Militärwache in die Anstalt und ebenso aus derselben wieder zurück bis an die Save geleitet. Mit dieser Post kamen im Jahr 1830 jedesmal gegen 30.000 Briefe an, welche, für ganz Europa und selbst Amerika bestimmt, ohne Ausnahme gereinigt, und dann durch einen besonderen Kurier nach Wien befördert wurden. Die Briefe, welche innerhalb der österreichischen Staaten verbleiben, müssen sämtlich mit Zangen geöffnet, geräuchert, mit Nadeln durchstochen, und dann mit dem Contumazsiegel wieder geschlossen werden; die fürs Ausland bestimmten bleiben uneröffnet, und werden nach der Reinigung mit einem Stempel versehen, der die Aufschrift führt: „Gereinigt von außen." Zum mündlichen Verkehr zwischen den auswärtigen und den Quarantäne haltenden Personen ist am Eingange der Anstalt ein großes Sprachgitter für die aus Belgrad, und an einer Ausgangspforte eine Schranke für die aus Semlin errichtet.

Ersteres besteht aus einer vierfachen Reihe von starken Pfählen, wodurch ein innerer Raum für die Contumazisten, ein äußerer für die Fremden, und in der Mitte ein sechs Fuß breiter Zwischenraum für den Aufseher gebildet wird. Die beiden einander gegenüberstehenden Abteilungen sind mit Dächern versehen, damit die Sprechenden vor dem Regen geschützt werden, und keine Partei der andern etwas zuwerfen könne. Bei stattfindenden Zahlungen muß die klingende Münze in den aufgestellten Gefäßen mit Wasser und Essig gereinigt, das Papiergeld aber vorschriftmäßig geräuchert werden. Niemals dürfen Menschen, die ihre Quarantäne an verschiedenen Tagen angefangen haben, zu gleicher Zeit am Sprachgitter oder an der Schranke zusammenkommen, und in der Regel soll auch von den in derselben Periode sich Befindenden nur eine gewisse Anzahl zugelassen werden.

Zahlreicher sind dagegen in der äußeren Abteilung die Fremden, und oft begreift man kaum, wie die auf beiden Seiten stehenden und in verschiedenen Zungen redenden Menschen, Türken, Servier, Illyrier, Juden, Griechen, Deutsche usw., sich untereinander verstehen können. Personen, die sich im Geheimen zu besprechen wünschen, werden in das zur ersten Aufnahme und Untersuchung der Reisenden bestimmte Zimmer gebracht, wo sie durch ein Gitter getrennt und von Aufsehern beobachtet sind.

In der Mitte der Quarantäne-Anstalt befinden sich auf einem freien und geräumigen Platze zwei Kirchen (eine katholische und eine griechische), in welchen für die Contumazisten, die dem Gottesdienste beiwohnen wollen, eigene, durch Gitter und Glasfenster abgeschiedene und mit einem besonderen

Eingange versehene Oratorien errichtet sind. Verlangt ein Kranker die Sakramente, so wird derselbe, auch wenn die Krankheit die Pest ist, mit dem Geistlichen allein gelassen; dieser aber ist durch einen Eid verbunden, die Beichte nur aus der Ferne zu hören, und mit dem Kranken in keinerlei Berührung zu treten. Das Abendmahl wird vermittelst einer silbernen Pinzette gereicht, die dann sogleich wieder gereinigt werden muß.

Ein Pestlazarett ist in Semlin nicht anzutreffen, da man es vorzieht, die etwa erkrankten Personen in den von ihnen einmal bewohnten Klausen zu lassen, die anscheinend noch gesunden Mitbewohner aber sogleich von jenen zu trennen und in anderen Klausen unterzubringen. Stirbt ein Kranker an der Pest, so werden alle von ihm gebrauchten Sachen, insofern sie nicht leicht zu reinigen sind, durch Feuer vertilgt, und die Leiche wird unter Beobachtung der nötigen Vorsicht auf den noch innerhalb und im entferntesten Winkel der Anstalt befindlichen Beerdigungsplatz gebracht und still begraben.

Daß man in solchen Fällen mit verdoppelter Aufmerksamkeit und Sorgfalt verfährt, die Menschen, welche mit dem Kranken oder Toten zu tun hatten, der strengsten Quarantäne unterliegen, und die verpestete Wohnung der Verstorbenen lange und gründlich gereinigt werden muß, versteht sich von selbst.

Zum Dienstpersonal der Semliner Contumazanstalt gehörten im Jahr 1830 ein Direktor, ein Arzt, drei Warenaufseher, zwei Dolmetscher, zwei Schließer, ein Schreiber, ein Aufseher über die Briefräucherung, mehrere Unterbeamte, Türhüter, Boten, Fuhrleute, ein Gefangenenwärter und zweiundzwanzig Reinigungsdiener. Die Kanzlei sowie die Wohnungen des Direktors, des Arztes und aller Beamten, die nicht Quarantäne halten müssen, befinden sich außerhalb der Mauern der Anstalt in nicht bedeutender Entfernung von den städtischen Gebäuden, und es ist diesen Beamten, sowie dem Direktor und Arzt erlaubt, auch in die Stadt zu gehen. Die Erfahrung und Umsicht, mit welcher die Direktion in der Leitung des Ganzen zu Werke geht, ist hier auch in der Tat um so notwendiger, als die Lage der Anstalt und der große Verkehr nicht geringe Schwierigkeiten und Übelstände veranlassen, unter welchen die Entfernung von den Landungsplätzen, die schwierige Bewachung der Stromufer, der weite Transport und die Begleitung aller zur Quarantäne verpflichteten Sachen und Personen, und die durch das nahe Belgrad begünstigte Neigung zum Schleichhandel als die bedeutendsten erscheinen. Durch letzteren wurde die Pest noch im Jahr 1815 vermittelst eingeschmuggelter Waren unter dem außerhalb der Mauern wohnenden Dienstpersonal hervorgebracht, und vierzehn Menschen mußten diesen Unterschleif mit dem Tode büßen.

In Siebenbürgen liegen die Contumazanstalten sämtlich in den Engpässen, nach welchen sie den Namen führen, zum Teil in so unwegsamen Gegenden, daß die Waren nur auf Packpferden dahin gelangen können, wie dies besonders bei Tölgyes und Czik-Gimes der Fall ist. Die wichtigste unter diesen

Anstalten und nach der Semliner die größte in der österreichischen Monarchie ist Tömös (Ober-Tömös), auf dem Wege zwischen Cronstadt und Bukarest, von der ersteren Stadt drei Meilen und über eine Viertelmeile von der Grenze der Walachei entfernt. An ihrer unregelmäßigen Bauart erkennt man sogleich, daß sie zu verschiedenen Zeiten erweitert worden ist. Das Ganze gleicht einem kleinen Flecken, und besteht aus mehr als zwanzig durcheinander liegenden Gebäuden, unter welchen sich zwei große Warenmagazine, vierzehn für Reisende bestimmte Klausen, von welchen mehrere unter einem Dache vereinigt sind, einige Wohnhäuser für die Beamten und Diener, eine kleine Kirche mit dem Hause des Geistlichen, ein Pestlazarett, ein Gefängnis und verschiedene Nebengebäude befinden. Mit der Wohnung des Direktors ist die Kanzlei, und nach außen das Wachthaus (die Kaserne) verbunden. Letzteres ist für den Paß-Kommandanten und für achtzig Mann Linientruppen bestimmt, welche sechs Posten im Umkreise zu besetzen haben. Außerhalb der Anstalt liegt auf einem Berge der Begräbnisplatz für die während der Quarantäne gestorbenen Fremden, und in der Nähe noch ein anderer für das Dienstpersonal. Der Verkehr ist so beträchtlich, daß jährlich für Waren zwischen 20- bis 30.000 Gulden C. M. an Reinigungstaxen gezahlt, und oft in ein Zimmer dreißig bis vierzig Menschen (ohne Unterschied des Geschlechtes) aufgenommen werden. Bei solchem Andrang erscheint es als eine Wohltat für die Eingeschlossenen, daß sie nicht nur in dem zu jeder Klause gehörigen Hofe umhergehen dürfen, sondern unter Aufsicht ihres Dieners zum Teil auch ins Freie gelassen werden, um sich hier Lebensmittel einzukaufen, obgleich durch diese Erlaubnis die Sicherheit nicht befördert werden kann. Die Stellung der Gebäude, bei welcher der verdächtige und unverdächtige Raum nicht genau zu unterscheiden ist, die geringe Zahl der Reinigungsdiener (im Jahr 1830 waren nur zwölf vorhanden) und andere Umstände haben dazu beigetragen, daß die Pest schon wiederholt (1755, 1813 und 1828) aus der Contumazanstalt zu Tömös nach Cronstadt und ins Land verbreitet worden ist.

Die Contumaz am roten Turm ist nach der Größe und Wichtigkeit die dritte, und liegt vier Meilen von Herrmannstadt und eine halbe Meile von der walachischen Grenze entfernt, in dem tiefen und engen Karpaten-Paß, durch welchen die Aluta ihren Ausgang aus Siebenbürgen findet, auf deren rechtem Ufer ein schmaler Weg (die sogenannte Via Carolina in Daciis) an den felsigen Abhängen der Berge auf und nieder steigt.

Die größtenteils massiven und wohl erhaltenen Gebäude dieser einsamen Quarantäne-Anstalt, welche seit 1765 besteht, anfangs aber noch weiter im Lande, nicht fern von der Schanze des roten Turmes lag, stehen gleichfalls auf dem rechten Ufer des Flusses, und sind in zwei Reihen oder eine Gasse zusammengedrängt, die leicht überblickt werden kann. In der dem Wasser zunächst liegenden Reihe findet man in der Richtung von Norden nach Süden das Militär-Wachthaus, die Wohnung eines Zollbeamten, das Haus des Direktors, die Kanzlei, zwei Gebäude für Reisende höheren Ranges, eines zur Aufbewahrung für Wagen und Geräte, zwei andere Wohnungen für gemeine Reisende und die des Arztes, eines Waren-Aufsehers und einiger Reinigungsdiener.

Um die für die Reisenden bestimmten Wohngebäude sind Hofräume und Mauern gezogen. Für die Briefpost aus Konstantinopel, welche früher hier durchging, wenn in der Walachei keine kriegerischen Unruhen stattfanden, ist im Kanzleigebäude eine Räucherkammer vorhanden.

Die zweite Häuserreihe enthält in derselben Richtung das Waschhaus, ein Gebäude für Zollaufseher, die Kirche mit der Wohnung des Contumaz-Kaplans, die Wohnung des zweiten Warenaufsehers und zuletzt das Pestlazarett. Geschlossen wird die Anstalt nach Süden von vier Warenmagazinen und einem Torweg, durch welchen die Straße aus der Walachei hereinführt. Nur die vordere oder nördliche Seite der Anstalt ist mit einer Mauer bewehrt, die andern Seiten werden teils von leichten Umzäunungen, teils von dem Flusse und den Bergen eingeschlossen. In einiger Entfernung von den Gebäuden sind noch der Begräbnisplatz und zwei Wirtshäuser zu bemerken. Da die Beschränktheit des Raumes nicht erlaubte, alle aus der Walachei kommenden Personen unterzubringen, so hat man im Jahr 1814 dicht an der von der Anstalt noch eine halbe Meile entfernten Grenze eine sogenannte Vorcontumaz errichtet, die aus einem hölzernen Hause mit vier Separationen, einem doppelten Stacketenzaun (Sprachgitter) und einem Wachthaus für Grenzsoldaten besteht, und unter der beständigen Aufsicht eines Dieners steht, auch täglich von einem Beamten untersucht werden soll. Das ganze Personal ist aus einem Direktor, einem Arzt, zwei Warenaufsehern, einem Kaplan, einigen Zollbeamten und zwölf Dienern zusammengesetzt, wozu noch eine starke Militärwache kommt.

Unter den kleineren Contumazanstalten, die ungefähr den russischen zweiter Klasse entsprechen, zeichnet sich in Siebenbürgen die zu Oitos durch ihre regelmäßigere, weil neuere Bauart, und im Banat die zu Panczova durch mehrere eigentümliche Einrichtungen aus. Diese liegt am südlichen Ende der gleichnamigen Stadt, eine Viertelmeile von der Grenze, und nicht fern von der Temes, die weiter unten in die Donau fällt. Unmittelbar an der letzteren befindet sich vor einer Schranke ein Wachthaus, wo die aus Serbien herüberkommenden Menschen und Waren in Empfang genommen, und dann unter militärischer Begleitung entweder über eine große sumpfige Wiese, oder zu Schiffe auf der Temes bis in die Nähe der Contumazanstalt gebracht werden. Von dem Platze, wo die Schiffe ausladen, werden die nicht giftfangenden Waren nach erfolgter Reinigung der Emballage sogleich dem freien Verkehr überlassen, die giftfangenden hingegen über einen Damm und eine Brücke in die Contumaz geschafft. Auf demselben Landungsplatz ist für diejenigen Serben und Türken, die sich mit diesseitigen Einwohnern unterreden wollen, ein mit doppelten Schranken versehener Schuppen als Sprachgitter errichtet; die aber mit den in Quarantäne befindlichen Personen zu reden haben, werden bis vor die Klausen derselben in die Contumazanstalt geführt, und dann durch Soldaten wieder zurück bis an die Donau geleitet. Die Anstalt selbst besteht aus einem regelmäßigen, von hohen Mauern umgebenen Viereck, an dessen westlicher Seite ein Torweg zugleich zum Ein- und Ausgang dient.

Im Innern befinden sich außer zwei Brunnen nur sieben Klausen für Reisende, ein Warenmagazin, mit welchem die Räucherkammer für Briefe und Pakete verbunden ist, ein Gefängnis und ein Schuppen zur Aufbewahrung der Gerätschaften. Außerhalb ist noch ein Militär-Wachthaus und ein Wirtshaus zu bemerken. Unter den wohlerhaltenen Gebäuden sind besonders die neuen Klausen zweckmäßig eingerichtet. Jede derselben hat ein mit einem Fußboden von Ziegeln versehenes Zimmer, eine Küche, einen gepflasterten Vorhof, auf welchem zum Lüften der Kleider an eisernen Ringen Bastleinen befestigt sind, und einen Hinterhof; jede wird von der benachbarten durch eine sechs Fuß hohe Mauer und von dem großen gleichfalls gepflasterten Contumazhof durch einen starken Staketenzaun geschieden. Die Reisenden können ihre Nahrungsmittel durch ein Fenster erhalten, welches aus dem benachbarten Wirtshause in den großen Contumazhof sieht, und hier durch ein eisernes Drahtgitter zu verschließen ist. Letzteres wird zur bestimmten Zeit von einem Reinigungsdiener geöffnet, unter, dessen Aufsicht alsdann die aus ihren Wohnungen nacheinander herausgeführten Personen ihre Speisen in Empfang nehmen, und das Geld dafür erlegen, welches auf die gewöhnliche Weise gewaschen wird.

Nach dem Essen muß sämtliches Geschirr durch den Diener mit Wasser gereinigt, und dem Wirte durch dieselbe Öffnung wieder zugestellt werden. Die wägbaren Waren werden vor und nach der Quarantäne auf die Waage gebracht, mit Ausnahme der Baumwolle und anderer hygrometrischer Körper, welche durch die Feuchtigkeit der Atmosphäre leicht eine Veränderung am Gewicht erleiden. Von der Fruchtrinne (*Traverso*) wird hier kein Gebrauch gemacht, da man es vorzieht, den Reis und das Getreide mit der Schaufel zu reinigen, wie dies bei uns auf der Tenne geschieht. Ungebräuchlich ist auch das besondere Räuchern der Kleider und Effekten, wogegen man in den Zimmern der Eingesperrten zu nicht geringer Belästigung derselben täglich den russischen Pestrauch entwickelt. Gewaschen wird, was im Wasser nicht Schaden leidet. Ein Pestlazarett war im Jahr 1830 zu Panczova nicht vorhanden, und wurde auch von dem damaligen Direktor, welcher im Jahr 1814 bei der Tilgung der Pest zu Ostrowa wesentliche Dienste geleistet, aus mehreren Gründen nicht nur für überflüssig, sondern auch für nachteilig gehalten. Die

Beamten der Anstalt, welche außer dem Direktor nur aus einem Arzt, zwei Aufsehern und sechs Dienern bestehen, wohnen sämtlich in der Stadt, ausgenommen diejenigen Diener, welche, wenn sie die Reihe trifft, die Quarantäne mit den Reisenden und Waren durchzumachen haben.

Außer den eigentlichen Contumazanstalten gibt es an den österreichischen Grenzen noch viele Nebeneingangspunkte, welche besonders in pestfreien Zeiten zur Erleichterung des Verkehrs dienen, und Rastelle (*Rastelli*, Schutzgatter) heißen. Gewöhnlich gehören zu jeder Contumazanstalt mehrere Rastelle, die dem Direktor der ersteren untergeordnet sind. So lange mutmaßlich in der Türkei keine Pestseuche herrscht, ist allen Reisenden der Eintritt durch diese Nebenpunkte gestattet, im zweiten und dritten Grade der Pestgefahr hingegen soll der Eingang der Menschen in der Regel aufgehoben sein. Giftfangende Waren dürfen hier zu keiner Zeit eingebracht werden, daher der Verkehr sich vorzüglich auf das Einbringen von Vieh und Nahrungsmitteln und überhaupt von solchen Gegenständen beschränkt, die, nicht zu den pestempfänglichen gehörend, sogleich fortgeschafft werden können, nachdem eine äußerliche Reinigung durch Schwemmen oder Waschen geschehen, und alles Verdächtige von der Emballage entfernt worden ist. In Hinsicht der Einrichtung der Rastelle finden jedoch große Ungleichheiten und Ausnahmen statt, und ebenso ist auch die ihnen erteilte Befugnis und das dabei übliche Verfahren sehr verschieden. In Siebenbürgen z. B., das jeden Herbst die zahlreichsten Schafherden zur Fütterung in die Walachei schickt, und im Frühjahr wieder zurückempfängt, gibt es Plätze auf den Karpaten (Rastelle im Freien, namentlich Alt-Schanz, Piatra-Galbine, Piatra albe, Pojana Niamzuluy, Briassa, Sub-Schetate), wo man nur eine Zöllnerwohnung antrifft, und die Schäfer und Hirten, oft einige hundert, mit ihren Vorräten von Wolle, Käse und Fellen in Pestzeiten unter freiem Himmel zehn bis zwanzig Tage Quarantäne halten, und von einem Contumazdiener, einem Zollbeamten und einigen Soldaten beaufsichtigt werden. Im Banat sind die an der Donau gelegenen und zu den Contumazanstalten Zsupanek und Panczova gehörigen Rastelle Swinitza, Moldawa, Neu-Borsa, Homolitze, Uj-Palanka und Kubin nicht viel mehr als bloße Schwemmposten für das Borstenvieh, welches hier in großen Herden aus Serbien kommt. Von gleicher Art ist in Slavonien das der Semliner Anstalt untergeordnete Rastell Jacowa, durch welches jährlich gegen 50,000, und ein anderes zu Klenac, wo allein im Jahre 1829 gegen 125,000 Schweine eingebracht und zum Teil bis nach Böhmen und Bayern fortgetrieben wurden. Die Schwemmung findet bei der Fahrt über die Donau statt, indem man jedesmal gegen zweihundert Stück auf eine Fähre treibt, zwanzig oder dreißig Schritt vom diesseitigen Ufer Anker wirft, und dann die Tiere nötigt, ins Wasser zu springen und an Land zu schwimmen.

Im Winter wird zu diesem Behuf eine Stelle des Stromes vom Eise befreit. Gewöhnlich sind auf allen diesen Schwemmposten außer einer Schranke und einem Wachthause keine andern Gebäude und Vorrichtungen vorhanden. Bei den Rastellen hingegen, welche mit größerem Rechte diesen Namen führen, ist die Einrichtung nicht so einfach, und nähert sich hier und da derjenigen, welche den russischen Quarantäne-Anstalten dritter Klasse eigentümlich ist. So ist bei dem Rastell zu Sinuz in der Bukowina und bei andern, die ihm ähnlich sind, außer dem Schwemmplatze für Tiere ein Sprachgitter, eine Fruchtrinne zur Reinigung des Getreides, ein mit Schranken umgebener Platz (*Okol*) für das eingehende Hornvieh und eine Räucherkammer eingerichtet, wo sowohl die in pestfreien Zeiten hier durchgehenden Reisenden, als auch die Briefe und Pakete geräuchert werden, die nicht zur Post gelangen. Außerdem sind noch Gebäude für den Aufseher und zwei Diener, für die Grenzwache und den Zöllner zu bemerken. Bedeutender ist das Hauptrastell zu Mitrowitz an der Save, wo ein starker Verkehr mit Holz, Knoppern, Honig und Borstenvieh getrieben wird, und die Geschäfte durch einen Inspektor, einen Aufseher und zwei Diener besorgt werden. Weiterhin sind noch unter der Contumazanstalt zu Brood die Rastelle Rajowosello, Schupanje, Schamaz, Kopaz und Gradisca zu bemerken, sowie in Kroatien zu den Contumazen zu Kostanitza, Maljevatz (vormals Sluyn) und Zavalje die Rastelle Jassenowatz, Dubitza, Kozlath, Proschesceni- Kamen, Obley und Serb gehören.

Als sich die Pest in Folge des letzten Krieges weit verbreitet hatte, wurde auch in dem zunächst bedrohten Teile Serbiens von dem Fürsten Milosch ein Versuch zur Absperrung gemacht, namentlich auf der Insel Poretsch in der Donau eine Contumazanstalt errichtet, und für Personen und Waren eine zwölftägige Quarantäne angeordnet. Ähnliche, und wie es scheint, noch umfassendere Vorkehrungen finden nach öffentlichen Nachrichten auch bei der heutigen Gefahr (1836) in Serbien statt.

Allein so lange der Zustand dieses Landes nicht wesentlich und dauerhaft verbessert wird, die Türken vom Verkehr nicht ausgeschlossen, und nicht gezwungen werden können, in ihren eigenen Provinzen sich der Quarantäne zu unterwerfen, werden die hier etwa angeordneten Maßregeln gegen die Pest nur unvollkommene und halbe sein.

Ja selbst die in der Moldau und Walachei durch Rußlands Einfluß errichtete Quarantänelinie dürfte den Erwartungen kaum genügend entsprechen können, so lange diese Länder der türkischen Botmäßigkeit nicht gänzlich entzogen sind. Eine glücklichere Ausbildung versprechen die erst entstehenden Anstalten des neuen Königreiches Griechenland, wo man angefangen hat, auf vier Punkten der Nordgrenze (Makrynoros, Agropha, Phoureaderbeni und Tsurpi) Land-Quarantänen, und im Piräus und zu Hydra See-Quarantänen einzurichten. Außerdem haben die bedeutenderen Hafenstädte die Erlaubnis erhalten, eigene Lazarette zu erbauen, und die Behörden sind angewiesen, in allen Häfen und Rheden die Gesundheitspässe der Schiffe zu untersuchen. In dem Maß, wie diese Einrichtungen sich vervollkommnen, werden die griechischen Schiffe auch im Auslande einer weniger strengen Gesundheitsprobe unterliegen, und der glückliche Erfolg, mit welchem die Pest innerhalb weniger Jahre schon viermal zu Syra bekämpft und im Keim unterdrückt worden ist, belebt die Hoffnung, daß der junge Staat, welcher seiner Lage nach der Pestgefahr auf allen Seiten ausgesetzt ist, sich künftig noch besser zu schützen verstehen wird.

Die österreichische Regierung hat zur Abwehr der Pest seit langer Zeit so Vieles und Großes, und mit so entschieden heilsamem Erfolge getan, daß ganz Europa, besonders aber Deutschland, ihr deshalb zum Dank verpflichtet ist, und jeder öffentlich ausgesprochene Tadel über die getroffenen Vorkehrungen, auch wenn er begründet wäre, unbillig erscheinen muß. Die im Jahr 1826 zu Wien berufene ärztliche Kommission, welche die wissenschaftliche Grundlage einer neuen Pestpolizeiordnung festzustellen hatte, sowie nicht minder die Freigebigkeit, mit welcher die Wiederherstellung oder die zweckmäßigere Einrichtung der Contumazgebäude in Törzburg, Tömös, Bojan und Posantsche teils schon ausgeführt ist, teils vorbereitet wird, beweisen die fortdauernde Sorgfalt für diese wichtige Angelegenheit, und werden hoffentlich dazu beitragen, den Vorwurf zu entkräften, daß die Contumazen in der Vervollkommnung hinter anderen Medizinalanstalten des Kaiserstaates zurückgeblieben sind. Freilich ist nichts leichter, als Mängel und Gebrechen einer Einrichtung zu rügen, die sich der Vollkommenheit nur mehr oder weniger nähern kann; wer aber die Quarantänelinie nicht bloß als Durchreisender auf einem oder dem andern Punkt überschritten, sondern wie der Verfasser der Länge nach untersucht hat, dabei die gerechte Rücksicht für Personen und Verhältnisse nicht aus den Augen verliert, und überdies die vielfachen und schwer zu erfüllenden Bedingungen kennt, von welchen die vollständige Erreichung des Zwecks abhängig ist, dessen Urteil kann auch die Linie der Billigkeit und Mäßigung um so weniger überschreiten, je mehr in der Tat, so weit die Umstände und die Beschränktheit menschlicher Kräfte es gestatten, mit Einsicht und gutem Willen das Mögliche geleistet wird.

Nur um dieses rühmliche Streben zu befördern, bei welchem nicht bloß ein einzelner Staat, sondern Europa beteiligt ist, sei es erlaubt, an die vorstehende Beschreibung noch über verschiedene wichtige Punkte einige Bemerkungen anzuknüpfen, die sich auf die Land-Quarantäne-Anstalten im allgemeinen beziehen, und bei dem Errichten oder Verbessern derselben eine vorzügliche Beachtung zu verdienen scheinen.

Durch die österreichische Pestordnung vom Jahr 1770 war bei gutem Gesundheitszustande der Türkei für Menschen, Vieh und Waren eine Reinigungsfrist von einundzwanzig Tagen bestimmt; bei zweifelhaftem oder verdächtigem Zustande wurde die Periode auf achtundzwanzig Tage, und bei dem Ausbruch der Pest in benachbarten Provinzen auf zweiundvierzig Tage ausgedehnt, wobei man sich noch vorbehielt, den Verkehr durch die Rastelle aufzuheben und einzelne Contumazanstalten für die Dauer der Gefahr zu schließen. Diese strengen Vorschriften sind späterhin nach Chenots Ansichten sehr gemildert worden. Heute werden Personen und Waren, wenn in den türkischen Ländern bekanntlich keine Pestseuche herrscht, von aller Quarantäne freigesprochen, und nur beim Durchgang einer Reinigung unterworfen, in verdächtigen Zeiten ist die Quarantänefrist auf zehn, in gefährlichen auf zwanzig Tage festgesetzt, und von der Sperrung einer Contumazanstalt ist keine Rede mehr. Es werden also nach der größeren oder geringeren Entfernung der Seuche noch jetzt wie ehemals an den österreichischen Grenzen drei verschiedene Grade der Pestgefahr angenommen, und die Entscheidung, ob die aus dem türkischen Gebiet ankommenden Menschen und Waren einer Quarantäne unterliegen sollen oder nicht, und wie lange dieselbe im ersten Falle dauern müsse, ist allezeit von der Beschaffenheit der Nachrichten bedingt, welche die Contumazanstalten über den Gesundheitszustand der Türkei erhalten. Diese Nachrichten lauten aber zu gleicher Zeit oft so verschieden und widersprechend, daß ein ungleichmäßiges Verfahren nicht immer vermieden werden kann, und es sich wirklich ereignet hat, daß in Semlin eine Quarantäne von zwanzig Tagen gehalten wurde, während in Panczova, welches nur drei Meilen davon entfernt liegt, zehn Tage für hinlänglich galten. Die Erkundigungen müssen gewöhnlich von benachbarten Einwohnern, von Kaufleuten und Reisenden, überhaupt von Personen eingezogen werden, die ihres eigenen Vorteils wegen Veranlassung haben, den Ausbruch der Pest auf türkischem Gebiet zu verheimlichen und zu leugnen; Eigennutz, Arglist und Unwissenheit vereinigen sich nicht selten, um die Entdeckung des Übels zu erschweren, und so lange als möglich in die Länge zu ziehen. Erwägt man hierbei noch die Art und Weise, und besonders die Schnelligkeit, mit welcher das Pestcontagium von Konstantinopel, oder irgendeinem anderen türkischen Hafen unbemerkt nach den verschiedensten Richtungen hin verbreitet werden kann, so fühlt man sich geneigt, der Meinung derjenigen Contumazbeamten beizupflichten, welche die an sie gerichtete Frage „ob an der Grenze das Dasein der Pest zu erfahren sei, wenn sich dieselbe bis auf vierzig Meilen genähert habe,‟ unter den jetzigen Umständen mit Bestimmtheit verneinen.

Glaubwürdige und erfahrene Männer versichern sogar, daß die Pest einige Wochen in Belgrad verborgen sein könne, bevor man ihr Dasein in Semlin erfährt, weil allen jenseitigen Einwohnern daran liegt, daß der Verkehr nicht eingeschränkt werde. In andern Gegenden fand zuweilen eine Erhöhung der Quarantäne statt, und in der Folge zeigte sich, daß die Nachrichten, auf welchen dieses Verfahren beruhte, völlig unbegründet waren. Dergleichen falsche Gerüchte wurden sonst, aus Ursachen, die man gern mit Stillschweigen übergeht, besonders häufig in der Walachei und Moldau geschmiedet und absichtlich verbreitet, und die schon von Ferro erhobene Beschwerde über die Unzuverlässigkeit der aus diesen Fürstentümern kommenden Pestgerüchte hatte an den österreichischen Grenzen noch im Jahre 1829 nicht aufgehört. Aus allen diesen Tatsachen geht hervor, daß die Annahme von drei verschiedenen Graden der Pestgefahr und die davon abhängige Bestimmung der Quarantäne mit großen Übelständen und unvermeidlichen Schwierigkeiten verbunden ist, welche nur durch die bis jetzt noch unterbliebene Anstellung von Kundschaftern und Ärzten im türkischen Gebiet, und durch eine schnellere Mitwirkung der auswärtigen Agenten und Konsuln vermindert werden können, gänzlich aber allein durch die Festsetzung beständiger und unabänderlicher Quarantänefristen zu beseitigen sind.

Eine zehn- bis zwanzigtägige Periode hat sich zwar für Menschen als hinreichend bewährt, für pestempfängliche Sachen und Waren aber ist eine gleiche Frist noch nicht mit Gewißheit und in allen Fällen als zulänglich anzuerkennen, zumal wenn diese Gegenstände weder vollständig gelüftet, noch auf andere Weise gereinigt werden können. So lange daher kein Verfahren aufgefunden und angenommen ist, welches die Reinigung mit größerer Sicherheit und Vollständigkeit bewirkt, scheint es bedenklich zu sein, die pestempfänglichen Waren und Sachen ohne Ausnahme dieselbe Periode wie die Menschen halten zu lassen. Und dieses Bedenken hat auch im Jahre 1829 in Galizien veranlaßt, daß in den zu Brody und Hussiatyn damals provisorisch errichteten Contumazanstalten die Menschen zwanzig, die giftfangenden Waren aber zweiundvierzig Tage Quarantäne halten sollten. Ja es ließe sich bei jener Ungewißheit und bei dem größeren Verdachte, der überhaupt auf den giftfangenden Sachen ruht, vielleicht noch immer rechtfertigen, wenn bei naher Gefahr selbst die Rastelle geschlossen, und in den zunächst bedrohten Contumazanstalten, wie dieses auch neuerlich in Rußland geschah, die verdächtigen Waren sämtlich zurückgewiesen würden.

Die Lage und Bauart der Quarantäne-Anstalten haben auf die Sicherheit und Ordnung derselben zu großen Einfluß, als daß man die Auswahl des Ortes und die Stellung und Einrichtung der Gebäude dem augenblicklichen Ermessen oder dem Gutachten von Personen überlassen dürfte, die von dem Zweck und den Bedingungen einer solchen Anstalt nur oberflächlich unterrichtet sind.

So weit es irgend möglich ist und die Örtlichkeit keine Abweichungen erfordert, müßten in Zukunft die Quarantäne-Anstalten nach gleichen Grundsätzen und einem zweckmäßigen, in der Hauptsache übereinstimmenden Plan errichtet, und die durch die bisherige Erfahrung erkannten Übelstände und Hindernisse vermieden werden. Dann würden diese Anstalten nicht mehr in

Vorstädten oder mitten in Dörfern anzutreffen sein, sie würden von der Landesgrenze nicht mehr eine halbe oder Viertelmeile entfernt liegen, die weite Begleitung der ankommenden Menschen und Waren würde entbehrlich, die ganze Bewachung erleichtert, und der pestverdächtige Raum von dem gefahrlosen zweckmäßiger und sicherer geschieden werden können. Auch für die Gesundheit und Bequemlichkeit der Reisenden wird besser gesorgt sein, wenn die zu ihrer Aufnahme bestimmten Räume zahlreicher und wohnlicher sind, und nicht zwanzig bis dreißig Menschen ohne Unterschied des Geschlechts in eine Klause eingeschlossen werden, wodurch, wenn einer an der Pest erkrankt, die vielen andern der größten Gefahr und mindestens einer neuen langwierigen Quarantäne (in solchem Falle von zweiundvierzig Tagen)unterworfen sind.

Zu den notwendigen Eigenschaften der Personen, welche sich dem Quarantänedienst widmen, gehören außer dem erforderlichen Geschick vorzüglich eine unbestechliche Rechtschaffenheit und ein Diensteifer, der auch in den kleinsten Dingen sich pünktlich an die gegebene Richtschnur hält, und jeder Willkür oder Nachlässigkeit entgegenstrebt. Die Vorsteher und Ärzte sollen überdies auch wissenschaftliche Männer und im Besitz der wichtigsten Erfahrungen und Kenntnisse sein, die sich auf die Pestseuche überhaupt und insbesondere auf das hygienische Verfahren beziehen. Die Anstellung aller Quarantäne-Beamten setzt daher eine sorgfältige Auswahl und eine strenge Prüfung sowohl ihrer Fähigkeiten als ihres Charakters voraus, die meisten bedürfen alsdann noch einer Vorbildung und Anleitung zum Handeln, und oben ist schon erwähnt, daß insonderheit die Ärzte für diesen Beruf nicht besser vorbereitet werden können, als durch einen mehrjährigen Dienst bei den Konsulaten des Orients, wo sie Gelegenheit finden, sich mit der Pest bekannt zu machen. Sollen aber die Beamten und Diener der Quarantäne-Anstalten so beschaffen sein, wie der wichtige Dienst es erfordert und der Staat selbst es verlangt, so gebietet auch die Klugheit und Billigkeit, ihnen ein Einkommen zu gewähren, welches nicht allein für die dringende Notdurft hinreicht, sondern zugleich als ein Schild gegen die Versuche zur Bestechung und als eine Entschädigung dient für die mehr oder minder große Beschränkung der persönlichen Freiheit und für die ungewöhnlichen Entbehrungen und Gefahren, welchen alle diese Personen ausgesetzt sind. – Dieselben müssen auch in ihren Verrichtungen wie die Glieder eines abgeschlossenen Organismus zusammen wirken, daher in hinlänglicher Anzahl vorhanden sein, damit alle Störung, Verwirrung und Unregelmäßigkeit vermieden, jeder Einzelne nur seiner Bestimmung gemäß und nicht zu verschiedenen und ungleichartigen Geschäften verwendet werde. Vorzüglich darf es an den nötigen Dienern und Wächtern nicht fehlen, da für jede zu derselben Zeit und gemeinschaftlich eingetretene Gesellschaft von Reisenden oder Abteilung von Waren wenigstens ein besonderer Diener erforderlich, und es durchaus unstatthaft ist, daß ein solcher gleichzeitig zum Dienst der Reisenden und zur Reinigung der Waren bestimmt wird, oder Personen besorgt, die in verschiedenen Räumen und Zeiten ihre Quarantäne angefangen haben, da bei diesem Verfahren nicht nur die Reisenden durch den Diener angesteckt werden können, sondern auch zuweilen noch der Nachteil entsteht, daß man, wenn jener an der Pest erkrankt, nicht sogleich wissen kann, von welcher Abteilung der Menschen oder Waren er das Contagium empfangen hat. Ebenso entstehen oft Lücken und Nachteile, wenn den höheren Beamten zu viel Arbeit auferlegt, und in ihrer Abwesenheit oder in Krankheitsfällen nicht für eine zweckmäßige Stellvertretung Vorsorge getroffen ist, ein Umstand, der vorzüglich bei dem Arzte Berücksichtigung verdient, wenn dieser sich allein und ohne wundärztlichen Beistand befindet. Endlich liegt am Tage, daß zur gleichmäßigen und dauerhaften Aufrechthaltung der Quarantäne-Ordnung nächst der Einheit der Verwaltung eine genaue und strenge Oberaufsicht wesentlich erforderlich ist, und daß, wo diese Bedingungen fehlen, die ganze Einrichtung zur Abwehr der Pest auch bei dem größten Aufwand und den weisesten Vorschriften in sich selbst zerfällt. Ein sachkundiger General-Inspektor der Quarantänen, zu dessen Pflichten es gehören würde, die sämtlichen Anstalten alljährlich wenigstens einmal, aber zu unbestimmten Zeiten, zu untersuchen, scheint für diesen letzten Zweck vorzüglich geeignet zu sein, und wenn hier noch bemerkt werden muß, daß ohne einen solchen unmittelbaren Lenker und Aufseher alle anderen Bemühungen nicht den gewünschten Erfolg hervorbringen können, so wird damit nur die eigene Überzeugung von Quarantänebeamten ausgesprochen, die sich unter allen als die einsichtsvollsten und erfahrensten bewiesen haben.

XXX.
Allgemeines Verfahren beim Ausbruch der Pest.

OBGLEICH die Pest seit langer Zeit durch die verbesserten Schutzwehren mit sichtbarem Erfolg abgewendet wird, so hat doch ihr Erscheinen in den Grenzprovinzen nicht immer verhütet werden können; das Contagium kann durch Zufall oder Nachlässigkeit auch außerhalb der Quarantäne-Anstalten die Menschen ergreifen, ja noch jetzt ist die Möglichkeit vorhanden, daß dasselbe sogar in entferntere Gegenden entführt werde, und hier sich weit verbreite, wenn es nicht frühzeitig entdeckt und ausgerottet wird. Die über alle Erwartung zunehmende Beschleunigung des Verkehrs, durch welche die entferntesten Länder miteinander vereinigt werden, hat auch die aus der Entfernung drohenden Gefahren viel näher gerückt, und mit derselben Schnelligkeit, welche Gutes und Nützliches befördern hilft, kann auch das Übel uns zugeführt werden. Sind in der Türkei und in den angrenzenden Ländern noch keine Schnellwagen im Gange, so ist doch die Dampfschiffahrt auf der Donau und im Mittelmeer geeignet, das Pestcontagium in der kürzesten Zeit auf beträchtliche Entfernungen fortzutragen, wenn die Beförderer dieses Verkehrs den Grundsatz vergessen, daß die Quarantäne um so strenger sein muß, je schneller die Reise oder Überfahrt aus einem verdächtigen Lande zurückgelegt ist. Als daher zu einer Zeit (im Sommer 1836), da die Pest in der Türkei schon ausgebrochen war, öffentlich bekannt gemacht wurde, daß in Orsowa zur Erleichterung des Handels und der Reisenden die Quarantäne für die Dampfschiffe auf fünf Tage herabgesetzt sei, wogegen dieselben früher eine vierzehntägige in Gallacz bestehen mußten, und die in Orsowa sie noch erwartete, so mußte mit Grund eine Besorgnis entstehen, die durch die Versicherung, daß die Schiffe dem türkischen Ufer nicht zu nahe kommen dürfen, nicht zu beseitigen war.

Ohne Zweifel hat die Dampfschiffahrt die Gelegenheiten zum Einbringen des Pestcontagiums vermehrt, und zu den alten Gefahren eine neue hinzugefügt, die nur durch die strengste Vorsicht sich vermindern läßt, durch unzeitiges Nachgeben aber in demselben Verhältnis wachsen muß.

Die großen Pestseuchen, mit welchen in früheren Jahrhunderten die Völker geschlagen wurden, mögen immerhin als göttliche Fügungen angesehen und gefürchtet werden, aber erkennen muß man dabei, daß Unwissenheit und Nachlässigkeit die nächsten Bedingungen waren, unter welchen die weite Verbreitung solcher Übel stattfinden konnte. Und je leichter die Wohlfahrt, deren wir uns in der Gegenwart erfreuen, zur Sorglosigkeit führt, desto weniger darf darüber das Andenken an die Vergangenheit verloren gehen; vielmehr ist es nützlich und heilsam, zuweilen auf jene schauerlichen Ereignisse zurückzusehen, damit man fortwährend sich bewußt bleibe, zu welcher furchtbaren Größe und Macht die Pest, dieser König der Schrecken, sich erheben kann, wenn ihm Gelegenheit und Zeit gelassen wird, sich festzusetzen und auszudehnen.[130]

Die alten Pestordnungen werden füglich in zwei Arten unterschieden, je nachdem dabei entweder vorzugsweise das Miasma oder das Contagium beachtet ist. Im ersten und häufigeren Falle sah man die Bewahrung der einzelnen Individuen durch ein diätetisch-ärztliches Verfahren als die Hauptsache an; im zweiten suchte man den Zweck vielmehr durch allgemeine und

---

[130] Um von dem unermeßlichen Elend und der höchsten Not, welche die früheren Pestseuchen begleiteten, nur einigermaßen eine deutliche Vorstellung zu erlangen, muß man spezielle historische Relationen lesen. Besonders lehrreich ist in dieser Hinsicht die Beschreibung der Pest zu Marseille im ersten Bande des Werkes von Papon, de la peste, ou Epoques mémorables de ce Fléau, Paris A. 8. p. 206 etc., und die Geschichte der Mailänder Pest vom Jahr 1630, welche auch Manzoni in seinen Verlobten (I promessi Sposi, storia milanese) treu nach den Quellen dargestellt, und überdies mit dem Vorzuge seines Stils bereichert hat.

polizeiliche Vorkehrungen zu erreichen. Allein bei dieser wie bei jener Ansicht wurde auf das genetische Verhältnis, auf die Weise der Entstehung und Fortpflanzung der Krankheit zu wenig gesehen, die Pest vielmehr fast immer als herrschende Seuche, als eine schon gegebene und allgemeine Kalamität vorausgesetzt und in Erwägung genommen. Deshalb vermochten die diätetisch arzneilichen Ratschläge, die überdies sehr häufig auf grober Täuschung, Betrug und Aberglauben beruhten, im Ganzen die Ausbreitung des Contagiums nicht zu verhindern, so wie auch anderseits die polizeilichen Regulative gegen das bereits überhand genommene oder übermächtig gewordene Übel bei der damaligen sehr unvollkommenen Verwaltung entweder unausführbar oder nutzlos sich erwiesen. Nachdem man aber die Entstehung und den Gang der Seuche näher betrachtet und auch erfahren hat, daß der Ausbruch der Pest in Europa überall unterdrückt und getilgt werden kann, wo die geeigneten Mittel schnell und mit Nachdruck ergriffen werden, so muß auch eine Pestordnung für unsere Zeit nach anderen Grundsätzen abgefaßt sein, und dürfen hierbei die Regulative des siebzehnten Jahrhunderts nicht mehr als Muster dienen. Heute können die Ärzte wissen, daß nicht Hunderte und Tausende gestorben sein müssen, bevor man es wagen darf, eine Krankheit für die Pest zu erklären; diese kann und soll schon als solche erkannt und bekämpft werden, sobald sie in der ersten Familie oder in einem einzigen Orte sich zeigt; die Quacksalber haben auf diesem Felde ihre Lizenz verloren, und die Gesundheitspolizei ist jetzt allein berufen, der Seuche schon im Beginn durch Entziehung der Menschen und durch Zerstörung des Contagiums den Lebensfaden abzuschneiden, und dadurch nicht nur die weitere Verbreitung unmöglich, sondern auch die Maßregeln der Verzweiflung entbehrlich zu machen, durch welche sonst die allgemeine Not erhöht und dennoch dem Zwecke nur selten oder wenig entsprochen worden ist. Um vollständig einzusehen, wie wichtig es sei, die Krankheit schon im ersten Anfang zu erkennen und auszulöschen, und um auch bei noch wenigen Erkrankungen einen außerordentlichen und unverhältnismäßig scheinenden Aufwand von Maßregeln zu rechtfertigen, muß man stets vor Augen haben, daß es sich nicht allein um die Krankheit selbst und um die Opfer handelt, die ihr entrissen werden sollen, sondern zugleich um die Verhütung noch mehrerer und größerer Übel, die jedesmal sich im Gefolge der Seuche eingestellt haben, wo nicht bei Zeiten die Verbreitung des Contagiums gehemmt worden ist. Aufstand und Empörung, Raub und Plünderung, Mord und Blutvergießen, Hunger und Mangel, das tiefste Elend und die schrecklichste Hilflosigkeit, Verachtung aller göttlichen und menschlichen Gesetze, Auflösung aller Bande der Natur und des Rechts, und alle Arten, von Verbrechen und Ausschweifungen haben die Städte befleckt, in welchen man die Pest sich verbreiten und zur Alleinherrschaft gelangen ließ. Und sollten diese Ereignisse noch einmal wiederkehren, wo würde man heute die Männer finden, welche wie ein Carl Borromeo zu Mailand und wie ein Franz Belzunce zu Marseille die Macht und den Mut besäßen, einen solchen Sturm zu beschwören? Wo fände man jetzt die Scharen jener christlichen Helden, welche sich freiwillig der Gefahr und dem Tode geweiht, den Kranken Pflege, den Gesunden Nahrung, den Sterbenden Trost gebracht, und wenn schon alle Ordnung aufgelöst und selbst die Obrigkeit geflohen oder ausgestorben war, allein sich noch der Pest entgegengestellt, und als die letzten Kämpfer bis zum Ende ausgeharrt haben? – Der Anfang aber läßt sich nicht unterdrücken, und der Fortgang nicht hemmen, wenn das Wissen fehlt von dem, was zu tun und zu unterlassen ist, oder das Können aus Mangel an äußeren Mitteln vereitelt wird. Jenes fließt aus den Resultaten der Hygiene und Pathogenie, es muß aber, wenn es ein praktisches sein und unmittelbar ins Tun übergehen soll, auf einfache Regeln und Handlungsmaximen zurückgebracht, und den bei der Tilgung der Seuche mitwirkenden oder mitleidenden Personen nach Maßgabe ihrer Bestimmung und ihres Bedürfnisses in einem größeren oder geringeren Umfange klar und verständlich mitgeteilt werden, und zwar auf zweifache Weise: als bindendes Gesetz in Hinsicht aller Maßregeln, welche, die öffentliche Ordnung angehend, durchaus zum Wohl des Ganzen notwendig sind, und als belehrende Anweisung in Hinsicht dessen, was nur wünschenswert und jedem Einzelnen anheimzustellen ist.

Das Erste muß von dem Zweiten gänzlich getrennt und auseinander gehalten, und der Inhalt beider möglichst kurz und deutlich sein, wenn man Gehorsam erzielen und jene Mißverständnisse und Unordnungen vermeiden will, die aus weitläufigen mit Ratschlägen ungehörig vermengten Gesetzen gerade auf diesem Gebiet so leicht zu entspringen pflegen. Die Verkündigung und Einschärfung der Regeln wird der Schrift nicht wohl entbehren können, aber wehe dem Lande, wo bei dem Ausbruch der Pest eine geschriebene, alles vorhersehende und ebenso lang als breit ins Kleinste eingehende Instruktion für das Wichtigste angesehen wird, wo das lebendige Wort vor dem Buchstaben verstummen muß, und die Haupt- Organe, welche nach Zeit und Umständen auf eine veränderte Weise wirken müssen, durch tote Formen ein- für allemal in Fesseln geschlagen sind! Das Geheimnis aller Polizei und der Pestpolizei insonderheit, besteht in der umsichtigen Auswahl fähiger Männer, keineswegs aber in ausführlichen schriftlichen Instruktionen, worin die Deutschen es zur Virtuosität gebracht haben;[131] dann aber in der Gewährung und Herbeischaffung aller Mittel, welche zur Erreichung des Zwecks unerläßlich sind.

---

[131] Dieses Geheimnis ist vollständig entschleiert in dem wichtigen Werke von Desmarest: Témoignages historiques aux quinze ans de haute Police sous Napoléon. Paris 1833. 8.

Fragen wir nach der Methode, durch welche in einem Orte die Beschränkung und Ausrottung der Seuche geschehen soll, so ist es zweckmäßig, nicht bloß die Erfahrung über die in neuerer Zeit mit glücklichem Erfolge bekämpften Ausbrüche der Pest, sondern auch die naheliegende Analogie zu Rate zu ziehen. In letzterer Beziehung kommt hier der Typhus, noch mehr aber die merkwürdige Tierseuche in Betracht, welche uns wegen ihrer Verwandtschaft mit der morgenländischen Plage schon öfters zu Vergleichungen genötigt hat. Es gibt keine Krankheit, die in Hinsicht ihres Contagiums der Pest des Orients so nahestände, als die Rinderpest. Auch diese Seuche hat ehemals fast ganz Europa mörderisch durchzogen, und zuweilen noch zahlreichere Opfer unter den Herden, als ihre heillose Gefährtin unter den Völkern gefordert, auch sie ist tausend Jahre und länger als eine unabwendbare Strafe des Himmels betrachtet und mit dem schlechtesten Erfolge bekämpft worden, bis ihr genetisches Verhältnis näher erkannt und demgemäß ein Verfahren aufgefunden wurde, durch welches wir heute den Unhold entweder abzuweisen, oder schon an unseren Grenzen zu töten imstande sind. Dieses Verfahren beruht im Wesentlichen darauf, daß man dem Contagium keine Zeit zur Ausbreitung verstattet, demselben schon beim ersten Ausbruch die Nahrung d. i. die Gelegenheit zur Ansteckung entzieht, zugleich aber auch auf jede irgend tunliche Weise durch Vernichtung ein Ende macht, und so den Feind, bevor er noch zur Übermacht gelangt, auf doppelte Art (man möchte sagen, teils durch Aushungern, teils durch das Schwert) zu Boden streckt.

Denselben Plan des Angriffs und die nämliche Art von Belagerung erfordert auch die Pest des Orients, obgleich die Wahl und Anwendung der Mittel bei Menschen und Tieren sich auf verschiedene Weise verhalten muß. Bei der Rinderpest hat man den Vorteil, daß die erkrankten Tiere getötet werden können, und die hier beschäftigten Menschen für das tierische Contagium keine Empfänglichkeit haben, während bei der morgenländischen Seuche die Kranken gepflegt werden müssen, und die damit beauftragten Personen der Ansteckung ausgesetzt sind. Wenn man aber bedenkt, daß jenes tierische Contagium keine geringere Gewalt besitzt, die Menschen auch häufig als Träger und Verbreiter desselben dienen, die Tilgung der Seuche aber dennoch und zwar mit einem ungleich schwächeren Aufwande von Kräften und Mitteln gelingt, so wird auch die Unterdrückung der Menschenpest, bei welcher dieselben Grundsätze gelten, und modifizierte, aber noch strengere und umfassendere Mittel angewendet werden, nicht mehr wie sonst als ein herkulisches Werk betrachtet werden dürfen, wenn dieses nur zur rechten Zeit unternommen, und mit Kraft und Verstand geleitet werden kann.[132]

---

[132] Das besondere, von den älteren Seuchenordnungen in mancher Hinsicht abweichende Verfahren, durch welches die Rinderpest am sichersten zu tilgen ist, hat der Verfasser in seinen Untersuchungen etc. Berlin 1831, ausführlich beschrieben. In dem Zeitraum von 1829 bis 1836 ist

Vor allem ist erforderlich, daß der Ausbruch der Pest so früh als möglich erkannt und der Ort oder die Gegend in eine Quarantäneanstalt umgewandelt werde.

Das Erste fällt hauptsächlich den Ärzten, das Zweite der Zivil- und Militär-Behörde des Landes anheim, die zugleich an den Grenzen das wiederholte Eindringen von verdächtigen oder angesteckten Gegenständen zu verhindern hat. Sobald daher in einem Orte das Dasein der Krankheit außer Zweifel oder auch nur wahrscheinlich ist, muß ohne weitere Anfrage jedes Haus, in welchem sich Kranke oder solche Menschen und Sachen befinden, welche mit Angesteckten und Verdächtigen in Berührung gekommen, unverzüglich abgesperrt, und von außen auf allen Seiten so mit Wachen umgeben werden, daß nichts und niemand aus- und eingelassen werde, mit alleiniger Ausnahme der zur Aufsicht bestellten Personen und der erforderlichen Sachen und Lebensmittel, welche an der Türe niederzulegen und von den Eingeschlossenen abzuholen sind. Die Wachen müssen zehn bis zwanzig Schritt von dem Hause entfernt sein, und dürfen unter keinem Vorwande dieses selbst betreten, am wenigsten mit irgendeiner Sache oder einem Bewohner desselben in Berührung kommen. Die Kranken werden mit den unentbehrlichen Wärtern versehen, die noch gesunden Mitbewohner aber in andern Zimmern oder Stockwerken, oder in nahen Nebengebäuden abgeschlossen und alle Haustiere eingesperrt, die kleineren getötet. Und während ein Aufseher für die genaue Anordnung und Aufrechthaltung dieser Maßregeln Sorge trägt, muß ein anderer den Gesundheitszustand aller nicht gesperrten Ortseinwohner täglich untersuchen, und wenn in irgendeinem Hause ein zweifelhafter Krankheitsfall sich ereignet, sofort auch hier in gleicher Weise die Sperre bewerkstelligt werden. Zur Aufhebung des Verkehres ist die Landstraße zu verlegen, und durch besondere an den Eingängen des Ortes aufzustellende Wachen alles Fremde zurückzuweisen, so wie auch die benachbarten Städte und Dörfer von dem Ausbruch der Krankheit in Kenntnis zu setzen sind, damit sie gleichfalls durch Wächter allen aus der verdächtigen Gegend kommenden Personen, Fuhren und Sachen den Eingang verwehren, und sofort dieselbe Sperre gegen diejenigen verfügen, welche vielleicht schon mit den angesteckten Häusern

---

diese Seuche aus den südöstlichen Nachbarländern vierzehnmal in Oberschlesien eingedrungen, jedesmal aber in den Grenzbezirken aufgehalten, und niemals über mehr als fünf Ortschaften verbreitet worden. Meistens wurden bei einer Invasion nur zwei oder drei Orte, und in diesen nur wenige Höfe betroffen; zuweilen gelang es, die Krankheit auf einen einzigen Ort, und in diesem sogar auf ein einziges Gehöft zu beschränken. Das hierbei befolgte Tilgungsverfahren erscheint um so notwendiger in einem Lande, welches, wie dieses, seit einem Jahrzehnt auf mehreren Seiten, gewöhnlich im Frühjahr oder Herbst, von der Rinderpest bedroht wird, und sich durch keinen Cordon verteidigen kann. – Die Zeit ist noch nicht lange vorüber, in welcher eine einzige Invasion hingereicht hätte, die ganze Provinz zu verheeren, und dann mit der alten Wut sich gegen den Westen zu wenden.

des ersten Orts in Verbindung gewesen. Diese vorläufigen Maßregeln, die im Notfall von jeder Orts- und Kreisbehörde getroffen und mit Hilfe der Einwohner ausgeführt werden können, sind lediglich bestimmt, die Verbreitung der Seuche so lange aufzuhalten, bis die durch Eilboten benachrichtigte höhere Behörde wirksamere Mittel herbeigeschafft, und das Weitere angeordnet hat. Je früher und genauer diese erste Sperre stattgefunden, desto geringer wird auch die Zahl der isolierten Häuser und Personen sein, und desto leichter und schneller das Contagium bezwungen werden können, wenn übrigens noch bei dem Begraben der Toten und bei der Desinfektion die nötige Umsicht beobachtet wird, wie in jenen glücklichen Fällen, wo durch rasches und zweckmäßiges Handeln die Pest sogar nur auf ein einziges Haus beschränkt, und die Gefahr in wenigen Wochen wieder beseitigt worden ist. Der Umfang des Übels mag aber größer oder geringer sein, in jedem Falle muß man sich beeilen, mit Macht und ohne Verzug nach den Grundsätzen des Quarantänesystems zu verfahren, und den von der Seuche betroffenen Ort als eine Contumazanstalt einzurichten und anzusehen. Ein Gesundheitsrat, aus achtbaren Zivilbeamten, Ärzten und Offizieren zusammengesetzt, hat unter dem Vorsitz des Militärkommandanten alle Vorkehrungen anzuordnen, die Ausführung derselben zu veranlassen, und für die Herbeischaffung der dazu nötigen Mittel Sorge zu tragen. Die verschiedenen und eben deshalb von keiner Instruktion genau vorherzusehenden örtlichen Verhältnisse müssen dabei berücksichtigt und die zum Dienst erforderlichen Personen, namentlich ein Oberaufseher (Director) mit einigen Gehilfen (Bezirksvorstehern), Ärzte und Wundärzte, Diener, Wärter und Militärwachen, und wenn es nötig, auch ein besonderer Priester, ein Notar, eine Hebamme, Totengräber und Träger nach Maßgabe einer Quarantäneanstalt bestellt und mit bestimmter Anweisung versehen werden. Mit Ausnahme des Oberaufsehers, welcher als solcher innerhalb des Ortes keiner Beschränkung unterworfen werden kann, sich selbst aber vor jeder Ansteckung in acht zu nehmen hat, sind alle Personen, welche mit Verdächtigen, Kranken und Toten, oder mit verdächtigen und angesteckten Sachen zu tun haben, der strengsten Quarantäne verfallen, und haben sich als Abgesonderte aller unmittelbaren Gemeinschaft mit andern, besonders auch mit den Wachen zu enthalten. Jedes einzelne, entweder schon angesteckte oder auch der Ansteckung nur verdächtige und deshalb gesperrte und bewachte Haus wird als eine verpestete Klause oder Contumazwohnung behandelt, das angesteckte Viertel (die Straße oder der Raum, auf welchen der Ausbruch der Krankheit geschehen oder noch zu besorgen ist) ebenfalls mit Wachen, und nach Beschaffenheit des Terrains mit tiefen Gräben, Gittern, Palisaden u. dgl. umgeben, endlich um den ganzen Ort ein Cordon, und wo es ratsam und tunlich, ein zweiter Graben gezogen. Ist die Seuche auch in benachbarten Ortschaften zum Vorschein gekommen, so kann es zweckmäßig erscheinen, und nötig werden, außer den Sperrmaßregeln, die in jedem einzelnen Orte zu treffen sind, noch einen Cordon aufzustellen, durch welchen die ganze im Bereich des Contagiums liegende Gegend eingeschlossen und von dem gesunden Land abgeschnitten wird. Durch die Bewachung werden also um das Contagium mehrere konzentrische Kreise gebildet, von welchen der erste oder innerste das verpestete oder verdächtige Haus, der zweite das betroffene Viertel, der dritte die Ortschaft, und der vierte oder äußerste, wenn er nötig ist, die ganze von der Seuche heimgesuchte Gegend umgibt. Nichts und niemand darf aus einem solchen Kreise heraustreten, ohne zuvor der Reinigung oder Quarantäne genügt zu haben, und diese muß um so strenger und länger sein, je näher der verlassene Kreis dem Mittelpunkt der Seuche liegt. Und wer oder was von außen her in einen dieser Kreise gelangt, darf mit Personen oder Sachen des zunächst verlassenen äußeren Raumes in keine Berührung mehr kommen, oder zurückkehren, wenn nicht dieselbe Bedingung der Reinigung und Quarantäne vorhergehen kann. Hieraus ergibt sich, daß für die Absonderung und Prüfung der aus jedem Kreis austretenden Menschen oder Sachen an der Grenze des folgenden isolierte Quarantänehäuser vorhanden sein müssen, so wie es zur Besprechung und zum Empfang der nötigen Bedürfnisse, die von außen nach innen gelangen, an sicheren Plätzen oder Rastellen nicht fehlen darf, wo zwischen den einzelnen Kreisen der nötige Verkehr mit der erforderlichen Vorsicht und ohne wechselseitige Berührung stattfinden kann. Der Befehlshaber allein und die ihm unentbehrlichen Ratgeber dürfen sich, jedoch bei sorgfältiger Vermeidung alles Verdacht erregenden Berührens von Menschen und Sachen, ungehindert überall hinbegeben, damit sie, über alles die Oberaufsicht führend, der Örtlichkeit gemäß die nötigen Maßregeln oder Abänderungen treffen, und nach der wechselnden Beschaffenheit der Umstände die gezogenen Kreise vervielfältigen, erweitern, verengern oder aufheben können. So z. B. muß die Absperrung der einzelnen Straßen oder Viertel aufgegeben werden, wenn die Pest bereits in verschiedenen oder in allen Teilen des Ortes ausgebrochen ist und jene Maßregel nicht mehr fruchten kann. In solchem Falle werden die Kräfte viel wirksamer auf die Sperre der angesteckten oder verdächtigen Häuser und auf die Umzingelung des ganzen Orts verwendet; die von der Seuche noch verschonten Häuser aber werden unter diesen Umständen am sichersten durch Verschließung und Versiegelung bewahrt, nachdem man den Bewohnern einige Tage Zeit gelassen, sich mit Lebensmitteln zu versehen, wie dieses schon früher mit entschiedenem Nutzen in Italien und neuerlich auch in Odessa ausgeführt worden. Ist auch diese allgemeine Verschließung (*Quarantaine générale*) nicht immer geeignet, der Pest in fünfzehn Tagen ein Ende zu machen, wie Papon behauptet, so ist sie doch eines der größten und wirksamsten Beschränkungsmittel, welches jedenfalls in dem zunächst bedrohten Stadt- oder Dorfteile, und wenn es durchgeführt werden kann, bei größerer Gefahr auch im ganzen Orte anzuwenden, allezeit heilsam erscheint.

Die Isolierung des Contagiums, die man bei allen Vorkehrungen zum Schutz der Gesunden bezweckt, darf auch bei der Sorge für die Kranken nicht vernachlässigt werden. Es gab eine Zeit, da man beim Ausbruch der Seuche nichts Eiligeres zu tun hatte, als ein großes Lazarett zu errichten, in welchem alle Kranke ohne Unterschied des Standes so lange untergebracht und angehäuft wurden, als der Raum es erlaubte und nicht allgemeine Verwirrung eingerissen war. Eine solche Pesthöhle wurde mit Hunderten, ja Tausenden von Kranken und Toten um so eher erfüllt, je weniger man bemüht war, die einzelnen Häuser zu sperren, in welchen die Erkrankungen sich ereignet hatten. Die Absicht, durch Fortschaffen der unglücklichen Kranken der Seuche ledig zu werden, wurde bei der vernachlässigten oder unvollständigen Sperre und Reinigung der Häuser niemals erreicht, das Contagium vielmehr durch das häufige Transportieren der Verpesteten nach dem entfernten Lazarett in Häusern und Straßen ausgesät, und nicht selten auf die vielfachste Weise so lange verbreitet, bis alle Ordnung aufgelöst und die ganze Stadt ein Lazarett geworden war – nicht zu gedenken der unmenschlichen Gewalt, mit welcher die Kranken aus dem Schoß ihrer Familien gerissen wurden, und der Verzweiflung und Empörung, die in Folge solcher Maßregeln fast unausbleiblich waren. Wie dringend auch so unheilvolle Wirkungen zum Nachdenken auffordern mußten, so verging doch eine lange Zeit, bevor man zu der Einsicht gelangte, daß der Spielraum der Pest nicht erweitert, sondern beschränkt werden müsse, und daß die Aufgabe eigentlich darin bestehe, die großen Pestlazarette ganz entbehrlich zu machen. In unsern Tagen, da man der Seuche schon im Anfang durch die Sperre begegnet, kann nur noch die Frage entstehen, unter welchen Umständen es erlaubt und zweckmäßig sei, die Kranken in ein anderes Haus zu verlegen, und somit einen neuen Ort mit dem Contagium zu beflecken.

Denn im allgemeinen muß die Regel gelten, daß die Pestkranken in ihrer Wohnung bleiben, die Mitbewohner aber, welche noch gesund zu sein scheinen, sogleich von jenen getrennt und so vereinzelt als möglich der Quarantäne unterworfen werden, entweder in einem abgesonderten Teil desselben Hauses, was meistens vorzuziehen ist, oder in einem zu diesem Zweck ausschließlich bestimmten Gebäude der Nachbarschaft, oder in Baracken und Erdhütten, die man so schleunig als möglich errichten läßt. Genau nach diesem Grundsatz wird mit glücklichem Erfolg in den Contumazanstalten verfahren, wo ein Pestlazarett entweder gar nicht vorhanden ist, wie in Semlin, oder wegen der zu besorgenden Nachteile nicht mehr benutzt, sondern für überflüssig angesehen wird. Als Ausnahme dürfte aber das Fortbringen des Kranken zu gestatten sein, wenn entweder die Beschaffenheit seiner Wohnung die notwendige Pflege durchaus unmöglich macht, oder die noch gesund scheinenden Hausgenossen anderswo unterzubringen nicht mehr ratsam ist. In letzterer Beziehung kommt nämlich in Betracht, daß die verdächtigen aber anscheinend noch gesunden Personen, nachdem sie von den Kranken schon ein- oder zweimal getrennt worden, bei jeder neuen unter ihnen stattfindenden Erkrankung nicht fortwährend an einen andern Ort versetzt werden können, weil durch wiederholte Übersiedlung immer mehrere Häuser verdächtig oder angesteckt werden, und die Absicht der Trennung ohnehin vereitelt wird, wenn, wie es häufig der Fall ist, diese Verdächtigen schon angesteckt sind, oder das Contagium in ihren Kleidern bergen. Bei solcher Lage der Sachen entspricht es dem Zwecke, daß die noch scheinbar Gesunden in dem Hause verbleiben, und diejenigen, welche davon allmählich und in Zwischenzeiten erkranken, sogleich von jenen entfernt und in ein Krankenhaus getragen werden, zumal wenn es im Wohnhaus an Raum und Pflege gebricht. Werden aber gleichzeitig fast alle oder die meisten krank, so kann auch das Fortbringen derselben unterbleiben und das Haus muß selbst als Lazarett behandelt werden. Es ist einleuchtend, daß bei diesem Verfahren, wenn in den Sperrmaßregeln die nötige Umsicht und Strenge beobachtet wird, ein großes Pestspital sich nicht als ein Bedürfnis herausstellen kann. In den glücklichen Fällen wird selbst ein kleines Krankenhaus nicht nötig sein, in andern mag ein Gebäude von geringem Umfang zur Aufnahme von Kranken bestimmt werden, die aus obigen Gründen nicht in ihren Wohnungen verbleiben können, und da, wo die Zahl der aufzunehmenden Kranken größer wäre, würden mehrere kleine Krankenhäuser einem großen Lazarette vorzuziehen sein. Immer jedoch ist erforderlich, daß nach überstandener Krankheit die Genesenen ihre Quarantäne halten, entweder in einem völlig abgesonderten Teile des Hauses, das ihnen während der Krankheit zum Aufenthalt gedient, oder in einem Quarantänehause, welches ausschließlich für Rekonvaleszenten eingerichtet ist.

Ist die Pest nicht auf ein einziges Haus oder auf wenige beschränkt, und nicht schon im ersten Anfang unterdrückt worden, so sind in dem gesperrten Ort oder Viertel verschiedene Klassen von Häusern zu unterscheiden, die eine ebenso verschiedene Behandlung erfordern. Die erste Klasse begreift die Häuser, in welchen sich die Kranken mit ihren Wärtern befinden; die zweite enthält Menschen, die mit jenen in Verbindung gewesen und deshalb als Verdächtige abgesondert sind; zur dritten gehören die verlassenen oder ausgestorbenen Häuser, in welchen sich noch angesteckte Sachen befinden; die vierte besteht aus den Wohnungen der Aufseher, Ärzte, Diener, Totengräber, und aller Personen, die sich im Dienste dem Contagium aussetzen müssen; zur fünften endlich sind alle übrigen Häuser zu rechnen, auf welchen noch kein besonderer Verdacht einer Ansteckung ruht. Die Häuser der ersten drei Klassen müssen vollständig abgesperrt und nach der Größe der Gefahr mit mehr oder weniger Wachen umgeben sein, welche zur Warnung für die Gesunden weit wirksamer als die vor Zeiten an die Tür gemalten roten Kreuze sind; die vierte Klasse ist von der Sperre in der Regel so lange ausgenommen, als sich daselbst keine Erkrankung ereignet, doch müssen die Zimmer von den Bewohnern selbst als wahre Quarantäne-Klausen betrachtet und unter genauer Aufsicht gehalten werden, wobei vorzüglich darauf zu achten ist, daß diese Personen, oder wenigstens die verschiedenen Abteilungen derselben sich nicht unter sich selbst vermischen, alle sowohl in als außer ihren Wohnungen sich abgesondert halten, und die Berührung mit andern vermeiden, so lange eine solche nicht durchaus notwendig ist. Unter der strengsten Beobachtung müssen besonders die Diener und Totengräber gehalten werden. Die fünfte Häuserklasse bedarf nur einer allgemeinen Aufsicht, doch ist es immer ratsam, daß die Bewohner sich selber einschließen, wenn eine solche Einschließung nicht schon von der Obrigkeit angeordnet wird. In allen Häusern muß eine beständige Lüftung und die möglichste Reinlichkeit unterhalten, in den verdächtigen und angesteckten die Luft auch durch Kaminfeuer, Schießpulver, Schwefel-, Essig- oder Chlordämpfe gereinigt und verändert werden. Die kleineren Haustiere, namentlich: Hunde, Katzen, Schafe, Kaninchen, sowie alles Geflügel, müssen in den angesteckten und verdächtigen Häusern getötet, Rindvieh und Pferde aber können nach einer Waschung mit Chlorwasser oder nach wiederholter Schwemmung in einem Quarantänestall untergebracht werden. Wer immer aus einem angesteckten Raum entfernt und als verdächtig in Quarantäne genommen wird, muß, vor dem Eintritt in seine Klause, mit Chlorwasser oder stark verdünnter Schwefelsäure am ganzen Körper gewaschen und mit reinen Kleidern angetan sein. Den Aufsehern, Ärzten, Krankenwärtern, Trägern, Totengräbern usw. ist ein aus glattem aber dichtem Stoff, z. B. aus Leder oder Wachsleinwand verfertigtes Oberkleid, das weder zu lang, noch zu faltig sein darf, am besten entsprechend, teils um die empfänglichere Wolle zu bedecken, teils auch als warnendes Abzeichen für alle, die eine Berührung solcher Personen zu vermeiden haben. Die Kranken werden entweder von den zur Wartung sich freiwillig erbietenden und deshalb bei ihnen zurückbleibenden Mitgliedern ihrer Familien, oder von bestellten Pestdienern gepflegt, in jedem Fall aber müssen die Wärter auch die nötige Lüftung und Räucherung besorgen, und nicht nur über ihre Pflichten gegen die Kranken, sondern auch über das, was zu ihrem eigenen Schutz gereichen kann, von den Ärzten belehrt und mit Anweisung versehen werden. Das Öffnen der Fenster, bevor man sich ins Krankenzimmer begibt, die Entwicklung von Chlorgas in demselben, die Unterhaltung eines offenen Kaminfeuers, eine Bekleidung von Wachsleinwand, das Vermeiden des Atems und aller unnötigen Berührung des Kranken und seiner Sachen, Einreibungen der Haut mit Öl oder öfteres Waschen mit Säuren und kaltem Wasser, ein mäßiger Genuß von Wein und

Gewürzen und vorzüglich ein zuversichtlicher Mut sind überhaupt allen zu empfehlen, deren Beruf es erfordert, sich in die Nähe der Kranken zu begeben. Die Genesenen werden, nachdem sie mit Chlorwasser oder einer verdünnten Säure gewaschen und rein bekleidet worden, in einem abgesonderten Raume noch einer Quarantäne von mindestens zwanzig Tagen unterworfen, wenn aber die Pestbeulen offene Geschwüre hinterlassen haben, in der Regel noch länger, und bis zur Vernarbung derselben, zurückgehalten; die Toten werden vermittelst passender Werkzeuge (Bastleinen) von ihrem Lager gehoben, in einen auf Rädern stehenden, mit einem Deckel versehenen Kasten (Rollbahre) gelegt, und ohne Begleitung auf den zwar abgelegenen, aber nicht zu weit entfernten Begräbnisplatz gebracht, wo mehrere in einer acht bis zwölf Fuß tiefen Grube Raum finden, und vor dem Zuwerfen noch mit ungelöschtem Kalk bestreut werden können. Alle in dem Krankenzimmer zurückgebliebenen Kleidungsstücke, Betten, Strohsäcke, Matratzen, Decken usw., deren sich die Verstorbenen bedient haben, werden mit Vorsicht im Freien verbrannt, andere Sachen, insofern sie der Erhaltung wert sind, nach ihrer verschiedenen Beschaffenheit an sicheren Orten gelüftet und desinfiziert. Ist nun ein angestecktes Haus durch Todesfälle und durch Entfernung der Genesenen oder Verschonten von seinen Bewohnern entleert, so wird in demselben fortwährend ein starker Luftzug unterhalten, die Bewachung aber wegen der bei offenen Fenstern leicht entstehenden Versuchung zum Diebstahl und der dabei obwaltenden Gefahr der Ansteckung noch fortgesetzt, bis entweder die Reinigung vollständig beendigt, oder das ganze Haus mit allen darin enthaltenen verpesteten Sachen dem Feuer übergeben worden ist. Diese letztere Maßregel befördert wesentlich die Abkürzung des Seuchenganges und sollte als die sicherste überall angewendet werden, wo die örtlichen Umstände sie nicht verbieten, zumal wenn die Gebäude aus Hütten bestehen und die Zahl derselben nicht beträchtlich ist. Dagegen ist die Reinigung eines verpesteten Hauses eine Arbeit, die große Mühe und Vorsicht erfordert. Denn nachdem eine Lüftung von zwanzig bis dreißig Tagen vorhergegangen und während dieser Zeit auch zuweilen bei verschlossenen Öffnungen stark mit salpetersauern Dämpfen geräuchert worden ist, müssen alle Winkel durchsucht, die etwa noch vorhandenen giftfangenden Sachen verbrannt, die Türen, Öfen, Steinplatten, Dielen, Fenster und alles Holzwerk vermittelst lang gestielter Bürsten mit starker Lauge oder einer Auflösung von Chlorkalk gewaschen, die Wände abgerieben und mit Kalk übertüncht, die mit Lehm oder Steinen bedeckten Fußböden ausgegraben werden. In gewölbten Räumen läßt sich die Reinigung am schnellsten und sichersten bewirken, wenn daselbst nach Entfernung der Sachen, die nicht vernichtet werden sollen, leicht verbrennliche Reiser, Stroh u. dgl. angezündet und die Mauern und Gewölbe von den Flammen getroffen werden. Auf ähnliche Weise können minder verdächtige

Kleidungsstücke und Geräte eine Desinfektion erfahren, wenn sie ohne zu verbrennen, mehrere Stunden der hohen Temperatur eines Backofens ausgesetzt und dann noch wiederholt gelüftet werden. Nach erfolgter Reinigung müssen überhaupt alle Gegenstände, welche von den Kranken nicht gebraucht und deshalb von der Vernichtung ausgenommen werden, als: Hausgeräte, Bücher, Papiere, Bilder u. dgl., wie das ganze Haus dem Luftzuge fortwährend ausgesetzt bleiben, und darf das letztere erst drei bis sechs Monate nach dem gänzlichen Aufhören der Seuche von Menschen wieder bezogen werden. Überhaupt ist bei der regelmäßigen Bekämpfung, sowie nach dem Aufhören der Pest das Reinigen aller angesteckten und verdächtigen Häuser oder Sachen unerläßlich, insofern sie nicht verbrannt werden können; denn wollte man hierbei auf die zahlreichen Fälle früherer Zeiten sich berufen, wo die Reinigung nach den längsten und furchtbarsten Seuchen ohne Nachteil unterlassen wurde, so ist zu bedenken, daß der oft spät, und zuweilen erst nach Jahren eintretende Zeitpunkt, in welchem mit dem Verschwinden des Miasmas das Contagium von selbst erlischt, nicht abgewartet werden darf, vielmehr die Tilgung des Übels immer in möglichst kürzester Zeit und durch die sichersten Vorkehrungen bewirkt werden muß.

Während das Contagium in den angesteckten und verdächtigen Häusern isoliert und ausgerottet wird, muß die Übertragung desselben auf Gesunde noch durch andere Maßregeln verhütet werden. Zuerst ist dafür zu sorgen, daß an den Schranken oder Rastellen, wo die Übernahme der Lebensmittel geschieht, die vorgeschriebene Ordnung aufrecht erhalten und zwischen allen abgesonderten Kreisen jede verbotene Berührung von Personen und Sachen gehindert werde. In jedem Kreise sind zu diesem Zweck besondere Versorger oder Schaffer (*Provveditori*) zu bestellen. Die Versorger des äußersten Kreises (der gesperrten Stadt oder des Dorfes) übernehmen die Sachen von dem im Freien stattfindenden Markte durch das in der äußeren Sperrungslinie befindliche große Rastell, so wie die Versorger des zweiten Kreises (z. B. des gesperrten Viertels) die nötigen Sachen durch das an der inneren Sperrungslinie errichtete kleinere Rastell empfangen, und zuletzt in jedem gesperrten Hause ein Versorger die Bedürfnisse durch ein Fenster oder die Türe empfängt. An den Rastellen, sowie an den Öffnungen der gesperrten Häuser müssen die Sachen von den Zubringern niedergelegt, und dann von den Empfängern abgeholt werden. Was einmal empfangen ist, darf nicht wieder zurückgegeben werden, und die Bezahlung und Reinigung des Geldes muß an den drei verschiedenen Stellen auf die in den Contumazanstalten übliche Weise erfolgen. Mit Sorgfalt muß von dem Gesundheitsrate die Herbeischaffung gesunder und hinlänglicher Lebensmittel, die Verpflegung der Armen und Waisen, und die Reinigung der Straßen geleitet, und jede Volksversammlung ausgesetzt werden. Daher ist in der Regel der öffentliche Gottesdienst einzustellen, die

Umgänge und Prozessionen müssen unterbleiben, die Theater, Tanzsäle und andere öffentliche Vergnügungsorte geschlossen werden. Nicht minder ratsam und nötig ist auch die Schließung der gewöhnlichen Hospitäler, Armen-, Waisen- und Krankenhäuser, damit nicht das Contagium hineingebracht werde, wie ins Hotel-Dieu zu Marseille, wodurch unvorsichtige Aufnahme einer angesteckten Person die meisten Kranken, und von vierhundert Findlingen dreihundertundsiebzig an der Pest zugrunde gingen.

Eine gleiche Vorsicht kann auch bei großen Fabriken notwendig werden, und wie es zweckmäßig ist, die Warenlager von giftfangenden Sachen schon im Anfange der Seuche sogleich unter Schloß und Siegel zu bringen, so ist auch jedem Hausbesitzer zu empfehlen, beizeiten alle zum Gebrauch nicht notwendigen Betten, Kleider, Bücher, Gemälde und andere überflüssige Möbeln in ein besonderes Zimmer zu schaffen, die Türen zu versiegeln und die Schlüssel in die Hände der Obrigkeit zu legen, damit, wenn die Pest das Haus ergreifen sollte, diese Gegenstände nicht verbrannt, oder durch die Reinigung verdorben werden. Unerläßlich ist, daß jedes Pfand oder Leihhaus geschlossen, und aller Trödel mit Betten, Kleidern, Wäsche usw. auf das strengste verboten sei. Endlich muß der Gesundheitszustand aller von der Seuche noch verschonten Einwohner täglich untersucht, und eine allgemeine Kranken- und Totenschau eingeführt werden, welche mit mehreren der hier gedachten Maßregeln nach Beschaffenheit der Umstände auch auf die Nachbarschaft des verpesteten Ortes auszudehnen ist.

Der Umfang aller zu treffenden Vorkehrungen wird überhaupt von der Ausdehnung der Seuche selbst und von der Beschaffenheit der örtlichen Verhältnisse bedingt.

In Orten, wo die Zahl der angesteckten und verdächtigen Häuser noch gering, und die Bevölkerung nicht beträchtlich ist, wird man mit wenigen, aber beizeiten und nachdrücklich angewendeten Mitteln in einer verhältnismäßig kurzen Zeit zum Ziele gelangen, wogegen in größeren Städten meistens auch größere Schwierigkeiten zu überwinden sind, und im allgemeinen bei der Wahl und Anwendung der Mittel mit ungleich mehr Umsicht, Entschlossenheit und Standhaftigkeit, und einem größeren Aufwande von Kräften verfahren werden muß,

Wenn aber die Zeit zum Handeln nicht versäumt, und alles, was zum Schutz der Gesunden, und zur Isolierung und Vernichtung des Contagiums erforderlich ist, mit strenger Ordnung durchgeführt wird, so kann auch hier wie dort der glückliche Erfolg nicht fehlen, und ist der Feind nur erst auf einen gewissen Raum beschränkt und zum Stehen gebracht, so ist auch meistens schon seine Niederlage entschieden. Früher oder später werden dann die verpesteten Häuser durch Tod und Genesung entleert, die verdächtigen entweder als rein oder als angesteckt erkannt, bis nach dem Fortgange der

Reinigung die Anzahl dieser wie jener immer mehr abnimmt, und endlich nach erfolgter Reinigung des letzten Hauses und nach überstandener Quarantäne der letzten verdächtigen Personen der ganze Ort für rein und gesund erklärt werden kann, obgleich daselbst die Vorsicht gegen eine wiederholte Anstekkung so lange fortdauern muß, als die Pest in benachbarten Orten und Gegenden noch nicht aufgehört hat. Und wenn die gewöhnliche Ordnung nicht durch besondere Ereignisse, z. B. durch Krieg und Empörung, unterbrochen oder aufgelöst wird, so werden außerhalb des türkischen Reiches die Hauptstädte Europas in Zukunft am wenigsten zu fürchten haben, nachdem die Erfahrung gelehrt hat, daß die Pest seit der Vervollkommnung der österreichisch-russischen Schutzwehren zuerst fast immer in den Dörfern und kleineren Städten der Grenzbezirke erschienen, und hier bis jetzt noch jedesmal festgehalten und mit mehr oder weniger Glück besiegt worden ist.

Diese heilsamen und nicht genug zu preisenden Erfolge, die man als ebenso viele Siege der europäischen Zivilisation und Wissenschaft betrachten darf, sind in der Hauptsache durch die Erfüllung dreier Bedingungen errungen worden; zuvörderst nämlich durch eine bessere und allgemeiner gewordene Kenntnis des Übels selbst, vermittelst welcher die frühzeitige Diagnose erleichtert und das rechte Verfahren festgestellt worden, dann durch die hieraus hervorgegangene Einführung eines strenger und richtiger geregelten Quarantänesystems für jeden von der Seuche betroffenen Ort, und endlich auch durch die zur Ausführung dieses Systems durchaus erforderliche Anwendung der militärischen Macht, ohne welche die Sperrmaßregeln in den meisten Fällen unvollständig und vergeblich sind. Sollte daher die Seuche noch einmal über jene Grenzbezirke sich hinaus verbreiten und im Innern unseres Kontinents zum Vorschein kommen, so wird auch hier das Heil nur von den nämlichen Bedingungen abhängig sein. Daß alsdann die erste und zweite erfüllt werde, dazu möge die jetzt gewonnene Lehre dienen, und dieses Buch, wenngleich den kleinsten Teil, mit beitragen; die Mitwirkung der dritten bleibt uns gewiß, und tröstend ist der Gedanke, daß die stehenden Heere der neuen Zeit dasselbe Übel abhalten und bezwingen helfen, welches durch die zügellosen Kriegerscharen früherer Jahrhunderte so oft nur gesteigert und verbreitet worden ist.

Anhang.

Die letzte Pest in Schlesien 1708–1713.

DER Zeitraum von 1708 bis 1713 gehörte zu denen, in welchen die Herrschaft der Miasmen ihre größte Stärke und Ausdehnung gewann. Außerordentliche Schneemassen und Überschwemmungen, ungewöhnliche Kälte und Hitze, Meteore, Wolkenbrüche, Stürme und Erderschütterungen, unermeßliche Schwärme von Heuschrecken und anderen Insekten, gingen den Seuchen unter Menschen und Tieren zur Seite, und die Pest des Orients, die Rinderpest, der Typhus, die bösartigsten Pocken, die Ruhren, die Fleck- und Wechselfieber, die Influenzen und die Kriebelkrankheit schienen sich abwechselnd in Europa um den Vorrang zu streiten. Bereits im Jahr 1705 war die Pest von Konstantinopel gegen Norden und Westen hin verbreitet worden; in den nächsten Jahren wurden Ungarn, Polen und Preußen von ihr verheert, Österreich, Mähren, Bayern, Hamburg, Dänemark und Schweden betroffen, 1713 auch Nürnberg, Wien und Regensburg heimgesucht. In Polen wurde die Seuche vorzüglich durch den Krieg verbreitet, und von hier aus bald auch in das benachbarte offenstehende Schlesien getragen.

Im Jahr 1708 erschien die Pest in den an Polen grenzenden Bezirken zu Georgenberg, wo sie von einem Fuhrmann aus Krakau eingebracht, durch schnelle Vorsorge unterdrückt wurde, dann aber zu Rosenberg im Fürstentum Oppeln, wo das Contagium, mit Bettgewand und Hausrat aus Polen eingeführt, von 1700 Einwohnern über 860 tötete, im Anfange gelind, im Monat August am heftigsten sich zeigte, und erst im folgenden Winter wieder erlosch, ohne sich auf die benachbarten Orte auszudehnen. Durch einen Brauer, welcher seine an der Pest verstorbene Verwandte in Polen beerbt hatte, war dasselbe Übel in zwei Dörfer der Herrschaft Militsch gelangt, und nach Kanold bereits im Monat Juli auf der Herrschaft Wartenberg verbreitet. Im folgenden Jahr 1709 vermehrten sich die Gefahren, als nach der Schlacht bei Pultawa (8. Juli) das von den Russen verfolgte Corps der Polen und Schweden unter Kiowski sich zum Teil nach Schlesien geflüchtet hatte, und hier im Herbst besonders die Grenzbezirke sowohl von Flüchtlingen als von Verfolgern durchstrichen wurden. In kurzer Zeit waren daher in der Gegend von Oels und Militsch mehr als fünfundzwanzig Orte verpestet, in welchen das Sterben erst in den Monaten Januar und Februar 1710 ein Ende nahm. Allein schon im Frühjahr wurde die Seuche von neuem verbreitet, und jetzt erreichte sie einen so hohen Grad, daß allein die Stadt Oels gegen 3000 Einwohner verlor, und in den Dörfern noch mehrere starben, bis im Winter 1711 die Not wieder nachließ, oder vielmehr nur einer neuen – der großen Viehseuche – Platz zu machen schien. Noch einmal zeigte sich die Pest im Herbst 1712 im Dorfe Luzin, wo sie durch

Verkehr mit dem polnischen Städtchen Zduny entstanden, nur vierzehn Menschen hinwegraffte, und zu Anfang des Jahres 1713, so Gott will für immer, aus Schlesien verschwand.

Nachdem wir an Beispielen gezeigt haben, auf welche Weise man heutzutage die Pest am sichersten bekämpft, so mag es zum Schluß nicht undienlich sein, einen Blick auf die vor länger als einem Jahrhundert ergriffenen Maßregeln zu werfen, teils um aus denselben auf die damals herrschenden Grundsätze und Ansichten zurückzuschließen, teils aber auch, um die in der Ausführung begangenen Fehler kennen und vermeiden zu lernen. Aus den noch vorhandenen Nachrichten und Zeugnissen geht hervor, daß jene Pest in Schlesien als reine Contagion betrachtet, und im allgemeinen als solche auch behandelt worden ist, was damals nicht überall geschah, wohl aber in einem Lande zu erwarten war, in welchem Kanold und Eggerdes lebten, und das wahre Prinzip aller Pestpolizei verkündigten. In den Schriften des Ersteren[133] herrscht unter der abstoßenden Hülle eines verdorbenen Stils ein historisch-wissenschaftlicher Geist; die wahre Herkunft und Verbreitung der Pesten wird darin ebenso einfach als scharfsinnig nachgewiesen, und nicht selten ergeben sich Ansichten und Erfahrungen, zu welchen man anderswo erst in späterer Zeit gelangen konnte.

Der Zweite machte in einer kleinen, jetzt selten gewordenen Schrift[134] die wichtigsten Regeln zur Abhaltung der Seuche bekannt, unter welchen die Sperre und Bewachung der angesteckten Häuser als das erste Erfordernis bezeichnet, die Errichtung von Pestlazaretten als unzweckmäßig und gefährlich verworfen, und zur Reinigung das Verbrennen der verpesteten Häuser und Sachen als das sicherste Mittel empfohlen wird. – In der Tat waren auch die von der Obrigkeit angeordneten Maßregeln hauptsächlich auf Isolierung des Contagiums gerichtet; und obwohl ein großer Mißbrauch mit Arzneien getrieben wurde, so leuchtete doch aus allen öffentlichen Vorkehrungen ein richtiges Prinzip hervor, und die Überzeugung, daß man der Krankheit nur durch Vermeiden der Ansteckung entgehen könne, schien überall vorherrschend zu sein. Bei der Ausführung der Verordnungen wurden aber häufig nicht nur die notwendigsten Mittel außer acht gelassen, sondern auch oft die zum Gebrauch derselben erforderliche Kenntnis und Genauigkeit vermißt. Vor allem fehlte es an Truppen, um das wiederholte Eindringen des Contagiums aus Polen zu verhindern und die schon angesteckten Häuser und Ortschaften

---

[133] Einiger Medicorum Schreiben von der in Preußen, in Danzig, in Rosenberg und in Fraustadt grassierten Pest, Breslau 1711. 4. – Historische Relation von der Pest des Hornviehes, welche A. 1711 und 1712 in Schlesien etc. grassiert, Breslau 1713. 4. – Sendschreiben von der Pest in Marsilien etc., Leipzig 1721. 4.

[134] Pestis per custodiam infectorum et sanorum profi gandae et evitandae modus solus et unicus etc. auctore Alardo Mauritio Eggerdes. Archiatro 1710. 18.

zu bewachen. Die nicht zahlreichen Wächter mußten von den Einwohnern selbst gestellt, und von den umherreitenden Land-Dragonern sowie von den ernannten Pest-Kommissaren beaufsichtigt werden. Die Sperre der Ortschaften konnte daher nur unvollständig geschehen, und beschränkte sich meistens darauf, daß die Ausgänge verrammelt, und die Übertreter durch die von den benachbarten Orten ausgestellten Wachen wieder zurückgewiesen wurden. Die vorgeschriebene Absonderung der Verdächtigen, das Vernageln und selbst das öftere Verbrennen der Häuser konnte nur zum Teil die Gefahren und Nachteile vermindern, welche aus der Unwissenheit und Willkür, wie aus der damaligen politischen Verwaltung entsprangen, und kaum zu vermeiden waren. Dennoch ist die Seuche auf einige Grenzgebiete eingeschränkt, und ungeachtet wiederholter Invasionen von dem größten Teil des Landes abgehalten worden, was teils der Vorsorge der Obrigkeit, teils der allgemeinen Furcht vor Ansteckung, und teils auch der immer glücklich eingetretenen Winterkälte zuzuschreiben ist.

Ein sehr lebendiges und treues Bild von dem Verlaufe dieser Pest und den gleichzeitigen Ereignissen gewährt die handschriftliche Chronik des damaligen Predigers S. zu Luzin, von welcher das Original sich jetzt in der Bibliothek der Königl. Regierung zu Oppeln befindet, nachdem es früher im Besitz verschiedener Ärzte gewesen. Diese Handschrift ist eigentlich ein Tagebuch, in welchem der fleißige Verfasser, was er von der Seuche in Erfahrung gebracht und selbst beobachtet, nach und nach eingetragen, und später noch Zusätze und Berichtigungen angebracht hat. Abgesehen von der naiven Schreibart, von dem verständigen Sinn, und vielen die Sitten jener Zeit bezeichnenden Zügen und Notizen, wodurch sich das Werk auszeichnet, so gibt es jetzt kaum eine Quelle mehr, aus welcher sich eine deutlichere Vorstellung von dem Gange dieser Pest und dem dabei befolgten Verfahren schöpfen ließe. Ein kurzer Auszug, in welchem wir den Chronisten selbst reden lassen, wird diese Meinung zu rechtfertigen am besten geeignet sein:

„1709. October. Den 22. October rückte das Corps des Kiowski auss Pohlen in die Oelssnischen Gräntzen, weil es von den Moskowittern verfolgt wurde. Die Bagage zerstreute sich in die Wälder, die Truppen aber breiteten sich durch das Militschische, Wartenbergische, Namsslauische und Medziborische aus, und lag der Kiowski selbst etliche Tage zu Reichthal. In manchen Dörfern lagen ganze Regimenter, und zogen sich an der Gräntze immer weiter gegen das Krakauische hin. Man kunnte diese Leute nirgends abhalten, sondern quartirten sich allenthalben selbst ein. Viele, absonderlich der Deutschen und Frantzosen, desertirten auch bei solcher Gelegenheit, und gingen zu 10, 20, 30 fort. Nach Oelse kamen auch Viele, wohl muntirt, zu 30 und darunter, verkauften viel Pferde, Gewehr und Montur und liessen sich in kaiserl. Diensten unterhalten. Eine. Parthei Mosskowitter kam bis Schönwald und Gohle, waren etwa 200 Mann stark, schlugen alle Backofen entzwei, und suchten allenthalben die Schweden. Die Contagion nahm zu Ende Octobris, da sie sich um dessen Mitte im Militschischen (zuerst zu Milochwitz) erhoben, nicht ab, sondern verbreitete sich vielmehr.

Zu Schawan brachte ein alter Soldat, so sich bei dem Hirten aufhielt, die Pest ins Dorf, als welcher nach Milochwitz gelaufen, seine Freunde zu besuchen, von dar etwas Leinwand mit sich gebracht, da denn erstlich der Hirte, hernach den 30ten Oct. zu Nacht seine 2 Söhne und Hirtenjungen plötzlich gestorben. Darauff ist das Haus zugeschlagen und der Soldat darin versperrt worden. Den 30ten Oct. marchirten die flüchtigen Schweden noch immer durch die mehresten Dörfer im Oelssnischen. – In Milochwitz, nahe bei Militsch, starben in etlichen Tagen wohl 14 Personen, und 3 Häuser gäntzlich bis auf einen Mann aus. Und war das Schlimmste, daß es der v. W. (der Gutsherr) immer zu vertuschen suchte, und obgleich ihn Hr. Graff v. Militsch den 19ten Oct. befragen liess, wie es in seinem Dorfe stünde, er dennoch alles leugnete. Darauf wurde das Dorf durch einen abgeschickten Feldscherer visitirt, und die wirklichen Pestdrüsen gefunden. Solchemnach alsobald auf allen Seiten gesperrt, zwei Häuser abgebrannt, das dritte aber dem noch übrigen Mann darin, so eben sein Weib unter die Schwelle begraben wollte, von dem Commissario geschenket, mit dem Bedinge, daß er Totengräber sein, und die noch unbegrabenen inficirten Leichen begraben sollte. Die angesteckten Leute wurden in den Wald gebracht, und ihnen der Feldscherer adjungirt, darauf ihrer aber wieder 5 gestorben, und den 31ten auch der arme Feldscherer verschieden. Dammer und Kroschwitz sind gleichfalls, und hierauf die ganze Herrschaft Militsch gesperrt worden, und niemand aus - und eingelassen.

November. Die Contagion hat auch zu Langendorff bei Wartenberg, zu Danislawitz in der Herrschaft Goschütz, zu Freyhan, zu Droltwitz, und zu Butschke im Namsslauischen sich spüren lassen; in Dammer ist der Herr und Frau mit fünf Kindern gestorben, und den 19ten waren zu Milochwitz schon 40 Personen zu Leichen worden und 18 Waisen zurück. Die andern Orte aber, die man vor inficirt gehalten, als: Wembitz, Nesselwitz, Kroschnitz, Czarnogodcie sind noch alle gesund, und nur um mehrerer Sicherheit willen gesperrt worden. Es sind alle Hunde von diesen Orten todtgeschossen. In Milochwitz wird die Wache durch einen Geschworenen jede Nacht visitirt, und die Wirthe müssen alle Morgen sagen, ob sie noch gesund. Man hat dreierlei Hütten verfertigt, eine vor die kranken, die andere vor die gesunden, und die dritte vor die, so nach ausgestandener Krankheit die Quarantäne halten sollen. Nach des Feldscherers Tode aber sind sie alle wieder zusammengelaufen. Nicht allein die ordentlichen Dragoner müssen herumbreiten, sondern es sind auch neue

Dragoner Kayserl. Volks hin und wieder eingeleget, die stark patrouilliren und die Strassen bereiten müssen. – Den 28ten Nov. berichtete Hr. Commissarius aus dem Militschischen die nova seiner Gegend an Hrn. v. H. im folgenden: „Es ist zwar bei uns ein großes Unglück, daß Milochwitz und Dammer sollen verloren gehen, jedoch ist es noch besser, ein oder zwei Dörffer leiden, als daß das gantze Land sollte angesteckt werden. In unserer Gegend, da ein jeder von Adel seine Haut wehren muß, hoffen wir, daß wir ferner unter göttl. Protection wie bis jetzo werden sicher leben können. Die Leute haben wir nun alle durch die Furcht im Zaum, es geschehe, was nur wolle, so bin ich ihnen den Augenblick auf dem Halse, zumalen ich ordre habe, er nunc nach meinem gefallen aufs schärfste zu exequiren; also müssen sie wohl folgen. Denen von Adel ist die Instruction ebenfalls bekannt, welcher sie auch willigst conform leben.

Wenn aber das Unglück, da Gott vor sei, an einen Ort, wo keine absolute Obrigkeiten sind, sich einschleichen sollte, wäre kein Mittel zu steuern, weil das Volk zu halsssstarrig, und ehe es zur höhern Obrigkeit berichtet werden könnte, würden die unbändigen Leute sich wie Spreu weit und ferne ausgebreitet haben. Vor dessen Besorgung mir öfters bange ist. Durch Gottes Barmhertzigkeit und Gütte bleibt es hier noch bei den zwei Orten. Zu Milochwitz sind doch schon über 50 Menschen todt. Der Herr aber, nebst seinem Hofsgesind, wie auch die im Waldkreischam leben noch alle Gottlob gesund. Die Kranken seyn aus den alten Buden genommen (die man verbrannt hat), und in neu gemachte Wohnungen, auf Ungrische Art unter der Erde, wo sie Feuer haben können, promovirt. Die Gesunden haben besondre und auch die Kranken, deren zusammen etliche 20 sind. Zu Dammer aber ist Hr. v. W. nachdem er mehrere liebe Kinder verloren, aus dem Herrenhause in ein Stübel im Gesindehause retirirt, darin er den 18. d. sich recht krank eingelegt. Welches verursachte, daß ich nicht nur den Pestdragoner, sondern auch Scholtz und Gerichten Befehl gab, ein wachtsames Auge auf ihn zu haben, und ihm mit aller Hülff und Gehorsam zu begegnen. Mit der Abenddämmerung aber ist Hr. v. W. gestorben, in einer Stunde darauf auch die jüngste Fräule, worauf sein kleiner Junge solches dem Pestdragoner notificiret. Gefragt, wo er nun bleiben würde, hat der Junge geantwortet, er wollte die Nacht über bei den Toten schlafen. Als aber die Mitternacht herbeikommen, ist der Ofen eingefallen, und haben vermutlich die Kohlen die Streue ergriffen und entzündet, daß der Junge kaum entspringen können. Ist also das Hauss zusamt den zwei Leichen in die Asche gelegt, welches Gott zu klagen. Das Herrenhaus ist zwar alsbald zugeschlagen worden, aber auf erhaltene Ordre von unsern gnäd. Graffen gestern samt allen Mobilien in Asche gelegt. Im Dorfe sind vier inficirte Häuser, worin schon mehrere gestorben; weil aber in solchen annoch 25 Personen leben, und nur 2 Kinder krank, so habe noch nicht resolviren wollen, solche zu stören. Im Fall es aber weiter greifft, so will ich nicht lassen Buden machen, weil der

Winter vor der Thür: sondern werde die zwei allerweitesten Häuser, jedes à parte, verzäunen lassen, darin ich die gesunden und kranken promoviren will. Zu Milochwitz sind heute wieder zwei Häuser verbrannt; wenn es so fortfahren sollte, dürften wenig übrig bleiben. – Es wird den Inficirten aller Proviant zugeführt, wie auch Medicamente, auch Peltze, Stiefeln, und was nötig, damit sie nicht zu klagen haben. Zu Zduny (in Polen) fängt die Pest aufs neue an, und zu Krotoschin sind auch schon vier Häuser ausgestorben. Durch die herumvagirenden Kioskischen Officiere wird mancher Ort noch angesteckt werden etc.

December. Nun zählte man im Dezember schon folgende Oerter, die teils inficirt, teils mit gesperrt: Freyhan, Milochwitz, Dammer, Schawan, Droltwitz, Schellendorf, Tscheschen, Danisslawitz, Bruschin, Langendorff, Butschke, Kaulwitz, Bogusslawitz und Omnchau. Die Woche nach II Advent. wurden auch zu Militsch zwei Häuser zugeschlagen. Nach Droltwitz soll die Pest durch einen durchpassirenden und da logirenden Kiowskischen Trompeter gekommen sein. Zu Butschke im Namslauischen greiffet sie gewaltig um sich, und auch zu Omnchau hat sie weidlich zugenommen. – Ehe das Herrenhaus zu Dammer verbrennt worden, ist der Vogt hineingestiegen, und hat zwei Flinten und ein paar Pistolen genommen, sich aber selbst um den Hals gebracht, indem er am 10ten Dezember sterben müssen. Zu Milochwitz sind die Woche nach III Advent. 74 Personen todt, und noch 7 gesunde Wirthe übrig; zu Dammer aber 44 todt.

1710. Januar. Die Woche nach dem neuen Jahr ist auch Wartenberg gesperrt, weil 7 Personen darin verstorben, und ist von den Kiowskern eingeschleppet. Zu Glausche fängt das Sterben gleichfalls an, zu Stradom sind 10 Personen todt, und zu Danisslawitz drei Häuser verpallisadirt, darin 16 todt. Im Namslauischen ist's sehr schlimm zu Walledorf und Creutzendorff, woselbst täglich Personen sterben.

In diesem Monat hat sich Printz L. von Warschau durch List in Bresslau eingeschlichen, indem er erstlich durch Bestechung bis in die Vorstadt kommen, hernach daselbst mit Beihilfe seiner Gemahlin, so in der Stadt wohnet, eine Lohnkutsche bestellen lassen, welche, weil sonderlich die Laquayen Oberamtslivrey angehabt, untern Thore frei passirt.

Er legte sich ins Wirthshauss, aber es ward bald ruchtbar, und das Oberamt liess das Raths-Collegium befragen, ob sie davon wüssten. Diese verneinten, liessen aber bald recognosciren, und sendeten hin mit Bothschaft: weil er so schlechten Respect gegen Ihro Kays. Maj. erwiesen, so würde er verzeihen, daß sie auch nicht gebührenden Respect brauchen könnten gegen ihn. Also wurde eine Wache vor sein Haus und Thüre gestellt, hierauf eine Lohnkutsche beordert, die mit einer Rotte Musquetirer ihn abholete, und wieder zur Stadt hinaus führte, welches er mit vielem Fluchen und großem Zorn bei Zulauff sehr vielen Volkes mußte geschehen lassen. Den Sonnabend vor II Epiphan. ist Schawan durch Ober Amtl. Patent völlig geöffnet worden, da man alsbald nach Verlesung die Glocken darin geläutet, und große Freude bezeiget.

Februar. Im Anfang Februarii sieht es also im Wartenbergischen aus: Zu Stradom sind 20 Personen todt und 2 Häuser inficirt, zu Droltwitz wohl 30 gestorben, und 7 Häuser inficirt. Zu Langendorff ist alles wieder gut, und auch in Wartenberg bleibt es bei acht Personen, die gestorben. –

Zu Creutzendorff sind 25, zu Omnchau über 30, zu Wallenderf nur 7 gestorben. In Butschke hat die Contagion aufgehört, und haben die H. H. Commissarien intercediret, daß es geöffnet werde. Im Militschischen ward das Dorf Wembitz gesperrt, weil zwei Knaben plötzlich gestorben, und auch im Glogauischen sind zwei Dörfer, Schlawa und Schleibe, inficirt. Zu Milochwitz sind auch noch Einige gestorben, doch hat die Pestgefahr zu Ende Februarii allenthalben nachgelassen. Deo sint laudes in aeternum. – Von Milochwitz erzählet Hr. ..., daß so lange die Pest da gewesen, habe sich kein Sperling sehen lassen, auch kein Hahn gekrähet, welches er genau observirt. In währender Infection ist das Volk sehr gottlos gewesen. Die im Dorfe waren so gefrässig, daß ihnen der Herr sechs Ochsen schlachten, und als ihnen dieß Fleisch nicht mehr schmeckte, Schweine hergeben mußte. Die in den Hütten aber haben einen Kerl bei sich gehabt mit der Dudel, der ihnen aufgespielet, und sie getantzet und sich lustig gemacht, auch zusammengekrochen; die man hernach bei Oeffnung gebläuet hat. Als man sie aus den Hütten ins Dorf getan, sind sie zuvor rein beschoren worden, Mann und Weib. haben sich hernach baden müssen, und sind ihnen neue Kleider gegeben worden.

Maerz. – Der Soldat, welcher das Unheil nach Schawan gebracht, und den ganzen kalten Winter im Walde gewohnt, ist nebst dem Knaben wieder auf freien Fuss gestellt worden. Er mußte sich aber reinigen, nemlich durch ein angemachtes Feuer etwas durchgehn, sich baden, und neue Kleider anziehen, worauf er in ein à part stehendes Haus am Ende des Dorfes eingetan wurde. –

Mai. – Leider Gott ist's in Oelse nicht richtig, und sind schon viele Leute gestorben. Der Ursprung des Mali ist eigentlich dieser: Ein alter Dragoner, der junge Auersbacke, und die verwittibte Pfarrfrau von Jaschkenau staken mit einander unter der Decke, und unterhielten einen polnischen Handel. Und brachte der Dragoner, der immer abgeschickt wurde, Wolle aus Pohlen, die kostete 3 fl. der Stein, und verkaufte sie in Oelse um 5 fl. an einen Tuchmacher, der bald darauf starb. Daneben hatte auch der Dragoner allerlei Kleider und scharlachne Mäntel, wie man sagte, mitgebracht; dadurch geschahe es, daß er selbst mit seinem Weibe, einer Schwester und vier Kindern plötzlich verstarb.

Welchem seine Hauswirthin Auersbach, wiewohl sie schon lange Zeit am Fieber gekrankt, bald nachfolgte. Das dritte inficirte Haus war vor dem Bresslauischen Thore bei der verwittibten Pfarrerin von Jaschkowitz, die aus Kempen einen Kasten mit allerhand Leinen-Geräthe erhalten, und nach dem Auspacken mit einer Magd, zwei Töchtern und einem Enkel erkrankt und verschieden ist. Der Pfarrerin Sohn, ein Barbiergeselle aus Militsch, so wegen der Erbschaft hin kommt, stirbt ebenfalls, und also hat sich's immer ferner ausgebreitet. Gewiß ist es, daß von Anfang des Mai bis auf die Pfingstferien nahe an 100 Leichen worden. – Den Mittwoch nach Pfingsten wurde ein Medicus vom Oberamt zu Bresslau nach Oelse gesandt, um eine Visitation anzustellen, denn man wollte es zu Oels dennoch durchaus vor keine Pest erkennen, war auch so sicher, daß man sich noch herausmachte, und der Hertzog die Leute zwingen wollte, hineinzukommen.

Wesswegen auch die Woche vor Pfingsten ein ausdrückliches Patent im ganzen Lande umbgeschickt ward, und demonstrirt, es wäre keine Pest, und sollte jeder ungescheut in die Stadt gehen. Wurde auch in der Stadt bei Leibesstrafe und Staupenschlag ausgerufen, daß niemand davon reden, oder es eine Pest nennen sollte. Noch wurde nicht gesperrt, indessen verboten doch die mehresten von Adel ihren Unterthanen, hineinzugehen aufss schärfste (was dem Hertzog sehr verdrossen), desgleichen tat auch die Hertzogin von Festenberg und die Äbtissin von Trebnitz. Der abgeschickte Pestmedicus, Namens Brunschwitz, visitirte die Häuser, und wo Kranke waren, wurde bald die Communication abgeschnitten.

Juni. Außer der Stadt Oels sah es aber auch schon die Woche vor Pfingsten auf dem Lande nicht zum besten aus. Natsche, Pollnisch Ellgut, Kraschen, Vielgutt und Zuckel sind gesperrt, weil Menschen an der Pest gestorben. Den 12ten sind in der Stadt der verstorbenen Pfarrerin von Jaschkowitz ihre Sachen alle verbrennt worden. Diese Frau ist wohl meistens am Unglück schuld, denn sie hat allerhand inficirte Kleider, die sie von Kempen bekommen, in der Stadt verkauft, und durch eine Tändlern umbtragen lassen, wie die Tändlern selbsten bei Examinirung bekannt hat. Durch solche Kleider ist auch die Krankheit auf Zuckel kommen.

Den zweiten Pfingstfeiertag legte sich Hr. Günther, Maler und Kirchvater ein, und bekannte, er habe ein Tafeltuch von ihr gekauft, und meinte, daß er angesteckt worden. Den Freitag darauf starb ein Reitknecht im Marstall mit Stiefel und Sporen, weil er einen Mantel gekaufft, und bei einem Schneider in Vielgutt ein Camisol und ein paar Hosen daraus machen lassen. Der Schneider mußte darüber den Geist auffgeben, der Reitknecht aber, sobald er die neue Kleidung anzeucht, stirbt gleichfalls, daneben auch sein Weib und Kinder. – Der Hertzog ist den 18ten Juni noch in Oels, und soll gedroht haben, sofern der Adel nicht würde Zufuhre thun, so wolle er die Burgerschafft aussenden, ihnen die Höfe plündern und alles Getraide nehmen lassen. Dennoch soll's noch immer heissen, es sei nicht die Pest und habe keine Gefahr. Wie denn noch den 18ten Juni der Jahrmarkt wirklich in Oelse gehalten worden, und sind von den nächsten Dörfern alle Leute drinnen gewesen. – Das Land hat zweimal beim Oberambi um Sperrung gebeten, allein weil immer ander Bericht von Oelse kommen, als sei es nicht so schlimm, ist nichts erfolgt. – Die Woche nach Fest. Trinitat. ging der Oelsnische Bothe allenthalben im Lande herumb mit Patenten, man solle überall tantzen lassen, damit der Accis vom Tantzen entrichtet würde. Jedermann erschrack recht vor diesem Befehl bei einer solchen traurigen Zeit, und wurde unser (Predigt-) Amt sehr verlästert, die wir allbereit wider den Tantz mächtig geeiffert hatten. Aber der Bothe hat auch viel 1000 Schandflecke da und dort anhören müssen, so wider solchen Befehl gesaget worden, und einige Cavaliers haben sich gar nicht unterschrieben. O welche Sicherheit und Verwegenheit, unter den Toten einen Tantz zu halten! – Am 24ten Juni, als am Johannistage, begab sich die Oberambtliche Commission mit den Pest-Commissarien nach Oelse bis zur Capelle, der Stadt die Sperrung anzudeuten. Sie liessen Hrn. Bürgermeister und Stadtschreiber herausfordern.

Allein diese liessen antworten, sie dürfften ohne Hrn. Rath Hartmut's Bewilligung nicht hinausgehn. Indess kommt die Post unters Volk, und laufet eine große Menge hinaus, wohl bei 1000 Mann, und dräuen, die Sperrung zu verwehren, vollführen auch ein solch desperates und wüstes Getümmel, daß man weiter weder die Instruction ablesen, noch die Stadt sperren können. Der Hertzog kommt auch hinausgefahren, und die Commissarien sind noch selbigen Tag nach dem Oberambt gesendet worden, davon Relation zu thun.

Sie hielten selbst davor, wenn gleich 500 Soldaten ankämen, würden sie nicht capable sein, diese Sperrung zu erzwingen, weil das Volk viel und ganz desperat, und sich einbildet, man sperre sie ein, um sie verhungern zu lassen. Also ist dem Oberambt der Vorschlag getan, sie bono modo, etwa mit reichlicher Zuführung vielen Getraydes dahin zu bringen, daß sie sich darein ergeben. Das Comissorial vom Oberambt bestand in zwei Puncten, davon der erste war, daß die Stadt Oelse mit ihren Vorstädten in gewisser Distanz sollte umzäunet werden, allenthalben Schwenckgalgen auffgerichtet, und mit starken Wachen, auch Niederschiessung, der Ausgang verwehret. Der zweite Punct war, daß dem Hr. Hertzog sollte zugelassen sein, sich mit einer kleinen Suite, höchstens von 30 Personen, herauszubegeben, entweder nach Sibyllenorth, oder Wilhelminenorth, und allda zu verbleiben. – In dem Interstitio, da man nun mit der Sperrung beschäftigt ist, werden allenthalben doppelte Wächter gehalten, denn man fürchtet, daß die Oelsner sich werden zu verschleichen, und in die Dörfer zum Teil zu verstecken suchen. Die Fleischer sind bisher noch immer ausgelaufen, haben sich des Tages ins Korn versteckt, und des Nachts in die Dörffer gangen. – Vom 23ten Juni hat man von dieser ganzen Oelsnischen Seite keinen Menschen mehr nach Bresslau gelassen. – Den 25ten Juni ist der Hertzog nach Sybillenort kommen, aber wieder zurück nach Oels gefahren. In seiner Suite kam auch Hr. Cammerrath Schütze dahin, und vermeynet sich etwa über die Oder hinweg zu salviren; fuhr hin und wieder. Aber nachdem man ihn weder zu Auriss, noch anderwärts wollte passiren lassen, kam er den 29ten wieder nach Sybillenort, und wohnete darin. Allein es wurde vom Lande ein Commissarius an ihn gesendet, er solte sich fortpacken, sonst würde man andre Mittel hervorsuchen. Er hatte sonderlich einen Pass von dem Hertzog, darin ausdrücklich stand, daß in Oelse gesunde Lufft und alles gutt wäre, welches sehr apprehendiret wurde. – Am Ende Juni sind in Oelse schon vierthalb hundert todt. – Der arme Bader ist recht elend daran. Nachdem ihm seine Frau, Kind und Gesinde gestorben, blieb er übrig mit seinem alten blinden Vater und einer Muhme nebst einem 9 Wochen alten Kinde. Er wurde verschlagen, reckte das arme Kind offt zum Fenster herauss, und bat um der Wunden Christi willen, sich seiner zu erbarmen, und das arme Kind jemanden tränken lassen, er wollte wöchentlich – Thl. geben. Allein es war niemand, der es zu thun begehrte. So mußte er's mit Schmerzen verschmachten sehen. Er selbst liess an einem Bande einen Krug und Topf herunter, darin man ihm Essen und Trank zu geben pflegte. – Doctor B. saget, daß er schon bei seiner Wegreise von Oels gleich nach den Ferien über 50 würklich mit den Pestbeulen behafftete hinterlassen; D. L. aber sagte, B. hätte wohl keinen Kranken in Oelse gesehen, sondern seine Zeit *potando* zugebracht. – Mit dem Ende des Juni sind auch 12 Pestdragoner angenommen worden. Zu Natsche sind 37, zu Poln. Ellgutt 22, zu Villgutt 56 Personen gestorben, alle von Oels angesteckt.

Juli. Den 1ten Juli hat das Land Proviant nach Oelse geführt. Der Pestchirurgus und Apotheker klagen, daß sie die Kranken nicht mehr streiten könnten, und man sollte ihnen doch einen Medicum senden. – Der fürstl. Stall ist sonderlich höchst inficirt, und dennoch fährt der Hertzog mit den Pferden und Leuten, divertiret sich auch noch mit der Jagd, um Skalwitz herumb. Die meisten Kutscher und Reitknechte sind schon todt. Den 1ten Juli fängt es auch mit Henigern an, da die Müllerin von ihrer in Oels verstorbenen Schwester Erbschaft gebracht, davon sie selbst und zwei Kinder gestorben, auch noch darauff ein Junge und ein Mädchen der Nachbaren, daher zwei Leute in den Wald getan worden, und das Dorff gesperrt. – Zu Pest-Physicis sind denominiret Hr. Dr. Wutgenau im Bernstädtischen, und Hr. Dr. Müller zu Juliusburg. Diese haben eine Conferenz bei der Capelle in Oels gehalten, dabei Dr. Heidenreich und Leiterding von Oelse nebst dem Pestchirurgo sich eingestellt. Aber die Oelsnischen Medici, sonderlich L. ist sehr insolent gewesen, dieweil man ihnen nämlich vom Lande keine gage macht, und sie zu Pest-Medicis ernennen will. – Zu Poln. Ellgutt sind den 2ten Juli nicht mehr übrig, als 6 Gärtmer und 4 Bauern, alle andern todt. Die Patschken-Mühle bei Bernstadt ist ganz ausgestorben. Auch hat ein K. Oberambt befohlen, die inficirten Häuser in Villgutt zu verbrennen; allein man hat remonstrirt, daß sonst das gantze Dorff brennen müsste. Zu Oelse sind die Woche nach II Trinit. 36 Personen gestorben. - Den 7ten Juli ist der Markttag bei der Capelle vor Oels gehalten worden. Es waren zwei Buden aufgerichtet, etwa 12 Schritt vonsammen. In der einen auff die Stadt zu, sass der Stadtschreiber, in der andern herauswärts ein Cassenschreiber von der Landcassa abgeordret, welche beiderseits das was gekaufft wurde, aufschrieben, und der letztere auszahlte. So waren auch zugegen die zwei Commissarii des Raths, item die Hr. Commissarii vom Lande bei ihrer Bude, mit 9 Dragonern, gutte acht haltend.

Es waren doch zu Markte kommen bis 10 Wagen mit Getrayde, Saltz etc. Aber anstatt daß einer oder zwei von Oelse herausskommen wären, kamen wohl hundert Leute, sonderlich aus den Vorstädten, auf allen Seiten herbeigelaufen, und mischten sich unter die Verkäuffer, betasteten auch die Waaren etc. Daher die Commissarii alsbald schrieen geschwind einzupacken, und wieder fortzufahren, so auch geschahe, den Oelsnern bedeutende, daß man auf solche Art die Leute alle abschrecken würde, zu Markte zu kommen. Sonnabend war wieder ein Marktag in Gegenwart der Commissarien, aber es lieffen wieder auff die 400 Personen, meist Weiber, herzu, welche man doch durch Bedrohung vom Betasten zurückhielt.

- Nachdem also die Oelsner durch ihre incontinence sich die Marktleute verjaget, so daß den dritten Marktag wenig oder niemand zu Markte kam, so ist resolviret worden, diese Markttage nach Juliusburg zu verlegen, also, daß kein Oelsner dahin käme, sondern nur die Kasse kauffte und zahlte vor sie, welches dann soforthin gehalten worden. Die Correspondenz auss und nach Oelse will man also einrichten: die Briefe nach Oelse sollen ins Landhaus nach Juliusburg gesendet und durch Hr. Ober-Einnehmer bestellt werden, die aus der Stadt aber durch Hrn. Bürgermeister in ein copert geschlossen und versichert werden, daß sie aus gesunden Häusern kommen. - Den 12ten Juli kam eine Oberamtl. Dräuung an die Oelsner: dafern sie im geringsten sich mehr widerspenstig erzeigen, so wollte man ihre Thore versperren, und keinen einzigen herauslassen, auch Soldateska von Brieg kommen und sie recht verwachen lassen. - Durch Communication mit Oels ist auch Skalwitz inficirt worden. - Endlich ist der Hertzog den 18ten Juli aus Oelse fortgezogen, doch hat er die Führung durch die Commissarien, wie es das Land angetragen, nicht annehmen wollen, sondern sich graden Weges auf Sibyllenort begeben, mit einer starken Suite, auf 60 Personen, darunter auch Hr. Günther, Advocatus, dem doch seine Frau, Mutter, 2 Kinder und Magd gestorben war. Aber als diese Suite nach Groß Zellnig kommen, da der vorausgeschickte Fourir den Schlagbaum aufgehauen, sind die Bauern auff gewesen, und haben mit großen Tumult dem Hertzog die Passage verwehren wollen, auch gedräuet, den Fourir zu tödten, so sie ihn bekämen, welcher aber schon fort war. Dabei der Hertzog viel rauhe Worte verschlucken müssen, daß er auch das Pistol gezucket. Endlich sind sie durchgelassen worden. Aber vor Bernstadt mußten sie abermal 4

Stunden lang warten, man wollte sie durchauss nicht durchlassen. Endlich sind sie doch hinten vorbeigeführt wornen, die Bernstädtischen Edelleut' haben zwar protestirt, den Hertzog nach Wilhelminenort anzunehmen, aber es ist von dem K. Oberambt befohlen worden. Weil nun dies geschehen, so sind sie von den Namslauern excludirt, und ist Niemand aus dem Bernstädtischen in's Namslauische gelassen worden. -- Den 22ten Juli war Herr D. Eggerdes, Oberamtlicher Medicus heraussen, und visitirte mit den Hr. Pest-Inspectoribus die inficirten Oerter alle. Nun sind diese dreizehn Ort inficirt: Oelse, Skalwitz, Neusorge, Ludwigsdorff, Natsche, Villgut; Patschken-Mühl, Schmoltschütz, Poln. Ellgutt, Henigern, Zuckel, Guttwohne und Corschlitz. – Den 25ten Juli rechnet man in Oelse schon 1000 Tote, die Specification vom 15ten bis 20ten gab 42 Tote und 80 Kranke an. Zu Villgutt sind den 28ten bis 150 todt, und zu Natsche sollen noch 4 gesunde Wirthe sein. Die Woche nach VI Trinit. ist auch Schwirse inficirt, und soll das Haus weggebrannt werden. Man hat es durch das Lauffen nach Oels eingebracht. – Zu Wilhelminenort ist des Hertzogs Laquay gestorben, und von drei Soldaten in den Wald begraben worden, welche daher in einer Hütte sich reinigen müssen; den 28ten liegt eine Magd krank und des Försters zwei Kinder. Der Dr. L. so in Wilhelminenort ist, saget zwar, es sei die Ruhr, aber es wird sich bald äußern. – In Oelse hat auch Hr. Rath Freudenhöfer an einer Beule sterben müssen, und zwar ist er, ob er schon die Beule hatte, dennoch offentlich d. V Trinit. zur Communion gangen. Daher es geschehen, daß alle, die mit und nach ihm aus dem Kelche getrunken, des Todes worden. Man hat den offentlichen Gottesdienst schon etlichemal den Oelsnern untersagen lassen, aber er ist dennoch noch d. VII Trinit. gehalten worden. – Zu Polnisch Ellgutt sind die Kranken gesund, gereiniget, und ins Dorf gebracht. Der Chirurgus von dar hat die Woche nach VII Trinit. valedicirt, nachdem er sein officium glücklich vollendet. Er sagte, Hr. D. Wutgenauer's Medizin hätte gut angeschlagen, jedoch noch besser seine eigne, und das waren ein paar Pistolen, die er immer in dem Gürtel stecken gehabt und blind geladen, womit er die inficirten Kranken geschrecket und auf sie losgebrannt, wenn sie nicht schwitzen und sich nicht halten wollten, und das hätte mächtig gewirket. Er offerirte sich auch wieder an einen andern Ort zu gehen, daher man ihn nach Corschlitz getan. –

August. In Oelse siehet es sehr erbärmlich aus um den Anfang Augusti, denn die Woche nach VII Trinit. sind in drei Tagen 79, und in andern drei Tagen 90 gestorben, und in den ersten Tagen Augusti aufs neue 52 Häuser inficirt worden. Zusammen sind der angesteckten Häuser über 220. Indessen rauben und stehlen die Totengräber gewaltig, und sobald jemand stirbt, geht es an ein stehlen. – Die Bresslauer nehmen sich der Oelsner sehr an, senden viel Proviant dahin, und hat jede Zeche sich erklärt, wöchentlich zwei Achtel Bier abzusenden, – Es ist eine große Heerde stinkichter Böcke von den Juliusburger

Fleischern nach Oelse getrieben worden, weil sie dieselben (als Präservativ) verlanget. – Die Gesunden in Oelse halten an, daß ihnen Hütten auff dem Felde außer der Stadt möchten gebauet werden, damit sie in die freie Lufft kämen. Den Dragonern werden baraquen gemacht, damit sie nicht in den Dörffern wohnen sollen. – Von dem neuen Pest-Medico Dr. W. in Oels redet man schlimm, daß er dem Trunk sehr ergeben sei und meist nach Mitternacht erst zu Hause komme. Daher die Pestchirurgi es gar nicht mit ihm halten, und es in denen specificationibus der Kranken zulezt immer heisset: „welche Hr. Dr. W. hat, kann man nicht wissen". – Schönwald ist auch inficirt und gesperrt, und der Förster mit seinen Kindern gestorben, auch auf dem Vorwerg einiges Gesinde. Kommt daher, weil des Försters Hund, den er im Walde herumgehend mitgehabt, den Pesthütten von Poln. Ellgutt zu nahe kommen, in dieselbe gelaufen und herumgerochen; dann, da die Kinder bei Rückkunft mit dem Hunde gespielet, sind sie erkranket und gestorben. Den 16ten ist auch Medzibor gesperrt, weil ein Hauss darin inficirt, daher man die Leute in eine Hütte getan, welche aber alle gestorben. – Die Woche nach X Trinit. oder umb Ende Augusti sind wieder viel Bekannte in Oels gestorben. Viele lassen von ihren Freunden in Juliusburg und Bresslau Abschied nehmen und sie gesegnen, weil sie nicht wissen, ob sie den morgenden Tag erleben. Dennoch sollen die Leute noch sehr brutal und obstinat sein in Oelse, daß sie kaum zu bändigen sind, daher der Pest-Commissarius, als er unter der Capelle gewesen, schon Feuer unter sie geben wollen. – Herr Cammerrath Schütze, so sich bisher im Bleichhause bei der Stadt aufgehalten, und sehr sollicitiret, ihn anderswohin zu lassen, hat sich Hrn. Dr. Müller von Juliusburg, so dahin abgeordnet worden, mit allen Seinigen präsentiren müssen, ob er gesund sei. Und nachdem es so befunden worden, hat das K. Oberamt verwilliget, daß er nach Auriss in ein heraussen liegendes Försterhaus möchte gebracht werden, daselbst seine Quarantäne zu halten. – Den 20ten Augusti hat Hr. Hoffprediger zu Juliusburg ein Kind von Dammer, zwischen zwei Dragonern stehende, an dasiger Grentze getaufft, da es bloss auf den Rasen gelegt worden, und er das Wasser, so er selbst mitgebracht, von weitten auffgegossen, da indess die Pathen so viel Schritt zurück treten müssen, als er herbeigetreten, hernach aber sich wieder genähert haben, und das Kind angerührt und eingewickelt.

September. Im Anfange Septembris ist es noch immer im Alten. Die schlimmsten Oerter sind itzo: Oels, Ludwigsdorff, Skalwitz, Villgut, Henigern, Corschlitz. – Den 5ten hielten wir Oelsnischen Antheils einen oxtraordinären großen Buss- Beth- und Fasstag. – Den 10ten gab sich zu Juliusburg wieder ein Medicus an, ist der in Bresslau bekannte, sogenannte Dr. Biegeleisen, eigentlich ein elender Schneidergeselle mit einem krummen Fuss. Hat angehalten und recht gebettelt bei den Commissarien, ihn nach Oelse zu bringen, er wolle curiren. Als sie erstlich nicht dran gewollt, und ihn verlachet, weil er unansehnlich aussahe, so hat er nicht abgelassen anzuhalten, worauf sie ihn den 11ten Sept. hineingebracht, da er denn bald untern Thor zwei kranken Weibsbildern eingegeben, welche genasen. Hat auch in paar Tagen etliche gefährlich kranke wiederumb gesund gemacht, also daß ihn die Bürger loben, und sagen, Gott würde vielleicht durch diesen elenden Menschen ein Wunder thun wollen. Er hat nichts mehr verlangt, als ein eigen Kämmerchen, schlechtes Lager, und die Woche 1 fl. Geld. Gefragt, worin denn seine Kur bestünde, antwortet er, sein Grossvater wäre zu Dantzig in einer großen Pest Totengräber gewesen, und der hätte bei seinem Tode ihn eine Medizin aufzuschreiben geheissen, und befohlen, wenn er würde von einer Pest wo hören, sollte er hingehen, und solche eingeben, so würde er sehen, was sie thun würde. Einige meinen, seine Artzney bestehe in Wagenschmiere und gepülverten inficirten Totengebein, die er untereinander gemischt eingebe. – Den 19ten Sept. ist Guttwohne wieder eröffnet worden, welches Dienstag zuvor auch zu Poln. Ellgutt geschehen, und zwar solenniter. Die Gemeine hat müssen vor dem Pestinspector ein juramentum purgatorium thun, daß sie von keinen inficirten Waaren was hätten, auch nicht hegen wollten. – Ebenso ist auch Schmoltschütz geöffnet; – den 19ten Sept. aber Stampen gesperrt, weil ein Haus inficirt. – In der Stadt ist auch der ehrliche Pest-Inspector Bokshammer gestorben, so sich zweimal erwehret und krank gewesen. Also ist nichts daran, was man saget, wer die Pest einmal überstünde, sei hernach sicher, massen nicht nur dieser, sondern auch andere, da sie zweimal die Krankheit ausgestanden, dennoch daran gemusst. – Kein eintziger Doctor ist mehr zu Oelse, sondern zwei Badergesellen; item der Bader von der Stadt, so noch beim Leben, thut treue Dienste, und auch der Chirurgus primarius Hr. Wende. – Der lahme Schneidergeselle, dequo supra, ist auch bald, den 22ten Sept. den Toten beigesellet, und hat nicht lange seine einfältige Kur getrieben. – Den 23ten Sept. hat der Hr. Hertzog von Juliusburg mit der Hertzogin Frau Mutter und einigen Bedienten eine Reise nach Schwentnig getan, nachdem zuvor in Bresslau die Durchpassage ausgerichtet worden. Man hats ihnen erlaubt, doch daß sie darin nicht übernachten, auch nicht aussteigen sollten. –

Auf den Wollmarkt zu Bresslau ist keine Wolle aus dem Oelsnischen und Juliusburgischen, auch Trebnitzischen nicht, eingelassen worden. Und von denen in der Linie befindlichen Dörfern auch die Personen nicht. Die Militscher aber haben ihre Wolle bei Auras über die Oder setzen und so nach Bresslau bringen müssen. – Den 22ten Abends um 8 Uhr haben viele Leute an unterschiedenen Oertern einen starken Knall in der Luft gehört.

October. Im October hat es in Oelse ziemlich nach gelassen, und sind in drei Tagen nur zu 5 bis 6, vom 26ten bis 29ten gar niemand gestorben. – Sie haben einen großen Karren mit niedrigen Rädern gehabt, darauf sie zu 4 Särge geleget und mit einem schwarzen Tuch bedecket. Einer der Totengräber hat sich auf ein Pferd gesetzt und gefahren, der andre ist neben hergangen. Jedes Viertel hat sein Begräbniss.

Der kleine Michel, der Totengräber, lebet noch, und soll sich manchen Tag wohl viermal verkleiden, wenn er Pestleute ausszichet. Ist wohl auch krank gewesen, aber wieder genesen.

Und eine kindische Magd, so begraben hilfft, soll ihre Finger voll goldener Ringe stecken haben. – Sonst bekommen die Oelsner überflüssig Proviant, und was sie brauchen. An Lieferungstagen wird das Geld also angenommen: Es werden zwei hölzerne Kannen mit Essig mitgebracht und hingesetzet, darein thuen die Oelsner das Geld, hernach wird es auf Juliusburg gebracht, und bleibt etliche Tage so im Essig stehen und wird umbgerührt. Alsdann schüttet man's in ein Sieb, lässet's trocken werden, darauf wird es mit einem stumpen Besen in einer Mulde bekratzet, mit Wasser begossen etliche mal und wieder getrocknet, so ist es gutt. – Die Viertelmeister haben im October alle Häuser in der Stadt visitirt, und nicht mehr als 1700 Tote befunden, ohne die Vorstädte; allein man sage, was man wolle, so sind doch vierthalbtausend todt. – Zu Leuchten bei Oelse ists mit Anfang Octobris unrichtig worden, jedoch nicht sonderlich; zu Rate sind über 30, zu Zuckel gleichfalls etliche 30, zu Natsche 240 todt.

– Den 24ten Oct. wurde vom K. Oberambt Hr. D, Egger des heraussgeschickt, daß er mit denen hiesigen Land-Pest Medicis und den Inspectorn ein Examen vor Oelse mit den wieder gesund gewordenen anstellen und sie ausfragen sollte, wie sie krank worden, und was vor Symptomata vorhanden gewesen. Den meisten ist es mit einem Frost kommen oder mit Erbrechen, darauff die Hitze über und über den Patienten befallen, Viele haben Beulen und Carfunkel zugleich bekommen; die Carfunkel haben große Schwulst und erschreckliches Brennen verursacht. Hr. Chirurgus W. hat sich mit blossen Schwitzen erhalten, denn so oft er ins Pesthaus gangen, oder was gespüret, hat er gleich geschwitzet und des Tages offt wohl viermal. Die meisten sind den dritten Tag gestorben.

November. Anfang November hat sichs (in Oels) wie der verschlimmert, indem 28 gestorben. Zu Medzibor siehet es auch schlimm aus, und sind schon 116 todt. Auch ist umb den 17ten Nov. auff den Orthen bei Medzibor: Kroschen und Niaffke die Contagion eingerissen. – Donnerstag vor XXIII Trinit. sollten zwei Bauerkerls zu Schmellen gehenkt werden, weil sie in der Sperrung nach Bernstadt gelaufen.

Der eine wurde bald pardonnirt, mit dem andern aber hielt's hart, und wurde ihm das Leben abgesprochen. Aber man gab ihm an die Hand, an den Kayser zu appelliren, so kam er davon. Beide wurden condemniret nach Oelse zu gehen, vor Totengräber.-- Am Ende Novembris sind Ludwigsdorff, Schnellen, und Gross-Ellgut die schlimmsten Pestörter, denn an den andern Orthen hats nachgelassen.

December. Anfang Dezember hört's zu Medzibor auf, und ist in vierzehn Tagen niemand gestorben. Dienstag vor II Advent. ist Zuckel solenniter geöffnet worden. ... Den 18ten wurde ein alter Mann und Schmied zu Sibyllenort justificirt, weil er zweimal in Natsche gelauffen und Erbschaft holen wollen. Die Natscher haben ihn bald selbst verraten, darauf er in dem Wäldlein bei Domatschin von den Pestdragonern todtgeschossen worden. Herr Feierabend, Feldprediger hat ihn zum Tode bereitet. – Die Woche nach III Advent. ist die Sperrung der bisher gesperrten Oerter in der gemachten Linie bei Juliusburg etc. aufgehoben worden, daß man wieder nach Bresslau fahren mögen. Dienstag vor Weynachten ist Stampen geöffnet, und mit dem alten Jahr hat die Pest in Oelse meistentheils nachgelassen, doch sind die Contagionszeichen an dann und wann gestorbenen noch immer vermerkt worden. – Es ist eine begierige Nachfrage von Vielen, was doch in Oelse vor Medicamenten gebraucht, und was am probatesten gefunden worden. Aber es ist doch kein Universale vor die Pest. Jeder hat gebraucht, was er gewollt, doch das Innehalten hat das meiste geholffen, und die nur Proviant gehabt und sich inne gehalten, sind nicht leicht gestorben. Vor die Krankheit ist gar keine Artzney probat gewesen, sondern das meiste hat getan *bonitas naturae* und *manus divina*, und bleibt dabei, was Dr. Egger des intitulo seines Pestbüchels setzet: Pestis per custodiam infectorum et sanorum profligandae et evitandae modus solus etunicus. Die Kur ist mit den Inficirten vorgenommen worden erstlich. mit Brechen, hernach Schwitzen, und darauf andere gute Artzneien. Und hat man sie bald allein getan, doch wo es schon bei jemanden gestecket, ists nicht zu verhindern gewesen. –

1711. Januar. Mit dem neuen Jahr fängt man in Oelse an zu reinigen, doch nur die Bürger vor sich. Es wird nichts verbrennt, als nur gar geringer Schmutz und Plunder armer Leute. Das führet man am Tage hinter das Schiesshauss, und verbrennet es des Nachts. Bessere Betten und Kleider werden nicht verbrannt, sondern es sind gewisse Weiber, die die Federn ausschütten und waschen, wie auch andre Dinge. Ums neue Jahr ist auch Gafron im Wartenbergischen angesteckt, und zwar von dem naheliegenden schön inficirten. Kroschen.– In Oels macht man nun wacker Hochzeit, desgleichen geschieht auch auf den inficirten Dörfern.

Februar. Es ist noch kein Gottesdienst in Oelse gestattet, ob man wohl sehr darnach verlangt. Die Trauungen und Tauffen aber werden schon seit den (Weihnachts-) Ferien in den Kirchen verrichtet. Die Herren Pest-Commissarii, nachdem sie nun so viel nicht mehr zu schaffen, haben ein jeder von seiner gage müssen fallen lassen 25 fl., also, da sie sonst bekamen 30 Rthlr., es nun sind 30 fl. – Jetzo wird vor der Stadt immer Markttag gehalten von den andern inficirten und gesperrten Dörffern, als Rate, Schmollen, Natsche, so ihnen alles zuführen. – Den 20ten Februar ist Vielgutt solenniter eröffnet worden, und sind gestorben 280.

März. Obwohl der Winter vor und um Weihnachten sehr gelinde war, so hat doch nach Epiphanias die Kälte desto strenger geherrschet, also daß bis 10 Martii es noch sehr kalt gewesen. – Die Oelsner haben doch endlich nach langen Sollicitiren an dem grünen Donnerstag den öffentlichen Gottesdienst erlaubt bekommen, jedoch nur auf dem Kirchhoff; haben also selbigen Tag die erste Predigt gehalten, da es zugleich stark geschneyet. Die gemeinen Leute sassen auf dem da liegenden Bauholtz, die vornehmen aber in dem Bodischen Hause in den Fenstern. – Die Geistlichen in Oels verlangen die Zahlung vor die in der Pest verstorbenen Leichen. 2700 Rthlr, und haben bei der Ober-Inspection schrifftliche Insinuation getan, sich aber damit eine große bláme gemacht, und bekommen weniger als nichts. – Montag nach Quasimodogeniti ist Corschlitz geöffnet. – Es sind in währender Pestzeit dennoch 6 Personen von den Dragonern blessirt und getötet worden. – Die Toten auf allen Dörffern im Oelsnischen rechnet man auf 2500. – In der Stadt fähret man mit der Reinigung fort.

April. Es sind in Oelse viel neue Hochzeiten, und nur bis Rogate schon 79 Trauungen, doch sind die meisten schlimm geraten, und mit Zank und Schlagen begleitet. –

Mai. Den 12ten Mai ist Medzibor geöffnet, und 14 Tage zuvor Schönwald. An Pfingsten ist den Oelsnern zum erstenmal erlaubt worden, in den Kirchen zu predigen. Kurtz vor den Ferien ist ihnen auch die Communication mit den andern sieben gesperrten Dörffern erlaubt, am Pfingstwollemark aber noch keine Wolle aus dem Oelsnischen nach Bresslau gelassen worden. Die Stadt hält beim K. Oberambt um Oeffnung an. – Bald nach Pfingsten hat die Contagion in dem Freystädtischen sich spüren lassen, sonderlich zu Brodelwitz und ein paar andern Dörffern umb Rauden, und sind die würklichen bubones gesehen worden. Man hat's aus Pohlen eingeschleppt. Auch hat leider um diese Zeit abermal im Militschischen das Dorf Woidhikawen das Unglück haben müssen, inficirt zu werden, und sind an Jacobi schon 16 Personen todt. Man hat's von Zduny mit Kleidern eingeschleppt, und ist dieses Dorff schon zum drittenmal angesteckt, jährlich einmal. – Im Majo kam eine neue und correctere Consignation der Toten in Oelse herauss, da man von Hauss zu Hauss gegangen, alle Tote und Lebendige Seelen verzeichnet, und nun vermeinet, diese Consignation sey richtig. Darnach sind Tote in Allen 2306, Gesundgewordene 492, Gesundgebliebene 798. Auf den Dörffern im Oelsnischen sind gestorben 4044.

Juni und Juli. Die Oelsner dräuen auszufallen, und klagen heftig, daß man sie noch nicht öffnen will, weil sie itzo größere Not hätten als zuerst, indem sie nichts bekämen, und der Nothpfennig meist weg sei. – Sonst ist in diesem Sommer eine unerhörte Dürre gewesen, also daß es von Pfingsten her bis VI Trinit nur ein einzigmal geregnet, und man gemeynt, es würde nun alles verderben, daher auch das Getrayde schon auffgeschlagen, und man in Bresslau den Scheffel Korn vor 2 Rthlr., die Gerste 2 f., den Haber 32 Sgr. kauffte. –

August. Endlich wurde den 4ten Augusti die arme Stadt Oelse geöffnet. – Das ging so zu: Vor der Capelle bei dem Wachhause sammelten sich bald früh alle Pest-Commissarien nebst den Unter-Commissariis und zwölf Dragonern; waren auch etliche andere dabei, etwa 5 Calessen. Hierauf ritten die Pest-Commissarii mit bloßen Degen, und die Dragoner hernach mit ihren Flinten in der Hand, in die Stadt hinein, und folgeten die Wagen hernach. Vor dem Rathauss wurde gehalten und hinein gegangen. Nach einer Weile wurden die honoratiores alle hinauff berufen, Manns- und Frauenspersonen. Erstlich mußte das Ministerium in einem Zimmer stipuliren, daß sie nichts von einigen Pestsachen wüssten und verhehlen wollten. ... Nach ihnen mußte auch der Rath also stipuliren, ferner alle andern honoratiores einen Eyd thun, der ihnen vorgelesen wurde, immer zusammen so viel, als ihrer in das Zimmer gingen. Als dieses vorbei, so wurde gedrummelt, und die noch übrige gemeine Bürgerschafft vor das Rathhauss beruffen, da aber gar ein kleines Häuflein zusammen kam. Die Dragoner stellten sich umb sie her. Die Ober-Commission satzte sich oben auf des Rathhauses auswwendigen Platz auf drei Stühle, die Commissarien aber sassen daneben, und das Ministerium stand dabei, und viele Andere.

Man fing an das *Te deum* zu singen, auf welches Herr von H. sitzend eine Rede tat. Alsdann antwortet Hr. Hoffprediger, und hierauff tat Hr. Stadtschreiber eine Rede an die Bürger, und las ihnen einen Eyd vor, den sie nachsprechen mußten, daß sie nichts verhehlen noch verhalten wollen von Pestsachen, als Wolle, Flachs, Betten etc. Nach diesen mußten die Totengräber, deren 14 waren, zusammentreten und eben so schweren, wie auch die Pestbarbiers. Und so nahm diese Solennität ein Ende; der Rath tractirte die Herren Pest-Commissarios auf dem Landhause mit einem stattlichen banquet, und wurde das Leid in Freude verkehrt. Es waren bei dieser Öffnung viel frembde Leute von Bernstadt, Juliusburg, auch Bresslau zugegen, und war alles voll. Dennoch wurde den Oelsnern mitgegeben, sie sollten sich noch etliche Wochen ein wenig inne halten; aber sie tatens nicht sehr, sondern fuhren bald auss. – Nach der Öffnung der Stadt wurden auch bald Tages darauff alle übrige noch gesperrte Dörffer geöffnet. Den 21ten Augusti wurde im ganzen Oelsnischen ein Buss- Fast- und Danktag gehalten. – Es ereignete sich nach der Menschenpest eine grausame Contagion unter dem Vieh, so durch einige polnische Ochsen eingeschleppt worden. Im Oelsnischen fing die Viehsterbe bald nach Pfingsten an, und sind etliche 1000 Stück Vieh gefallen. Diese Sterbe währte bis nach Weihnachten. Auf manchen Ort und adelichen Hoff sind zu 70, 80 Stück gestorben, doch nur Rindvieh, Ochsen und Kühe, den Pferden geschahe nichts. Zu Hundsfeld, Langewiese, Minke, Süssewinkel etc. fast alles aussgestorben. Das Übel zohe sich ins Namslauische, Trebmitzische, Briegische etc. allwo es überall hefftig wütete."

In der Gegend von Militsch ereigneten sich noch im September Erkrankungen unter den Menschen, und im benachbarten Polen dauerte die Pest noch im Jahre 1712 in mehreren Orten fort. Aus einem solchen wurde sie im November 1712 nach Luzin, dem Wohnort des Chronisten, gebracht, hier aber durch zweckmäßige Vorkehrungen schon im Januar 1813 unterdrückt. Die zweite Hälfte der Handschrift enthält das sehr ausführliche Pest-Diarium von Luzin, dem eine Sammlung von Briefen, Auszügen aus Pest-Schriften, Gebeten und Predigten angehängt ist.

Zu dier Ausgabe.

Der Text dieses Buches folgt dem der Ausgabe:

Die Pest des Orients, wie sie entsteht und verhütet wird;
drei Büchervon Dr. C. J. Lorinser, Berlin, 1837.

Der Text wurde in die traditionelle deutsche Rechtschreibung übertragen und zum besseren Verständnis für den heutigen Leser sprachlich bearbeitet.